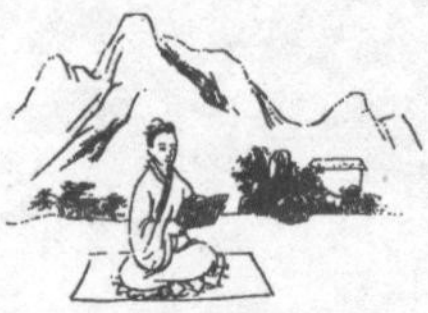

国医绝学系列

自己是最好的医生

马文有　蔡向红　编著

天津出版传媒集团
天津科学技术出版社

图书在版编目（CIP）数据

自己是最好的医生 / 马文有，蔡向红编著 . -- 天津 : 天津科学技术出版社 , 2014.1（2021.10 重印）

ISBN 978-7-5308-8537-6

Ⅰ . ①自… Ⅱ . ①马… ②蔡… Ⅲ . ①保健—基本知识 Ⅳ . ① R161

中国版本图书馆 CIP 数据核字（2013）第 285034 号

自己是最好的医生
ZIJI SHI ZUIHAO DE YISHENG
策 划 人：杨　譞
责任编辑：孟祥刚
责任印制：兰　毅
出　　版：天津出版传媒集团 / 天津科学技术出版社
地　　址：天津市西康路 35 号
邮　　编：300051
电　　话：（022）23332490
网　　址：www.tjkjcbs.com.cn
发　　行：新华书店经销
印　　刷：三河市嘉科万达彩色印刷有限公司

开本 720 × 1020　1/16　印张 15　字数 300 000
2021 年 10 月第 1 版第 3 次印刷
定价：45.00 元

前言

随着人们物质生活水平的提高和医疗水平的快速发展，健康一词的概念已不再被人们简单地定义为“没有病的状态”，也不仅仅局限于身体或生理上的健康，还包括了心理上的健康。此二者不论缺少哪一个都不能称得上是真正的健康。因此，要想拥有健康，必须同时兼顾身体和心理两个方面，缺一不可。

要想获得身体上的健康，必须抱有“我的健康我做主”的现代健康新观念，做好自我保健。自我保健是在了解身体内部的构造和生理活动，了解疾病发生发展的过程，了解个体的体质、生活环境的基础上，在生活中有意识地趋利避害，防病抗病，做到“防患于未然”。在这个过程中，个人起着至关重要的作用，我们自己就是最好的医生。在现实生活中，如果每个人都懂得自我保健，就可以预防和避免许多疾病。而那种不了解身体真正的需要，乱吃补药，锻炼过度，甚至把自身健康的全部希望寄托于医生和药物的做法是非常错误的。

在疾病的治疗上，自己也是最好的医生。因为和医生相比，自己更清楚自己身体上细微的症状变化，而这些症状及其变化常常难以准确、及时地告知医生，如果表述不准确，还可能造成医生的误诊。其次，对于亚健康和过劳死这样的健康问题来说，也只有自己才可能是最好的医生，因为仅凭医疗手段有时无法诊断和预测这类问题的发生。再次，某些疾病的致病因素属于心理和行为因素，比如心态和饮食因素，光靠医生或药物显然是难以治愈的。反过来而言，如果自己多懂些医学知识，便能够及时判断自己身体出现的不适和异常变化，及早采取应对措施，从而更好更快地治愈疾病，这对于医疗资源非常有限的社会而言，也是非常有意义的。

另一方面，在物质财富越来越丰富，而人们的精神空间却被挤压得越来越狭窄的现代社会，各种心理问题如自闭、浮躁、虚荣、焦虑等层出不穷，也对人们的健康造成了极大的威胁。身体上的健康靠自己，心理上的健康更需要靠自己，而不能仅仅依靠心理医生去解决，正所谓“心病还需心药医”，自己才是最好的医生。这是因为：在我国，心理医生一科尚未在全国普及开来，很多时候我们根本没有条件去看心理医生；很多人对心理疾病尚且存有偏见，认为有心理疾病就代表“精神不正常”“精神病”，所以他们大都不愿意承认自己存在这样那样的心理问题；心理医生不能时时刻刻跟随在我们身边，及时为我们解决心理疑惑，并且，心理医生只能作为外因起到一定的作用，内因才是真正重要的方面。事实也已经表明，通过学习心理学的理论和方法，积极调解情绪，以达观的态度面对人生，我们自己就可以化解心中的困惑，打开诸多心结，从此走出心理疾病的阴影，成为身心健康的现代人。

为帮助读者当好这位最好的医生，我们编写了这本《自己是最好的医生》，它化繁为简，将繁难、枯燥的医学知识用通俗的语言表述出来，且内容丰富、实用，更易于读者理解。全书分为“自己是最好的保健医生”“自己是最好的心理医生”“自己是最好的家庭医生”三大篇。上篇遵循“防病重于治病”的理念，重点阐述了如何科学地进行自我保健，提供了切实可行、科学有效的保健方案，包括饮食保健、运动保健、睡眠保健等。中篇详细介绍了人类常见的心理问题，如虚荣、自卑、嫉妒等，指导读者处理不同年龄段人群的心理问题。本篇既有生动真实的案例介绍，又有深入浅出的心理学理论分析，同时针对各种心理问题提出了简单易行、效果显著的解决途径。下篇按照身体的组织系统如消化系统、内分泌系统、神经系统等进行分类，用通俗易懂的语言介绍了生活中容易出现的多种疾病，比如糖尿病、高血压等疾病的病因、症状、自助疗法等，帮助读者了解常见疾病的病理、用药常识和疗法，真正做到求医不如求己，使自己成为自己最好的医生。

只要我们坚持健康的生活方式，保持达观的心态，无论是身体上的疾病还是心理上的疾病都是可以避免的。即使患病也并没有想象中那么可怕，掌握书中的医学知识，我们就可以尽早判断出患了什么病，并采取措施来缓解病情、减轻痛苦，有很多疾病我们完全可以自己治愈而无须去医院。

目录

上篇　自己是最好的保健医生

中篇　自己是最好的心理医生

下篇 自己是最好的家庭医生

自己是最好的保健医生

上篇

第 1 章

做自己的保健医生

什么是健康

珍爱健康是每个人的责任，珍爱健康首先要全方位地理解究竟什么是健康。健康包括两个方面的内容：一是主要脏器无疾病，身体形态发育良好，体形匀称，身体各系统具有良好的生理功能，有较强的身体活动能力和劳动工作能力——这是对健康最基本的要求；二是对疾病的抵抗能力较强，能够适应环境变化、各种生理心理刺激以及致病因素对身体的作用。两方面都具备，才是真正意义上的健康。

一般说来，可以从以下几个方面诊断和监测身体健康水平。

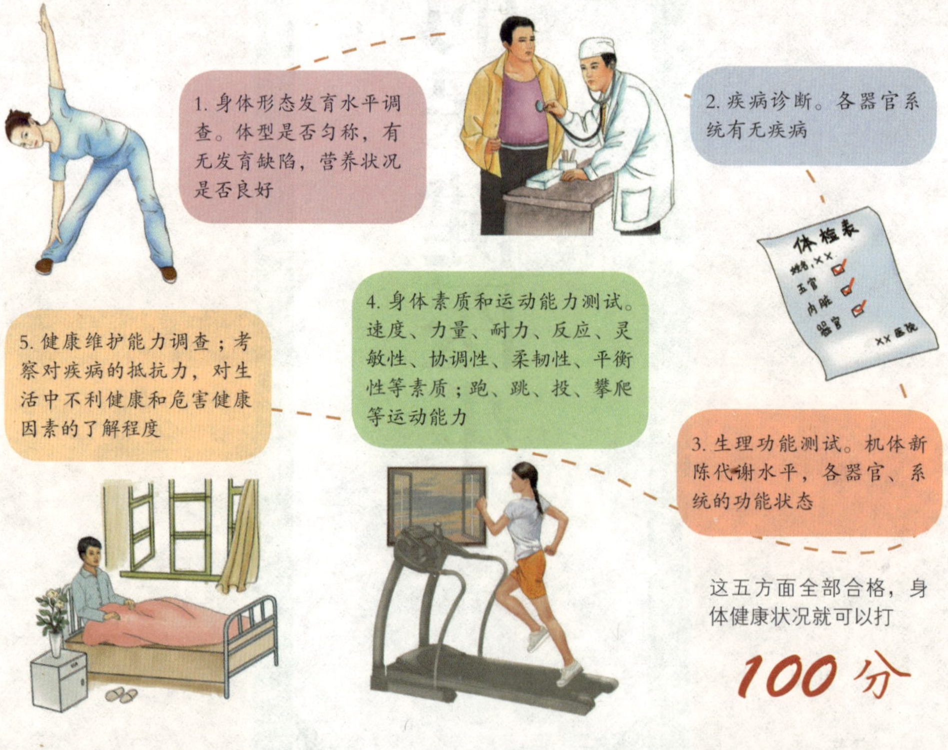
1. 身体形态发育水平调查。体型是否匀称，有无发育缺陷，营养状况是否良好
2. 疾病诊断。各器官系统有无疾病
体检表
3. 生理功能测试。机体新陈代谢水平，各器官、系统的功能状态
4. 身体素质和运动能力测试。速度、力量、耐力、反应、灵敏性、协调性、柔韧性、平衡性等素质；跑、跳、投、攀爬等运动能力
5. 健康维护能力调查；考察对疾病的抵抗力，对生活中不利健康和危害健康因素的了解程度
这五方面全部合格，身体健康状况就可以打
100 分

健康可以分为几个层次来理解，这几个层次分别是生理健康、心理健康、道德健康和社会适应健康。

生理健康

生理健康是健康的基础。它是人们对健康最基本的认识和要求。生理健康主要指人体组织结构及其生理活动功能正常。人体生理活动是以组织结构为基础，以维护人体生命为目的的运动形式

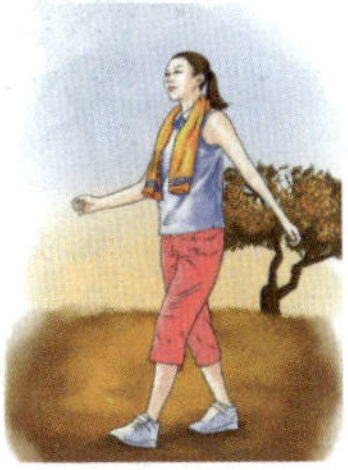

心理健康

心理健康以生理健康为基础且高于生理健康，是生理健康的发展。心理健康的人，对环境的适应能力较强，对精神刺激与打击有较强的耐受力，心理创伤后有较强的康复能力

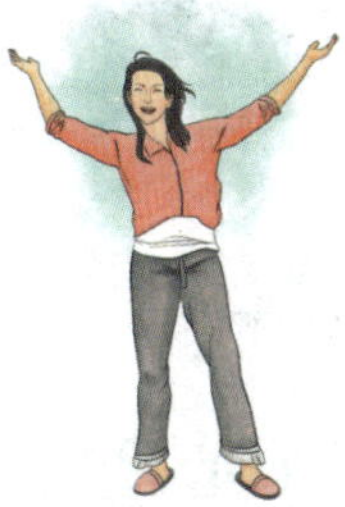

道德健康

道德健康是健康的升华，道德是调整人与人之间、个人与社会之间行为规范的总和。道德健康的最高标准是“无私利他”，基本标准是“为己利他”，低标准是“单纯利己”，不健康的表现是“损人利己”和“纯粹害人”

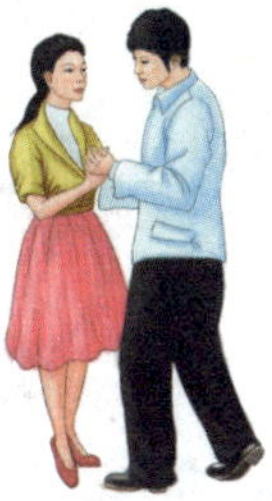

社会适应健康

社会适应健康是以生理健康和心理健康、道德健康为基础的高级健康层次。社会适应主要指社会角色适应，包括对职业、婚姻、家庭角色，以及工作、学习、生活中的人际关系等的适应

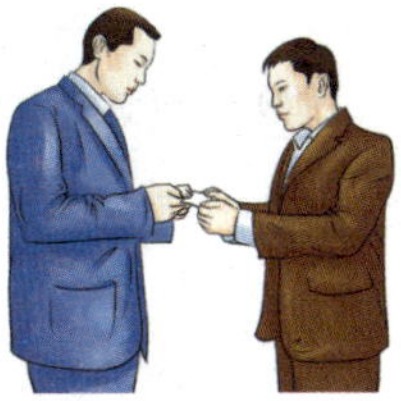

健康的 10 大标准

为了能更准确地衡量一个人的健康情况，世界卫生组织规定了健康的 10 条标准：

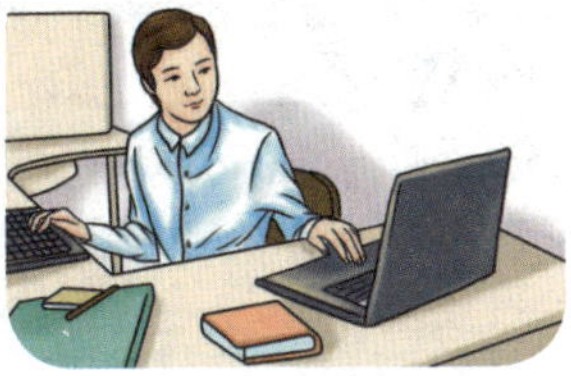

精力充沛，反应敏捷，能从容不迫地应付日常生活和工作的压力，而不感到过分紧张

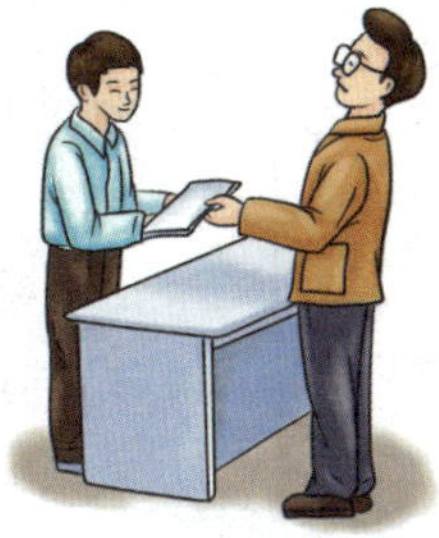

处事乐观，积极负责，不挑剔事物的巨细

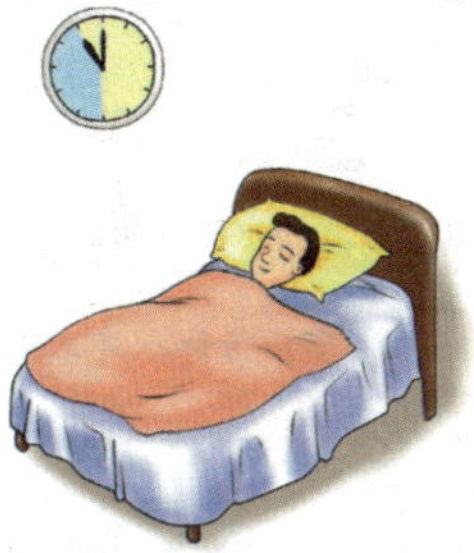

睡眠良好，每天能正常入眠 6 ~ 8 小时

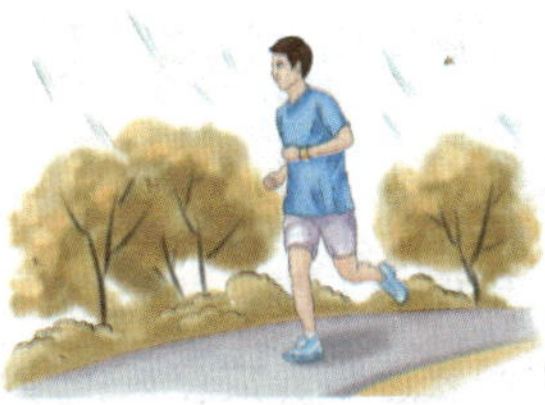

适应能力强，能适应各种环境变化

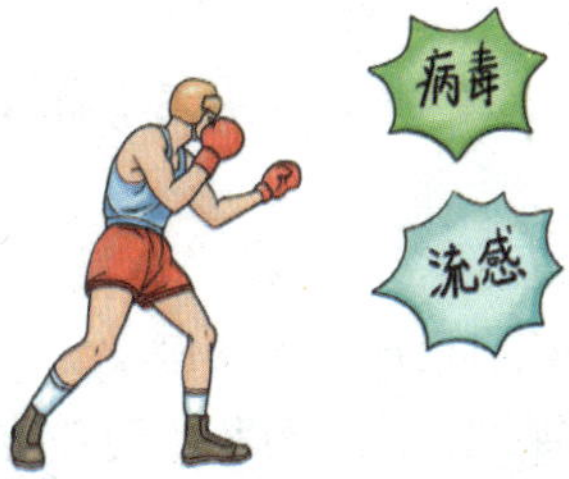

能抵抗一般性传染疾病，不易感冒

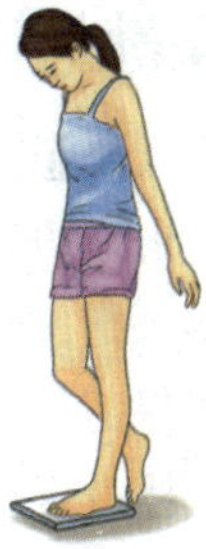

体重适中，体形匀称，站立时头、肩臂位置协调

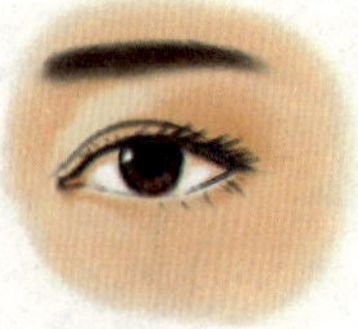

眼睛明亮，视物清晰，眼睑不发炎

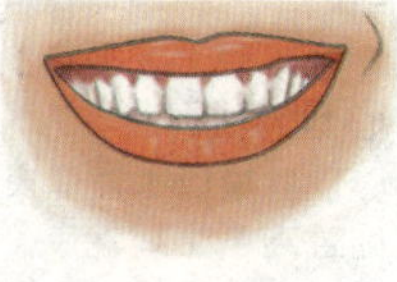

牙齿完整，清洁无缺，颜色正常，无出血现象，无痛感，无出血

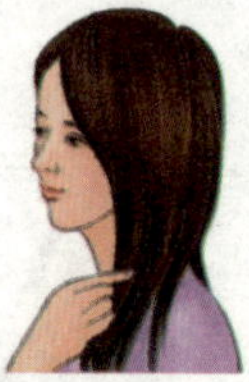

头发光泽，无头屑，无脱发

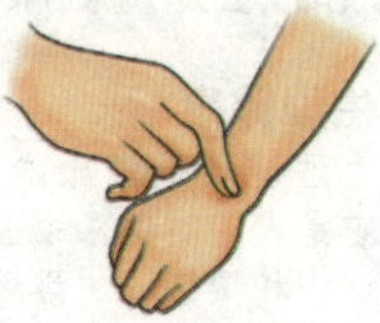

肌肉、皮肤富有弹性

良好心理状态的标准

良好的心理状态应该包括情绪的稳定、心理的成熟等，具体标准如下所述。

A 对环境有较强或很强的适应力，能根据环境的需要而改变自己

B 充分了解自己，能正确评价自己的能力，做到自尊、自悦和悦人

C 生活目的切合实际，个人所从事的事业多为实际的、可能完成的，家庭目标的实现也如此

D 与现实环境保持一定接触，能容忍生活中的挫折和打击，无过度幻想

E 能保持人格的完整与和谐，个人的价值观能视社会标准的不同而变化，自我意识和社会化程度都较好

F 具有从经验中学习的能力

G 在集体中能与他人建立保持和谐的人际关系

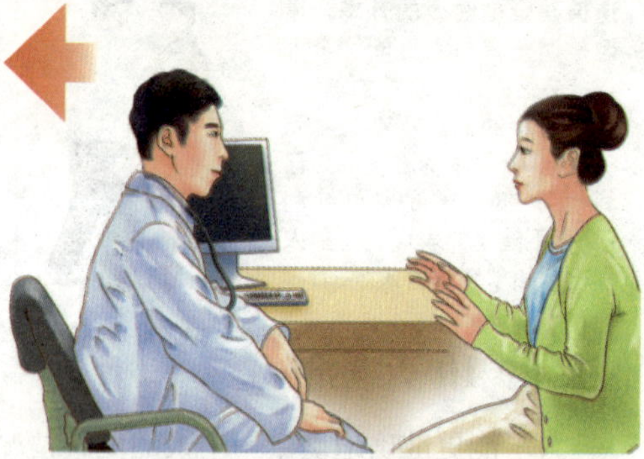

H 能适当地发泄情绪

I 在不损害社会和集体利益，不影响他人的原则下，达到个性的发挥

J 在不违背社会规范的前提下，对个人的基本需求做恰当的追求，并有满足此种需求的相应能力

健康要靠自己捍卫

自我保健最明智

一个人要想真正得到健康，最关键的一点是了解自己，了解疾病，针对自己的体质，有意识地防病、抗病。

许多人把自己的健康寄希望于医生，殊不知医学手段往往只适合救急，寻医问药不如自我保健。自我保健是利用自己所掌握的医学知识和养生保健手段，依靠自己的力量对身体进行自我观察，对某些疾病进行积极地预防。我们要逐步养成良好的生活习惯，建立起一套适合自身健康状况的养生方法，以达到健身祛病、延缓衰老和延年益寿的目的。

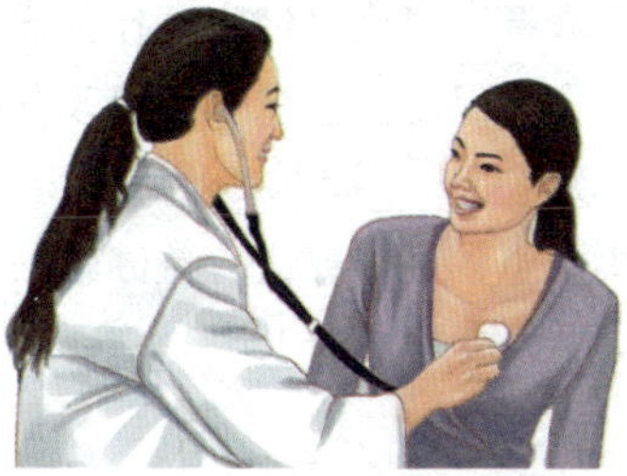

整个人群全都依靠医学界的保健服务是不现实的。日益提高的公众健康要求与医学界所能提供服务的能力形成了一对突出的矛盾。解决这一矛盾的有效方法，便是多数人实行自我保健

很多疾病在早期很难发现，一旦发病医院可能也无法治愈，比如脑血栓、肾脏疾病、肝脏疾病、癌症等。如果任疾病发展到住院的程度，还可能要面临手术的风险和高额的医疗费用。人的保健费用和治疗费用之比是1 ∶ 15，也就是说在预防疾病上投资 1000 元的保健费用，就会节约 15000 元的医疗费用，无论从主观、客观，还是减少痛苦、节省费用的角度来看，自我保健都是最明智的

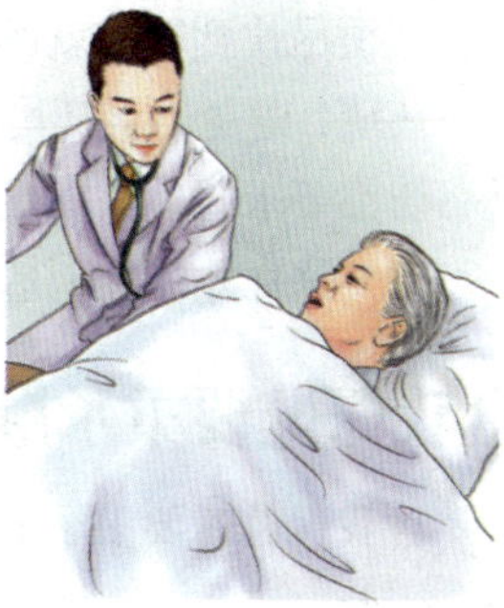

多学保健知识才能做自己的保健医生

只有更多地掌握和储备保健知识，人们才能准确地评估自己的健康状况，有效预防各种疾病的发生。

遗憾的是，我们掌握的保健知识，与其他任何生存技能方面的知识相比，是何等的贫乏！生活中，我们常见无数饱学之士专注于工作、学习，却连最起码的保健知识都没有，不懂得自我保健，一旦病魔缠身，终身而不能酬志，只能让人叹息。

自我保健知识：

摄取身体所需营养，合理运动锻炼，科学睡眠和休息，摒弃不健康的生活方式，学会放松身心，注意心理健康，加强自律，增强求知欲，激发自己的信念和耐力等。

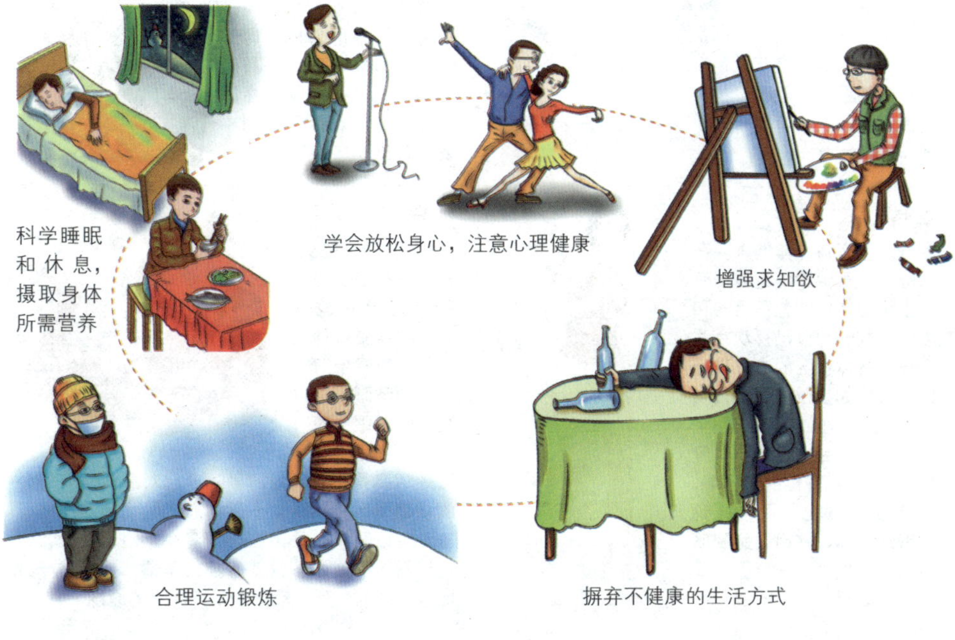

自我保健意味着自己把握自己的健康和生命。知道什么样的疾病可以借助自身免疫力达到自愈，什么样的疾病可以通过改变生活方式逐步调理以恢复健康，什么样的疾病必须尽快到医院就医，就医时应该做什么。另外，自我保健也意味着懂得改善周围的环境，避免不良环境因素对身体的侵害，如避免被动吸烟、尽量不接触污染物等。这一切都要求我们具备足够的保健知识，及时排除健康隐患，逐步养成有益健康的生活习惯，这样才能在创造更多的社会价值的同时，也享受到高质量的生活。

自我保健要秉承顺应自然的原则

自我保健时要多了解身体保养方面的知识，秉承顺应自然健康的原则。

阳光

充分利用天然保健资源，阳光就是其中之一。每天沐浴 15 分钟阳光，就能获得人体所需的维生素 D。维生素 D 能使人体骨骼坚固。当然，过度晒太阳也是有害的，所以，进行日光浴要适度

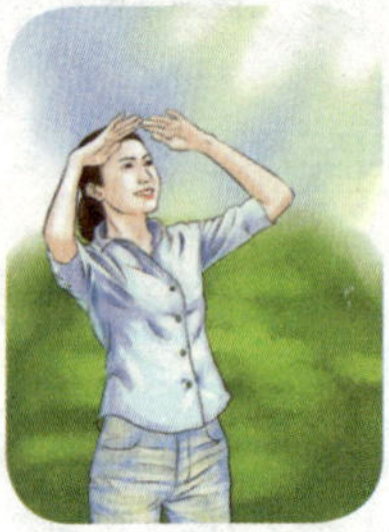

水

为了净化消化系统，要多喝水。在饭前 30 分钟或 1 小时，饭后 1 小时之内，最好不要喝水，以免水将胃酸稀释。还要定期地洗温水澡，并逐渐过渡到冲凉水澡，这样可以将毛孔打开，使细胞活跃，能刺激体液流动

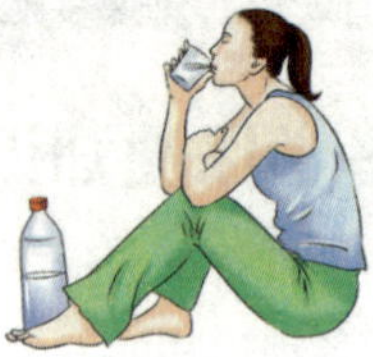

空气

每天都要呼吸新鲜空气。将这一习惯融入日常生活中去：去商店时，以步代车；与朋友相邀散步时，不要一见面就坐下喝咖啡；打开窗户，保持室内空气流通，每天至少 1 个小时，冬天也不例外；一有机会，就离开城市，去呼吸清新的空气

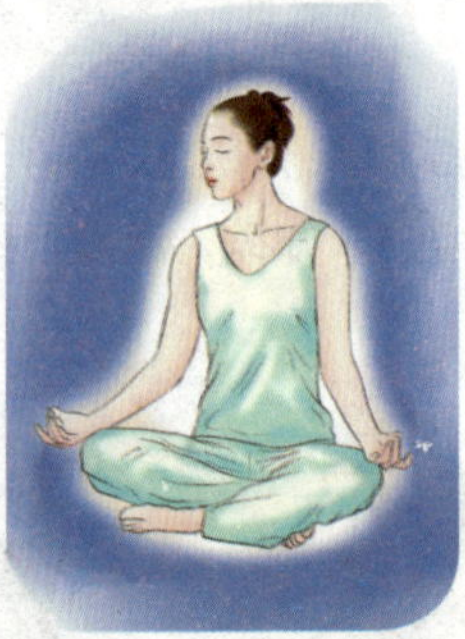

营养

健康程度随体内吸收的物质发生变化。大多数困扰现代人的疾病，比如心脏病、高血压、某些癌症、瘫痪性中风等，主要是饮食不合理所致。最好的办法其实是最简单易行、最廉价的，即吃天然食物，包括各种谷物，豆类、坚果、水果和蔬菜等，而且每周要变着花样吃

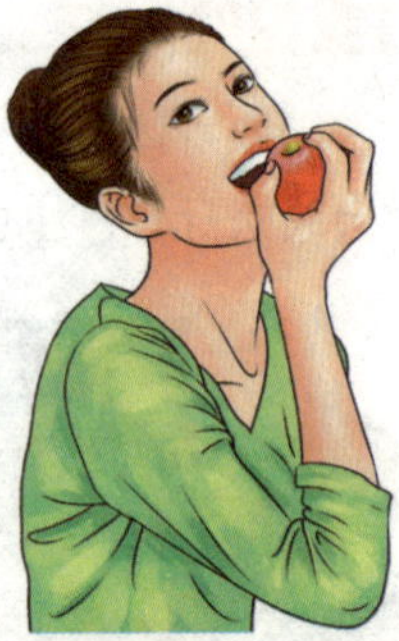

锻炼

定期运动有益身体健康。在新鲜的空气中锻炼身体，有利于排出体内的各种毒素和废物。找一种自己喜欢且适合自己身体状况的方式进行运动，比如步行或骑车去商店、适当地小跑等，长期坚持下来，就会有很好的保健效果。在锻炼身体的过程中，要特别注意适度，不要一说到锻炼身体，就出去跑到筋疲力尽为止

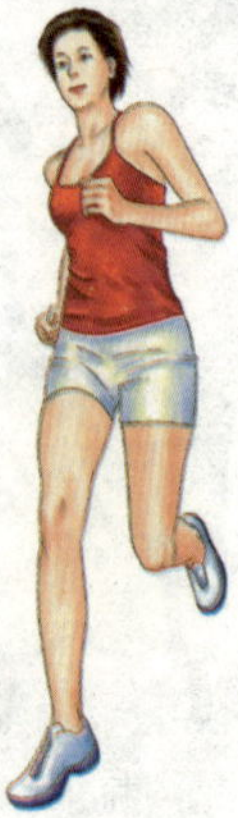

休息

人体所有的系统和器官都需要休息。充分休息后，才能更好地工作。每晚要有充足的睡眠，午夜前的睡眠一般要比午夜后的睡眠效率高得多，所以，早睡早起对身体是有好处的。每周至少要从事一天休息式的活动。在休息日，可以同家人外出旅行或者在家附近放松，也可以看看书或做些其他有趣的事情，要想过一种比较平衡的生活，就必须坚持休息的原则

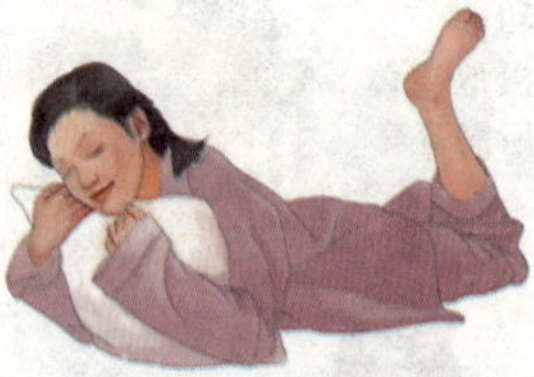

第2章 认识组织器官，让身体正常运行

消化系统日常自我保健

消化系统由消化道和消化腺组成，它通过消化吸收，供给人体必要的能量和营养。具体而言，参与消化过程的器官有口腔、唾液腺、牙、咽、食管、胃、肠、肝脏、胆囊、胰腺和阑尾。只有消化系统运行正常，身体才能有足够的能量进行各种代谢，维持各器官的正常工作。做好消化系统的自我保健是维持身体健康的重要方面。

防治口腔溃疡

口腔溃疡是口腔黏膜的小的溃疡，具有复发性，又称复发性口疮或复发性口腔溃疡，是口腔黏膜最常见的溃疡性的损害。常见症状是口腔黏膜上的小溃疡，主要在舌、唇、腭等处，往往一处愈合，另一处又起。每个溃疡开始时，一般都是黏膜局部先充血、水肿、出现水疱，然后水疱溃破形成溃疡。

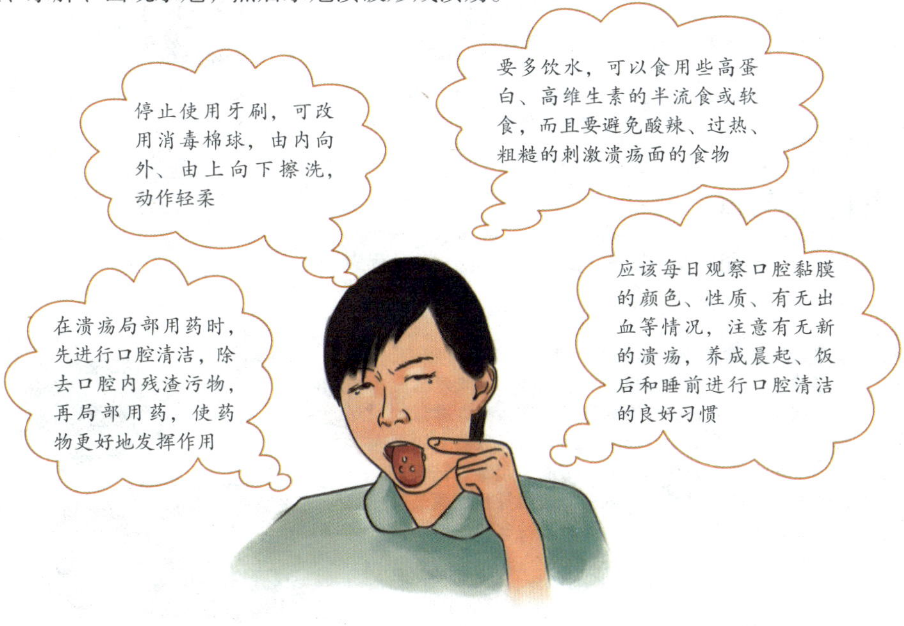
停止使用牙刷，可改用消毒棉球，由内向外、由上向下擦洗，动作轻柔
要多饮水，可以食用些高蛋白、高维生素的半流食或软食，而且要避免酸辣、过热、粗糙的刺激溃疡面的食物
在溃疡局部用药时，先进行口腔清洁，除去口腔内残渣污物，再局部用药，使药物更好地发挥作用
应该每日观察口腔黏膜的颜色、性质、有无出血等情况，注意有无新的溃疡，养成晨起、饭后和睡前进行口腔清洁的良好习惯

牙齿保健

牙齿虽然坚固，可经不住细菌等因素的慢性破坏，所以要注意保护牙齿。

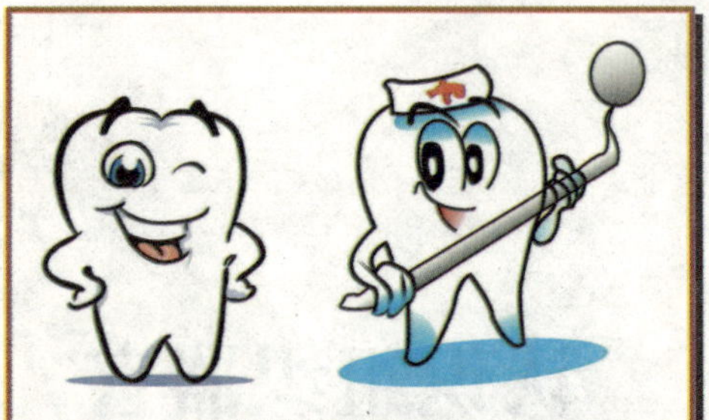

牙齿经不住细菌等因素的慢性破坏，要注意保护

1

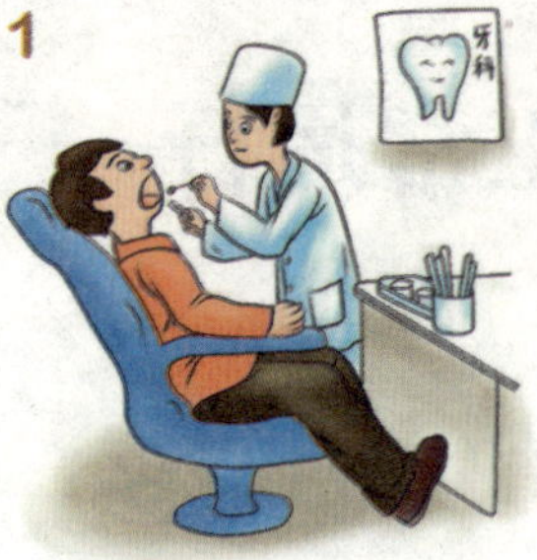

要定期看牙医，以便及时发现各种疾病，妥善处理

2

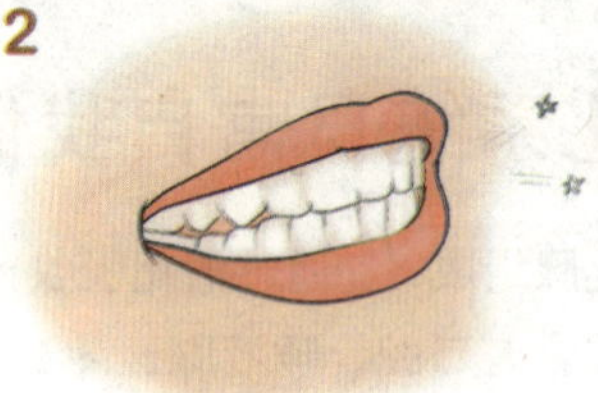

平时还要养成叩齿的习惯，上下颌牙齿相碰，每次 10 秒，早晚各 10 次

3

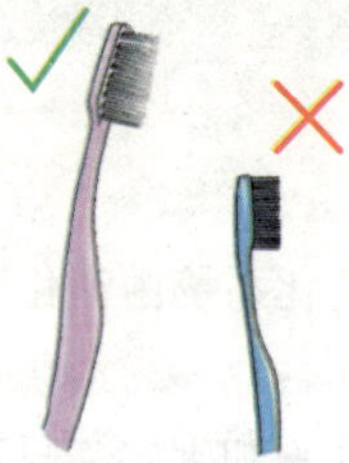

选择牙刷的原则是软毛、“小头”。硬毛牙刷会伤害牙龈和牙组织

4

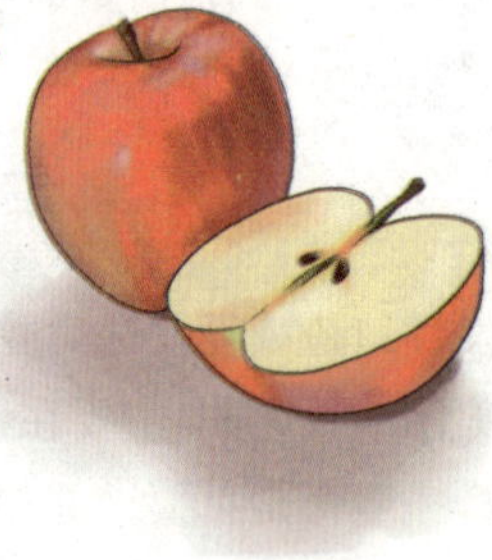

养成好的饮食习惯。生鲜食物，如胡萝卜、白萝卜或者苹果在被咀嚼的时候，在牙齿表面进行摩擦，实际上起到了清洁牙齿的作用

5

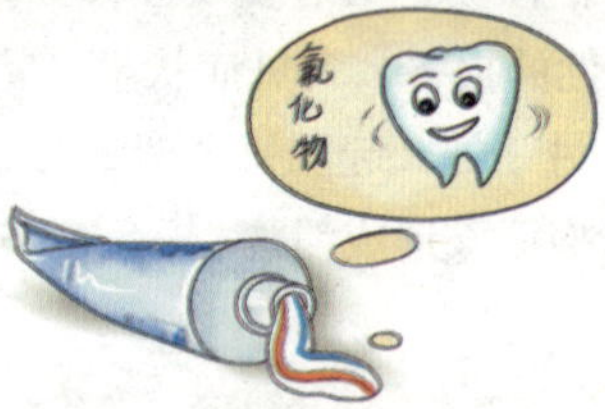

牙膏中的氟化物在预防牙齿蛀蚀方面起着重要的作用

6

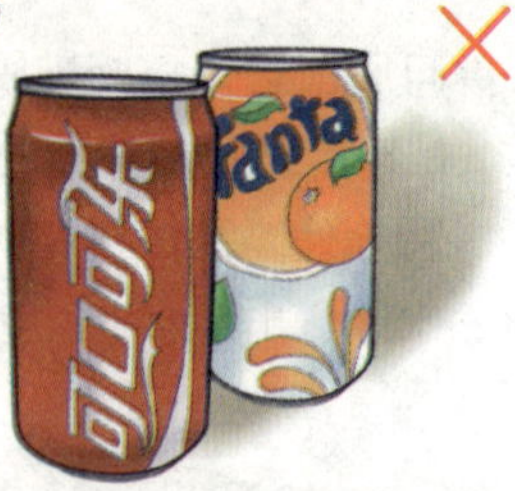

糖类和酸性食品，会增加患龋齿的危险

远离食管疾病

根据食管疾病的致病因素总结出的预防措施有以下几点。

注意饮食

少食含有亚硝酸盐的食物，如酸菜、泡菜、咸菜、咸肉、咸鱼、香肠等，这些食物大量摄入可能致癌；不吃发霉变质的食物，因为这些食物中含有大量黄曲霉毒素，发霉的花生、棉籽、玉米中含量尤其高，食用也可能致癌；切忌暴饮暴食，进食过快，进食粗硬食物可能引起食管黏膜损伤，反复损伤可以造成黏膜增生间变，最后导致癌变；此外，饮用浓茶，多摄辣椒、蒜、醋等刺激性食物，长期喜进烫的食物都是致癌的因素，一定要避免

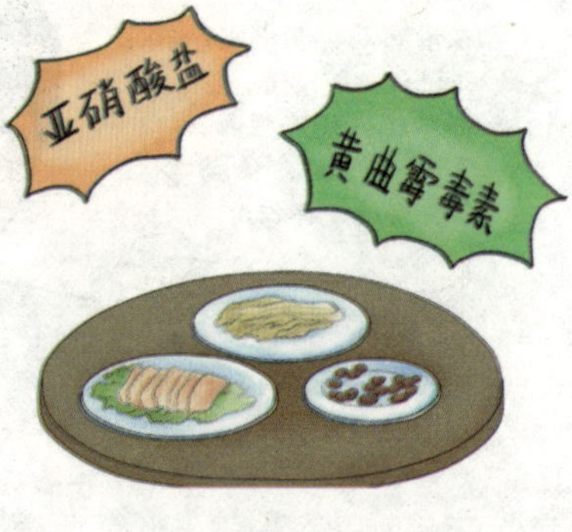

平衡营养素

营养素缺乏与食管癌发病有关，膳食中缺乏维生素、蛋白质及必需脂肪酸等成分，尤其是维生素及微量元素铝、锌、铁、铜等，可以使食管黏膜增生、间变，甚至还可引起癌变

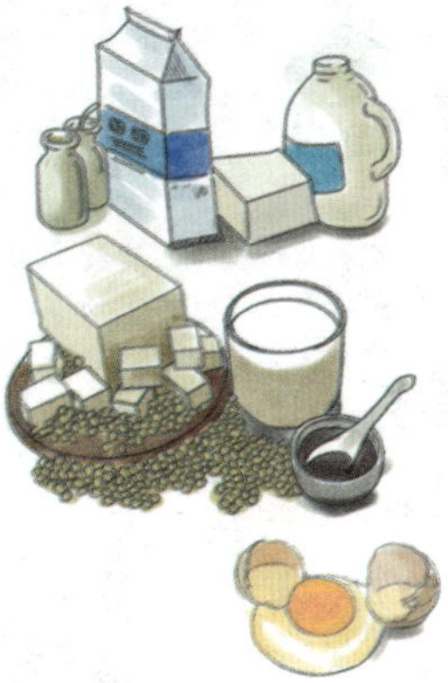

避免烟、酒刺激

长期吸烟和饮酒与食管癌的发病有关。吸烟者患食管癌的相对危险性比不吸烟者高 1.3 ~ 11.1 倍。有研究发现，有咀嚼烟草和嗅鼻烟习惯的人食管癌发病率更高，每日饮 6 瓶啤酒者食管癌的发病率是不饮酒者的 2.3 倍

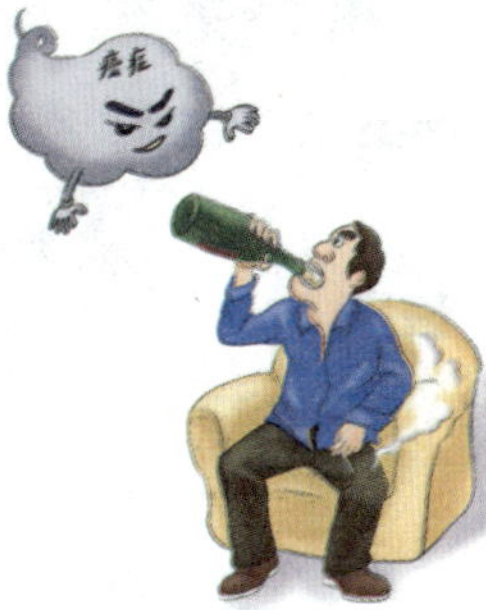

避免食管的局部损伤

各种原因引起的经久不愈的食管炎，可能是食管癌的前期病变，尤其有间变细胞形成者癌变危险性更大；食管炎也好发于中胸段食管，一些慢性炎症久治不愈，或反复发生，都可能有癌变的危险

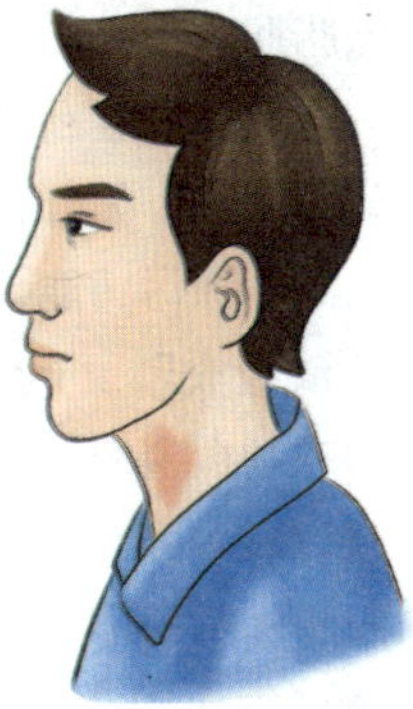

此外，人群的易感性与遗传和环境条件有关，食管癌主要集中发生在 10%的家族中。不过除遗传因素外，其他食管疾病的致病因素都可以避免。养成良好的生活习惯，是预防食管疾病的前提。

胃的养护

对于胃的日常保养，首先是要健康饮食，少吃大鱼大肉。大鱼大肉等酸性食物吃多了，会使体内的酸性物质积聚，进而造成胃酸过多，导致胃灼热、返酸、胃溃疡。

要保持乐观和心情愉快，避免患得患失及焦虑、恐惧、紧张、忧伤等不良因素的刺激；要积极参加各项体育活动，这样有利于改善胃部的血液循环，减少脂肪堆积和胃酸的分泌，减少胃病发生的机会；要随气候的变化，适时增减衣服，夜间睡觉时要盖好被子，以防腹部着凉而导致胃病发作。腹部受到寒冷的突然刺激，可引起胃部运动功能紊乱、分泌失调，产生恶心、呕吐、腹泻等急性胃炎症状。

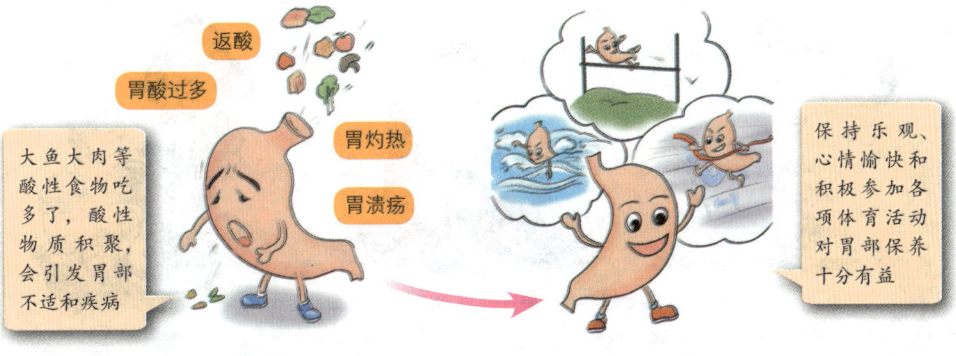
返酸
胃酸过多
胃灼热
胃溃疡
大鱼大肉等酸性食物吃多了，酸性物质积聚，会引发胃部不适和疾病
保持乐观、心情愉快和积极参加各项体育活动对胃部保养十分有益

一旦发现自己有急慢性胃炎的症状，最好马上去医院检查。因为看似普通的小毛病，如不及时治疗，有可能引发更严重的胃病。切勿拖延病情，随便吃药“忍”过去。乱吃药会使胃病雪上加霜，胃病患者第一忌服镇痛药。如果一定要用镇痛药，最好在医生的指导下，根据个体差异情况，有针对性地选用，尽量避免对胃肠道造成伤害。

肠的保健

在饮食上一定要讲究低蛋白、低脂肪，少吃熏烤、油炸食品，多进食粗纤维蔬菜、五谷杂粮和新鲜水果。另外，黑木耳有明显的涤垢除污功能，被称为肠道的“清道夫”，可解毒和净化血液。动物血中的血浆蛋白被消化酶分解后，可产生一种具有解毒和润肠作用的物质，它可与入侵肠道的有害粉尘、微粒结合，将其排出体外。所以，这两种食物可多吃。

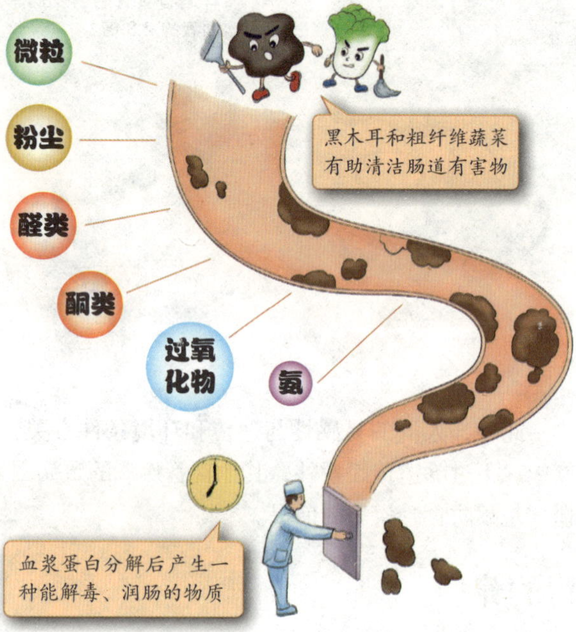

要重视体内代谢废物的排泄，及时排便，消除危害。人体肠道内存在大量细菌，食物经咀嚼和胃肠消化成为食糜，其在肠道经细菌发酵分解代谢的产物含有一系列有毒物质，如醛类、酮类、氨、过氧化物等。这些毒物若不能及时排出体外，被肠道重新吸收，进入血液循环，会导致神经细胞功能障碍、容易衰老等问题的发生。所以，要养成有规律地排便的习惯，早晚排便。

肝脏保健

为确保肝脏正常工作，平时要特别注意维护保养好肝脏。

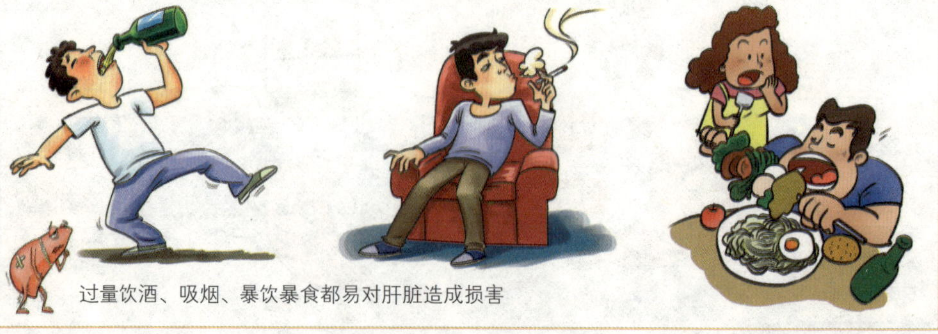

过量饮酒、吸烟、暴饮暴食都易对肝脏造成损害

不要过量饮酒

酒含有乙醇，有刺激、伤害肝细胞的毒性作用，可使人的肝细胞发生变性和坏死，一次大量饮酒，可以损伤饮酒者大量的肝细胞，引起转氨酶急剧升高；如果长期饮酒，还可导致酒精性脂肪肝、酒精性肝炎，甚至酒精性肝硬化

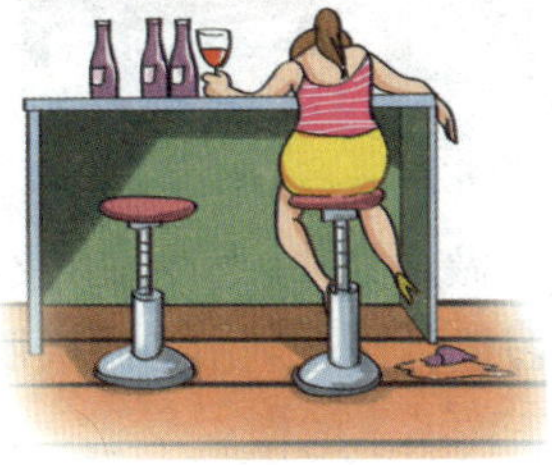

劳逸结合，心情舒畅

现代人由于工作繁忙，压力很大，又疏于锻炼，加上有心理压力，情绪往往容易失控，表现得喜怒无常。中医认为七情异常，必伤及脏腑，尤其是暴怒伤肝，肝气郁结必定会导致肝血瘀阻，久而久之，也会出现肝功能紊乱。因此，我们需要保持心情舒畅、心态平和

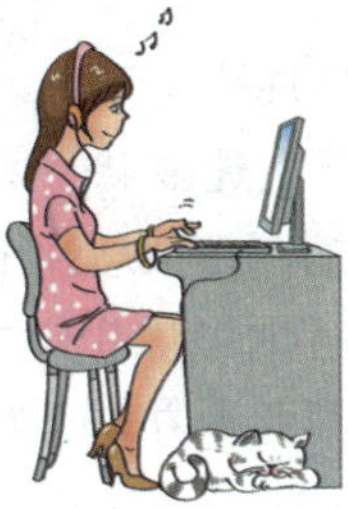

注意饮食卫生

不洁饮食，尤其是熟肉制品、生猛海鲜，可能含有各种肝炎病毒，一旦食入，有可能导致急性肝炎发生。因此，一定要注意饮食卫生，拒绝不洁食物，不到卫生条件差的餐馆进餐，饭前便后要洗手，不吃霉变食物

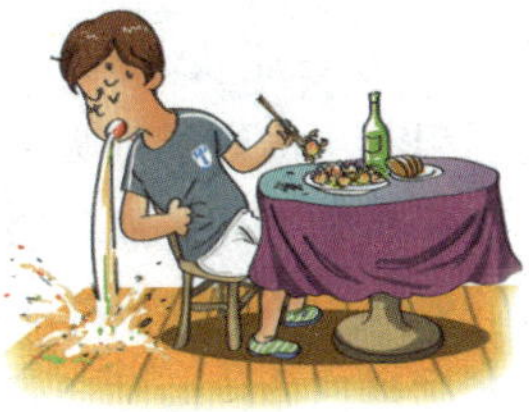

养成良好的饮食习惯，营养均衡

饮食没有规律，会破坏肝脏的代谢和胆汁的分泌功能，同样会发生营养失衡性脂肪肝。长时间的饥饿导致神经性厌食、肠道病变，大量脂肪酸进入肝脏，使肝内脂肪蓄积而造成营养不良性脂肪肝

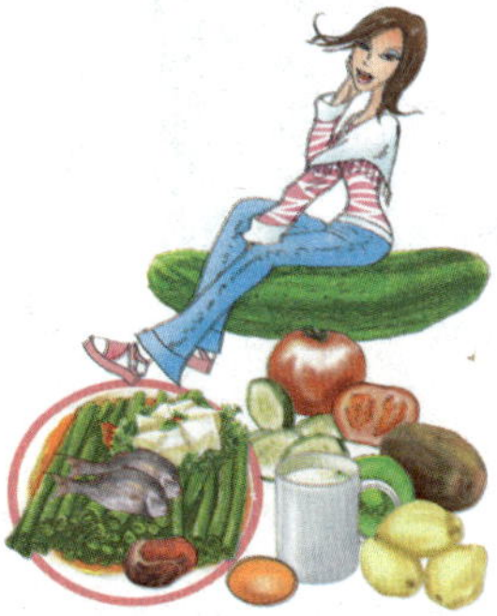

慎用各种药物和保健营养品

不论中药西药，都有一定的毒副作用或不良反应，用药一定要在正规医院的医生指导下进行。对消炎药、解热镇痛药、抗结核药、降糖药、抗风湿药物、抗肿瘤药物、激素类药物等都必须格外谨慎

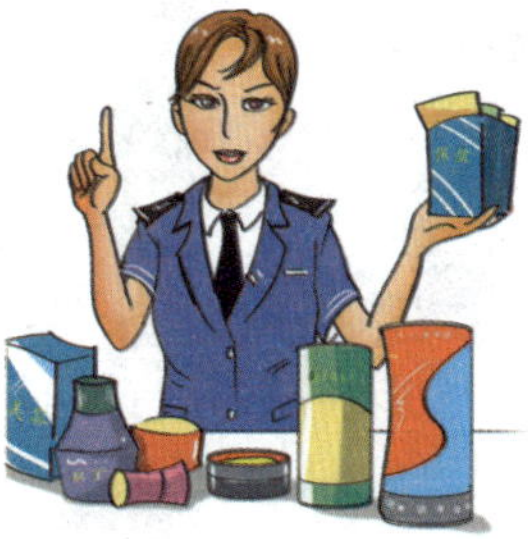

给呼吸系统上把保险锁

我们每时每刻都在呼吸，吸进新鲜氧气，呼出二氧化碳，空气在人体内的循环是依靠呼吸系统各个器官——鼻腔、气管和肺而实现的。

呼吸系统的保健

培养正确的呼吸习惯，可以使肺部得到锻炼，使肺活量增加，向血液提供更多的氧气，使精力更加充沛。

培养正确的呼吸习惯

一个人一天呼吸大约 2 万次。假设他的寿命是 80 岁，那么他在活着的时候共呼吸 60 亿次以上。呼吸虽然是一件非常自然的事情，但很多人未必会正确呼吸。

典型的不健康呼吸方式表现为呼吸过于浅短，也就是吸入的新鲜空气还没来得及到达肺叶下端的肺泡，就已经被呼出。这种现象在冬季尤为突出，因为人们长时间待在空气几乎不流通的室内，吸入的氧气不足，血液碱性增加，导致血红细胞不能释放出足够的氧气供给大脑、心脏或其他器官，从而出现头晕眼花、疲劳等症状。同时，由于上述症状容易引起更浅短的呼吸，往往容易形成恶性循环。

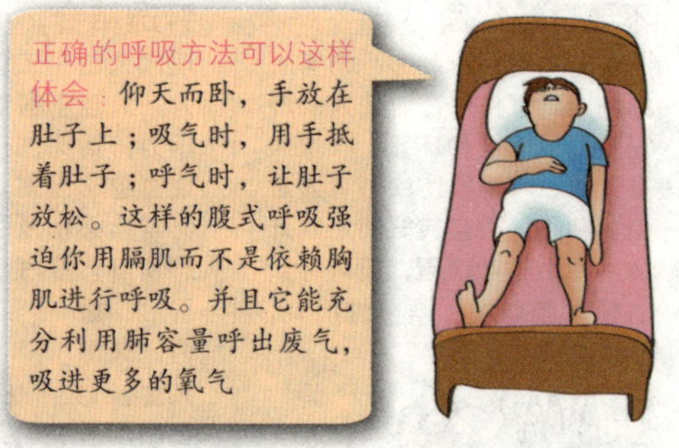

一旦学会用膈肌呼吸，每小时锻炼几分钟，早上、晚上多做几分钟。如果能持续6～8周，以后就会自动地依照此种方式呼吸。正确的呼吸习惯可通过刺激各呼吸肌的柔韧性而使你的肺活量大大增强。为了增强效果，可以照下图所示的做。

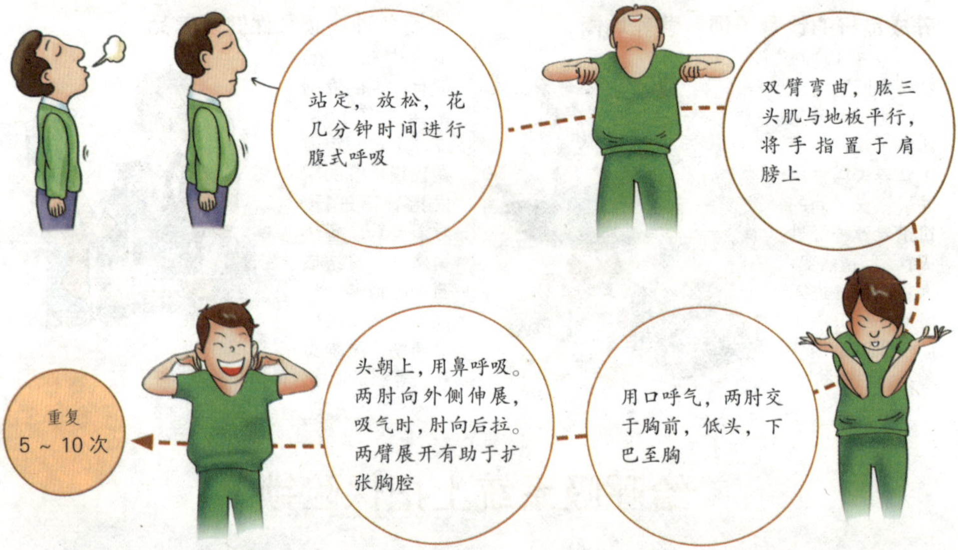

这种锻炼可通过扩胸吸进尽可能多的空气。当你把双肘置于胸前时，胸腔会收缩，将气体排出，这样能放松肋间肌肉。

爱护你的呼吸器官

吸气时，许多有害物质如花粉、灰尘、病毒及其他微粒都会进入呼吸道。大多数情况下，当空气进入肺时，身体内对细菌作战的武器库可持续不断地净化空气。鼻孔、气管及支气管内的纤毛将这些杂质向着鼻孔方向排斥，它们被咳出、打喷嚏喷出或吞入胃里。附着在呼吸道内的黏液也能黏住细菌、灰尘和其他微粒。如果细菌已深入到肺泡，白细胞将对其发起攻击。

但随着年龄增长，肺在清除细菌时变得力不从心了。对于过了35岁的人来说，纤毛变得不太灵敏了，呼吸也会因肋骨缺乏灵活性而遇到麻烦，但可以通过有规律的饮食、锻炼及放松，预防呼吸系统疾病。

避免主、被动吸烟

吸烟时，烟雾使呼吸道壁变干。尼古丁通过血管时使其变窄从而减少供氧量，使阻滞细菌的纤毛变得毫无用处。在这样的情况之下，会有更多的烟雾进入肺部，产生许多黏液，使呼吸道充血。烟雾的刺激会破坏肺泡，而肺泡是无法再生的。吸烟还会使患肺癌的概率大大增加

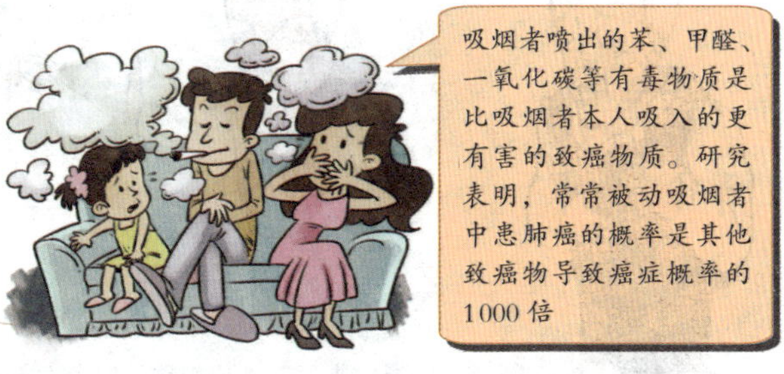
吸烟者喷出的苯、甲醛、一氧化碳等有毒物质是比吸烟者本人吸入的更有害的致癌物质。研究表明，常常被动吸烟者中患肺癌的概率是其他致癌物导致癌症概率的1000倍

避开不利环境

尽量避开那些充满灰尘、浓烟，污染严重的环境，难以避免则应戴上防护性用品

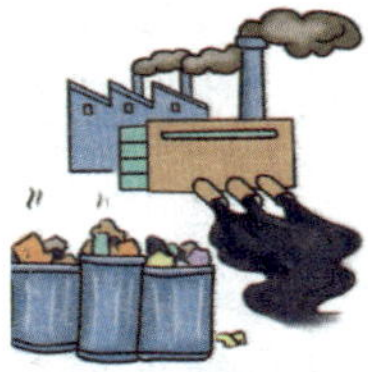

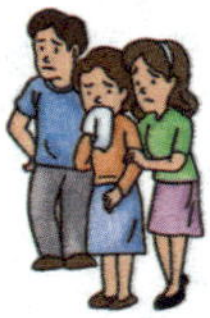

选择正确坐姿

如果你前倾前坐，双肩也向前倾斜，呼吸肌会受到限制。要试着训练正确的坐姿，想象有根线拉着你的头顶上提，使你的脊柱伸展开，这样做更有利于正确呼吸

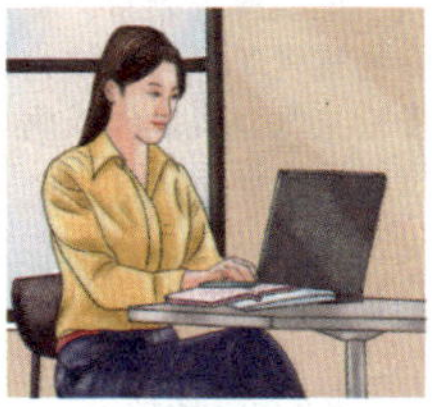

呼吸系统常见病的预防和治疗

呼吸系统各器官的常见疾病的预防和日常保健对保证呼吸系统正常运转有很重要的作用。

急性气管－支气管炎

急性气管—支气管炎是呼吸道常见疾病，常在感冒、上呼吸道感染之后发生。此外，吸入有害粉尘或气体（如二氧化硫、氯等）也可引起急性气管—支气管炎。

1

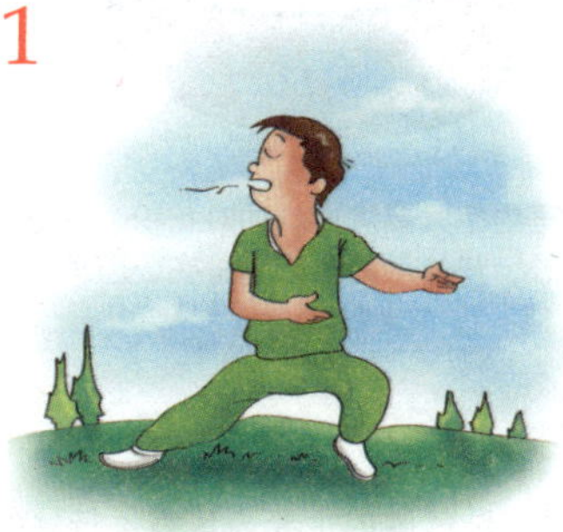

晨起到空气清新的地方做深呼吸，并进行适当的体育活动，增强抗病能力；要预防感冒。不要过度疲劳，要做好防寒保暖方面的工作。注意保持心情愉快

2

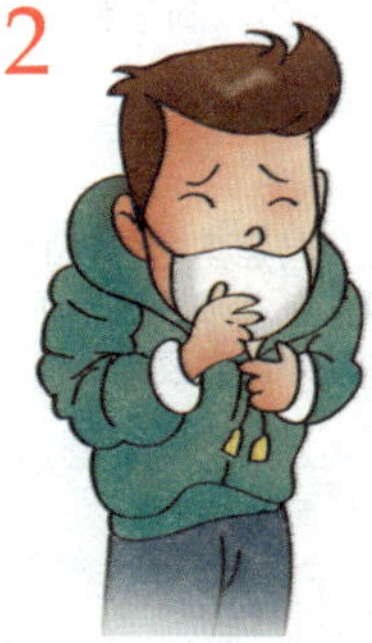

秋冬季节是气管炎的多发季节，为减少气管炎的发生，除加强耐寒锻炼之外，还要注意呼吸系统的保护。外出时，尽量戴上口罩，以免受到冷气的损伤

慢性支气管炎

慢性支气管炎是指气管、支气管黏膜及其周围组织的慢性非特异性炎症。常常以咳嗽、咳痰或伴有喘息及反复发作的慢性炎症为特征。它是一种常见病，尤以老年人为多见。

1

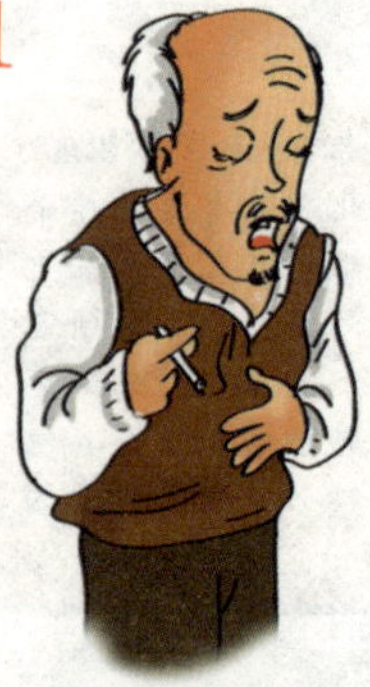

吸烟、病毒和细菌感染、刺激性烟雾、粉尘、大气污染的慢性刺激、寒冷的气候等都可能成为慢性支气管炎发作或病情加重的重要原因

2

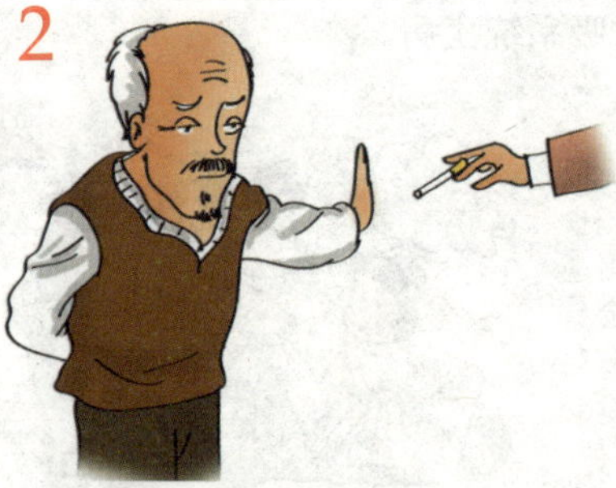

在慢性支气管炎的护理保健上，首先要做到戒烟，并远离有空气污染的环境，呼吸新鲜空气；还要注意气候变化，防寒保暖，在季节变换时，做到随时增减衣服和被褥；冬天外出应戴口罩、围巾，避免阵风吹袭，预防感冒；平时要多喝开水，最好每日喝6～8杯。运动也能起到防病健身的作用

3

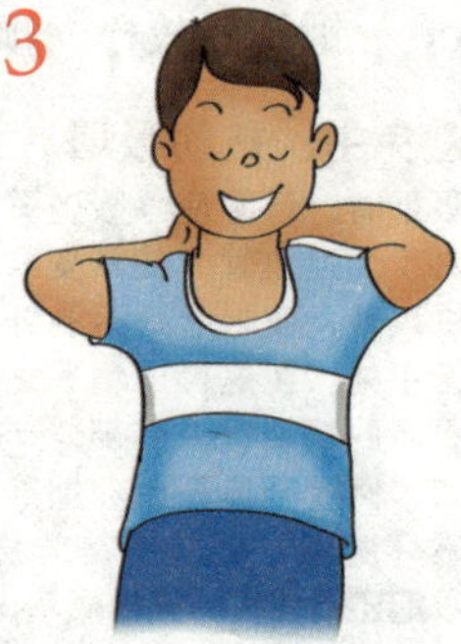

为了防止气管炎的发生，可以经常揉搓颈部，将两手掌搓热，然后两手掌在颈部摩擦，直至颈部发热为止，每天2次，能改善胸部和肺部的血液循环

支气管哮喘

支气管哮喘是一种常见的变态反应性疾病。可能是因为气管及支气管对各种刺激物的敏感性增高引起支气管平滑肌痉挛、黏膜肿胀、分泌物增多，导致气管管腔狭窄而发病。

1

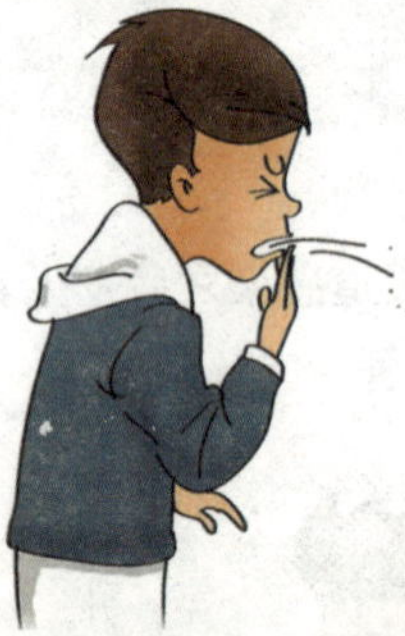

过敏性支气管哮喘，患者多有明显的变应原接触史，或与季节有关。发病前常常有鼻咽痒、眼痒、打喷嚏、流鼻涕和咳嗽等黏膜过敏的表现。病情发展迅速，会出现胸闷、紧迫感、呼吸困难，患者多被迫坐起，两手前撑，两肩耸起，额部冒汗。可有干咳，严重时出现发绀。可自然或经治疗而缓解

2

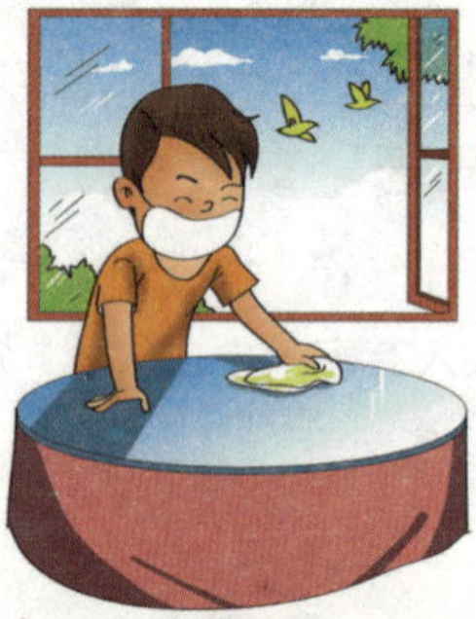

在日常起居上要注意保持居室的环境卫生，内衣及被褥要常洗常晒，室内空气要流通。如对花粉、冷空气过敏，则要在春、秋、冬季节注意保护自己。如是花粉传播季节，少进行户外活动，特别是在公园里。对冷空气过敏的人，冬季外出时要戴口罩

肺气肿

肺气肿是由某些肺部慢性疾病，如慢性支气管炎、支气管哮喘、广泛性支气管扩张等引起的。其中，绝大多数是由慢性支气管炎引起的。

1

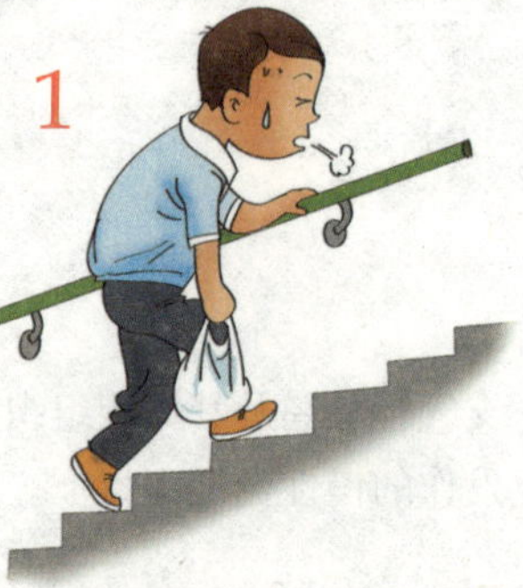

肺气肿的主要表现为进行性气急。初起时仅在劳动或上楼时气急，后来在一般活动或平地行走，甚至说话、穿衣乃至休息时也会气急。病情严重时，因低氧，口唇及指端出现发绀。肺气肿到了后期可发展为肺心病

2 肺气肿患者由于肺功能遭到损害，单纯靠药物治疗不能解决问题，而进行腹式呼吸锻炼，增强膈肌活动度，提高肺通气量，可以改善症状。锻炼时采取坐姿，一手放在胸前，一手放在腹部，用鼻吸气，尽量将腹部挺起；用口呼气，做吹口哨样，将腹部内收，反复进行。另外，还可以通过打太极拳、练气功等来改善肺功能

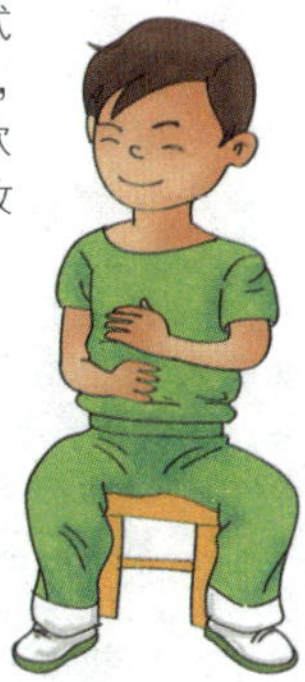

肺炎

肺炎按病因可分为细菌性肺炎、霉菌性肺炎、病毒性肺炎和支原体性肺炎。临床常见的是细菌性肺炎，其中 90% ~ 95% 是由肺炎球菌引起的，会有突发的寒战、高热、咳嗽、血痰、胸痛等症状。

1

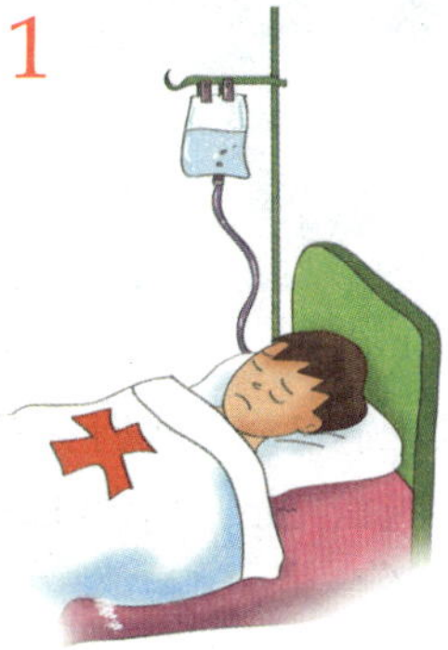

为了预防肺炎，首先应当积极预防上呼吸道感染，积极治疗慢性心肺疾病，平时注意防止过度疲劳，多进行适当的体育锻炼

2

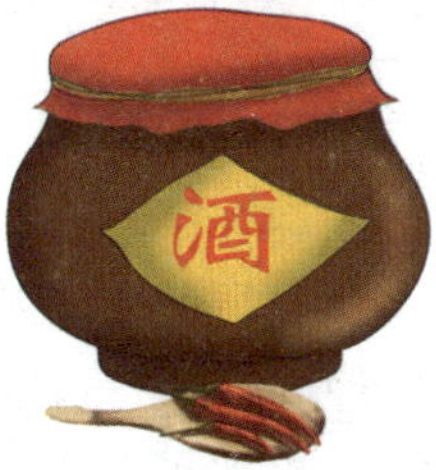

在饮食上，应当少吃辛辣油腻食物。肺炎属急性热病，消耗人体正气，影响脏腑功能，易导致消化功能降低，食物应以高营养、清淡、易消化为宜，在膳食中不应多加辣椒、胡椒、芥末、川椒等调味品。酒也属辛热之品，可刺激咽喉及气管，引起局部充血水肿，肺炎患者应禁用

做好循环系统的日常保健

循环系统负责全身营养和废物的运输，它包括心脏、血管、脾脏及淋巴等器官，做好循环系统的保健工作对我们每一个人的健康意义都很大。

心脏的自我保健

不管患心脏病的危险性如何，你都可以通过改变生活方式来预防心脏病。

不吸烟

烟草毒害心血管内皮细胞，损害内皮系统功能，可致心肌肥大、变厚，殃及正常的舒缩运动

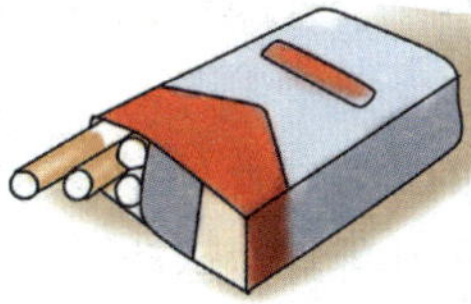

适度饮酒

适度饮酒可以降低心脏病的危险性，但是不推荐1天内多次饮酒或每周多次饮酒

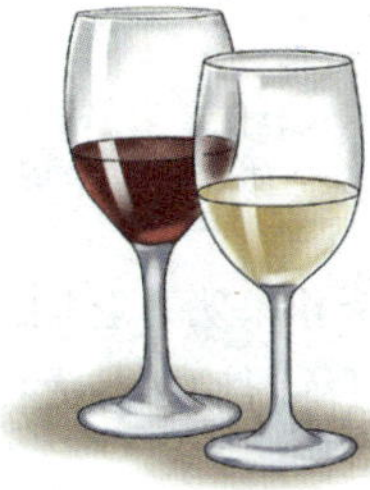

睡眠好

良好又充裕的睡眠，可使呼吸及心跳趋缓，心肌对血氧需求减少，是心脏自我保护的一大措施

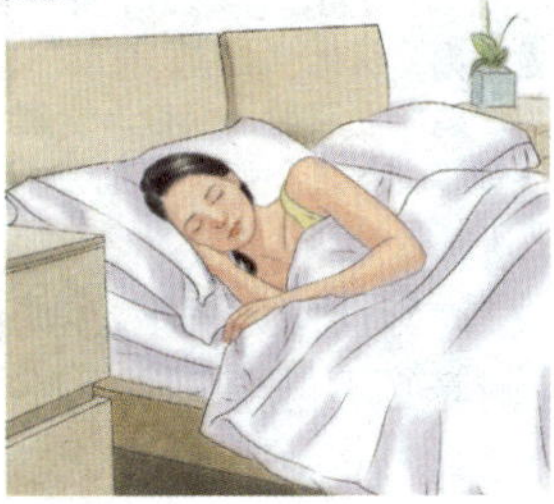

正确饮食

良好的饮食习惯也可以明显降低心脏病的危险性。一些维生素、矿物质和营养素如烟酸（维生素 B_3），复合 B 族维生素、维生素 E、镁、钾以及鱼油中的脂肪酸对心脏和动脉有特殊保护作用。有利于心脏健康的食物包括豆类、纤维类食物、海产品、茄子、大蒜、洋葱等。此外，应少食煎炸食物及含高胆固醇的食物，如虾、肝、蛋黄等。每日摄盐量限于 5 克以内，坚持每天进食一定数量的瓜果及鲜蔬

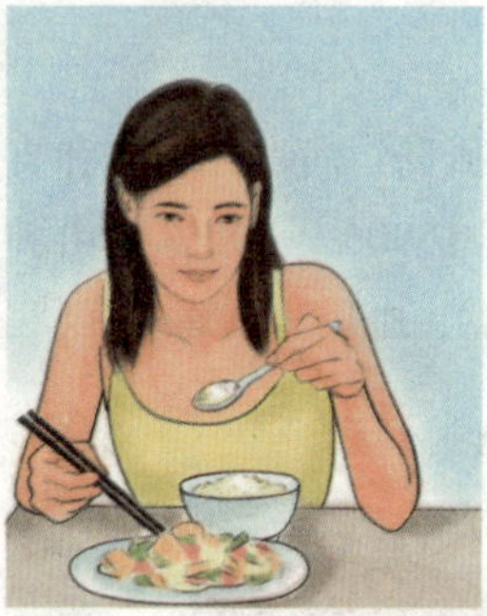

多运动

养成运动的习惯，这样有助于加强心血管功能，减轻压力，并可降低血压，升高高密度胆固醇水平。每天最好坚持不短于 30 分钟的活动，可一次性完成或分 3 次进行，每次 10 分钟，可进行跳绳、舞蹈、骑车、步行等

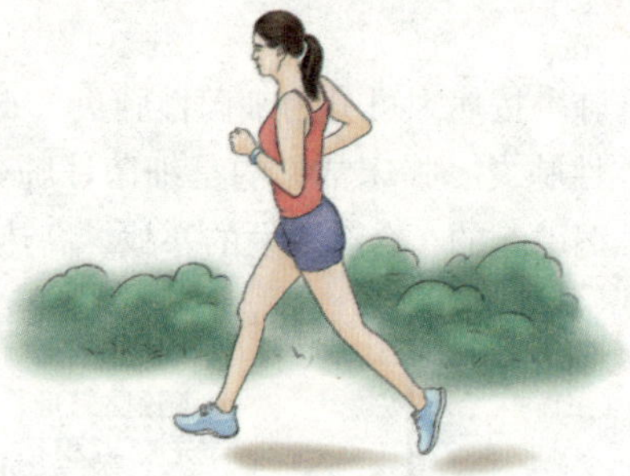

女性要注意补血

中医认为，只有血液充足，眼睛才能视物清晰，肤色才能饱满红润。我们身体的很多表象，其实正是健康与否的体现。口唇红润则脾胃健康、气血充足；面色红润则心功能正常、气血旺盛畅通；精血足更是毛发生长的必要条件。

由于女性的生理特点，经期血液会有一定量的消耗和流失，加之经期情绪、心理的变化，身体中的雌激素分泌降低，月经失调紊乱也就时常发生，所以应适当补血。

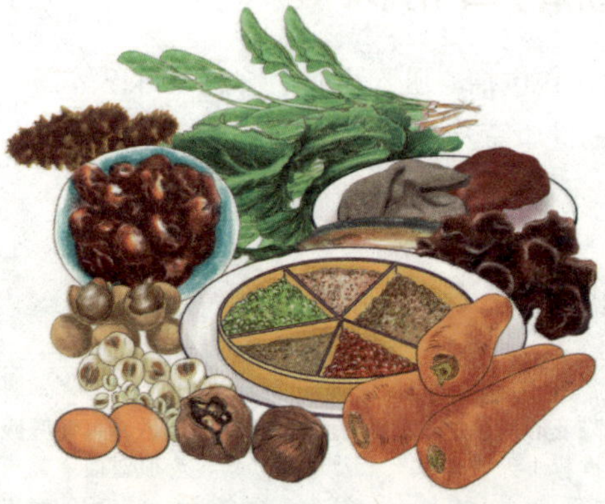

平时应该多吃富含优质蛋白质、微量元素（铁、铜等）、叶酸和维生素 B_{12} 的营养食物。红枣、莲子、龙眼肉、核桃、山楂、猪肝、猪血、黄鳝、海参、乌鸡、鸡蛋、菠菜、胡萝卜、黑木耳、黑芝麻、虾仁、红糖等食物富含营养物质，同时具有补血活血的功效

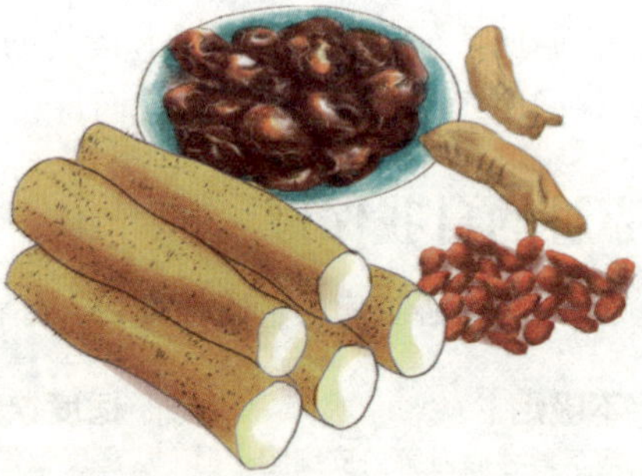

常用的补血中药有当归、川芎、红花、熟地、桃仁、党参、黄芪、何首乌、枸杞子、山药、阿胶、丹参、玫瑰花等，用这些中药和补血的食物一起做成可口的药膳，均有很好的调节内分泌、养血效果

需要注意的是，贫血者要少喝茶和牛奶，它们会阻碍铁质的吸收。此外，运动也是调养必不可少的一个环节。平时可练习瑜伽、太极拳、保健气功等舒缓运动。

预防动脉疾病

不良的生活习惯是造成动脉疾病的最主要原因。如果适当改变一下饮食结构和生活习惯，动脉疾病就会被有效地遏制甚至逐渐被消除。

经常饮茶

经常饮茶有助于保持动脉的畅通。各种红茶、绿茶、乌龙茶、花草茶，对身体都有好处

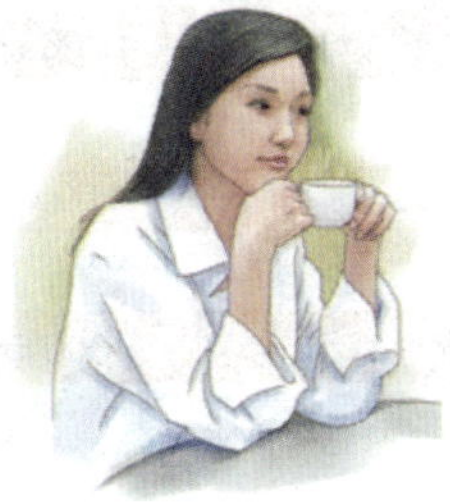

加强锻炼

体育锻炼有助于降低血压、低密度胆固醇含量和体重，还可以预防糖尿病

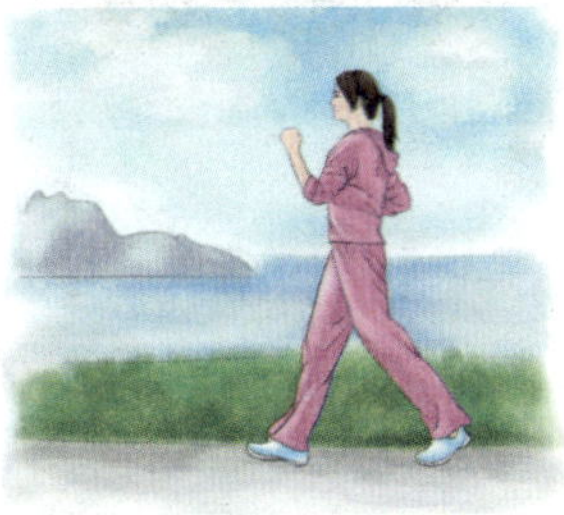

戒除烟瘾

吸烟会加重动脉的负担，增加患高血压的可能性，同时降低血液中高密度胆固醇的含量

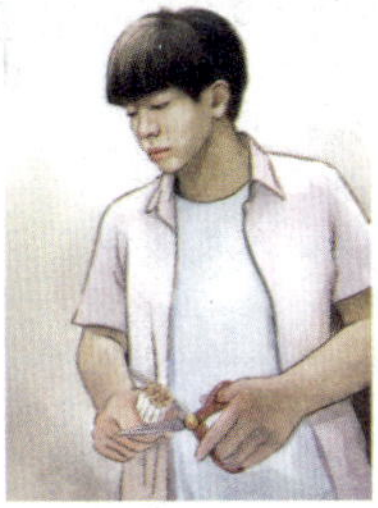

减少脂肪

必须注意一条原则：从脂肪中摄取的热量不能超过全部摄取量的 30%

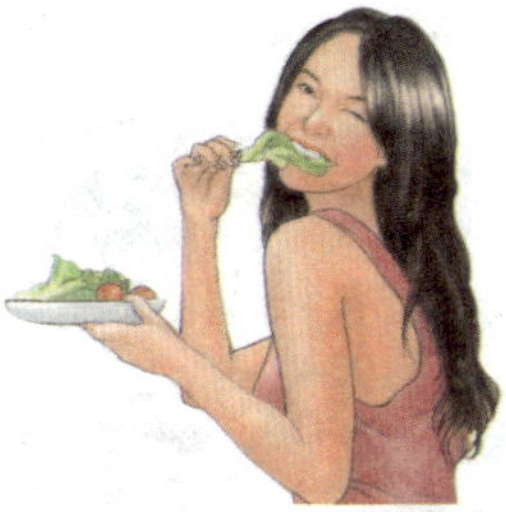

多吃果蔬

经常食用富含抗氧化物质（维生素 C、维生素 E 和胡萝卜素等）的果蔬有助于动脉的健康

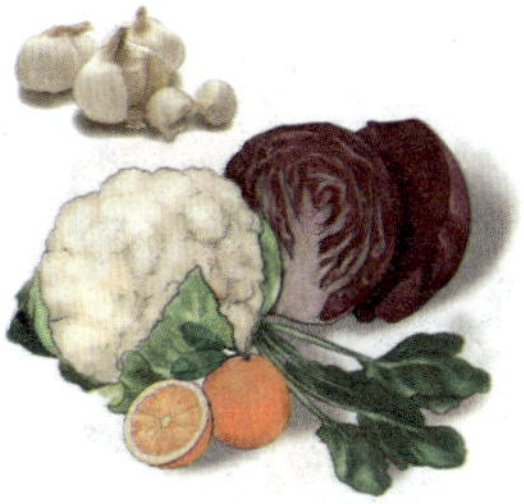

及时就医

在身体出现不适时，应及时去医院进行检查，并进行必要的治疗

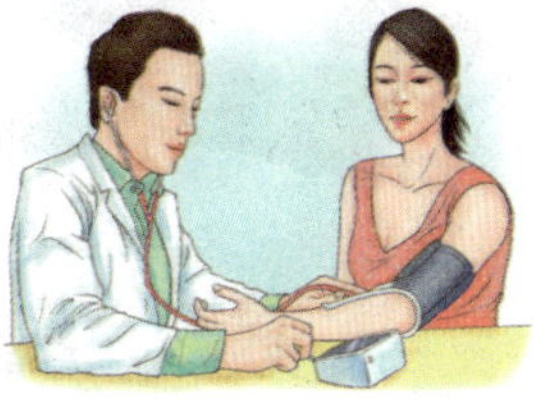

自我保健要重视骨骼、肌肉系统

骨骼、肌肉系统由骨骼、关节以及肌肉组成，其中骨骼把人体各器官组成一个有机的整体，使各器官相互配合，协调工作。

骨质疏松、各种肌肉疼痛、关节痛困扰着越来越多的人。要想拥有强健的体魄，就必须攻克这些危害人类健康的大敌。

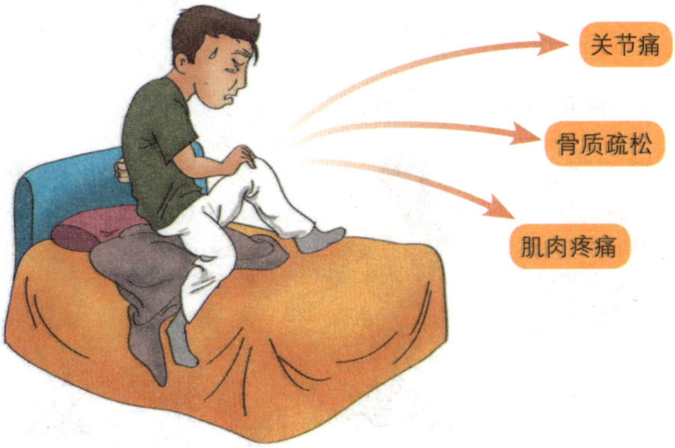

正确保养你的骨骼

骨骼的强韧程度对于人体的状态和总体健康具有非常重要的意义。饮食和运动习惯对骨强度有良好的促进作用。任何年龄段的人都应当保养骨骼。开始得越早，避免骨质疏松的成功率就越高。

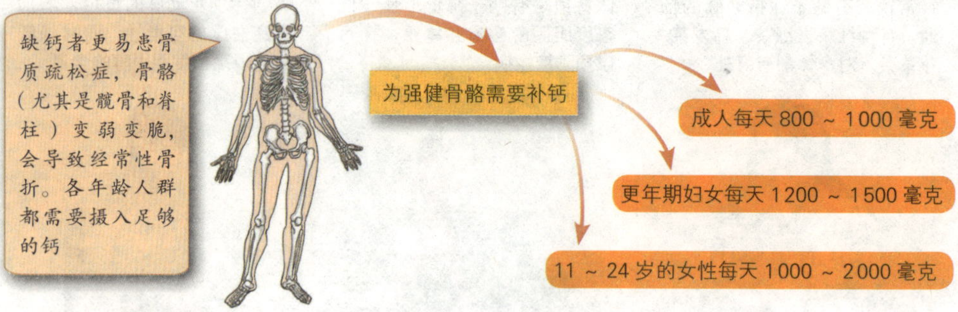

注意合理饮食

首先保证钙的摄入量。钙是人体中最丰富也是最重要的一种矿物质。骨骼健康和牙齿的发育需要钙，心脏和神经系统的正常工作也需要钙。

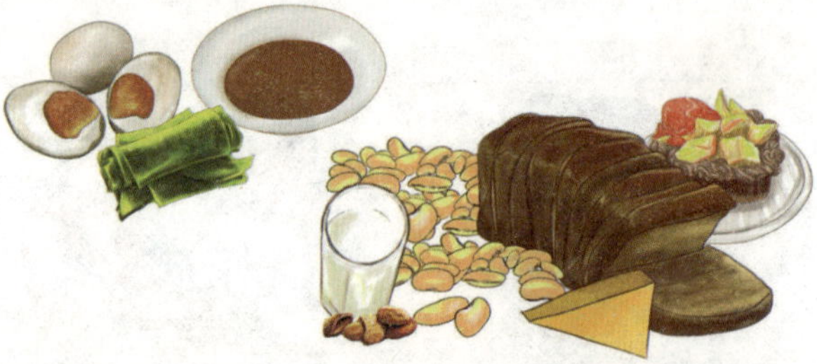

富含钙和维生素 D 的食物有奶制品、豆类及豆制品、花椰菜、果仁、种子、橘子汁、谷类、全麦面包等。避免食用含磷酸盐食物（如软饮料），限制或避免食用高蛋白的动物性食物。减少咖啡因的摄入，这些会促使机体排出钙质

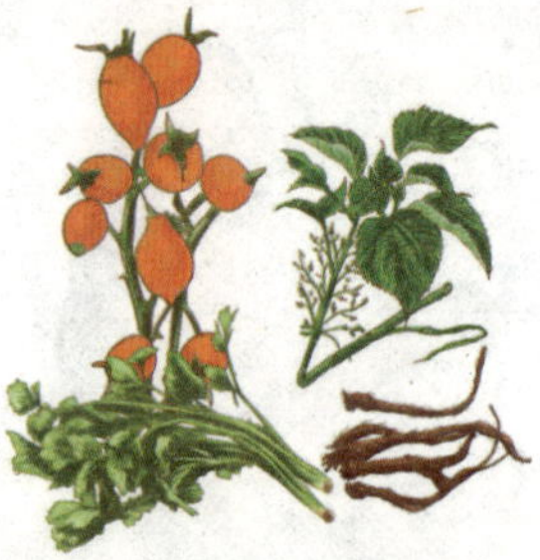

适当补充一些有利于骨骼生长的植物成分，如紫花苜蓿、大麦、蒲公英根、荨麻、欧芹和蔷薇果

做好日常的保养

日常保养有以下几点要求：

勤于运动

运动有益于骨骼健康，有助于增加或维持骨量和降低跌倒风险

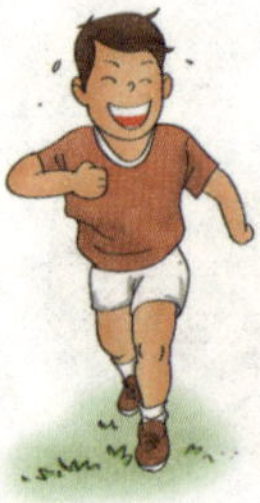

保持体重

体重对骨骼健康很重要。骨质流失与体重降低有关

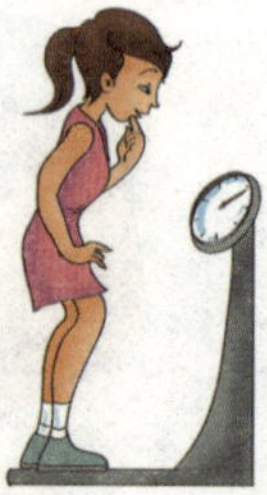

预防跌倒

因为骨折大多数源自摔跤，所以预防跌倒也能保护骨骼，特别是 40 岁以上的人

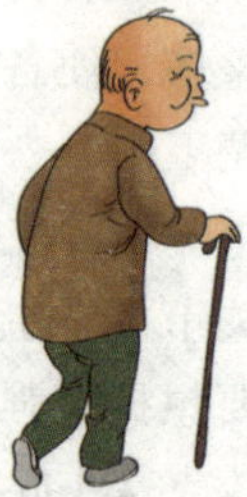

此外，戒烟和限酒，做骨密度检查也是必不可少的，女性青春期后和停经前之间的闭经（月经中断）会严重威胁到骨骼健康，应倍加注意。

运动适当照顾到你的肌肉

运动能够改变肌肉的形态，优化肌肉的结构。但是，由于运动不当或没有采取预防措施，很多人在运动后都出现了不同程度的不良反应，给生活和工作带来了不便。

肌肉痉挛

肌肉痉挛俗称抽筋，是肌肉不自主的强直收缩。运动中最易发生痉挛的部位是小腿腓肠肌（腿肚子），其次是足底的屈拇肌和屈趾肌。肌肉痉挛发生时，局部肌肉坚硬或隆起，疼痛剧烈，且一时不易缓解

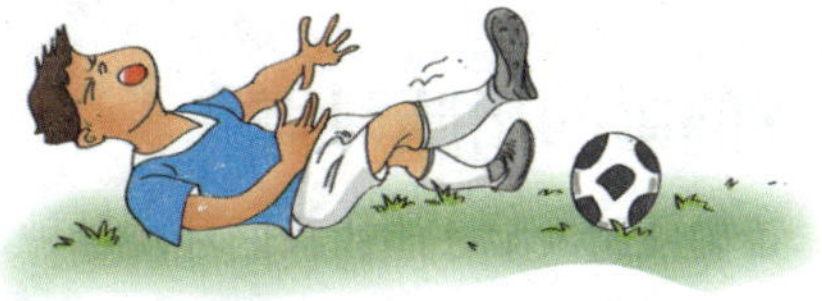

肌肉酸痛

平时较少参加运动的人，初次参加体育锻炼，一次锻炼时间过长，往往会出现局部的肌肉酸痛。这是因为，肌肉活动时需要大量的氧气和热能。热能大部分来自肌肉中肌糖原的分解。这种分解，一方面产生热能供应肌肉运动之用，另一方面产生大量的乳酸。如果没有充分的氧气供应，乳酸就会在肌肉中堆积起来，并刺激肌肉中的化学感受器，从而使人感到肌肉酸痛，甚至会引起局部肿胀

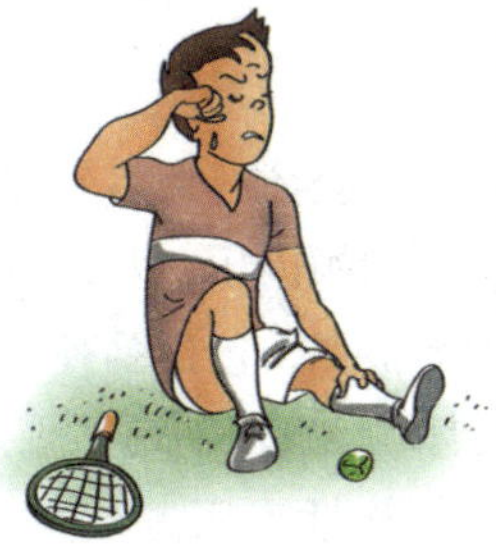

四肢无力

有些人在参加剧烈运动后，会出现精神萎靡、四肢无力等症状。这是由于大量出汗后体内的水分丧失过多。当人体失水量超过体重的 2% 时，我们一般就会感到口渴；超过 6% 时，我们便会出现口干、尿少和四肢软弱无力等现象

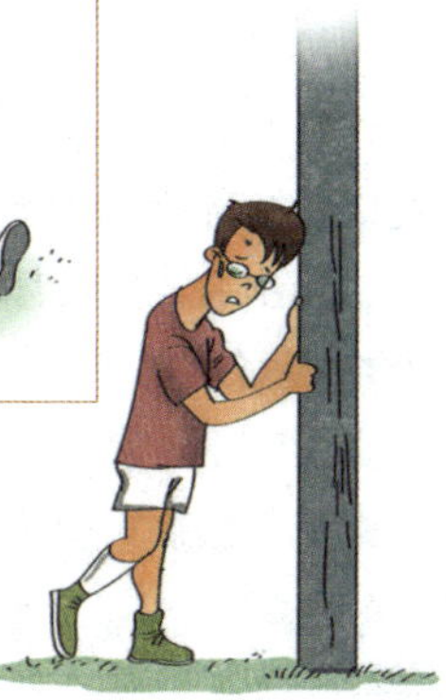

不容忽视的关节保健

关节保健主要是谨防关节炎。

增强营养

为了预防关节炎，每天的基本食谱应该包括新鲜水果、蔬菜，不吃动物脂肪，少吃其他高脂肪食品。脂肪在体内氧化过程中可产生一种酮体，过多的酮体对关节有较强的刺激作用。每天摄入过多脂肪，关节炎症状可明显加重。因此，关节炎患者应控制脂肪。此外，要忌吃辛热燥火的姜、葱、羊肉、狗肉之类的食物

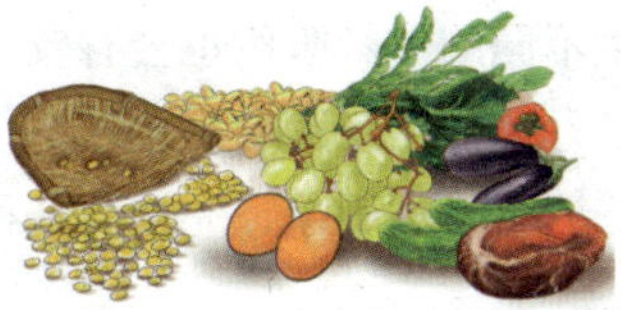

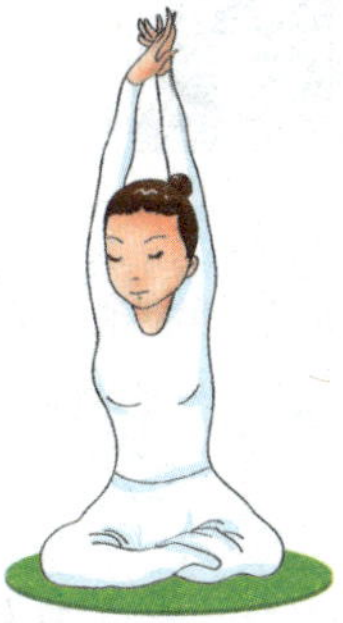

注意天气变化

寒冷潮湿的气候和环境，冷水的不断刺激，都可诱发风湿性关节炎或使病情加重，所以应尽量避免。要随时留意天气预报，在寒潮袭来和天气变化时，注意防寒保暖，并尽量不接触冷水

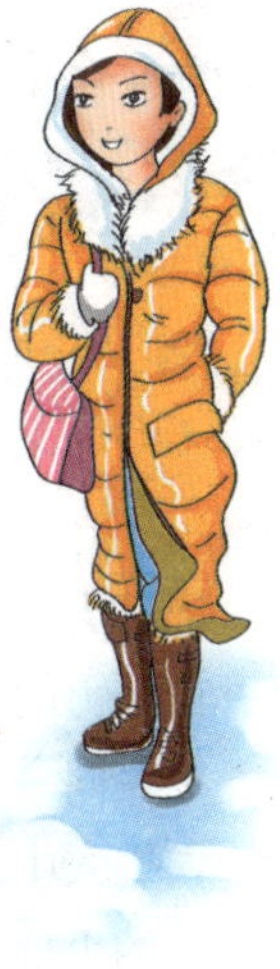

谨慎锻炼

锻炼方法不对，例如加速太快等会加重关节的负担，对关节造成损害。如果关节已经受伤，运动时就更应当谨慎。不妨每周安排几次长距离的步行，或者其他震动少的运动

重视神经系统自我保健

神经系统由大脑、中枢神经系统和遍布全身各处的周围神经系统组成。如果说骨骼系统是支撑人体的框架，那么神经系统就是存在于人体的程序了。神经系统各器官的功能联系非常紧密，可谓牵一发而动全身。

养成健康的用脑习惯

正确使用大脑才能让我们远离各种大脑疾病，提高记忆力，并且能不断地为大脑注入新的活力。

折磨人的大脑疾病

头颅是一个半封闭的腔体，含有脑组织、脑脊液、血液。颅腔容积及其内含物是相适的，并保持着一定的颅内压，常人为 9.3 ～ 24.0 千帕。颅压的高低，决定了头部的健康。脑部疾病种类很多，包括脑神经性疾病、脑血管疾病、脑脊髓疾病等，如脑栓塞、脑出血、脑萎缩（大脑、小脑、脑干）、痴呆症、小儿脑瘫、癫痫、帕金森病、脑外伤萎缩病。神经损伤性疾病占人类疾病的 30% 左右。而且脑栓塞、脑出血等还具有高发病率、高死亡率、高致残率、高复发率等“四高”特征。

常见的脑病可分为 3 大类：

一是遗传，先天性发育不良造成的小儿脑瘫、智力低下等

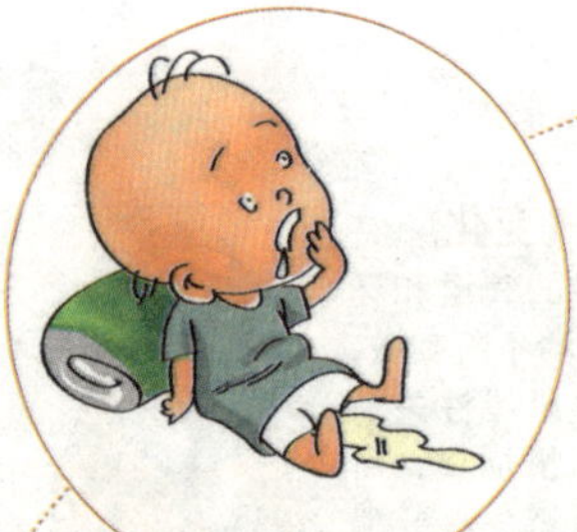

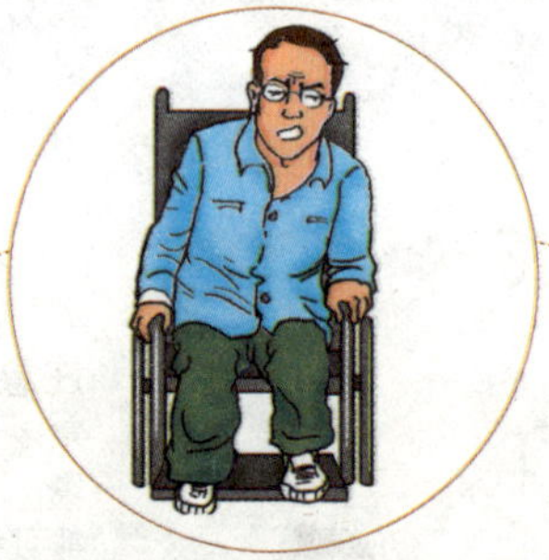

二是创伤造成的脑外伤后遗症、脑血管造成的卒中后遗症等

三是脑神经细胞衰老退化造成的慢性疾病，包括脑萎缩、痴呆症、帕金森病等

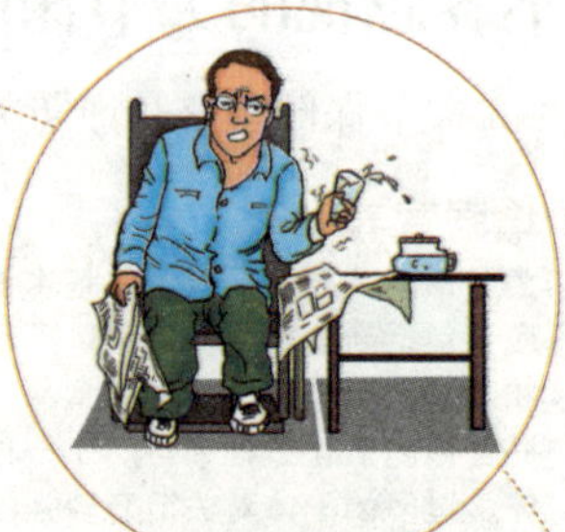

记忆力减退的原因

记忆力是大自然赋予人类的宝贵能力，是人类大脑的基本功能之一，但实际生活中，记忆力的强弱却因人而异，即使是同一个人，在一生不同的年龄阶段也会有较大差异；在同一个年龄段，也会因自身一些因素，而在记忆力上出现较大的差异。

人进入中老年阶段以后，随着年龄的增长，出现记忆力下降的现象，完全是一种很自然的生理规律，与大脑功能衰退有着密切的关系。

首先是大脑血液和氧气供应不足。人进入中老年阶段以后，常有不同程度的脑动脉硬化、血管腔变窄的现象，血液中的脂质成分含量也会逐渐增加，血液黏稠度增大，都使得血流速度减缓，血流量相应减少，造成大脑中与记忆有关的部位血液和氧气长期供应不足，从而促使神经细胞皱缩、变性，导致记忆力减退。

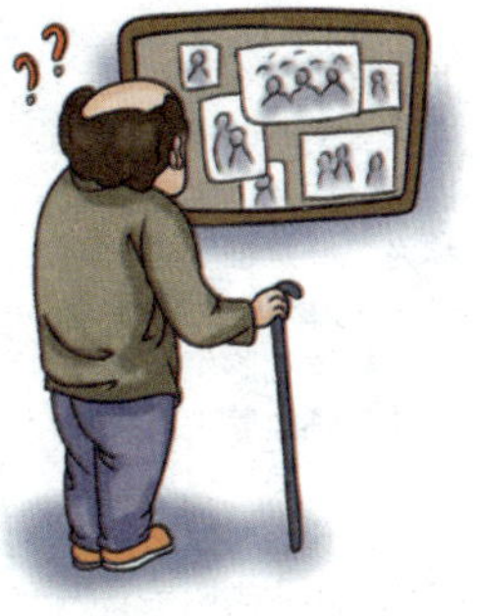

一个人的记忆随着年龄的增长而产生并不断增强，而后又随着年龄的继续增长而逐渐减退

其次是DHA含量下降。随着年龄的增加，大脑中DHA的含量逐渐下降，脑细胞数目和神经突触的数量不断减少，神经间信息传递的速度和质量下降，也导致了记忆力的减退。

不过，正常的记忆力减退是中老年人不可避免的生理规律，中老年人对此不必太过介怀。但如果发生严重的记忆障碍以致痴呆，给生活带来了极大困难，就要寻求专业医生的帮助了。

青年时期本应是人一生记忆力的黄金时期，但现在却有越来越多的年轻人开始抱怨记忆力减退给他们的工作和生活带来了困扰

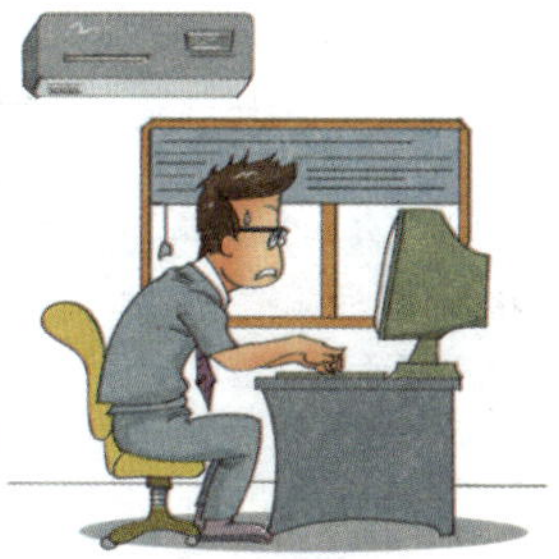

记忆力的下降是多方面因素共同作用的结果。最突出的便是繁重的工作和生活压力，使神经长期处于紧绷状态，得不到放松，影响了大脑正常运转

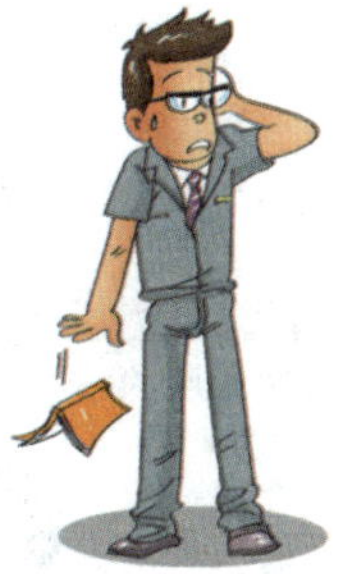

压力大导致睡眠不足或睡眠质量太差，更会加速脑细胞的衰退；而且，现在年轻人工作往往长时间处于不通风的空调环境中，空气中含氧量不足，完全无法满足大脑每分钟消耗氧气500～600毫升的要求，致使大脑的工作效率不断降低；此外，对电脑等新兴设备太过依赖同样会导致人脑的使用率越来越低，脑功能逐渐下降。

损坏大脑功能的坏习惯

要想更好地保护大脑，首先要了解影响脑部健康的坏习惯。

睡眠不足

大脑消除疲劳的主要方式是睡眠。长期睡眠不足或睡眠质量太差，会加速脑细胞的衰弱

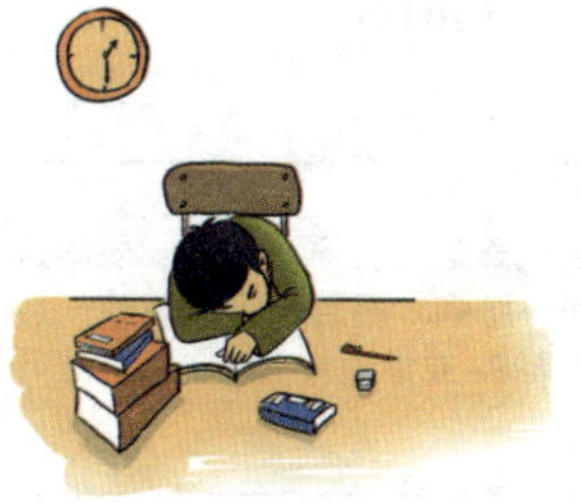

不愿动脑

思考是锻炼大脑的最佳方法。只有多动脑，勤于思考，人才会变聪明，反之，越不愿动脑，大脑退化越快

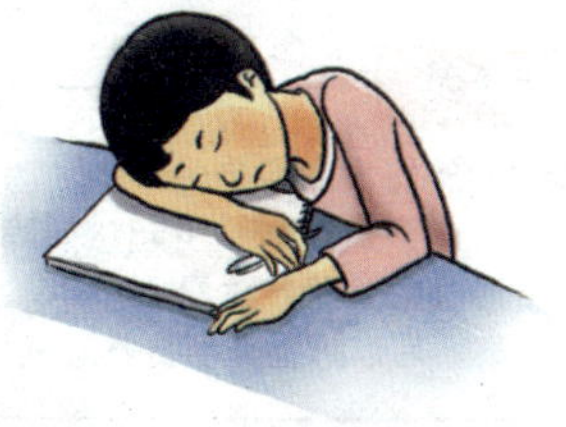

带病用脑

在身体不适或患疾病时，勉强坚持学习或工作，不仅效率低下，而且容易造成大脑损伤

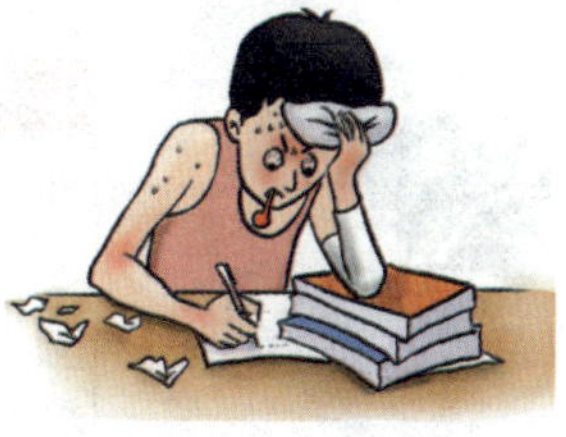

长期饱食

现代营养学研究发现，进食过饱后，大脑中被称为“纤维细胞生长因子”的物质会明显增多。纤维细胞生长因子能使毛细血管内皮细胞和脂肪增多，促成动脉粥样硬化，导致脑动脉硬化，出现大脑早衰和智力减退现象

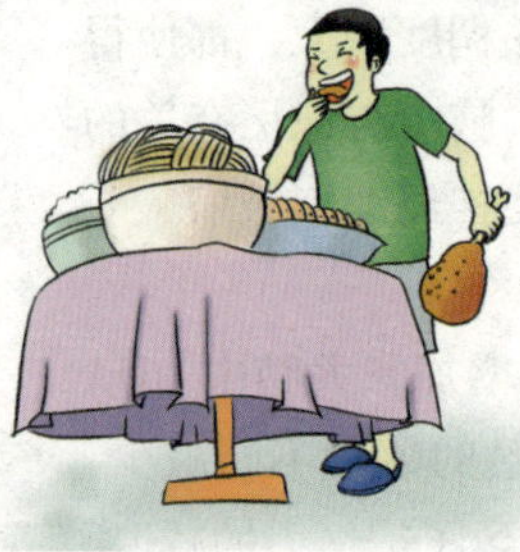

轻视早餐

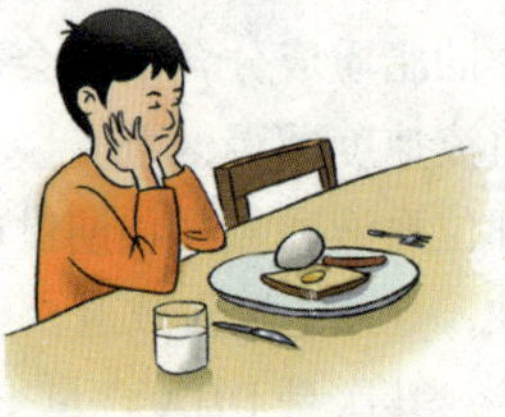

不吃早餐会使机体和大脑得不到正常的血糖供给。营养供应不足，久而久之对大脑有害。此外，早餐质量与思维能力也有密切联系。据研究，一般吃高蛋白早餐的人最佳思维时间普遍相对延长

蒙头睡觉

随着二氧化碳浓度的升高，被子内氧气的浓度会不断下降。长时间吸进潮湿的二氧化碳浓度高的空气，对大脑危害极大

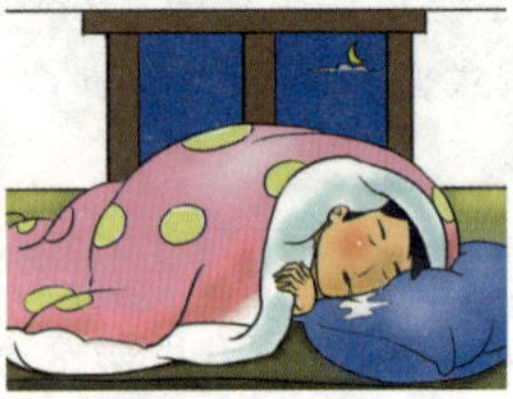

长期吸烟

常年吸烟会使脑组织呈现不同程度的萎缩，易患老年痴呆症。这是因为长期吸烟可引起脑动脉硬化，日久导致大脑供血不足，神经细胞变性，继而发生脑萎缩

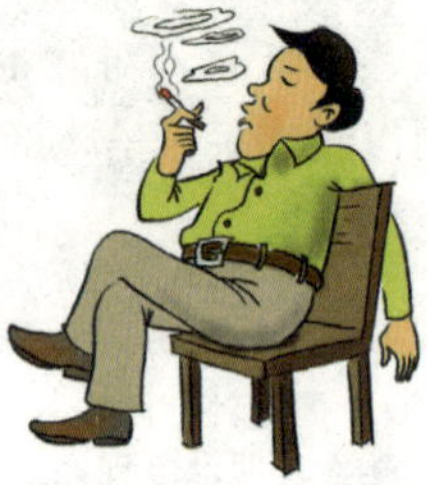

嗜酒嗜甜食

酗酒对大脑的损害尤其严重。甜食会降低食欲，减少对高蛋白和多种维生素的摄入，导致机体营养不良，影响大脑发育

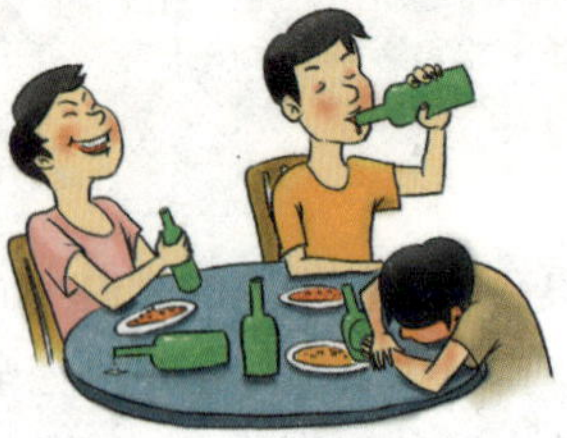

少言寡语

经常说话尤其是多说一些有较强哲理性或逻辑性的话，可促进大脑语言功能区的发育。整日沉默寡言、不苟言笑的人，这些功能区会退化

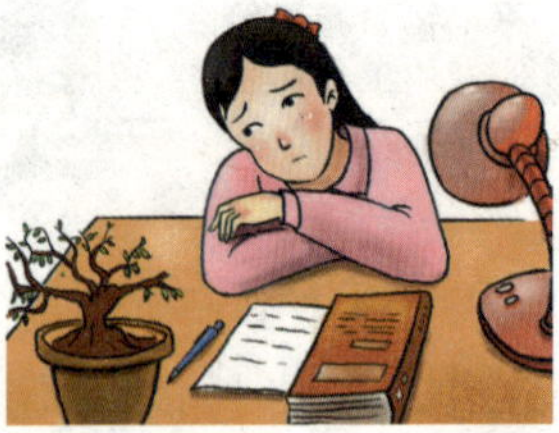

我们需要特别注意的一点是，大脑是非常复杂的，它的某些损伤也许无法修复，其后果也是极其严重的。那数以亿计的为我们无私工作的脑细胞即使有稍许的不正常，对我们可能就意味着毁灭。

为大脑注入更多活力

养护大脑除了要戒除上面提到的不良习惯，还需要养成良好的饮食习惯。多吃易于消化又富于营养的食物，保证足够的蛋白质。吃一些富含 B 族维生素，维生素 C 的食物，富含胆碱的食物如杏、香蕉、葡萄、橙、鱼等也有一定的益处。

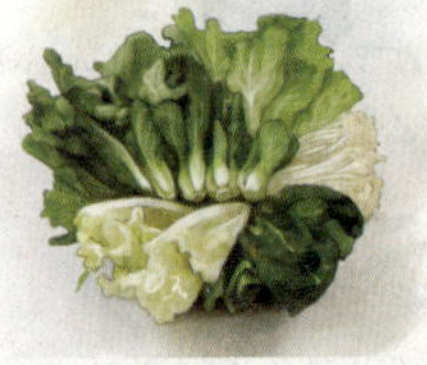

1. 深色绿叶菜

蛋白质食物的新陈代谢会产生一种名为类半胱氨酸的物质，这种物质本身对身体无害，但含量过高会引起认知障碍和心脏病。而且类半胱氨酸一旦氧化，会对静脉血管壁产生毒副作用。维生素 B_6 或维生素 B_{12} 在深色绿叶菜中含量最高，可以防止类半胱氨酸氧化

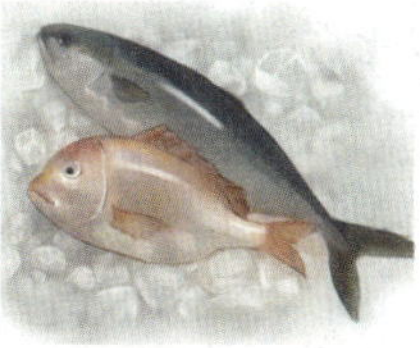

2. 鱼类

鱼肉脂肪中含有对神经系统具备保护作用的 Ω–3 脂肪酸，有助于健脑。每周至少吃一顿鱼的人，与很少吃鱼的人相比较，老年痴呆症的发病率要低很多。吃鱼有助于加强神经细胞的活动，从而提高学习和记忆能力

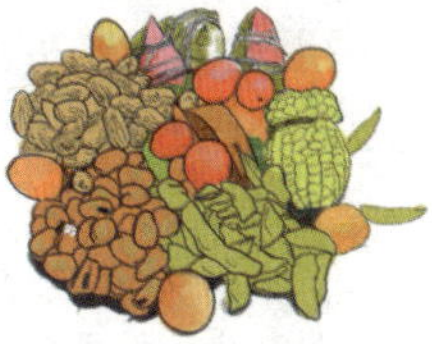

3. 全麦制品和糙米

增强机体营养吸收能力的最佳途径是食用糙米。糙米中含有各种维生素，对于保持认知能力至关重要。其中维生素 B_6 对于降低类半胱氨酸水平最有作用

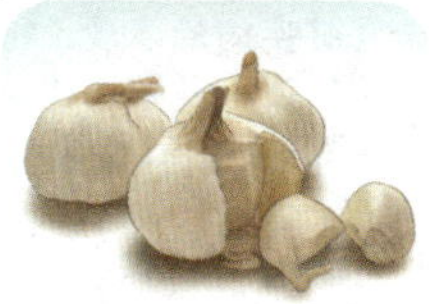

4. 大蒜

大脑活动的能量供给主要依靠葡萄糖，要想使葡萄糖发挥应有的作用，就需要有足够量的维生素 B_1 的存在。大蒜本身并不含大量的维生素 B_1，但可以和维生素 B_1 产生一种叫“蒜胺”的物质，而蒜胺的作用要远比维生素 B_1 强得多。因此，适当吃些大蒜，可促进葡萄糖转变为大脑能量

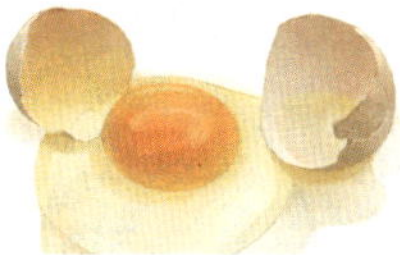

5. 鸡蛋

鸡蛋中所含的蛋白质是天然食物中最优良的蛋白质之一，它富含人体所需要的氨基酸，而蛋黄除富含卵磷脂外，还含有丰富的钙、磷、铁以及维生素 A、B 族维生素、维生素 D 等，适于脑力工作者食用

做好泌尿生殖系统的保健

做好泌尿系统的自我保健

泌尿系统由肾、输尿管、膀胱及尿道 4 部分组成。它的主要功能是排出尿液。机体内溶于水的代谢产物如尿素、尿酸和多余的水分以及被破坏的激素、毒素和药物等物质，经循环系统运送至肾，在肾内形成尿液，再经输尿管道排出体外。泌尿是人体代谢产物最主要的排泄途径，而且尿的质和量经常随着机体内环境的变化而发生改变。因此，泌尿系统的健康是身体新陈代谢良好的一个重要因素。

不要让肾脏疾病连累健康

肾脏的主要功能是生尿和排尿。机体的代谢产物尿素、尿酸、无机盐及多余的水，主要由肾排出，它对机体的新陈代谢十分重要，它的好与坏直接关系着人体的健康。

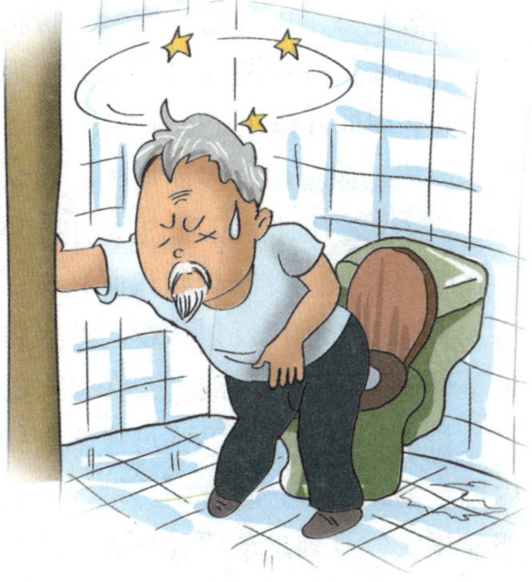

肾功能明显异常时才会出现多系统症状

肾脏疾病早期甚至没有症状，当疾病发

展到肾功能明显异常时才会出现多系统症状。慢性肾脏疾病已经成为危害人类健康的“公敌”之一。慢性肾脏病具有患病率高、合并心血管疾病高和死亡率高的“三高”特点以及知晓率低、防治率低和合并心血管疾病认知率低的“三低”特点。

肾衰竭是任何严重的肾脏疾病的最后结果。当肾脏功能下降到正常的 10% 以下时，身体便无法维持正常的新陈代谢，患者即进入尿毒症期，最后陷入昏迷而死亡。

水肿

肾脏疾病水肿的特点是早起眼睑或面部水肿，午后慢慢消退，劳累后加重，休息后减轻。严重水肿可能出现在身体低垂的部位，比如双脚踝内侧、双下肢、腰骶部等

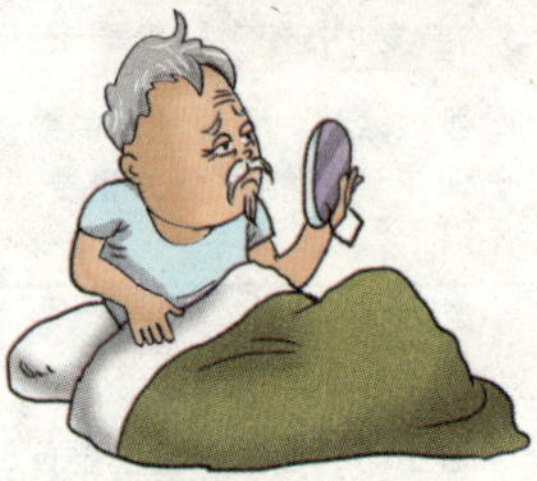

尿化验异常

如果尿常规检查发现有蛋白、隐血、白细胞、酮体、尿糖等，都应做进一步检查，以明确诊断

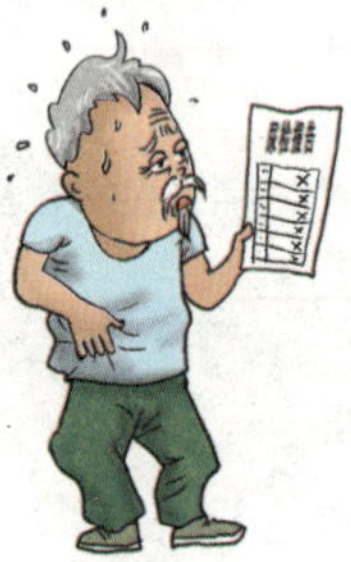

腰痛

肾区常有酸痛不适或隐隐作痛或持续性钝痛感

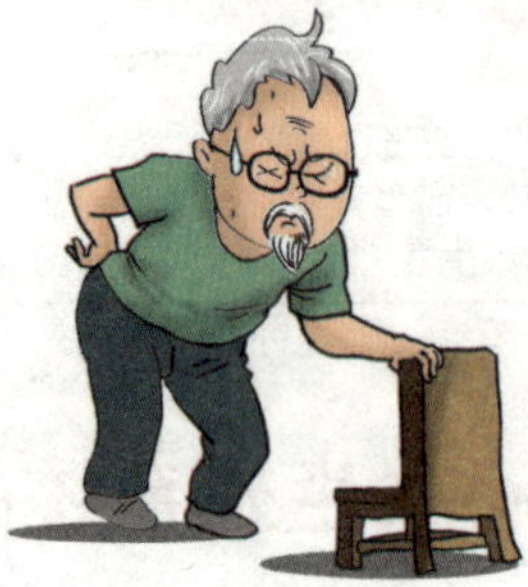

尿量过多或过少

正常人的尿量为每天 1000 ~ 2000 毫升，平均为 1500 毫升左右。无论是尿量增多还是减少，都可能是肾脏疾病的表现，特别是夜间多尿往往是肾脏有病的信号

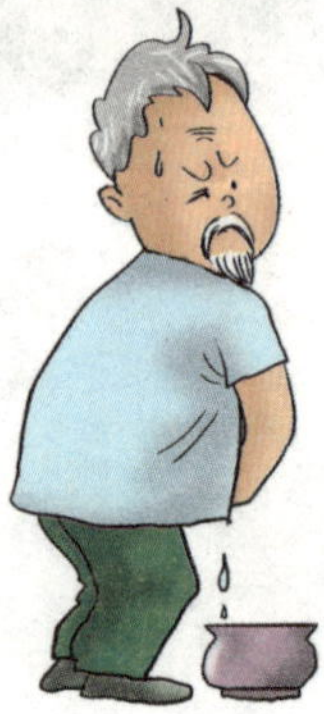

对这些疾病信号如果能够多加留意，及早治疗，就能够防止病情加重，减轻危险。

重视膀胱的健康

膀胱是一个中空的肌肉囊。膀胱肌肉活动受神经系统的支配与控制，它的生理功能是储存尿液和周期性排尿。膀胱具有较大的伸展性，其容积能随尿量的增多而增大。当尿量增加到 400 ~ 500 毫升时，膀胱内压明显升高，这时膀胱壁的牵张感受器受刺激而兴奋，神经冲动传入大脑皮质排尿反射中枢，产生排尿欲。如果条件许可排尿，尿液就会在强大的膀胱内压下被排出。如果条件不许可或不去排尿，膀胱内尿量继续增多，膀胱内压继续增大，排尿欲明显增大，直到出现明显痛感以后，你就会知道不得不去排尿了。

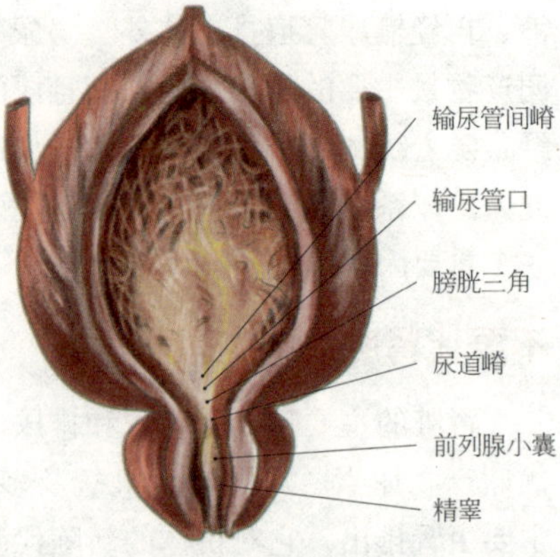

正常情况下，大脑皮质会对脊髓排尿中枢起到制约作用，膀胱逼尿肌处于持续的轻度收缩状态

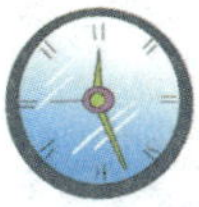

长期憋尿，膀胱肌肉会逐渐变得松弛无力，收缩力量变弱，于是会接着出现排尿不畅、排尿缓慢等现象

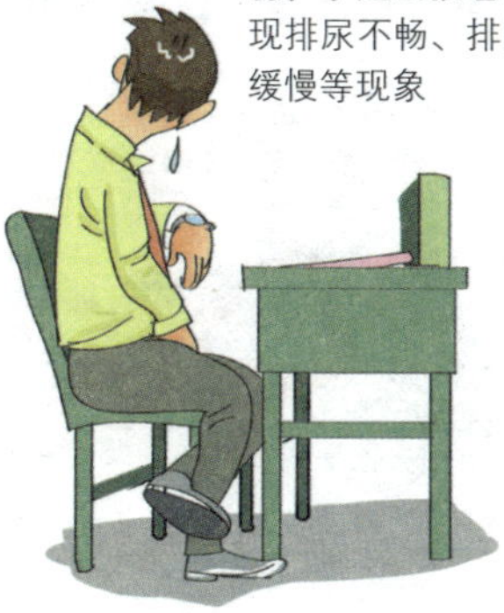

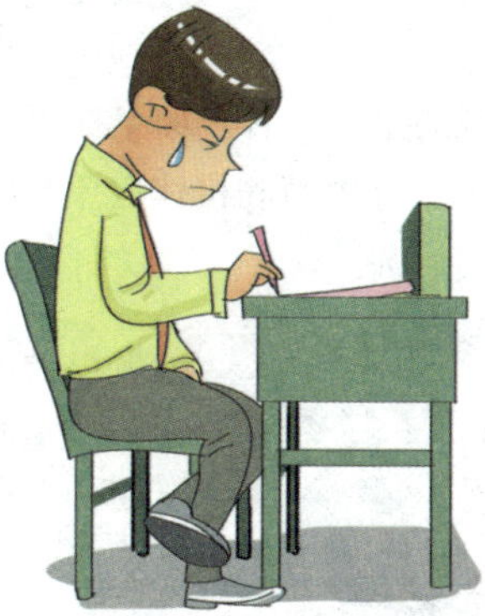

憋尿会引起尿路感染。临床上也曾出现过尿路感染引起肾衰竭直至死亡的病例

女性憋尿，除了会诱发膀胱炎、肾盂肾炎等疾病外，还会对生殖器官产生许多不利影响

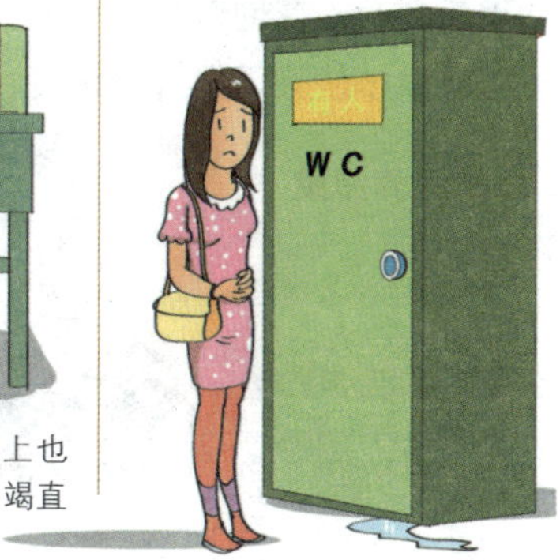

女性的生殖系统

女性的生殖系统由乳房、卵巢、子宫、输卵管等组成。女性生殖系统的健康需要自己爱护。认识自己的生殖系统，做自己健康的卫士。

乳房自我保健

乳房是大是小取决于遗传基因，除非进行外科手术，乳房的形状是难以改变的。但是我们至少可以采取一些措施，使之保持健康美丽。

保持正确的身姿

坐与行时，注意自己的姿势，脊柱伸直，肩部后压，收腹

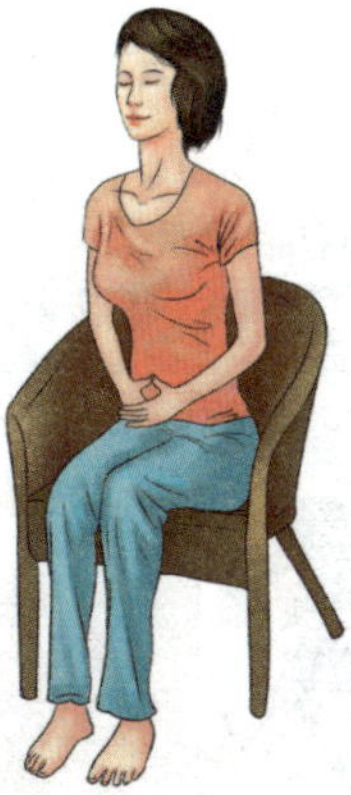

定期乳房自检

在有镜子的温暖的洗浴间进行自检。在自我检查的过程中，应当仔细观察每一侧乳房的外观，大小、皮肤颜色和乳头颜色的变化，乳房是否有湿疹，皮肤是否出现凸痕，两个乳头高度是否有差别，乳头有无液体渗出。如果乳房有明显变化，你就需要注意了

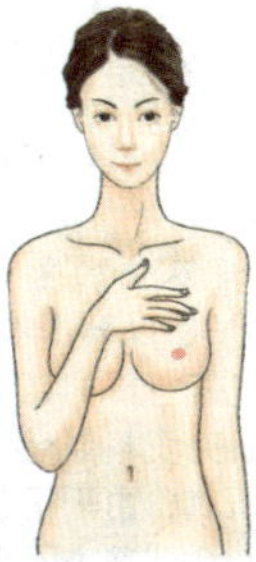

停止伤害乳房

激进的减肥方法或单调片面的饮食习惯都是极有害的。这样会使脂肪组织迅速减少，剩下的只是松弛的皮肤。过紧或不合体的文胸不利于乳房

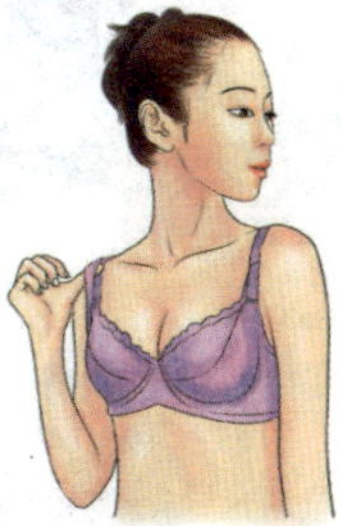

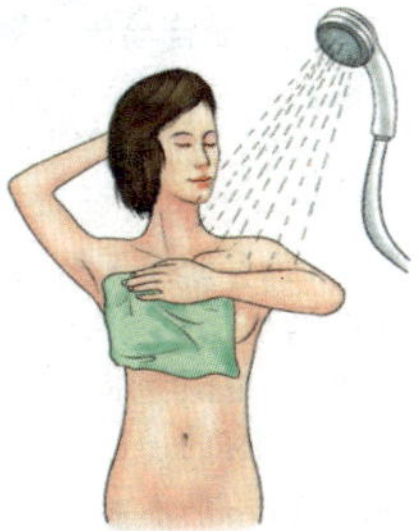

合理的乳房保养

冷水可以刺激血液流通，使乳房的血管和组织纤维保持弹性，从而使皮肤紧绷。热水浴之后，应该用冷水围绕乳房尽量冲洗。每天早起，用不太强烈的水流对乳房进行按摩也会有好处。按摩和冷水浴之后，应当涂上优质且富含油脂的护肤液

让卵巢更健康

卵巢保养是女性不能忽视的生活内容。卵巢保养得好，可以使面部皮肤细腻光滑、白里透红、永葆韧性和弹性；促进生殖和机体健康，调节并分泌雌性激素，提高两性生活质量；使胸部丰满、紧实、圆润。

食物保养卵巢

《本草纲目》里记载了很多食物，如胡萝卜、牛奶、鱼、虾、大豆、红豆、黑豆等，它们都可为卵巢提供充足的营养物质

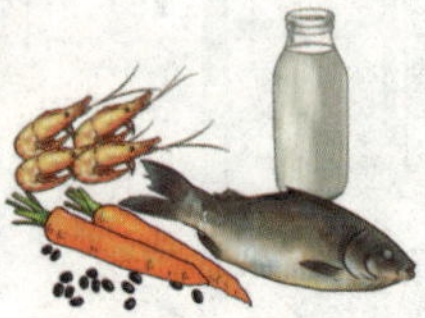

瑜伽保养卵巢

瑜伽练习者通过特殊的锻炼动作，可以疏通女性器官的气血循环，调整激素的分泌，对妇科病有很好的辅助疗效。通过瑜伽来温补子宫，改善卵巢功能失调，还能驻颜美容

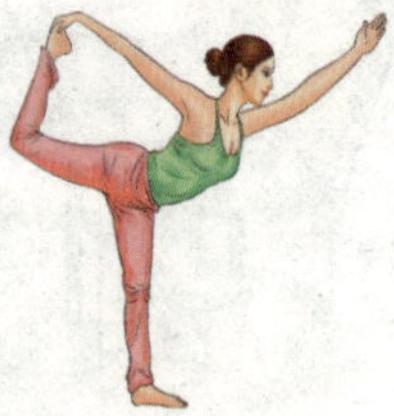

久坐，不穿紧身内衣

坐得太久，血都瘀在小腹部位，就会引发炎症，容易使卵巢功能衰退。此外，要少穿塑身内衣，否则会导致卵巢发育受限，使卵巢受伤

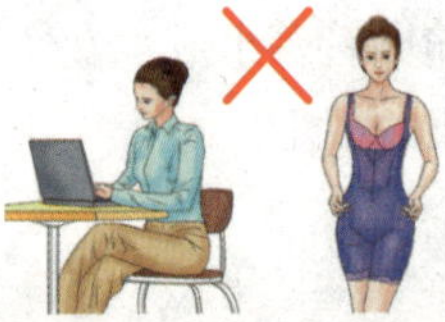

学会自我调节

女性要学会自我调节情绪和生活节奏，合理安排生活节奏，做到起居有常，睡眠充足，劳逸结合，培养广泛的兴趣爱好，工作之余养花植树，欣赏音乐，练习书法、绘画、打球等

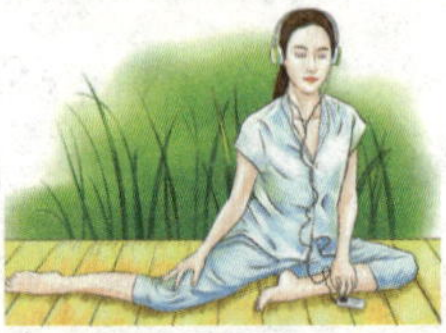

女性重要的生殖器官——子宫

子宫是女性特有的器官，是孕育生命的摇篮，从青春少女开始直至晚年，女人都要保护好自己的子宫。这对女性身心健康与延年益寿有着十分重要的意义。

1 第1次月经来潮标志着子宫发育基本成熟。保护子宫首要的是适龄婚育。研究资料显示，女性过早婚育，由于子宫发育尚未完全成熟，不但难以担负孕育胎儿的重任，不利于优生，而且易因子宫不堪重负而罹患多种疾病

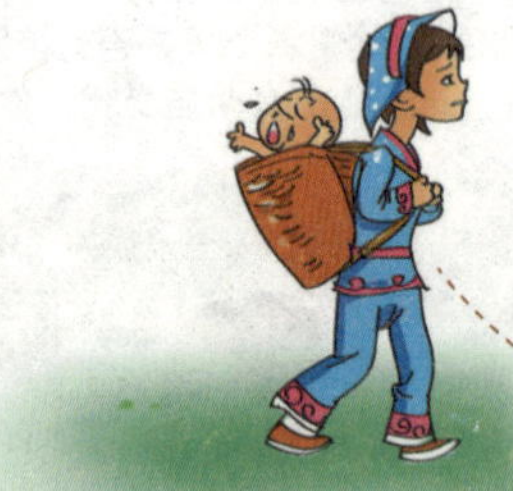

2 做好生育期的子宫保健。进入生育期后，子宫亦进入“多事之秋”。定期进行产前检查是母子平安的重要保障。如果忽视产前检查，就不能及时发现胎儿的异常。难产、多胎、过期分娩时产程过长，用力过猛或处理不当，可造成子宫周围韧带损伤，严重者还会出现子宫破裂

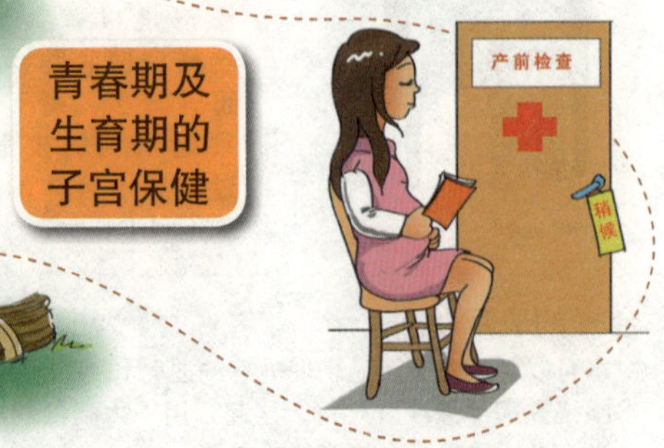

3 产后不注意休息，经常下蹲劳动或干重活，使腹压增加，子宫会从正常位置沿着阴道向下移位，医学上称为子宫脱出，简称“宫脱”。病人有下腹、阴道和会阴下坠感，还会出现腰酸背痛、局部肿胀、溃疡、白带增多等症状

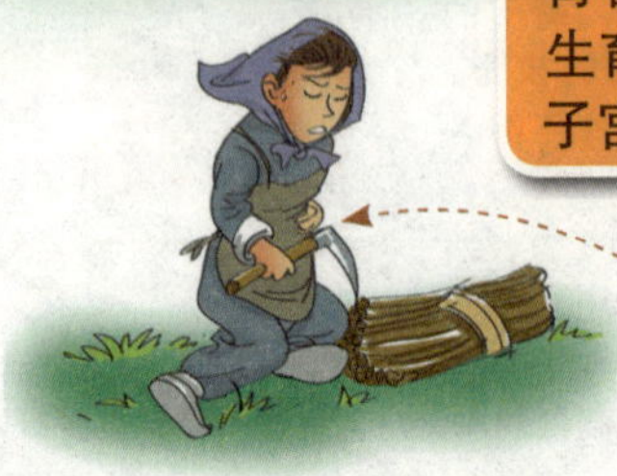

除产前检查外，一般可每半年或1年，到正规医院进行妇检，尤其是检查生殖器部位的病兆，不必害羞回避，应如实回答医生询问。子宫是许多妇科病如子宫肌瘤、宫体癌、宫颈癌、宫脱、糜烂、子宫内膜异位等的“发源地”之一。一旦发现病变，都必须系统彻底治疗，万万不可大意。

子宫的受损与分娩不当有着密切的关系，因此必须要做到“三不”，即不私自堕胎，不滥用催产素药，不用旧法接生。

更年期及绝经期的子宫保健

绝经期的子宫保健。女性进入绝经期，表明子宫已经退役，但并非万事大吉，保健工作依然不可松懈。一般说来，老年期遭受癌症之害的可能性大增，表现之一就是宫颈癌发病危险系数上升。故老年女性仍需注意观察来自生殖系统的癌症讯号，如“老来红”、性交出血等

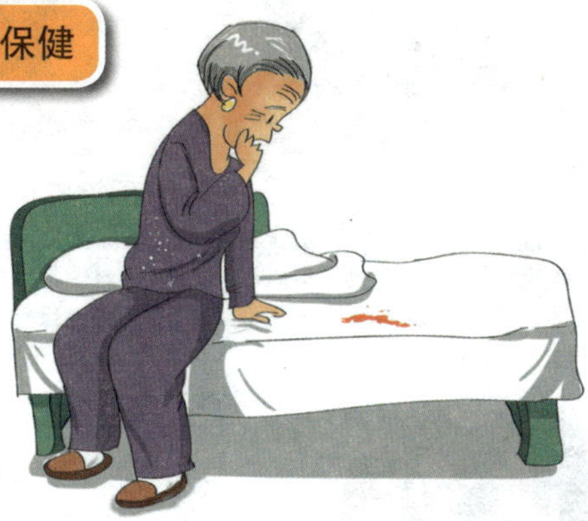

更年期妇女要注意合理进餐，坚持适度体育锻炼，戒烟忌酒，防止肥胖。医学资料显示，肥胖与吸烟也可增加子宫颈癌的发病危险

男性的生殖系统

男性生殖系统包括睾丸、附睾、输精管、射精管、精囊、前列腺、尿道球腺等。男性尿道为排尿和排精的管道。睾丸是产生精子和分泌男性激素的器官。睾丸产生的精子，先贮存于附睾内，当射精时经输精管、射精管和尿道排出体外。精囊腺、前列腺和尿道球腺的分泌液组成精液，供给精子营养并有利于精子的活动。男性外生殖器包括阴囊和阴茎。

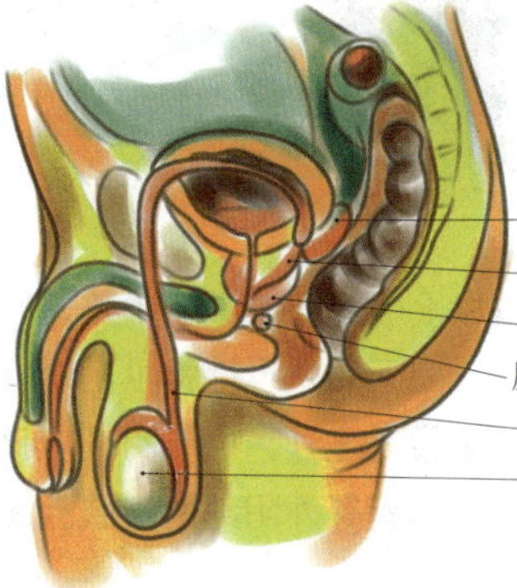

防治男性生殖系统的大敌——前列腺疾病与睾丸癌症

前列腺疾病是威胁男性生殖器健康的一个重要方面。前列腺炎除了由细菌侵犯引起以外，一些非细菌的因素如大量饮酒、经常吃刺激性食物、频繁自慰、过分沉湎于性的问题等也可以诱发。前列腺广泛而持久的充血正是炎症的一大特点，会引起慢性无菌性前列腺炎。

慢性前列腺炎的症状表现为经常感到疲乏无力，精神萎靡，频繁遗精，腰酸背痛，排尿滴沥不清，总感到没有排干净，尿道口经常有稀水样分泌物或较厚稠的乳白色黏液黏着，排尿时尿道部位有轻微的灼热与不适感。对于慢性无菌性前列腺炎，防治的重点应放在生活起居的调整和饮食的调理方面。

把锻炼、休息和饮食结合起来

注意休息，避免过度劳累，防止长途骑车；尽量不吃刺激性食物，少喝咖啡和烈性酒，多喝白开水。少吃油煎食物和高脂肪食物，多吃鲜果蔬菜和含天然不饱和脂肪酸的生果仁，如葵花子、芝麻等

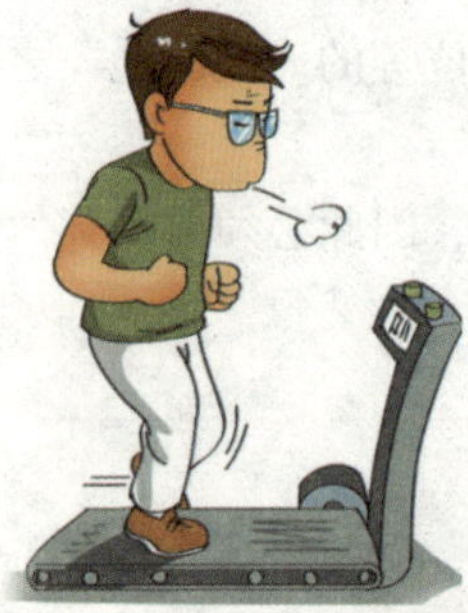

防寒、防潮

受凉可引起前列腺的交感神经活动，招致尿道内压增加，妨碍排泄，产生淤积而充血，诱发前列腺炎

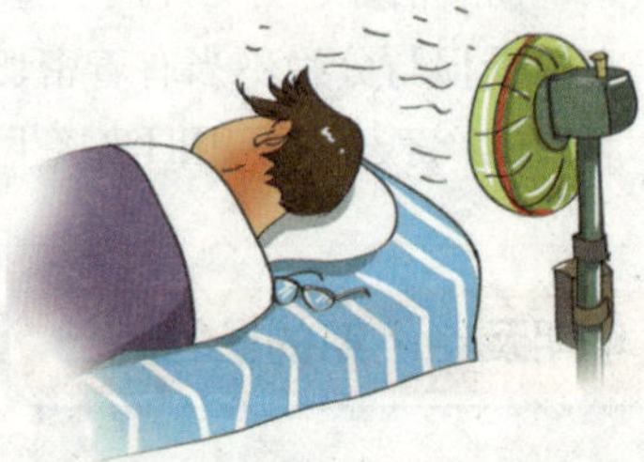

注意个人卫生

性生活不能过频，正常性生活每周 1 ~ 2 次，过频性生活可引起前列腺充血而诱发前列腺炎。患前列腺炎特别是支原体、衣原体感染者，夫妻双方必须同时检查、同时治疗，防止交叉感染

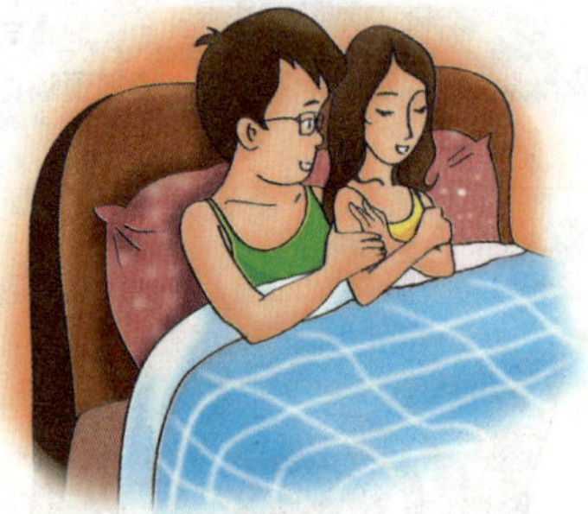

心理治疗的重点是正确对待性问题

多参加文体活动，避免整日沉湎于性爱的幻想中，把精力转移到工作和学习上。戒除自慰习惯，尤其要防止自慰过程中强忍不射精的现象。最大限度地减少前列腺充血

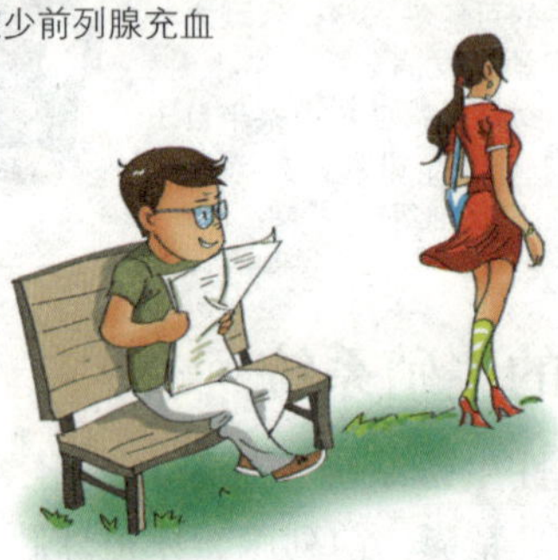

如按以上所述方法进行预防，所有的前列腺不适症状也就会随之减轻和消失。

此外，睾丸癌是男性常见的癌症，应及早发现并及时治疗。除了定期由医生诊疗的身体健康检查之外，中年男性应该固定每个月自我检查睾丸是否有肿胀或肿块。温水沐浴后，阴囊等外阴部的皮肤会比较松弛，最适合进行睾丸的自我检查。

外生殖器的功能

阴囊是外生殖器中的重要器官。它是由皮肤构成的一个囊袋，位于阴茎后面。阴囊皮肤皱纹有很强的弹性，薄而柔软，有调节阴囊内温度，保护睾丸的作用。

阴茎是一个圆柱状器官，是男子性交及排尿的器官，可分为头、体、根 3 部分，平时绵软。阴茎表面有一层皮肤包裹着，近冠状沟处能翻转上去的皮肤叫包皮。冠状沟为龟头与阴茎相交处的环状沟。尿道外口在阴茎龟头上，是尿液、精液排出体外的出口。当阴茎海绵体和尿道海绵体充血时，阴茎就增大变硬，这种现象叫勃起。

幼儿的包皮往往较长，包裹着整个阴茎头，随着年龄的增长，包皮逐渐向阴茎头退缩，成人阴茎勃起时，包皮两层皮肤即伸展成一层。阴茎头若完全被包皮包裹，就称为包皮过长。包皮过长容易引起包皮垢蓄积或反复炎症，应做包皮环切手术。

第3章

不只吃饱，更要吃好，做自己的营养师

饮食健康是自我保健的重要基础

美味与营养的结合才是健康

营养不仅是构成人体的重要成分，也是生命细胞和个体生长、活动的必要物质。人要生存，就必须在饮食中取得机体所需要的能量，用以供给心脏跳动、肺脏呼吸、肾脏排泄，以及维持适宜于生存的体温，维持骨骼、肌肉的生物紧张度等。这是人体在休息状态下，维持生命和器官正常生理功能所需的最基本的基础代谢能量。

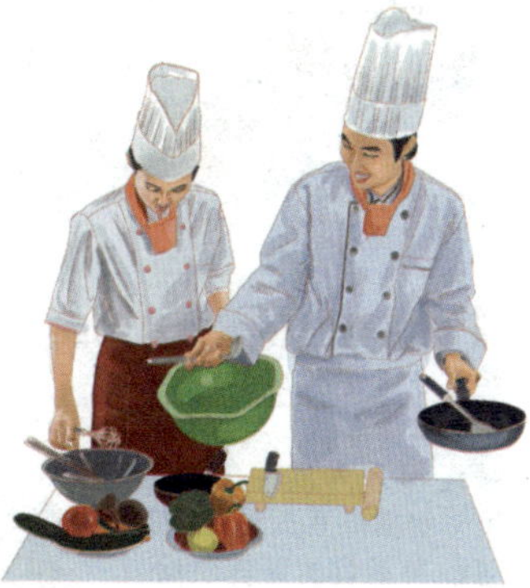
不能仅以好吃为标准去选择食物，而首先要以营养为标准去选择健康的食品

美味不等于健康

生活中有两种错误的饮食观点值得我们去注意：一种是所谓你想吃什么，就需要什么营养，所以顺其自然，毫无顾忌、随心所欲地猛吃；其二是盲目追随广告宣传，看到报纸、杂志上介绍什么好吃，吃什么好，就专吃什么，听说吃什么不好，就绝对禁食什么，人为地造成偏食。商业广告宣传的大都是精制的食品，包装精美、运输贮藏方便，但营养却很不均衡，然而广告却称它营养丰富。

许多人对“美食”的认识存在误区，认为厅楼百宴、名厨大菜才是“食文化”。现时宴会已成为大吃大喝的代名词。宴会观念的扭曲，暴露出了我国的筵席方式、习俗、饮食结构方面存在一系列误区。名

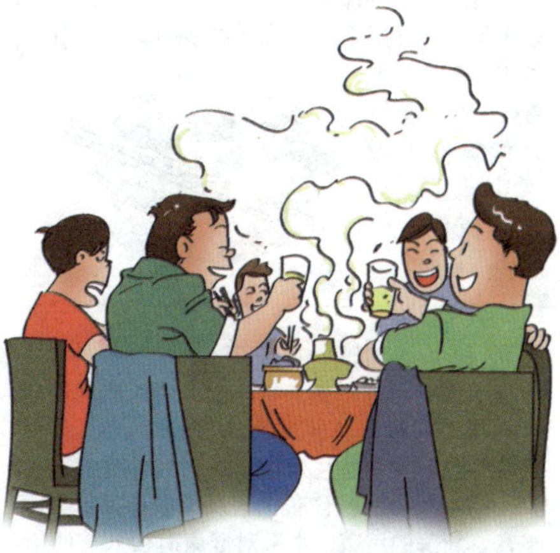
宴会已成为大吃大喝的代名词

厨只在“刀上”“案上”“炒上”下功夫，在风味上有造诣，但缺乏营养方面的知识，不了解所烹调菜肴的营养成分，以及如何合理安排食谱。一般宴会上鸡鸭鱼肉堆满桌，暴饮暴食，损害健康。均衡饮食的习惯是需要平时注意养成的，为了防止“一顿吃伤，十顿喝汤”的现象发生，用餐应搭配合理，注意冷、热、酸、碱平衡。

保证营养的饮食习惯

要想在享受美味的同时关注营养的摄取，我们需要谨记下面8个基本要求。

食物多样化，谷类为主

各种各样的食物所含的营养成分不同，没有一种食物能供给人体需要的全部营养。谷类食物是我国传统膳食的主体，是人体能量的主要来源。在各类食物中，应当以谷类为主，并需注意粗细搭配

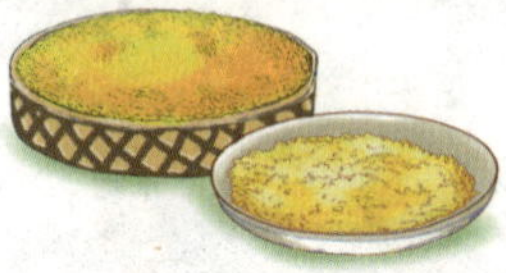

吃清洁卫生、不变质的食物

应当选择外观好，没有泥污、杂质，没有变色、变味并符合卫生要求的食物。进食注意卫生条件以及供餐者的健康状况

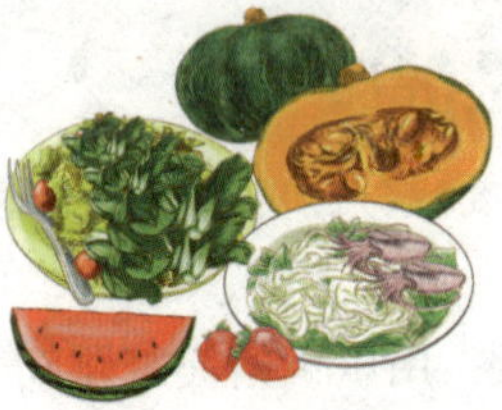

经常吃适量鱼、禽、蛋、瘦肉，少吃肥肉和荤油

鱼、禽、蛋及瘦肉是优质蛋白质、脂溶性维生素和某些矿物质的重要来源。但食用不能过量

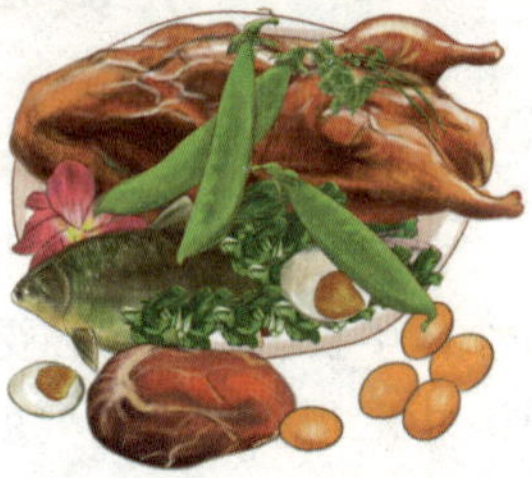

常吃奶类、豆类或其制品

经常吃适量奶类可提高儿童、青少年的骨密度，减缓老年人骨质丢失的速度。经常吃豆类食物，既可改善膳食的营养供给，又有利于防止吃肉类过多带来的不利影响

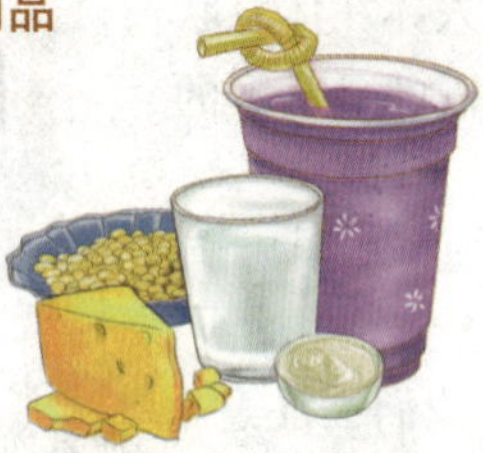

饮酒应限量

白酒除能量外，不含其他营养素。过量饮酒可增加患高血压、中风等的危险。若欲饮酒，可少量饮用低度酒。孕妇和儿童忌酒

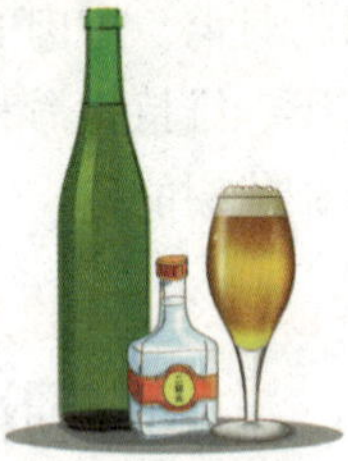

吃清淡、少盐的膳食

膳食不应太油腻、太咸或含过多的动物性食物及油炸、烟熏食物。每日食盐量以不超过6克为宜。少吃高钠食品及加工食品等

食量与体力活动要平衡，保持适宜体重

进食量与体力活动要平衡，食量过大而活动量不足会导致肥胖，反之会造成消瘦。体力活动较少的人应进行适量运动，使体重维持在适宜的范围内

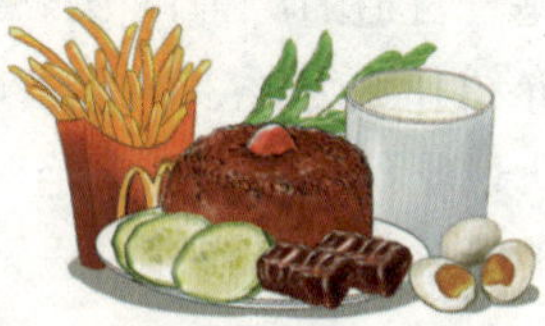

多吃蔬菜、水果和薯类

蔬菜、水果和薯类都含有丰富的维生素、矿物质、膳食纤维和其他生物活性物质。红、黄、绿等深色蔬菜中维生素含量超过浅色蔬菜和水果，而水果中的糖、有机酸及果胶等又比蔬菜丰富。新鲜的蔬菜、水果对健康有很大益处

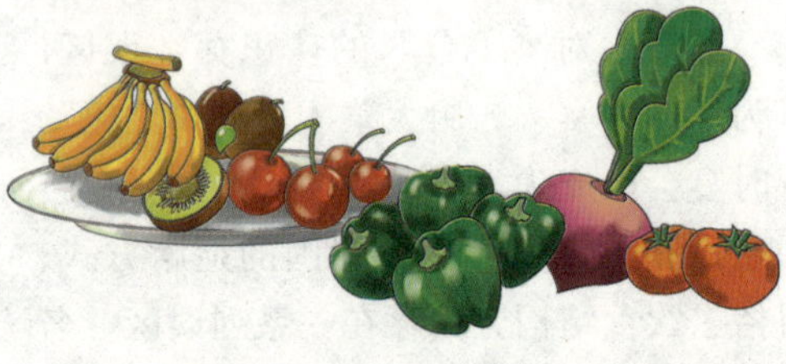

感染传染病是营养不良的表现

人体需要营养来维持其正常运转，如果营养不良，各器官的正常功能得不到足够的营养来维持，人的免疫系统就会被破坏，从而容易感染各种疾病。

人体所需的营养

概括地讲，在人体内起作用的营养素大概有 5 大类，即碳水化合物、蛋白质、脂肪、矿物质和维生素。供给人体能量营养素的比例要适当，过多则易引发慢性病。

碳水化合物

其实质上就是一些糖类，这不仅仅是指我们平时吃的糖类，还包括按类别分的多糖、双糖和单糖。多糖是维持体能的米、面、淀粉之类的主食的主要成分；双糖是指蔗糖、白糖和麦芽糖等；单糖则是葡萄糖和果糖之类

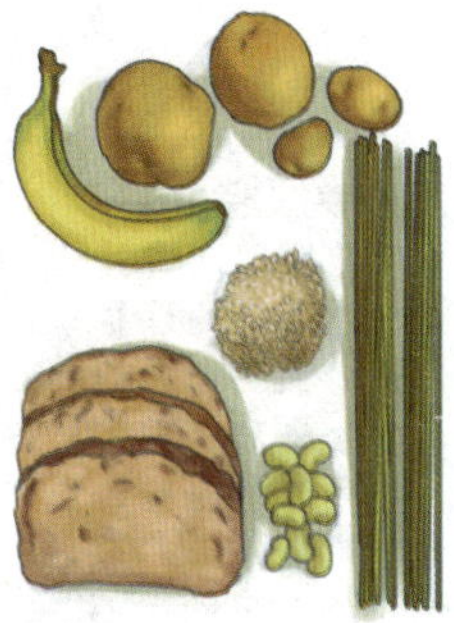

碳水化合物摄入量应占能量营养素总摄入量的 55%

蛋白质

蛋白质是人体肌肉、血液、内脏、神经、骨骼、韧带、毛发、指甲和皮肤等组织的主要成分，人体许多与生命活动有关的活性物质，都是由蛋白质或蛋白质的衍生物构成的

蛋白质摄入量应占所有能量营养素的 15%

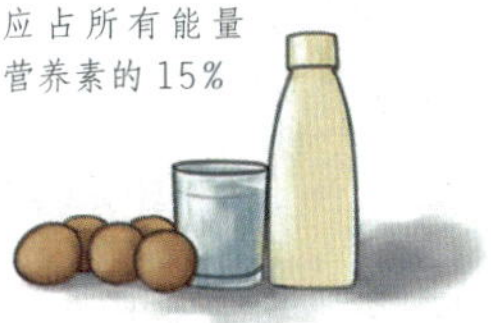

脂肪

脂肪内含的脂肪酸分为饱和脂肪酸、单不饱和脂肪酸和多不饱和脂肪酸。多不饱和脂肪酸对人体健康最有益，能降低血管硬化水平，减少冠心病的发生。多不饱和脂肪酸是人体不能合成的，必须从食物中摄取

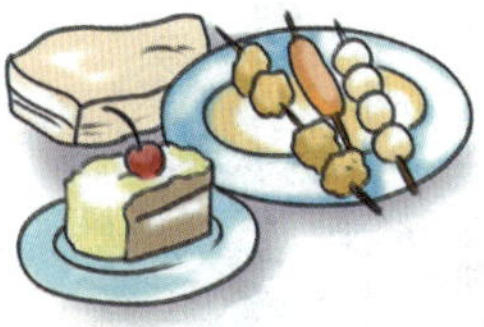

脂肪摄入量应占能量营养素总摄入量的 20% ~ 25%

维生素

维生素分两大类：脂溶性维生素和水溶性维生素。不管是哪种维生素，对健康都有重要的影响

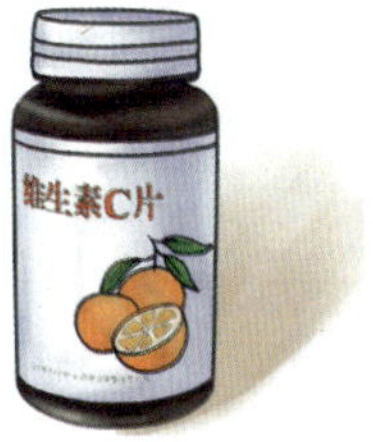

矿物质

矿物质包括无机盐和微量元素，微量元素有 14 种，中国人容易缺乏的微量营养素有钙、铁、锌、硒、碘等

营养不良易感染传染病

人体营养状况对免疫功能有重要影响，这种影响主要表现在：机体营养不良将导致免疫系统功能受损，而免疫功能受损则会使机体对疾病的抵抗力下降，继而引发感染，二者会形成恶性循环。由此，不难看出“营养、免疫与感染”三者之间有着复杂的关系。我们应该运用营养手段来调节机体免疫水平，增加对疾病的抵抗能力，维持身体健康。在临床上，营养不良的发生，往往不是只缺乏某一种营养素，而是多种营养素同时缺乏的结果。

免疫系统具备 3 大功能：一是免疫监视和识别功能，即协助机体监视和识别出现的异常细胞和外来病毒与细菌；二是自身稳定功能，即协助机体修复或消除由于新陈代谢而出现的细胞损害；三是免疫防御功能，即帮助机体消灭外来的病毒和细菌。营养不良会使免疫系统功能受损，重视营养吸收对提高人的健康水平的作用至关重要。

重视一日三餐，摄取足够营养

不可忽视早餐营养

早餐对人的健康至关重要。早餐如果能合理搭配营养，能让人精神百倍地学习、工作、生活。

不吃早餐的健康隐患

许多人因为工作、生活节奏太快，常常不吃早餐。这是非常不好的习惯，会给身体带来很大麻烦。

易患消化道疾病
早餐不吃，中晚餐猛吃，饥一顿饱一顿，打乱了消化系统的生理活动规律，特别容易诱发肠炎等肠胃疾病

使胆固醇增高
不吃早餐者，血液中的胆固醇含量比每日吃早餐者高33%。而胆固醇高的人，血管中有脂肪纹。这是动脉粥样硬化的早期迹象

易患胆结石
人在空腹时，体内胆汁中胆固醇的浓度特别高。在正常吃早餐的情况下，胆囊收缩，胆固醇随着胆汁排出。如果不吃早餐，胆囊即不收缩，长此以往就容易患胆结石

皮肤干燥、起皱和贫血
不吃早餐，人体只能动用体内储存的糖原和蛋白质，久而久之会导致皮肤干燥、起皱和贫血，加速衰老

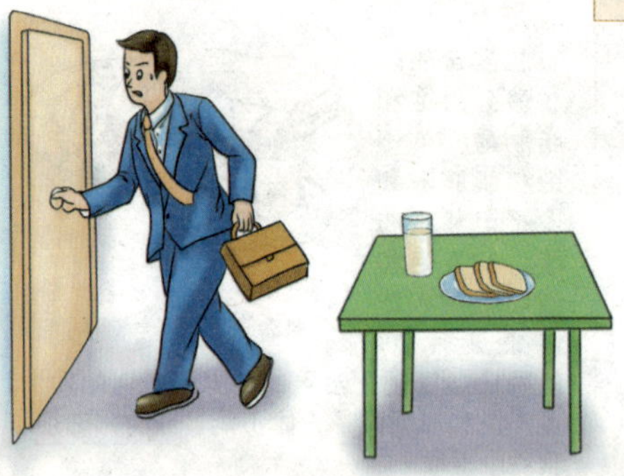

导致肥胖
空腹时，身体内贮存能量的保护功能增强，吃进的食物容易被吸收，即使吸收的是糖，也容易变成皮下脂肪，造成皮下脂肪积聚，导致肥胖

易患感冒、心血管疾病
长期不吃早餐，营养不良，导致机体抵抗力下降，易患感冒、心血管疾病

注意力不集中，工作效率降低
从入睡到起床是一天中禁食期最长的一段时间。如无早餐供给血糖，脑部血糖会很低。这时人会感到疲劳，反应迟钝，注意力不集中，精神萎靡

健康早餐

早餐如此重要，如何选择健康的早餐就非常值得我们关注。

一般来说，起床后 20 ~ 30 分钟吃早餐最合适，因为这时人的食欲最旺盛。另外，早餐与中餐以间隔 4 ~ 5 个小时为好，也就是说早餐 7 ~ 8 时吃为好，如果早餐过早，那么数量应该相应增加或者将午餐时间相应提前。

营养搭配的基本要求是主副相辅、干稀平衡、荤素搭配。下面的营养元素是早餐时一定要注意摄取的。

糖类

人的大脑及神经细胞的运动必须靠糖来提供能量，因此可进食一些淀粉类食物，比如馒头、面包、粥等

维生素

这一点最易被人忽视。早餐最好有些酸辣菜、拌小菜、蔬菜沙拉、水果沙拉等

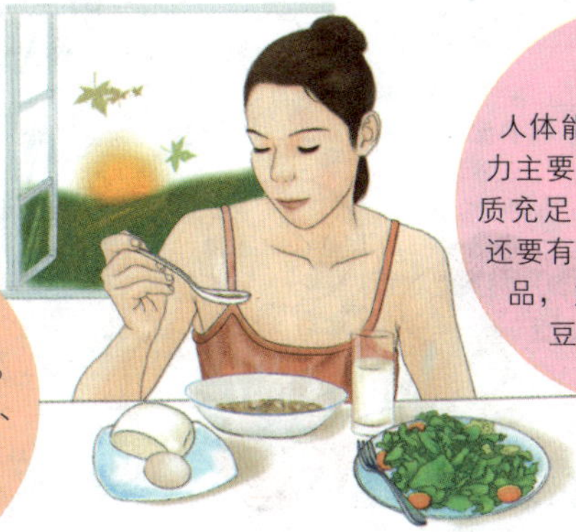

蛋白质

人体能否维持充沛的精力主要取决于早餐的蛋白质充足与否。因此，早餐还要有一定量的蛋白质食品，如鸡蛋、肉松、豆制品等

早餐的其他注意事项还有以下这些：

摄入足够多的水分

早餐要摄入至少500毫升水，既可帮助消化，又可为身体补充水分、排出废物、降低血液黏稠度。起床后先喝一杯淡蜂蜜水或白开水来滋润肠胃，这是养生的秘诀之一。如果早晨进行体育锻炼，最好先喝水，然后出门锻炼

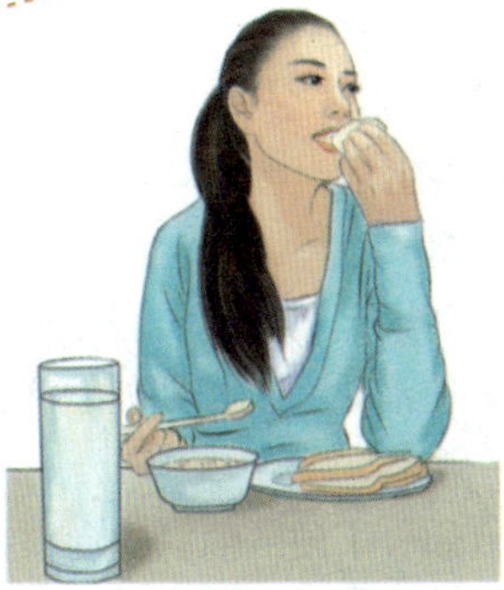

不宜经常食用油炸食品

油炸食品脂肪含量高，肠胃难以承受，容易出现消化不良，还易诱发胆、胰疾患或使这类疾病复发、加重。此外，多次使用过的油里往往有较多的致癌物质，如果常吃油炸食品，会增加患癌症的危险

食物应当容易消化

早晨起床之后，多数人食欲不强，消化能力也比较弱。所以，早餐食物必须容易消化、营养丰富又不过于油腻。特别要注意食物不宜太凉，因为凉食物会降低肠胃的消化能力，而且在秋冬寒冷季节里容易引发腹泻等消化问题

不同人群的早餐选择

大多数家庭给孩子准备的早餐是牛奶加鸡蛋，或者豆浆加油条。这样看起来是吃饱吃好了，但饮食结构并不合理。科学的儿童早餐应该是讲究荤素、粗细和干湿搭配的。应有足量的米、面作为主食和一定量的动物性食品作为副食。应根据儿童生理特点和热量需要，为儿童配制早餐。

奶制品的摄入对儿童的生长发育尤其重要。如果儿童的早餐缺乏奶制品，身高就会受到限制。一个人如果从小坚持喝牛奶，其身高可以比不喝牛奶的人高5厘米左右。

儿童早餐的食谱中除奶制品外，还不能缺少蔬菜和水果。早餐吃水果是提高维生素摄入量的最佳途径。

儿童早餐

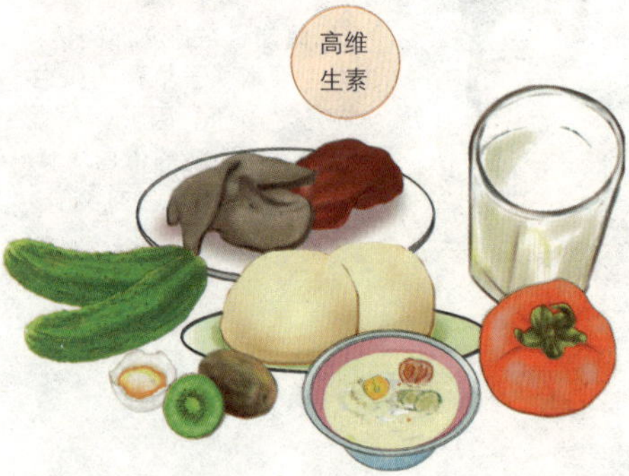

儿童早餐应以稀饭、馒头为主，辅以蛋类、奶类、肉类等

中年人早餐

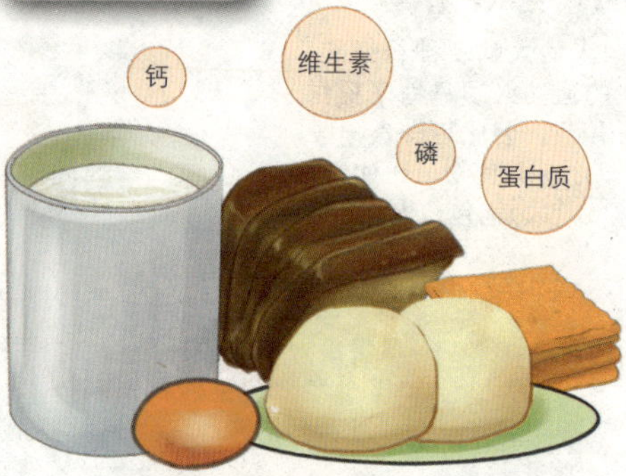

中年人较理想的早餐是：一个鸡蛋、一碗豆浆或一碗粥、少量干点（馒头、大饼、饼干和面包均可），适量的蔬菜

中年人早餐。人到中年，为了减缓衰老的速度，推迟“老年期”的到来，除了要保持乐观的情绪和进行必要的体育锻炼之外，合理地搭配膳食也非常重要。中年人的早餐，既要含有丰富的蛋白质、维生素、钙、磷等矿物质，还应保证低热量、低脂肪，并适当地控制碳水化合物的摄入量。

老年人早餐。以往认为，老年人起得早，早餐也应吃得早，其实不然。如果早餐过早，必然会干扰胃肠的休息，使消化系统长期处于疲劳应战的状态。所以，老年人最好在早 8 点以后吃早餐。

老年人早晨最好不要进食煎炸、干硬、油腻的食物，否则会引起消化不良。

孕妇的早餐。怀孕期间，孕妇和胎儿都需要足够的热量和营养，早餐更应该讲究些。

老年人早餐

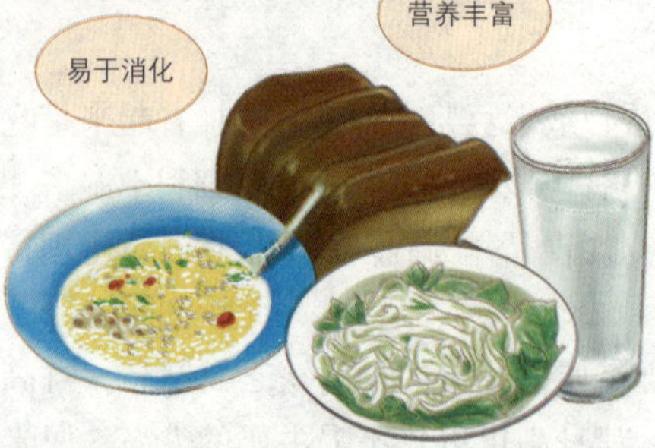

老年人的早餐最好有营养丰富而又易于消化的牛奶、面条、豆浆、面包等，尤其应该有粥，因为粥生津养胃，利于人体吸收。如果能在粥中加入莲子、银耳、红枣等营养保健食物，则效果更好

孕妇早餐

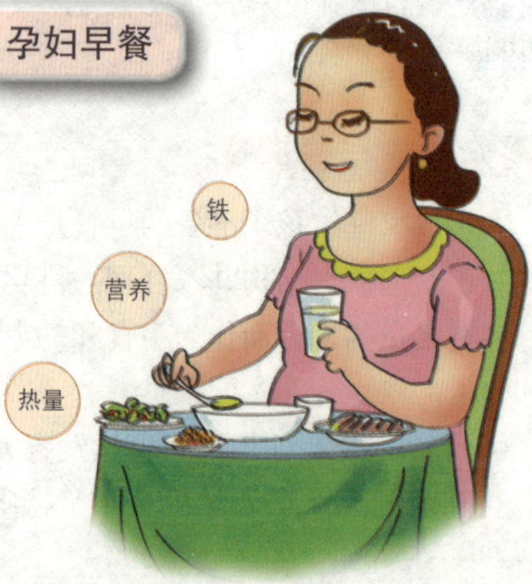

孕妇应该多吃些含铁丰富的食物，不要挑食或偏食，以防发生缺铁性贫血

午餐吃饱更要吃好

午餐是每日饮食中最主要的一餐。午餐的作用可归结为4个字“承上启下”：既要补偿早餐后至午餐前4～5个小时的能量消耗，又要为下午3～4个小时的工作和学习做好必要的营养储备。

午餐食物的选择大有学问。午餐所提供的能量应占全天总能量的35%，这些能量来自足够的主食、适量的肉类、油脂和蔬菜。

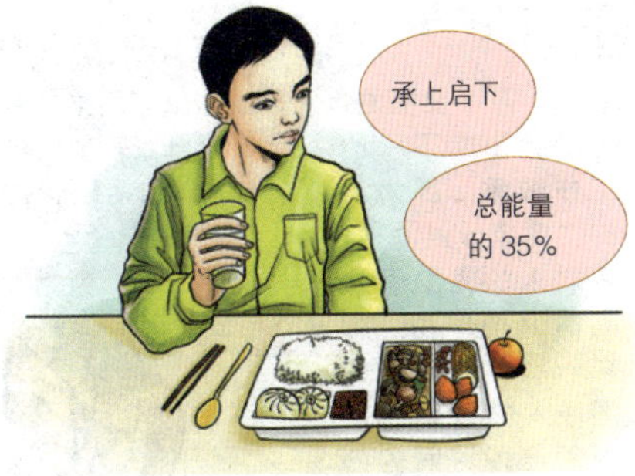

如果午餐不吃饱吃好，人往往在繁忙工作数小时后（特别是下午3～5点钟）出现明显的低血糖反应，表现为头晕、嗜睡、工作效率降低，甚至心慌、出虚汗等，严重的还会昏迷

午餐不当的健康隐患

现代人生活和工作压力比较大，午餐吃得不规律，营养搭配不当，或是为减肥吃得很少。这些午餐习惯会造成很多健康隐患。

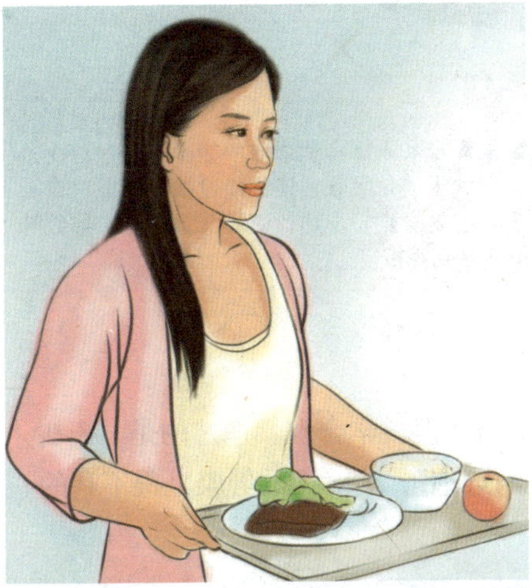

胃病

午餐不按时吃或吃得过快造成胃肠功能紊乱，减肥节食导致消化系统功能退化等都是胃病的致病原因

精力不济

经过了一上午的辛苦工作，如果中午吃得不够营养，那么午后的工作效率肯定会大打折扣

厌食

很多上班族不是忙得没了食欲，而是午餐的游击战让他们吃倒了胃口。在小餐馆吃饭担心饮食卫生，再不就是因为天天吃一样的饭菜而没有食欲

发胖

人们在午间如果没有吃好，通常会到晚餐时恶补一番。自家的菜合口味，和家人相聚时的气氛也不错，自然吃得津津有味，不知不觉中就违背了晚餐要少的饮食规律。时间长了就会发胖

健康午餐

午餐健康与否和客观条件的限制有一定关系，但吃午餐时有意识地选择食物的种类，可以起到营养平衡的作用。

食物应以新鲜为主，因为新鲜食物的营养价值最高；多进食全麦食品，避免吸收过多饱和脂肪；应尽量少食盐。如果长时间坚持上述健康的饮食方式，不仅患疾病的概率会降低，而且还有可能使预期寿命延长15年。

不喝酒

中午千万不要喝酒，否则会影响下午的工作效率。因为酒的主要成分是酒精，它对人的大脑有强烈的麻痹作用。如果一次饮用较多的酒，人的意识会在很长一段时间内处于混乱状态，人就无法控制自己的情绪和行为

不用水果代替正餐

水果与蔬菜各有营养特点，两者不能相互代替。各种蔬菜都含有丰富的膳食纤维，能促进肠蠕动，让肠胃新陈代谢保持正常，同时使得一些有害物质（包括致癌物质）没有机会在肠道里滞留和被吸收。这是预防便秘的有效方法

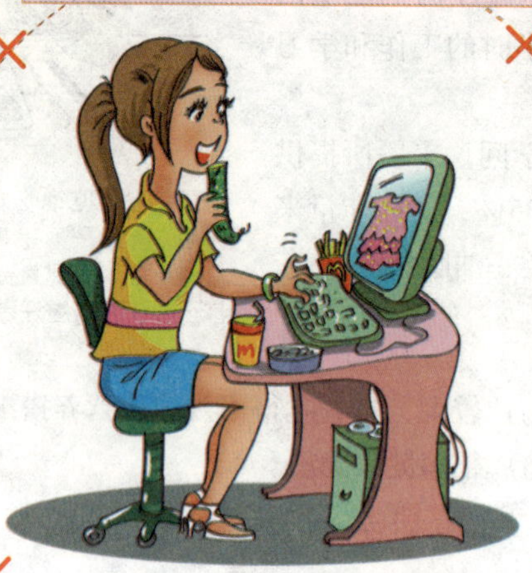

不只吃面食

中午如果仅仅吃一碗面，人体蛋白质、脂肪、碳水化合物等 3 大营养素的摄入量是不够的，一些矿物质、维生素等营养素更是会有比较严重的缺乏。而且，由于面食会很快被身体吸收利用，饱得快也饿得快，对于下午下班晚，或者下午工作强度大的人来说，它们所能提供的热量是绝对不够的

吃饭过饱

一顿午餐的用餐时间不宜少于20分钟。吃饭求速度不利于机体对食物营养的消化吸收，还会加重胃肠道的“加工”负担，减缓胃肠道对食物营养的消化吸收速度，从而影响下午脑力或体力的正常发挥

辣椒不过量

辣椒热量较低，含有充足的维生素 C 和人体容易吸收的胡萝卜素，对视力有好处。适量吃辣椒能开胃，有利于消化吸收，但不能过量。辣椒对口腔和食管会造成刺激，吃得太多，容易令食管发热，破坏味蕾细胞，导致味觉丧失。此外，胃溃疡患者不适合吃辣椒

合理搭配晚餐

“早饭吃饱，午饭吃好，晚饭吃少”，虽是俗语，但科学合理。遗憾的是，不少人却倒了过来，“早饭吃得少，午饭吃不好，晚饭酒菜饱”，这对人的健康是很不利的。

不正确的晚餐习惯危害健康

有的人从不回家吃晚饭，下班后就开始“应酬”，吃喝几个钟头才回家；有的人晚上 10 点才吃晚餐；还有的人加班熬夜后晚餐和夜宵一起吃，吃完后马上睡觉。这些不好的习惯是引起多种疾病的“罪魁祸首”，其危害不容忽视。

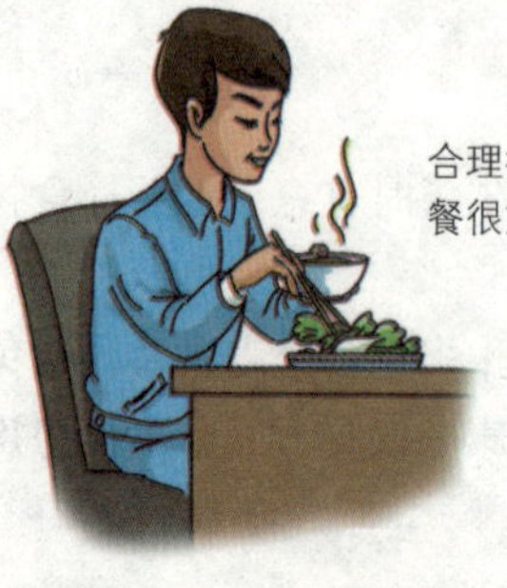

合理搭配晚餐很重要

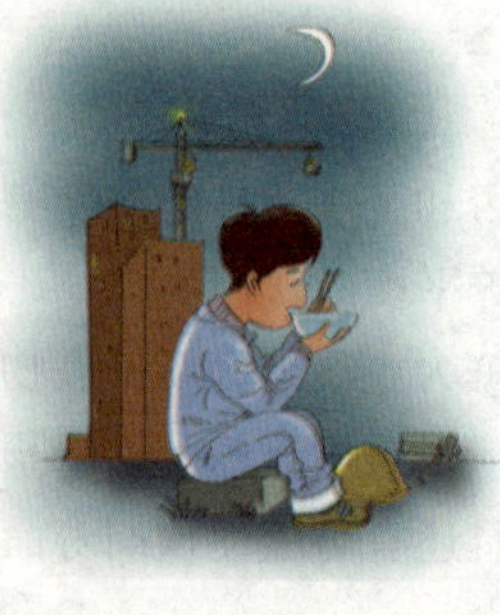

加班熬夜后晚餐和夜宵一起吃，是引起多种疾病的“罪魁祸首”，其危害不容忽视

晚餐不当很容易导致多种疾病，最常见的疾病有以下几种：

肥胖症	晚餐过饱，血中糖、氨基酸、脂肪酸浓度就会增高，加之晚上人们活动量小，热量消耗少，多余的热量在胰岛素的作用下合成脂肪，就会逐渐使人发胖
高血脂 高血压	大量的临床医学和研究资料证实，晚餐常进荤食的人比进素食的人血脂要高 3 ~ 4 倍。而患高血脂、高血压的人，如果晚餐经常进荤食，会使病情加重或恶化
糖尿病	中老年人如果长期晚餐过饱，反复刺激胰岛素大量分泌，往往造成胰岛素 β 细胞负担加重，进而衰竭，诱发糖尿病
冠心病	晚餐经常摄入过多热量，可引起血胆固醇增高。过多的胆固醇堆积在血管壁上，久而久之就会诱发动脉硬化和冠心病
急性胰腺炎	晚餐暴饮暴食，容易诱发急性胰腺炎，使人在睡眠中休克，若抢救不及时，往往危及生命。如果胆管有结石、蛔虫梗阻、慢性感染等，则更容易诱发急性胰腺炎而猝死
肠癌	晚餐过饱，必然有部分蛋白质不能被消化吸收，这些物质在肠道细菌的作用下，产生一种有毒有害的物质，加之睡眠时肠壁蠕动减慢，相对延长了这些物质在肠道的停留时间，易导致大肠癌的发生
尿道结石	研究认为，尿道结石与晚餐太晚有关。这是因为尿道结石的主要成分是钙，而食物中含的钙除一部分被肠壁吸收外，大部分会排出体外。据测定，人体排尿高峰一般在饭后 4 ~ 5 小时，如果晚餐过晚，排尿高峰期人处于睡眠状态，尿液全部潴留在尿道中，久而久之就会形成尿道结石
神经衰弱	晚餐过饱会造成胃肠负担加重，而胃肠紧张工作的信息不断传向大脑，就会使人失眠、多梦，久之易引起神经衰弱等疾病

合理进食晚餐有益健康

晚餐早吃防结石，素吃防癌，晚餐避甜防肥胖，晚餐适量吃睡得香。

晚餐早吃防结石

晚餐早吃是医学专家向人们推荐的保健良策。据有关研究表明，晚餐早吃可大大降低尿路结石病的发病率。若晚餐过晚，当排钙高峰期到来时，人已上床入睡，钙就不能及时排出体外，致使尿中钙不断增加，久而久之就会形成结石。所以，傍晚 6 点左右进晚餐较合适

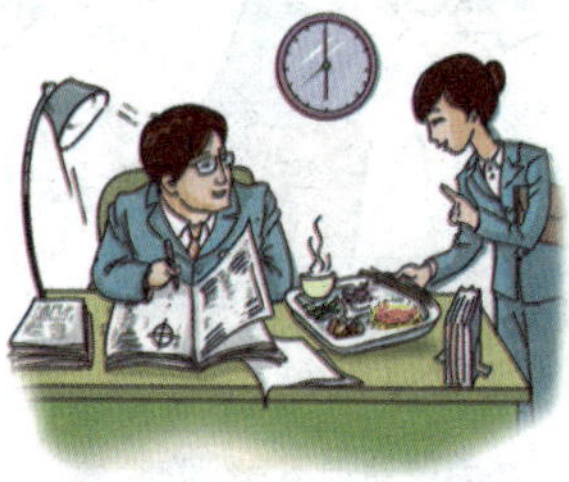

晚餐素吃可防癌

晚餐一定要偏素，以富含碳水化合物的食物为主，而蛋白质、脂肪类则吃得越少越好。晚餐时吃大量的肉、蛋、奶等高蛋白食品，会使尿中的钙量增加，同时降低体内的钙贮存，容易诱发儿童佝偻病、青少年近视和中老年骨质疏松症

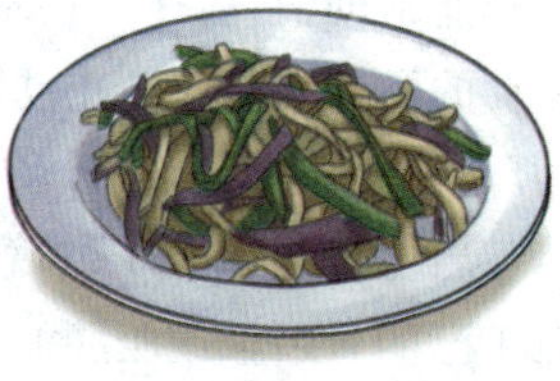

晚餐避甜防肥胖

晚餐和晚餐后都不宜经常吃甜食。虽然摄取糖分的量相同，但若摄取的时间不同，会产生不同的结果。摄取糖分后立即运动，就可抑制血液中中性脂肪浓度升高，而摄取白糖后立刻休息，结果则相反，久而久之会令人发胖

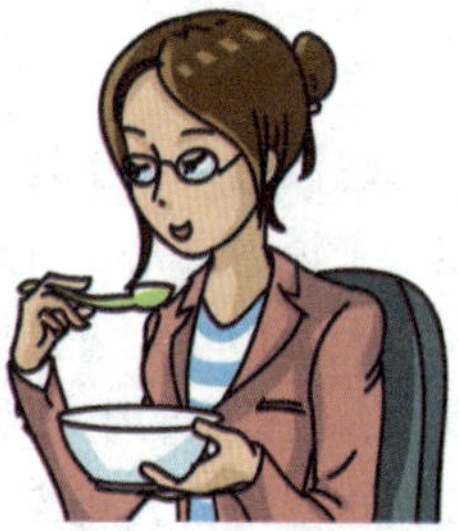

晚餐适量睡得香

与早餐、中餐相比，晚餐宜少吃。晚餐吃得过多，可引起胆固醇升高，刺激肝脏制造更多的低密度与极低密度脂蛋白，诱发动脉硬化。晚餐过饱可使胃鼓胀，对周围器官造成压迫，胃、肠、肝、胆、胰等器官在餐后的紧张工作会传送信息给大脑，引起大脑活跃，并扩散到大脑皮质其他部位，诱发失眠

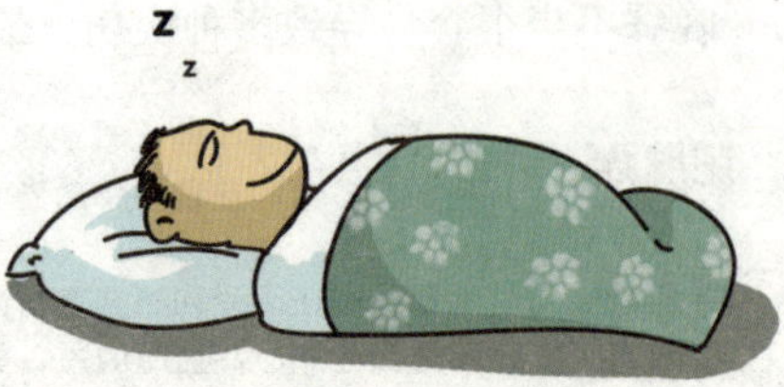

晚餐能否少吃也要因人而异

晚餐适量少吃也是因人而异的，有些人晚上不能少吃，如果少吃反而会影响身体健康。

有些人晚饭后有开夜车的习惯，有时甚至工作和学习到夜间十一二点，这样不但晚餐不能少吃，反而应适量加点夜餐，否则，到时候会饥肠辘辘，影响工作和学习，对入睡同样有影响。有饥饿感还会造成胃肠疾病的发生或出现低血糖的现象，对健康是不利的。因此，就寝晚的人晚餐不宜少吃。

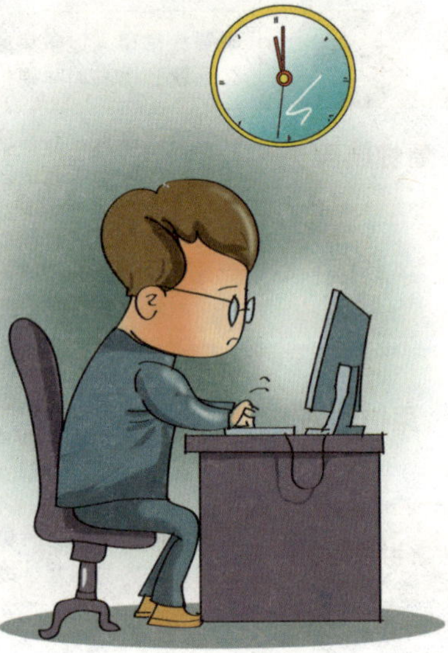

“开夜车”的人不宜少吃晚餐

晚餐对于体质瘦弱的脑力劳动者更为重要，应该把晚餐作为他们补充营养的好机会。据营养学家研究，提高晚餐质量，可以有效改善人体的营养状况，这与晚餐摄入的营养物质更利于人体吸收有关。晚餐食谱以安排富含维生素C和粗纤维的食物为佳。这类食物既能帮助消化，防治便秘，又能供给人体需要的微量元素，防止动脉硬化，改善血液循环，有利健康。

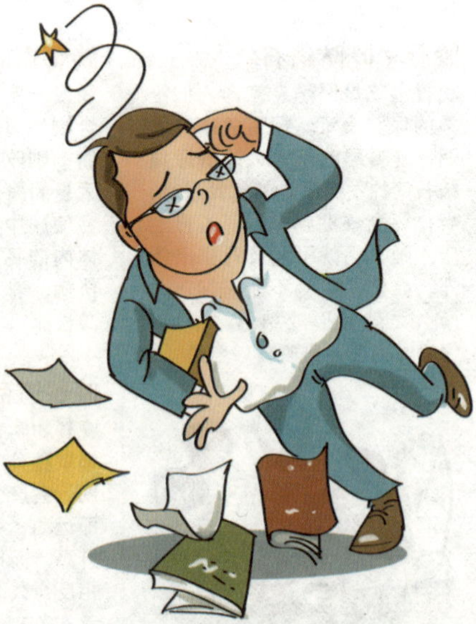

体质瘦弱的脑力劳动者不宜少吃晚餐

当然，知识分子的晚餐也要因人而异，对于已明显超重或肥胖的知识分子，晚餐适当少吃些，占全天总热量的30%左右即可。脂肪类食物少吃些，多吃些蔬菜和豆制品，保证吃饱即可。

晚饭吃少对正处于生长发育旺盛时期的孩子来说，也是不合适的。因为晚餐距离第2天早上10小时左右，虽然睡眠时无须补充食物，但孩子的生长发育却一刻也不会停止，夜间也是一样，仍需一定的营养物质。若晚

餐吃得太少，则无法满足这种需求，长此以往，就会影响孩子的生长发育。可见，孩子的晚餐不仅不能少吃，还应吃饱吃好。

孩子的晚餐安排应该遵循的原则是热量少而不是数量少，少食高脂类或不易消化的食物。身体较瘦弱的孩子应当以改善晚餐质量来提高孩子的体质。一般来说，晚餐热量为全天进食热量的25% ~ 30% 为宜。

如孩子晚上还饿，可以适当在睡觉之前 1 小时加餐 1 ~ 2 次。加餐食物必须有营养，避免给孩子吃太肥腻的食物或者含盐含糖比较多的零食。

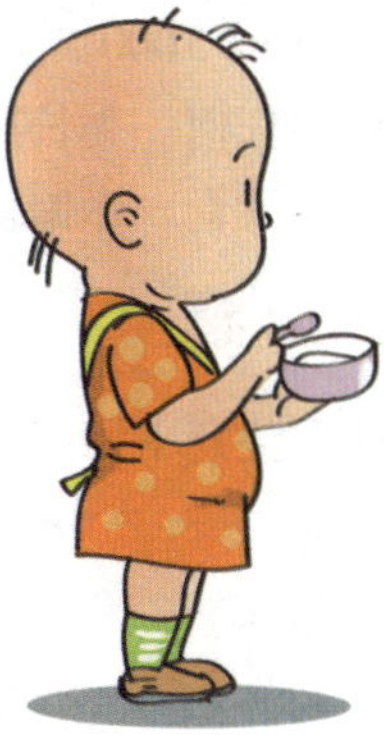

孩子肠胃没有发育完全，每次不可能摄食充足的食物，因此，每日需要 5 ~ 6 餐，少食多餐才能满足其需求

儿童不宜少吃晚餐

摄取食物要均衡，平衡膳食是标准

掌握平衡膳食的原则

平衡膳食即指膳食多样化，所含营养素种类齐全、数量充足，营养素之间相互比例适当，膳食所提供的热能和营养素与机体需要量保持平衡，能提高各种营养素的吸收和利用率，从而达到合理营养的目的。

人体所需的食物

人体只有吸收营养才能保证各个系统的正常运行。日常生活中，人体所需的食物可分为以下 5 类：

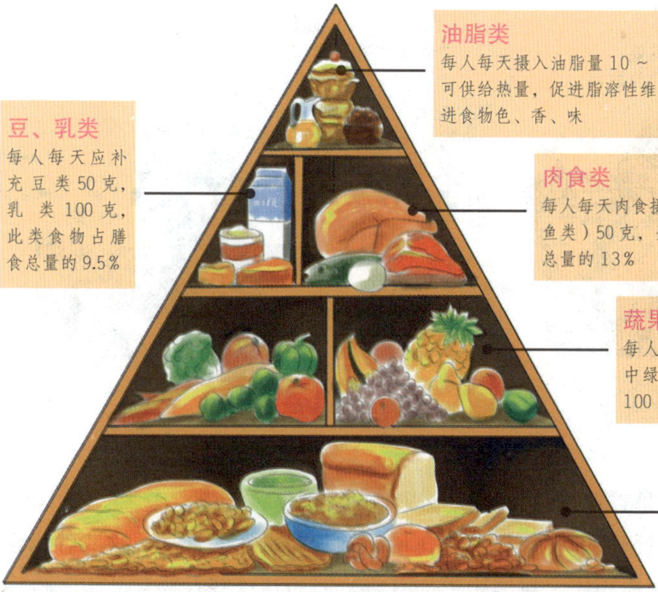

油脂类
每人每天摄入油脂量 10 ~ 15 克，约占膳食总量的 1.5%。油脂可供给热量，促进脂溶性维生素的吸收，供给不饱和脂肪酸，增进食物色、香、味

豆、乳类
每人每天应补充豆类 50 克，乳类 100 克，此类食物占膳食总量的 9.5%

肉食类
每人每天肉食摄入量为 70 ~ 100 克。其中肉类（含鱼类）50 克，蛋类 25 ~ 50 克，此类食物约占膳食总量的 13%

蔬果类
每人每天应摄入蔬菜 400 ~ 500 克，其中绿叶蔬菜应保持在 250 克以上，鲜果 100 ~ 200 克

粮食类
每人每天的粮食摄入量为 300 ~ 500 克，宜占热能供给量的 60% ~ 70%，约占膳食总量的 32%

此外，每人每天须摄入盐 6 ~ 10 克，水 1500 ~ 2500 毫升，每日总热量应控制为 6300 ~ 7500 千焦或 5000 ~ 6300 千焦。

以上 5 类食物中任何一类长期缺乏都会不同程度地影响健康。人们必须满足人体对营养素的需要，不挑食、不偏食，保持膳食平衡，才能保证健康。

影响饮食的 4 种平衡

饮食的平衡还要注意下面 4 个方面：

杂与精的平衡

人体需要的营养是多方面的。从人类的进化历史看，必须有来源众多的食物才能满足营养平衡的需要。膳食偏简求精，实则有害无益，特别是对生长发育不利。偏食和食物过精易造成微量元素铁、锌、碘、矿物质元素钙和某些维生素的缺乏以及一些营养素的过剩。因此，除需注意食品色、香、味、形以外，更应提倡食品来源的多样化

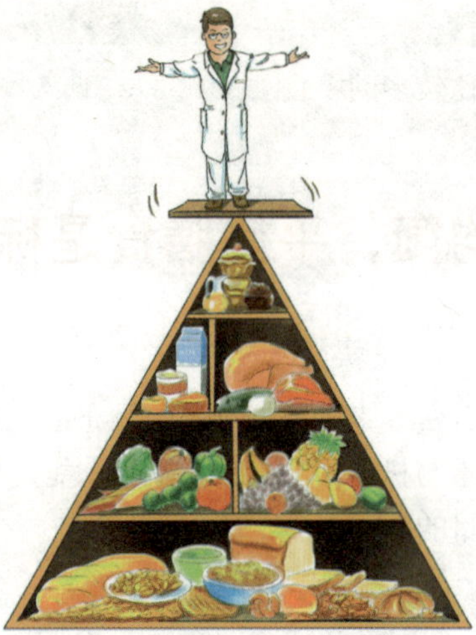

膳食的冷热平衡

食宜暖。生冷食物进食过多会损伤脾、胃和肺气，微则为咳，甚则为泄。体虚胃寒的人，应少吃生冷食物，特别是在夏天更应慎重。民间也强调“饥时勿急，空腹忌冷”。反之，饮食也不可太热，否则易烫伤胃脘、咽喉

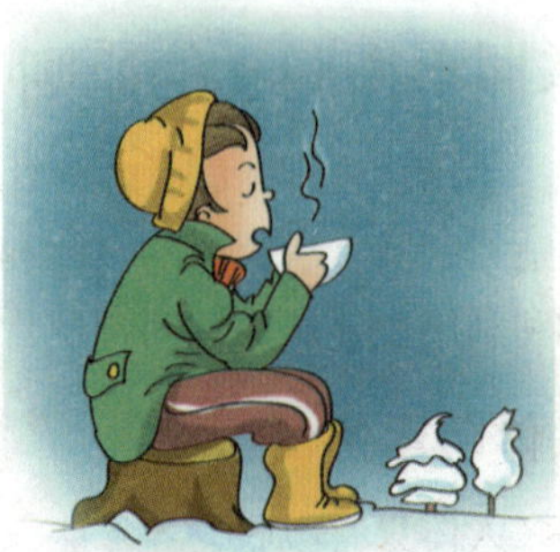

就餐前后动静平衡

就餐前后动与静的平衡同样很重要，因为人们每天饮食中所摄入的各种食物及营养与身体的热能消耗之间必须保持平衡。中医认为，食后便卧令人患肺气、头风、中痞之疾。这是因为营卫不通，气血凝滞，所以饭后要适当活动

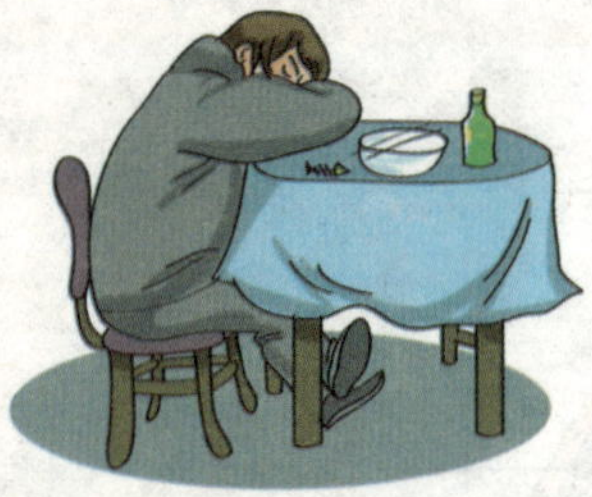

进食前后的情绪平衡

进食前和进食中保持平静愉快的情绪有利于消化正常进行，反之则会危害脾胃。中医认为，怒则气上，喜则气缓，悲则气消，恐则气下，惊则气乱，思则气结。所以要保证用餐愉快

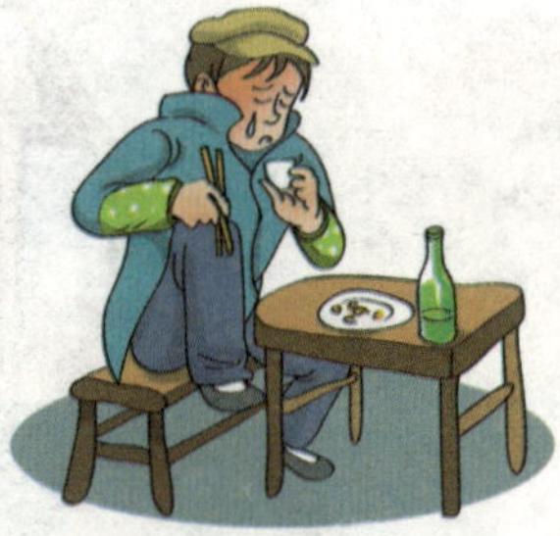

多吃粗粮时尚健康

所谓“粗粮”，其实就是谷物食品，主要是以小米、小麦、燕麦、玉米、红小豆、大豆、高粱、苦荞等为原料制成的谷物类营养含量高且营养均衡的食品。这些谷物食品与经过精加工的大米、面粉相比，对健康更加有益，因为在这些谷物食品中，也像

在蔬菜中一样，含有比较多的食物纤维。

食物纤维是植物性食物中含有的一些不能被人体消化酶所分解的物质。食物纤维虽然不能被机体吸收，却是维持人体健康所不可缺少的物质。食物纤维的主要作用有以下几点。

降脂

食物纤维可以减少肠道对胆固醇的吸收，增加胆酸排泄，降低血清胆固醇水平，起到降低血脂、预防动脉粥样硬化、冠心病和结石症的作用

增强抗病能力

食物纤维能提高吞噬细胞的活动，增强人体免疫功能。增加食物纤维的摄入是避免“三高”饮食结构，预防肥胖、糖尿病、高血压、冠心病、高脂血症、肿瘤等疾病的重要举措。富含纤维的食物有麸皮、玉米、大豆、燕麦、荞麦、茭白、芹菜、苦瓜、水果等

通便

食物纤维吸水膨胀，使肠内容物体积增大，使大便变软变松，还能促进肠道蠕动，缩短肠内容物通过肠道的时间，因而能起到通便和预防痔疮的作用

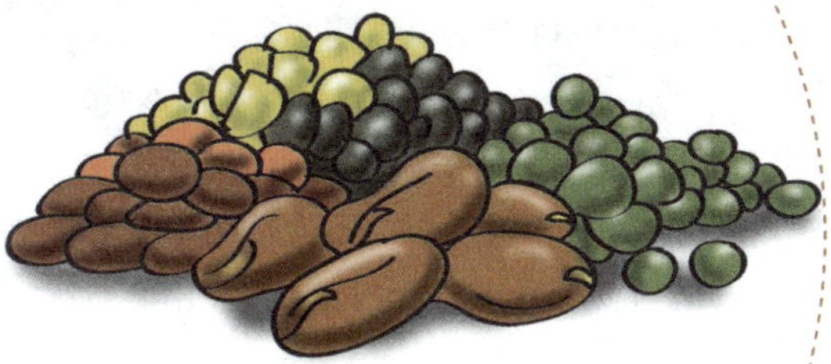

谷物食品对健康更加有益

减肥

食物纤维在胃肠内延缓和限制了部分糖和脂质的吸收，从而减少了能量的摄入，有助于减肥

降糖

食物纤维进入胃肠后，吸水膨胀呈凝胶状，增加食物的黏滞性，延缓食物中葡萄糖的吸收，产生饱腹感，使糖摄入减少，防止餐后血糖急剧上升

解毒防癌

食物纤维能促进肠道蠕动，减少肠道内毒物的潴留及吸收。食物纤维吸水膨胀，使肠内容物体积增大，从而对毒物起到稀释作用，减少了毒物对肠道的影响，还可与致癌物质结合，因此具有良好的解毒防癌作用

让食物发挥最大功效

让食物保存营养的烹调方法

好的食物还需要好的烹调方法，这样才不会让具有很高营养价值的食物变成毫无益处的垃圾食物。食物的营养价值，不仅取决于食物原料的营养成分，还取决于加工过程中营养成分的保存率。因此，烹饪加工的方法是否科学、合理，将直接影响食品的质量。

烹调的利与弊

烹调的作用在于使食品更容易被消化吸收，具有良好的口感，并杀灭其中可能存在的有害微生物。食物在烹调过程中可以发生一系列的物理和化学变化。由于食物组成成分复杂和烹调方法的千变万化，食物烹调时所发生的变化也是异常复杂的综合的物理化学过程。例如，食品中一部分营养素可以发生不同程度的水解，包括蛋白质分

解为肽以及更小单位分子的氨基酸，淀粉变成糊精等。加热时蛋白质的凝固、淀粉的加水浸涨、植物细胞果胶的软化、细胞膜的破坏、水溶性物质的浸出、芳香性物质的挥发、有色物质的形成等都能在烹调过程中产生。

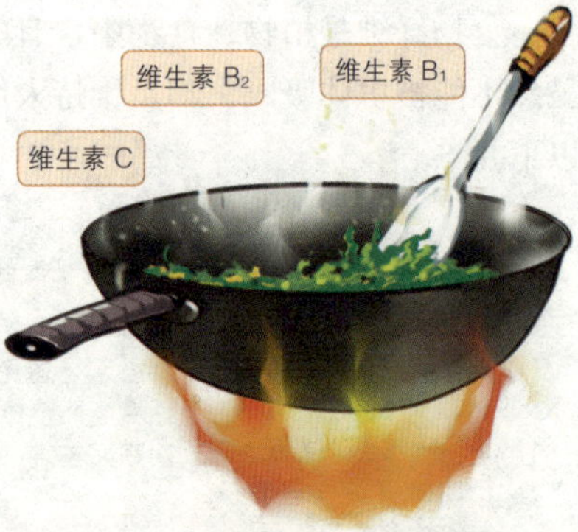

采用“急火快炒”的烹调方法，维生素 C 的保留率可提高至 60% ~ 70%。而采用长时间的熬煮则维生素 C 的保留量几乎等于零

上述的各种变化，可以使食品去除原有腥膻气味，使颜色更好看，增强令人愉快的色、香、味，改善其感官性质，营养素变得更容易被人体吸收利用。烹调过程中的洗涤和加热等可将食品可能存在的有害微生物(如细菌、寄生虫等)杀灭。但是，食物在烹调时也可能发生一些营养素的损失和破坏。

食物里的各种维生素特别是水溶性维生素，加热时常常被破坏，加热时间越长，损失就越大。烹调原则是只要食物能熟，加热的时间尽可能越短越好，特别是新鲜蔬菜类，宜采用“急火快炒”的烹调方法，以减少维生素的损失。

维生素 B_1、维生素 B_2、维生素 C 等水溶性维生素遇到碱性物质，很容易被破坏。在食物烹调习惯上，很多人喜欢熬粥时加碱，这可使食物中水溶性维生素被大量破坏。馒头加碱主要是中和面中的酸，没有调味作用，而且食物碱性愈强，食物中的无机盐类愈变得不好吸收，这也是一种间接的损失。

采用科学的烹调方法

日常生活中，米、面、蔬菜等的烹调要注意保存它的营养价值。

谷物粮食的烹调。制作米饭和稀饭前，需将大米用水淘洗，并应根据大米的不同情况用不同的方法淘洗。新米淘洗 1 ~ 2 次，去掉泥沙即可，不要用力搓洗。陈米需多次淘洗。如掌握不合理，易使米中的矿物质和维生素大量丢失。做米饭用蒸、焖法好，捞饭不可取。另外，最好用开水煮饭、熬粥。

面粉所含脂肪、碳水化合物、膳食纤维和矿物质一般不受烹调方法的影响，但维生素、蛋白质特别是 B 族维生素可能受影响。

炸时由于面粉直接与热油作用，且加入了碱面，维生素损失最大，如炸油条维生素 B_1 损失率为 100%，其他维生素损失比例也在 50%左右

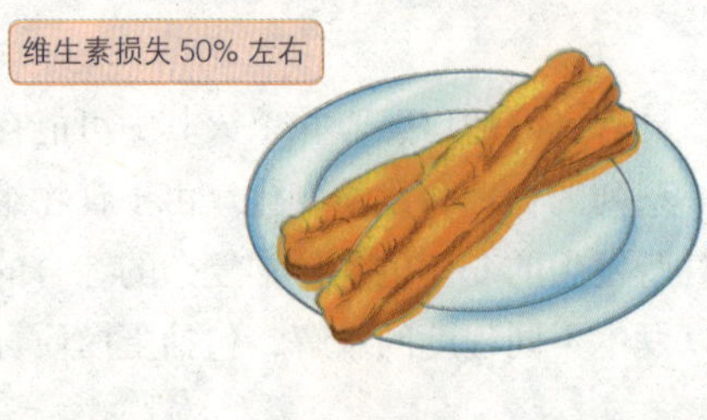

蒸法因加入碱来中和面中的酸，对面粉中维生素损失有影响，所以最好用鲜酵母或干酵母直接发面，蒸出的馒头又白又大，营养价值又有所提高

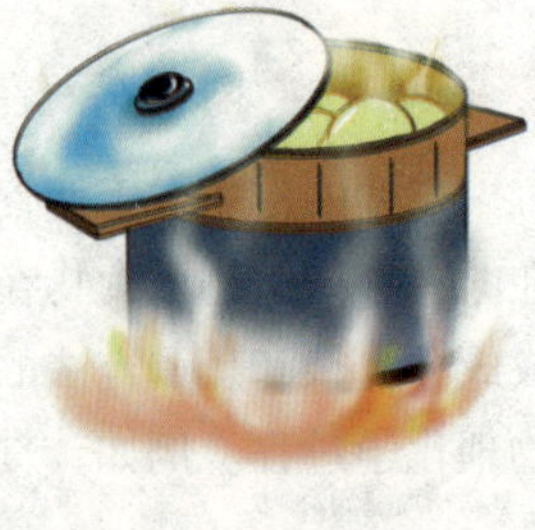

烙法能保存面粉较多的维生素。据测定，烙饼中维生素 B_1 损失率只有 21%，维生素 B_2 为 24%，烟酸的损失量几乎为零

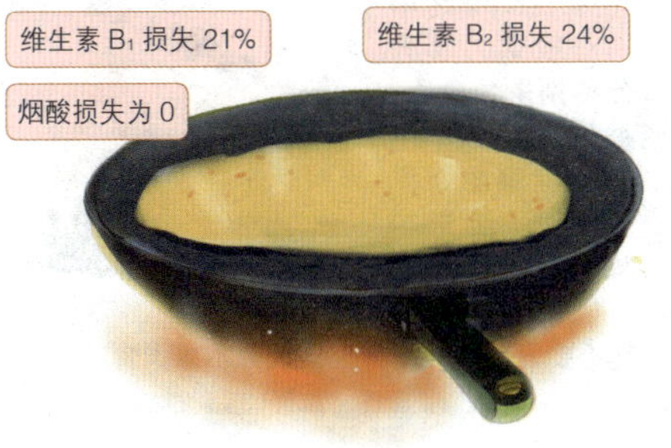

煮制食品如面条、饺子、馄饨等，有 2% ~ 5% 的蛋白质溶于汤中，B 族维生素也流失在汤中，所以最好是吃汤面条，将营养素充分吸收。如只吃饺子，捞面条，最好吃后喝汤，这样不但可减少营养素的损失，而且有助于消化，即所谓“原汤化原食”

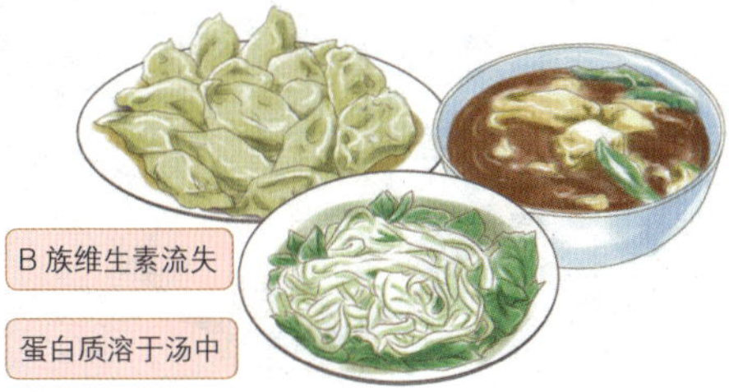

蔬菜的烹调。为保存蔬菜的营养，蔬菜烹调时应注意以下几点：

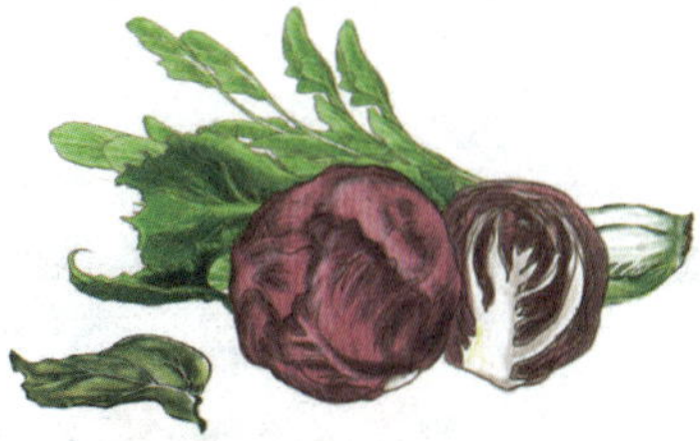

外层菜叶的维生素 C 比内层菜叶含量要多，叶部较茎部为多，所以要尽量少丢弃菜边和外层菜叶

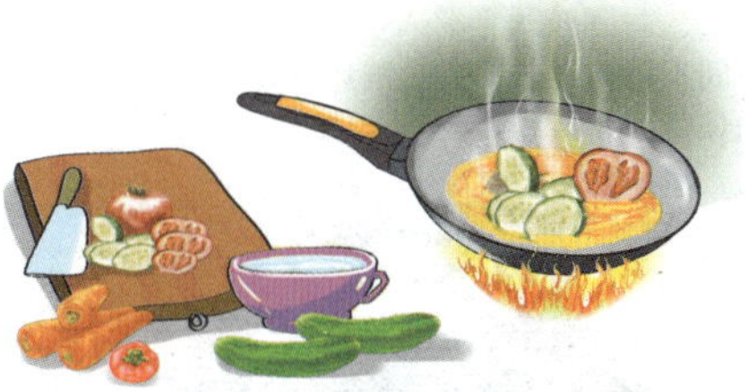

蔬菜要先洗后切，切块均匀，急火快炒；少放水，勿弃汤

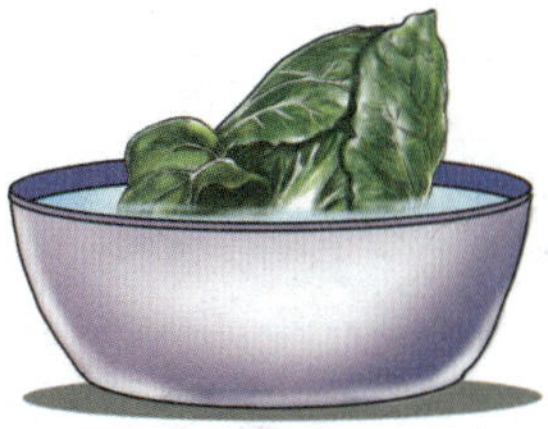

蔬菜要随切随炒，不要放在水里久泡，否则会使蔬菜中的可溶性维生素和无机盐溶解于水中而损失

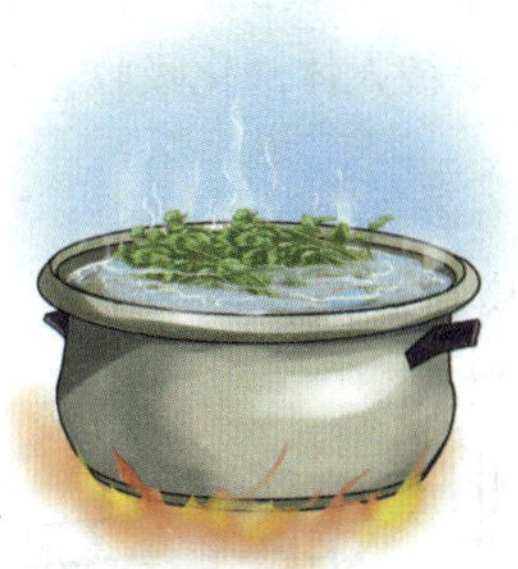

熬菜或者煮菜时应将水煮沸后再将菜放入，这样可以减少维生素的损失，同时也能减轻蔬菜原有色泽的改变

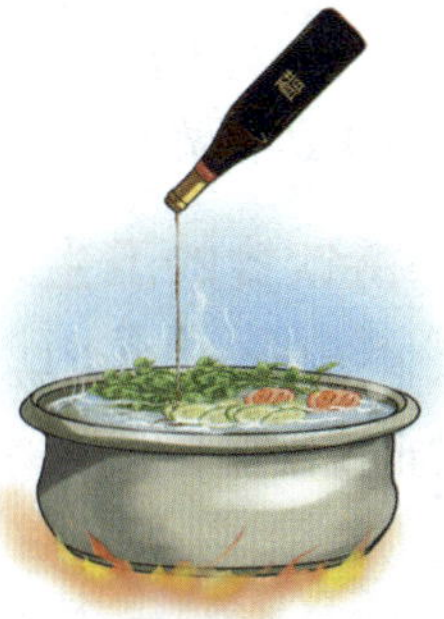

烹调蔬菜时适当加点儿醋，可减少维生素 C 的损失。因为维生素 C 在碱性环境中容易被破坏，而在酸性环境中是比较稳定的，所以勿加碱

菜应现做现吃，勿久置，切忌反复加热。

肉类的烹调。畜禽肉类食物中所含的蛋白质、脂肪等在烹调中基本不受损失，各种烹调方法也影响不大。但维生素却因烹调方法不同而有所损失，可采用下述方法加以保护。

急火猛炒法

据实验，猪肉用“急火猛炒”不会流失大量维生素。平时吃肉，最好切成丝、丁、条，用急火猛炒，并配以蔬菜，既保存营养素，又使营养成分合理搭配

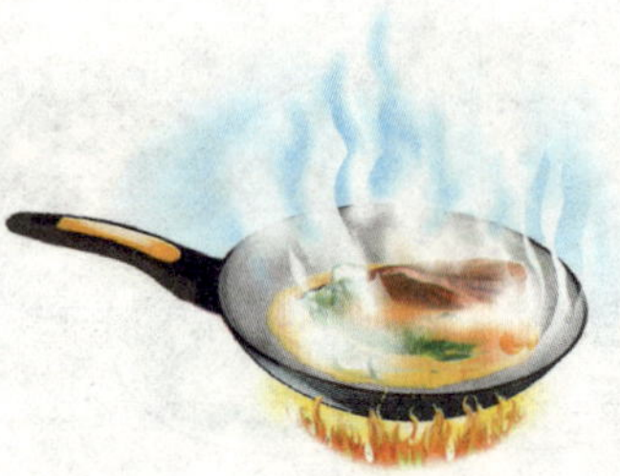

熏炸煎烤法

熏烤煎炸肉类，风味独特。如果熏烤多用木材、电烤箱等，一般认为营养成分特别是蛋白质、脂肪变化不大，产生有害健康的物质也不多，不会影响人体健康。但煎炸油不要反复使用，煎炸不要太焦，并应常配些蔬菜水果类食物

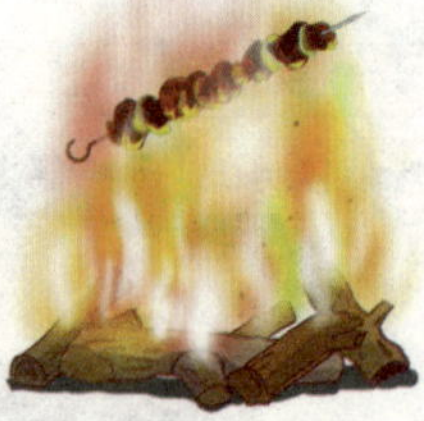

文火慢煮法

其一般指煨、炖、焖、烧肉类食物。文火煮熟的方法、时间较长，易入味，一般在 2 ~ 3 小时；时间不足或过长都会影响风味以及蛋白质和脂肪的保存

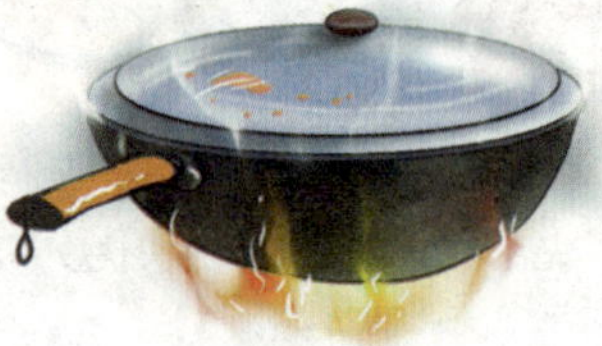

挂糊上浆法

原料外部裹上一层“保护壳”避免原料与高温直接接触，从而保存原料中的营养成分，如蛋白质、脂肪、水、无机盐，并达到肉嫩味香的效果

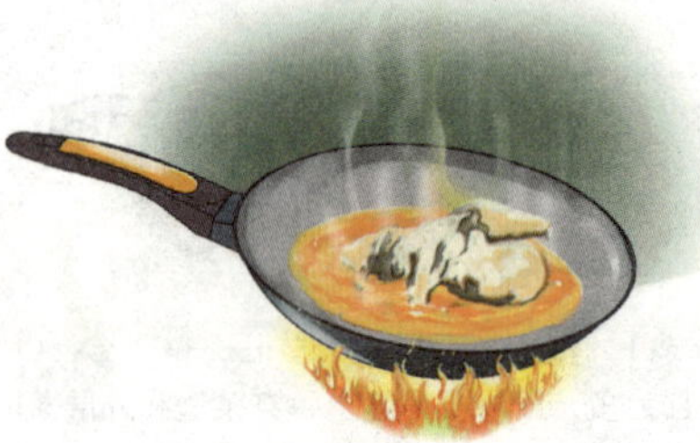

另外，鸡蛋营养丰富，为了保存鸡蛋的营养，宜采用煮、蒸烹调法。鸡蛋不宜生食。豆类适宜做粥，爆炒后，不易被人体消化吸收，最好煮、焖食。

要保持饮食的卫生

不洁的食物很容易导致疾病和食物中毒。因此，除了进行合理的搭配与烹调外，还需重视饮食卫生。

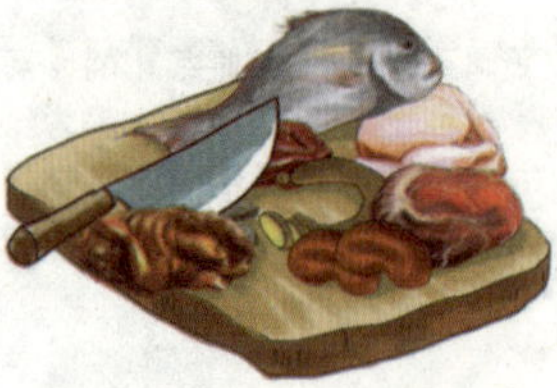

不要用同一把菜刀切生肉、半生肉和熟食品，也不要将不同用途的刀具放在同一个器皿中，用菜板切熟食时必须用清洁剂与热水彻底洗干净

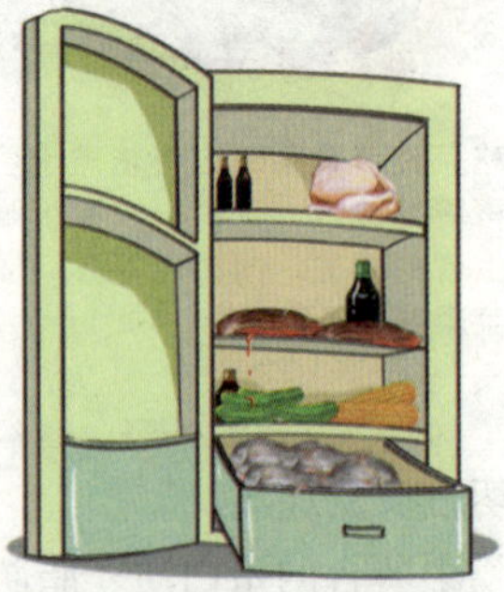

不要把生肉直接放在冰箱内架上，以免血和液体滴在下面没盖好的食物上

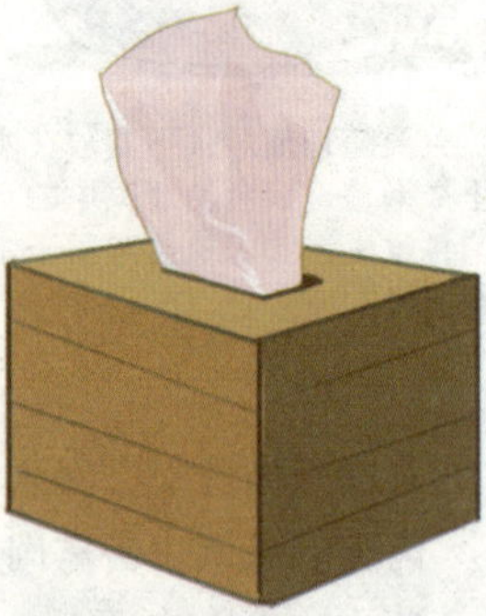

不要乱用厨房抹布和毛巾，最好用纸巾，每次用完就扔掉

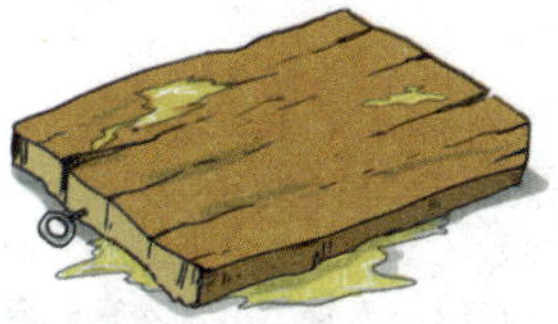

不要让菜板和其他木制厨房用品出现裂缝，如果出现了裂缝，要及时堵严，否则裂缝中的细菌将很难清除，而且会粘着在食物上

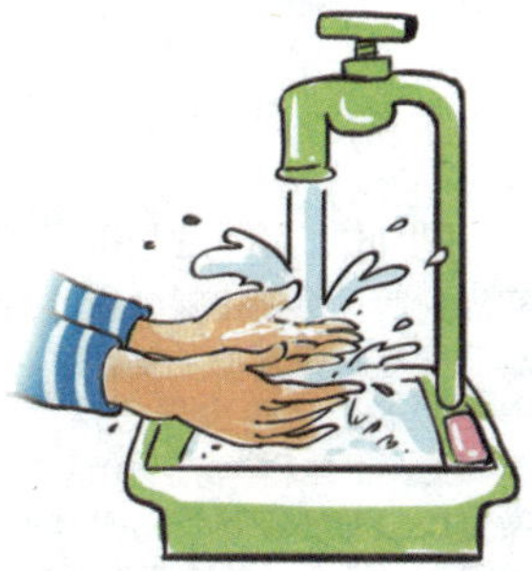

烹调之前，一定要把手洗干净

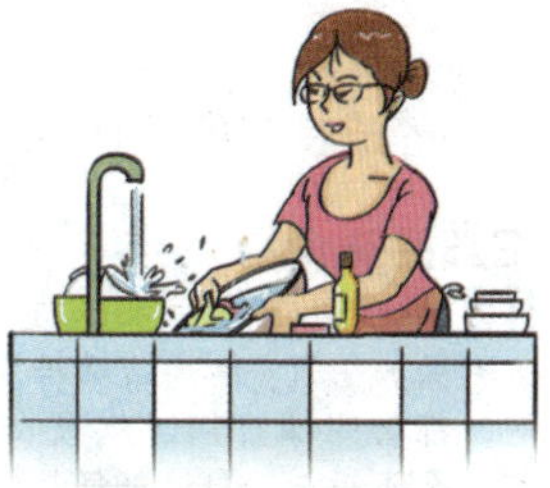

不要让用来开罐头的刀粘上一层食垢，每次用完锅、碗、盆、盘以后，都要把它们彻底清洗干净

尽量选择新鲜的食物。为了使食品烹调达到良好的效果，并防止食物中毒，必须选择新鲜的食物。如果食物不够新鲜，必须加以消毒后再食用；腐烂变质的食物，则必须扔掉

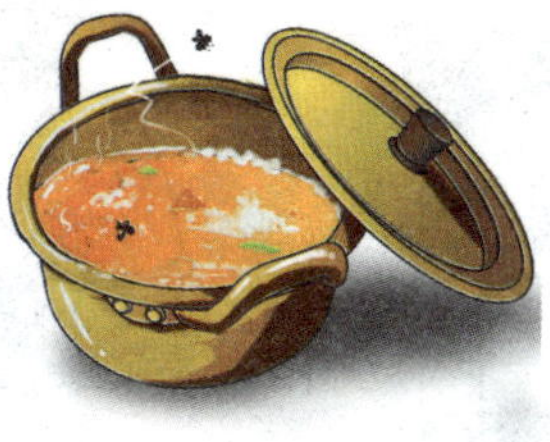

食物的烹制要注意操作的方法。为了达到消毒和杀灭寄生虫的目的，食物的烹制以煮熟或炒熟为好。吃凉菜的时候，应将菜洗净后在沸水中烫半分钟

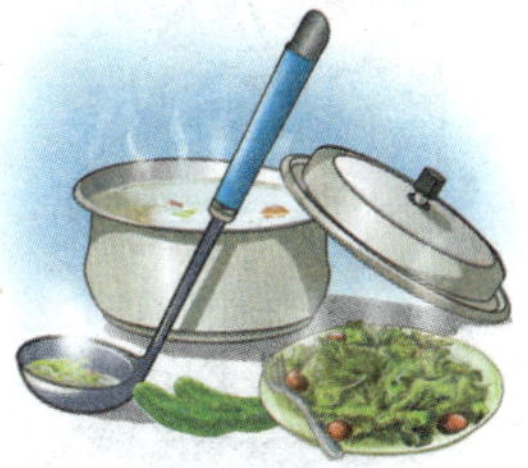

改变不健康的饮食习惯

不健康的饮食习惯导致营养失衡

营养失衡会带来一系列的身体不适，而不健康的饮食习惯是导致营养失衡的主要原因。

病从口入

“病从口入”并不仅仅指不卫生的饮食带来的身体疾患，还包括不良的饮食习惯带来的营养失衡问题

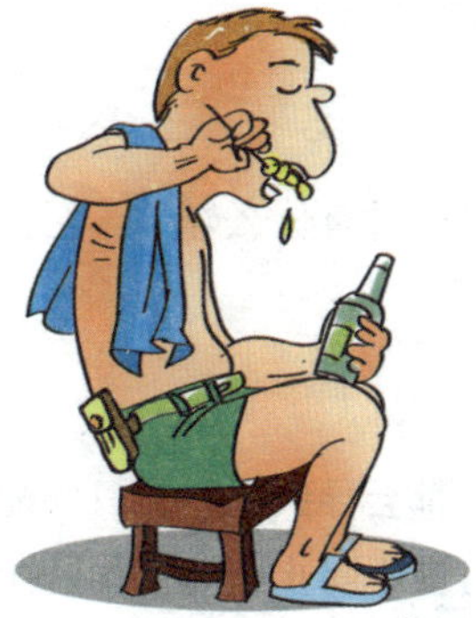

随着生活水平的提高，食物的丰富，我们逐渐走向了“三高一低”（高能量、高蛋白、高脂肪、低纤维）的膳食道路，日益喜欢精粮而非五谷杂粮和蔬菜水果，喝含糖饮料及纯净水而非茶与白开水了，高脂血症、肥胖症、动脉硬化、高血压、冠心病、脑血管病、糖尿病和癌症等的发病率也直线上升了

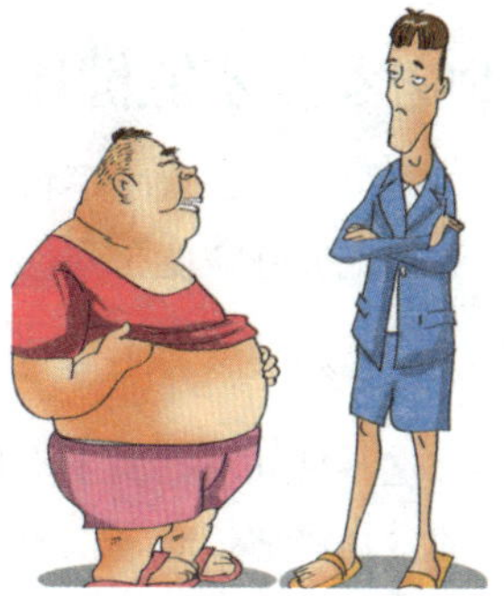

吃出健康

养成良好的饮食习惯要注意以下几个方面：

细细品味食物

许多消化不良的毛病和压力过大有关。生气、焦虑或精神涣散，都会影响食物消化吸收。吃什么不重要，身体如何“处理”吃进肚里的食物才是重点，细嚼慢咽，身体才能有充分的时间完全消化食物

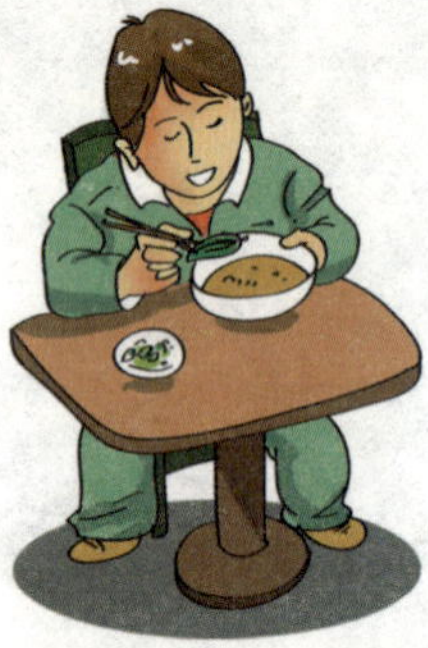

宁可少吃、不可过量

实验证明，每天被喂食物的能量低于标准需求的动物，平均寿命较长，也较少罹患疾病。事实上，一些科学家开始认为，微量的“营养不足”对身体有益无害。摄食过量的营养食物，并不能保证更健康

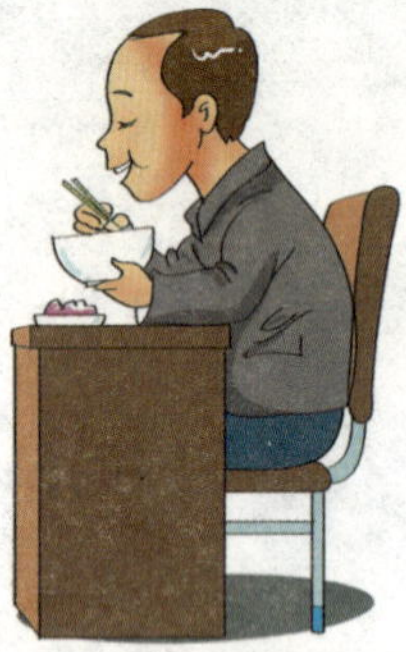

烹调简单好处多

多数人都喜欢品尝新菜色，调理精致的大餐总是让人食欲大动，不过大菜吃多了当心失去欣赏简单食物的能力。虽然并不鼓励大家粗茶淡饭，但是为了健康着想，为了不让自己丧失对简单食物的品味能力，学着喜欢烹调简单不失原味的食物，将受益无穷

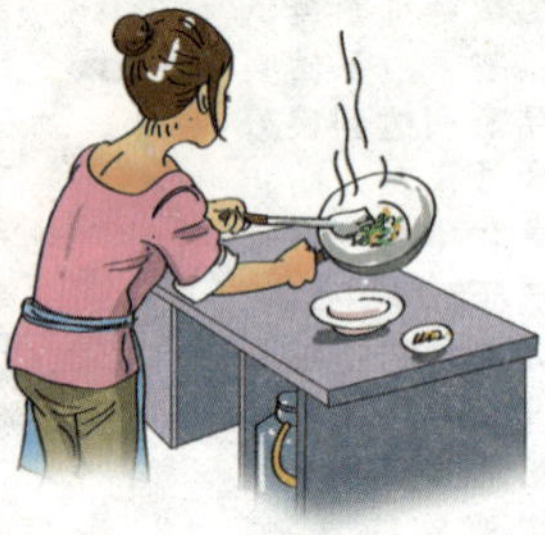

吃新鲜的食物

冷冻、罐装、干燥和煮熟后包装好的食物含有过多脂肪、盐分和糖以及不应有的人工添加剂。事实上，加工食品不及新鲜的食物好吃

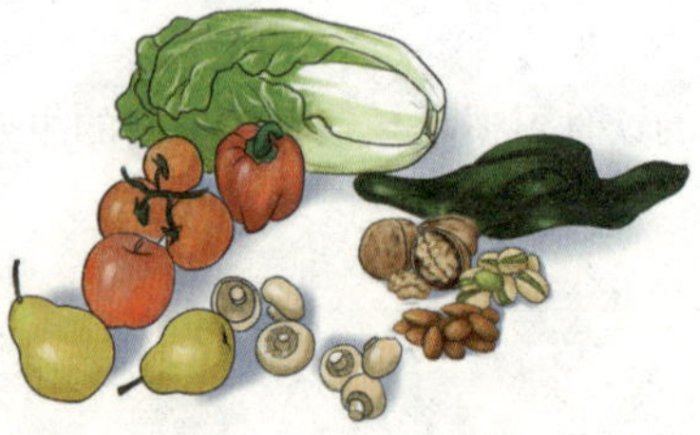

摄取种类不同的食物

吃不同的食物，可以得到身体必需的各种营养，营养学有时远不能掌握人类所需要的全部营养。比如锌这种元素，近年来才被列为重要营养元素之一。为了确保营养充分、均衡，多吃各种不同的食物才是最明智的

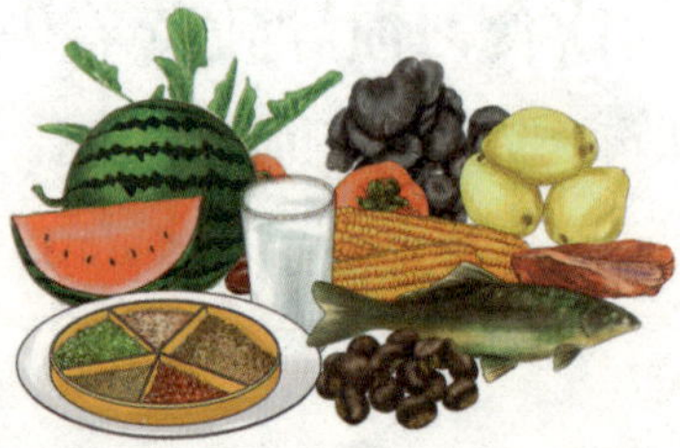

少吃零食才能健康

很多人都喜欢吃零食，但是吃太多的零食对身体没有什么好处。吃什么、吃多少关键在把握好“度”。

如何选零食

吃零食并不都属于不良饮食习惯，不是吃什么都会导致肥胖，只要配合健康低热量的食物，适量吃零食不但可以减轻饥饿感，还有助于防止胰岛素骤升而导致脂肪积聚。建议大家根据 3 个级别选择健康零食。

1

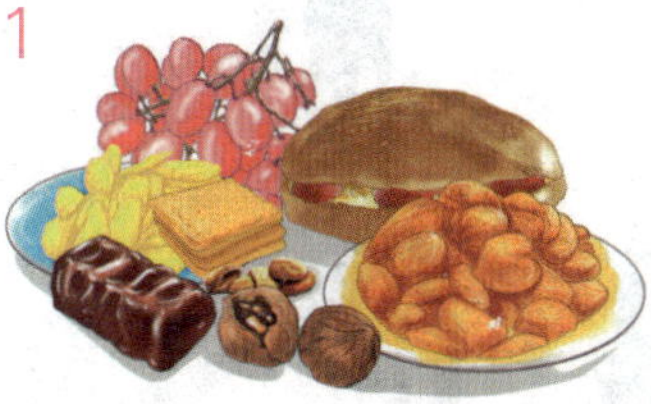

第 1 个级别的零食含丰富的营养素，糖分和脂肪含量相对较低，适合作为日常零食。这样的零食包括低脂乳酪、含粗纤维的饼干或一般的巧克力饼干、不太甜的面包和三明治等。如果不是很饥饿，提子、杏脯、无花果等干果也是很好的选择。此外，还有苹果片或香蕉片。这些食物吃起来又香又脆，但并非油炸而成，而是经过高温烘，将水果的水分抽干，这样不仅营养损失小，含脂肪、热量也较低，多吃不会导致发胖

2

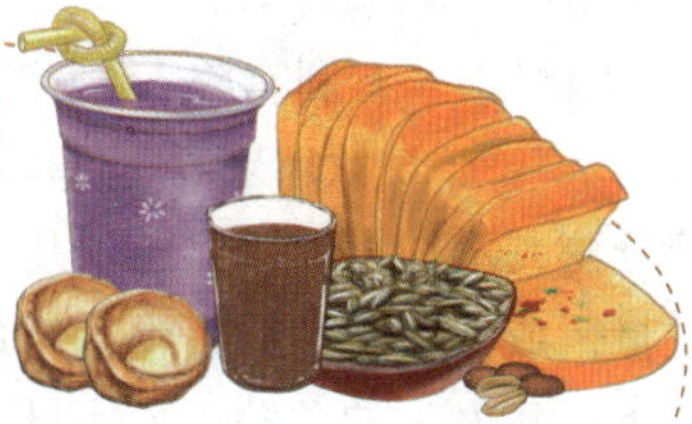

第 2 个级别的零食营养含量高，糖分含量也高。这类零食只适宜偶尔食用，长期食用对健康有害无益。这一级别的食物主要包括点心、果仁、有馅的甜面包、奶昔及巧克力奶等。果仁的植物脂肪含量非常高，吃多了容易导致肥胖。奶昔和巧克力奶糖分含量相当高，属高热量食物

3

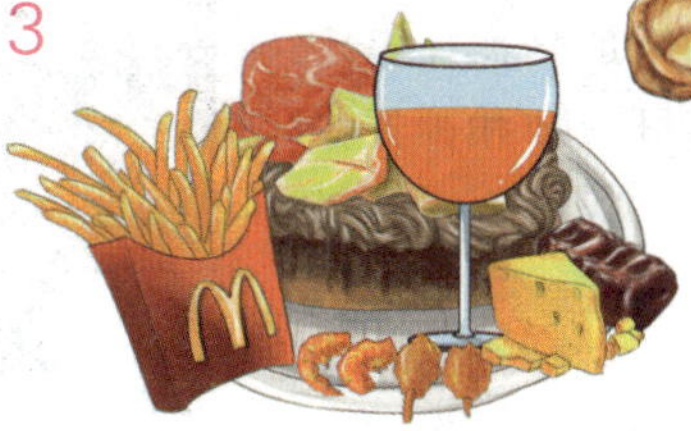

第 3 个级别的零食是营养少脂肪高的零食。这一级别的零食主要包括糖果、含糖分较多的巧克力、汽水和甜饮料、炸薯片或薯条、酥皮点心、奶油蛋糕以及街头油炸食物等。这类零食不仅营养含量低，而且糖分和脂肪含量极高，平时应尽量避免食用。尤其是某些用人造奶油做成的蛋糕中，含有对心脏有害的反式脂肪酸；油炸的肉类中则可能含有苯并芘等致癌物质，更应小心食用

合理吃零食

适当地吃些零食，不仅可以丰富和改善我们的饮食生活，还可补充主副食中的营养不足，满足不同人群的生理需要。

零食就本身来说，应该是无害的，除了人为因素，如不卫生、污染或乱加添加剂等。如果说吃零食有害的话，那是由于我们自身贪食或过于偏食，导致摄入的脂肪、糖分过高，影响了正常的三餐进食。因此，对零食应该采取科学的态度，既不大力提倡又不能禁止，要适时、适度、适量。即选择两餐之间进零食，品种多样，控制总数。

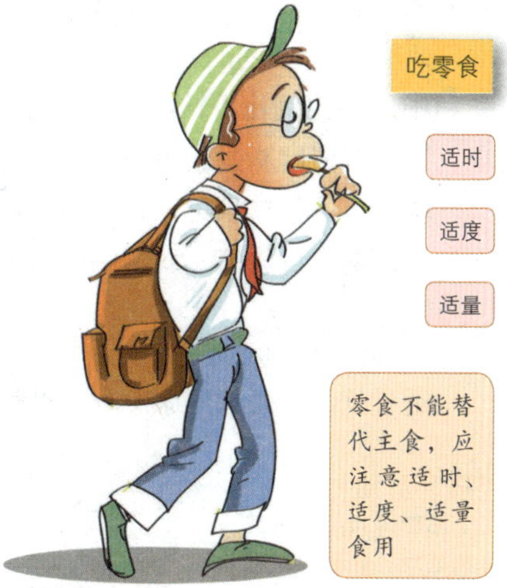

幼儿的胃容量小，可以常备些糕点、糖果，以充饥、调节口味、补充营养；成人一般喜欢吃些花生、瓜子类食品，尤其在喜庆节日或茶话会上，桌上总是离不开水果、糖、蜜饯等；老年人由于味蕾衰退，口淡无味，也需要些甜、酸、咸等食品的刺激。

对零食利弊的评价，并非提倡和鼓励多吃。人类饮食还是主要以三餐为主，零食绝不能替代主食，食用应注意适时、适度、适量。

有节制地饮酒

酒的主要成分是酒精。酒精是一种纯热量物质。每克酒精可提供大约 29 千焦的热量，远远超过主食的产热量。

酒可谓“有利有弊”，关键在酒的“质”与“量”。少量饮用果酒、低度酒，可增加胃液分泌，增加食欲，促进消化。但如果饮酒过量，或饮用烈性酒，则会增加高血压、中风等疾病发生的危险，损害肝、肺和神经系统的功能，还可刺激胃黏膜，降低食欲，引起消化不良等各种胃肠疾病。

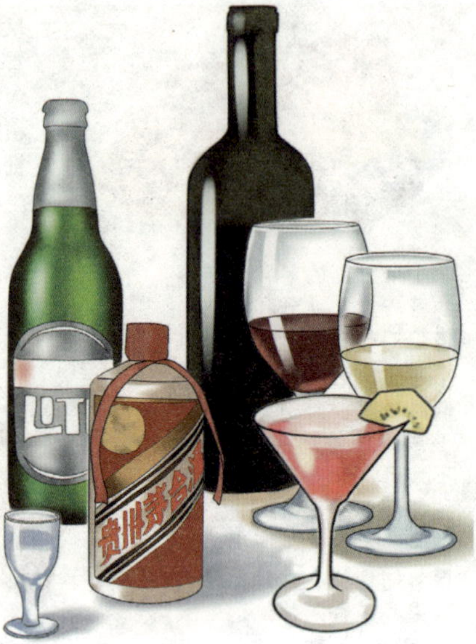
少量饮酒可增加胃液分泌，增加食欲，促进消化。但如果饮酒过量，则危害很大

少量饮酒益健康

酒种类很多，酿造方法也多种多样。总的来说，酒味辛而甘，性属温热，有小毒。其能活血脉，通阳气，祛寒邪，消愁壮神，载诸药而行药势，适用于各种风寒痹痛，经脉不利，肢体疼痛，胸中憋闷、隐痛，精神郁闷。还可用于某些食物的防腐保鲜。

酒既可单独饮用，也可浸制各类药酒，还可浸制某些食物，如酒枣等。

一个成年人每天喝少量的酒(每天每千克体重酒精的摄入量不超过 0.7 克)，特别是红葡萄酒，有助于身体健康。

研究表明，少量饮酒的人要比戒酒的人平均寿命长两年。少量饮酒的人患心肌梗死和中风的比例比不饮酒或酗酒的人要低 40%。原因可能是酒精能够减少血栓的形成，防止低密度脂蛋白胆固醇氧化后侵蚀和堵塞动脉。

中年人适量饮酒可以预防心脏病，延长寿命。每天喝少量酒的人，体内抗血栓的自然物质的含量较高，而不喝酒的人体内这种物质的含量较低。

过量饮酒的危害

适量饮酒对身体健康有利，可是过量饮酒对身体健康的危害却很大。

损害肝脏

酒精要通过肝脏分解和处理，在分解过程中，有相当数量的酒精转化为对人体有害的乙醛。这种物质会使肝细胞变性，纤维组织增生，严重损害肝脏功能，最终诱发中毒性肝炎和肝硬化

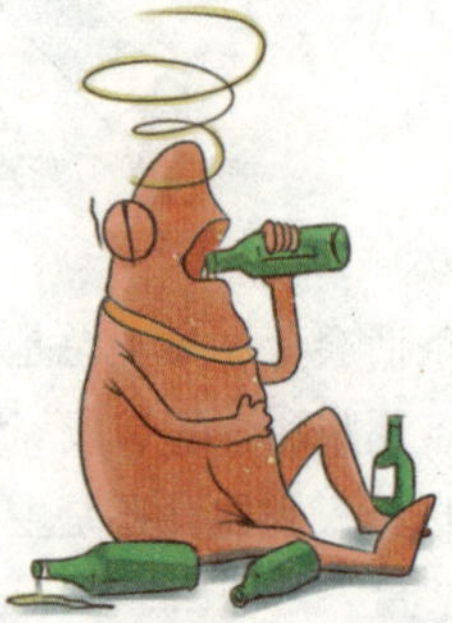

降低记忆力

经常酗酒会使脑神经不断遭到破坏，从而使大脑体积逐渐缩小，影响大脑功能，使智力减退。经常大量饮酒的人中，有 95% 的人有大脑体积缩小的现象

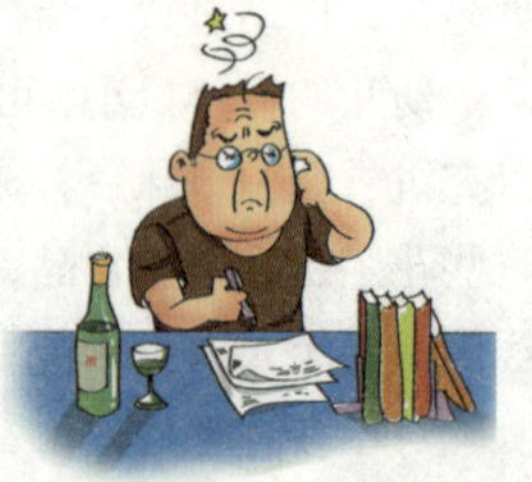

诱发癌症

经常大量饮酒，会引起酒精中毒、动脉硬化。更重要的是，长期酗酒，还会使得诱发食管癌、胃癌等疾病的风险增大

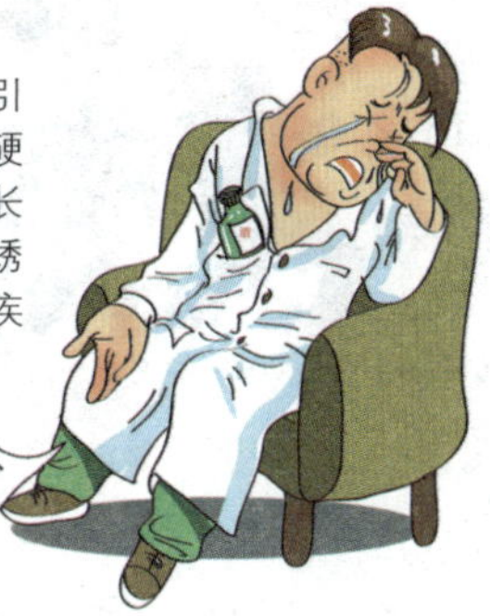

导致营养不足

长期大量饮酒，会降低食欲，使人体所需的维生素、矿物质、蛋白质等营养素供给不足，不利于维持各组织器官生长发育和生理功能的协调，从而损害人体健康

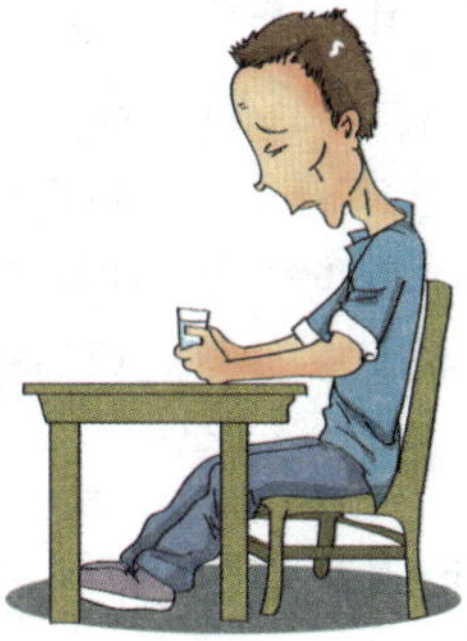

饮酒者应注意的问题

饮酒者要遵循适量、少饮原则，遇到喝酒场合，白酒以每次不超过 50 毫升为宜，最多不应超过 100 毫升。在这个限度内，对健康人不会造成损害。提倡少饮或不饮烈性酒，以饮葡萄酒、黄酒、啤酒为好。

睡前不宜饮酒。有些人以为睡前饮酒有助睡眠。实际上睡前饮酒有两大弊端：一是对中枢神经有害，二是会对肝脏造成极大损害。晚上饮酒，应在入睡的 4 小时以前进行

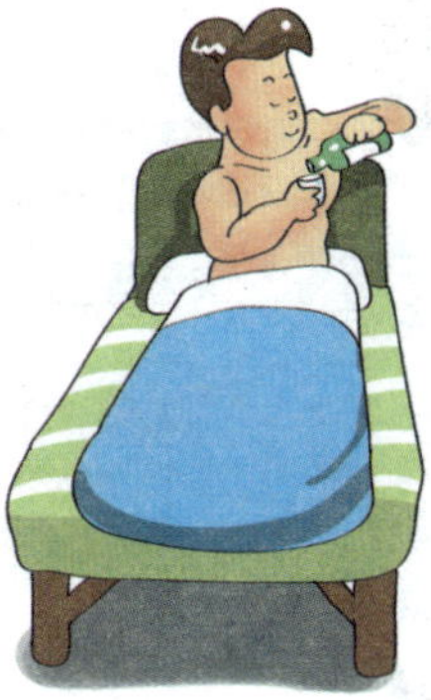

酒是一种兴奋剂，人在发怒、气愤、伤心等恶劣情绪下，应尽量避免饮酒。因此时肝火旺盛，“怒气伤肝”，饮酒也易伤肝。酒与怒加在一起，等于雪上加霜，损害身体健康

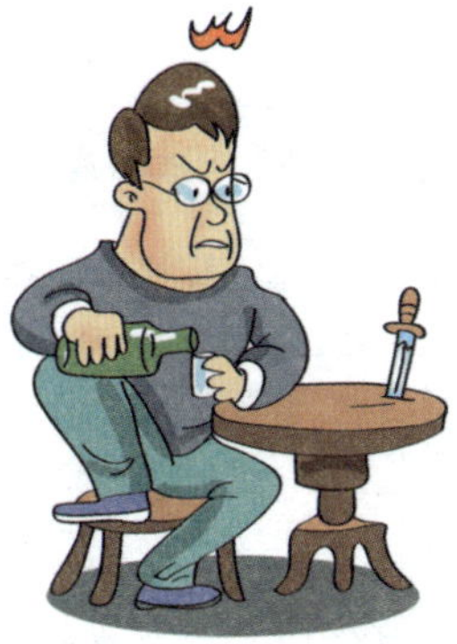

饮酒既不可过量，也不可狂饮、暴饮，喝酒前，应先吃点儿东西，水果、菜肴、茶水、小食品均可。不可空腹饮酒，因为空腹饮酒，酒精会被人迅速吸收，容易伤身

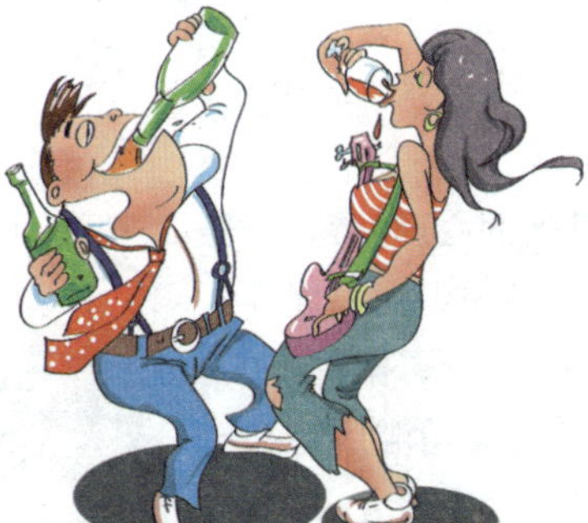

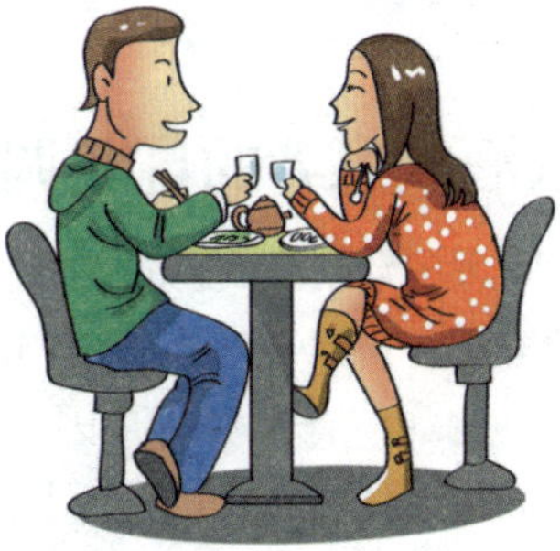

可边说话，边饮酒，边吃菜；同时可以不时喝些茶水，以冲淡酒液

睡觉打呼噜的人更不宜睡前饮酒。在睡前饮酒，极易在入睡后加重梗阻性睡眠呼吸暂停，从而可发生呼吸中断。久之则可导致肺动脉和全身动脉压力升高，而且还可干扰心脏正常的节律。

应特别注意的是，切忌1天3喝。有的人早、中、晚餐都喝酒，这是非常有害的。一个体重70千克的人，每小时肝脏最多能氧化15毫升白酒。1日3喝，就会超过肝脏和大脑能够承受的能力，使健康受到严重的损害。另外，要注意多种酒混着喝极易喝醉，对身体造成的危害会更大些。

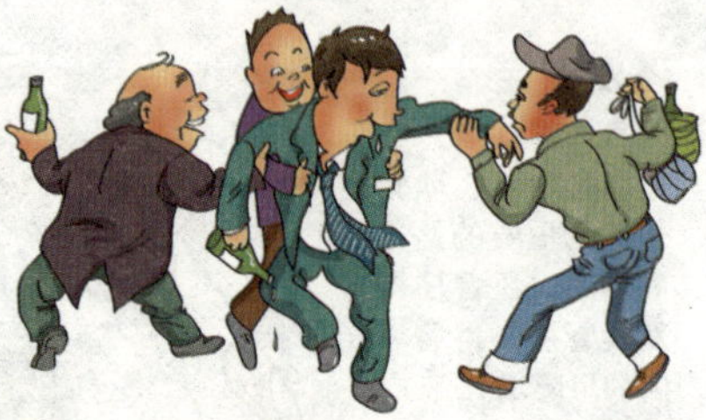
早、中、晚餐都喝酒，是非常有害的

酒精滥用与酒精依赖

嗜酒成瘾易形成酒精滥用或酒精依赖。酒滥用是一种饮酒过度的现象，国外又称酒精滥用，包括一般的酒后闹事到酒精中毒的前期。酒精依赖又称酒瘾或酒癖，指长期饮酒者对酒产生了一种精神上和躯体上的依赖。

酒滥的饮酒行为与众不同，表现形式为：

1. 量大。如每天饮酒，一月纯酒精总量超过3000毫升
2. 饮酒行为异常，一月至少两次酗酒。即酒后闹事，或者用赊欠、欺骗等手段去获取含酒饮料等
3. 社会功能受到损害。经常酒后滋事，给自身的工作、学习、生活、人际交往将带来一系列影响

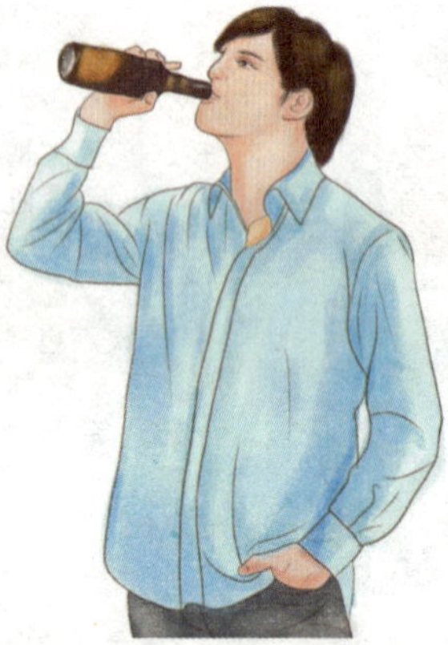

酒精依赖又称酒瘾或酒癖，表现特点为：

1. 渴望饮酒，酒已成为他们生活中的必需品，只要一日无酒，就会感到若有所失
2. 酒量不断增加，即对酒的耐受性不断增强，饮酒的频率越来越高，且酒量不断增加
3. 大多数患者清楚自己的行为，且知道过量饮酒对身体有害，但就是不能控制

饮酒成瘾者的自我调适

大多数饮酒成瘾的人都同时有其他的心理问题。很多人把喝酒作为一种逃避现实的方法，所以要解决酒依赖的问题，必须重视心理健康。比如，有人喝酒是因为生活中的挫折。据调查，酗酒对个体和社会的危害极大，因此对酒精滥用者和酒精依赖者必须进行治疗和戒酒指导。常用的方法有：

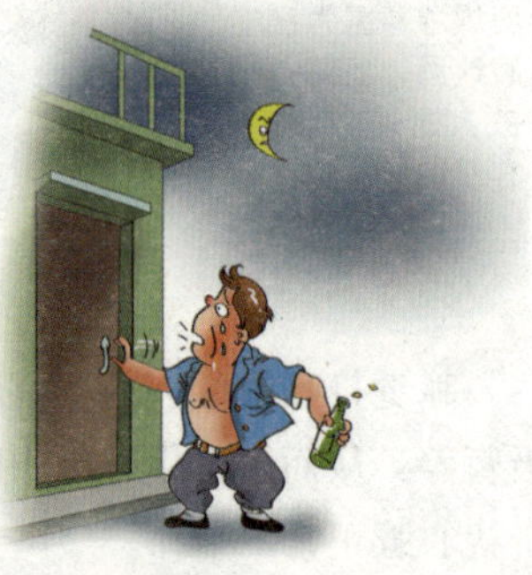

1 家庭治疗。酗酒往往给家庭带来不幸，但对其进行制约的最好环境也是家庭。因此，家庭成员应帮助患者，让其了解酒精中毒的危害，并树立起戒酒的决心和信心，可与患者签好协约，定时限量给予酒喝，循序渐进地戒除酒瘾。同时创造良好的家庭气氛，用亲情温情去解除患者的心理症结，使之感受到家庭的温暖

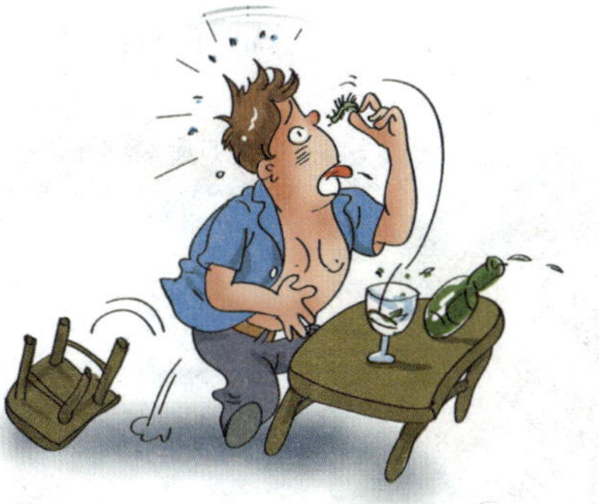

2 厌恶疗法。对嗜酒成瘾的患者的饮酒行为附加一个恶性刺激，使之对酒产生厌恶反应，以消除饮酒欲望

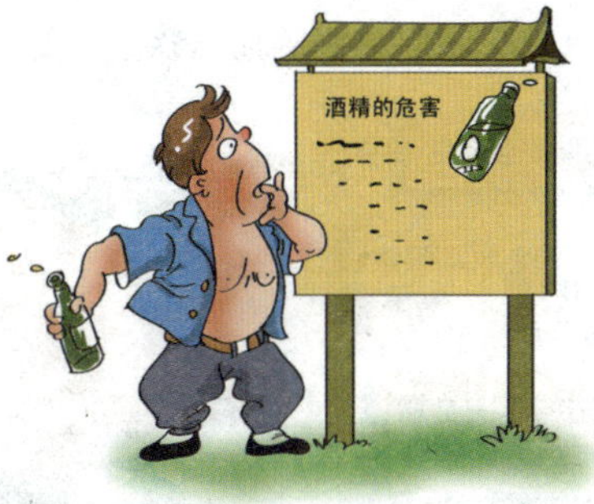

3 认知疗法。通过影视、电台、图片、实物、讨论等多种传媒方式，让嗜酒者端正对酒的态度，认识到适量饮酒有益，超量饮酒有害，逐步控制饮酒量

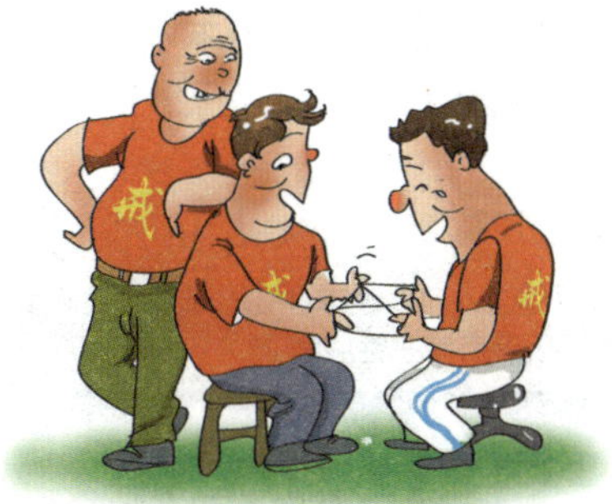

4 集体疗法。患者可成立各种戒酒者协会，进行自我教育及互相约束，达到戒酒目的

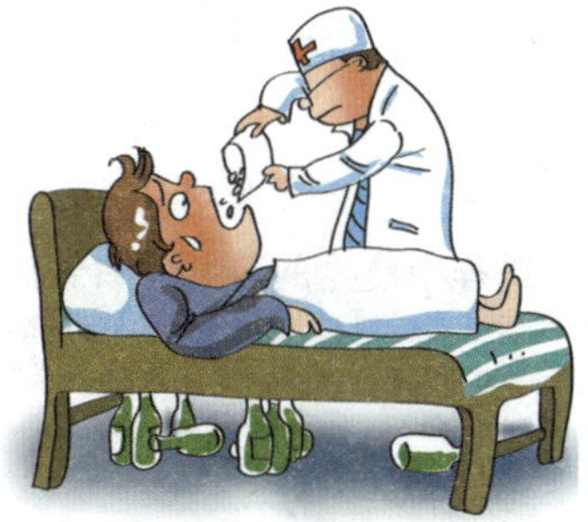

5 药物疗法。对酒依赖患者可采用药物治疗，在医生的指导下对症治疗

不健康食品面面观

了解一些不健康食品的危害，日常饮食中尽量避免吃这样的食品，有助于养成好的饮食习惯。

油炸食品的健康隐患

油炸食物的种类很多，荤食、素食、甜食、咸食都有。它们都是油性大的食物，即含脂肪量高的高脂食物。如果是动物油炸的食品，更不宜常食、多食。常吃高脂食物不但可使血脂升高，促使动脉硬化，而且易使人发胖。

油炸食物的营养价值低。油脂和被炸食物经过高温后，油和食物中的维生素 A、胡萝卜素、维生素 E 等遭到破坏，损失达 50%左右。在高温中油脂被氧化，所含必需脂肪酸也受到破坏。

街头所设的油炸锅，例如每天早上供应油条、油饼等的摊点，大多使用反复煎熬的油，或每天在老油中加一点儿新油，以补充油量的不足。油脂经过反复高温，会发生许多变化，其中脂肪酸的聚合，可产生二聚体、三聚体等 10 多种有害物质；有机物的不完全燃烧，还可产生强致癌物苯并芘。常吃反复煎熬油炸的食物，有可能使人肝脾肿大、消化道发炎、腹泻，甚至发生癌变。

患有肥胖症、心脑血管疾病、糖尿病、胃肠疾病者，以少食油炸食品为宜。

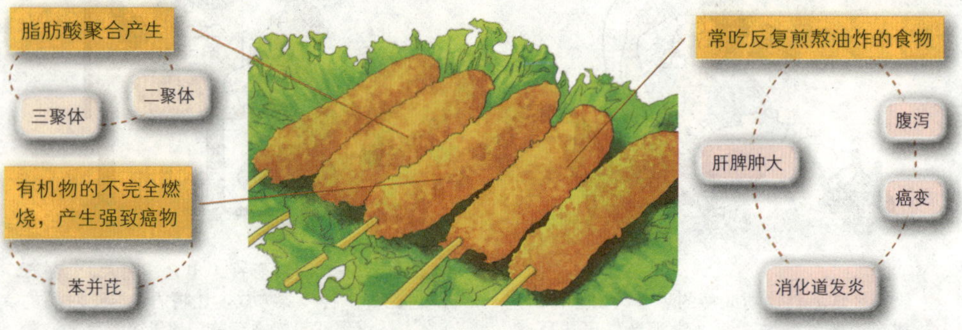
脂肪酸聚合产生
二聚体
三聚体
有机物的不完全燃烧，产生强致癌物
苯并芘
常吃反复煎熬油炸的食物
腹泻
肝脾肿大
癌变
消化道发炎

烧烤食品谨慎食用

在烧烤类食品的制作过程中，存在着烧烤方法不科学、制作过程不卫生、加入不符合要求的添加剂等卫生问题，给食用者带来潜在的健康损害。

在烧烤过程中产生的苯并芘有致癌性

肉类在高温下直接燃烧，被分解的脂肪滴在炭上再与肉类蛋白结合，可产生苯并芘。苯并芘是国际卫生组织公认的较强致癌物，对多种动物有致癌作用，对人类可致胃癌等恶性肿瘤

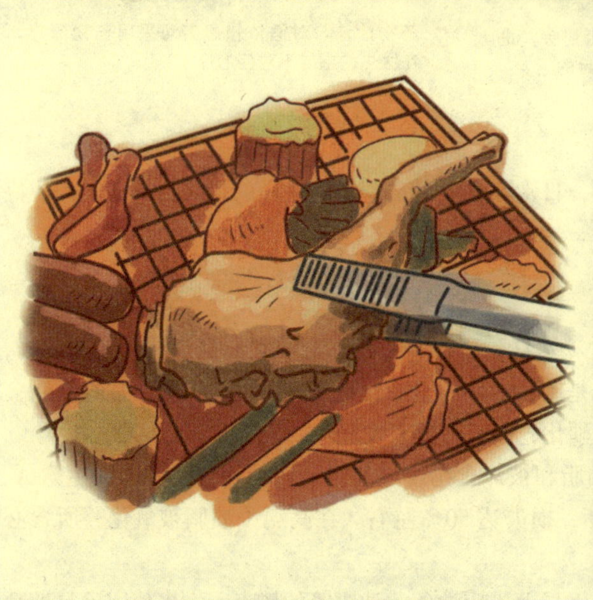

肉类本身也存在质量问题

特别是一些个体摊主，在经济利益的驱动下，购买未经检疫的畜禽肉品。消费者食用了不合格的肉品，会导致寄生虫病或肠道传染病

添加剂有问题

一些摊主为了改善烧烤食品的色泽及口感，在肉的腌制过程中，加了嫩肉粉、亚硝酸盐等，严重的可导致顾客亚硝酸盐食物中毒

所使用的作料不卫生

一些小摊点，加工食品使用发霉变质的作料，对人体健康不利

因此，应尽量少吃或不吃烧烤类食品。如果实在抵挡不住烧烤食品的诱惑，应选择科学烧烤方法烧制的食品，避免食用直接用炭、煤烧烤的食品。

快餐为什么不健康

快餐之所以不健康，是因为快餐有以下特点：

高油脂

快餐食物很多是煎炸炒等方法制作出来的，所以含油量非常高

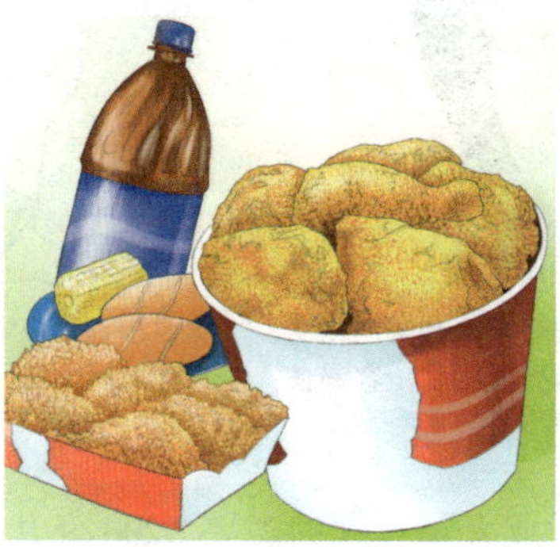

高盐分

由于要使食物易于入口，食物一般都含有大量盐分，以提高它的可食性

高糖分

快餐的饮品全都是高糖类制品，无论冷饮热饮都一样，是含大量糖分的甜品，加上汽水、雪糕类的甜品，更令食物糖分超高

大量调味品

味浓是快餐的特征，作用是吸引人进食，增加食欲。使人吃得快，吃得多，是快餐的特色。没有人喜欢吃清淡的快餐，所以粗茶淡饭式的快餐是没有市场的

含大量人工添加剂

为了做到色香味俱全以吸引消费者，快餐中含有大量人造色素、防腐剂、乳化剂、稳定剂等，这些是快餐不可缺少的添加剂，也是快餐用以装饰的特征之一

低纤维

快餐因为要力求快速，不但做餐时要快，还要考虑消费者进食时要快，所以制作过程中会尽量选用低纤维食物，令进食速度较快，人们于进食过程中不用太多的咀嚼动作，入口便吞下

把好饮水健康关

主动喝水

水是生命的源泉。一切生物都离不开水。水对人的健康起至关重要的作用，所以科学饮水意义重大。

饮水也能健身

喝水可以洗涤机体，清除污染。环境污染有的通过生物链的连锁反应和浓缩积累，进入我们一日三餐所必需的粮、菜、果和肉、蛋、奶中；有的通过呼吸道和皮肤直接侵入机体，在人体内蓄积，造成潜在的毒害。而喝水能帮助人体有效排毒。不过，掌握正确的喝水知识对健康非常重要。

口渴时不要突然大量饮水。一下子喝太多的水，会使胃液暂时停止分泌。胃液停止分泌，很容易导致胃肠的吸收能力减退。而且，大量的水集聚在胃肠中，还会使人的胸腹感到胀满，对人体的健康也是有害处的

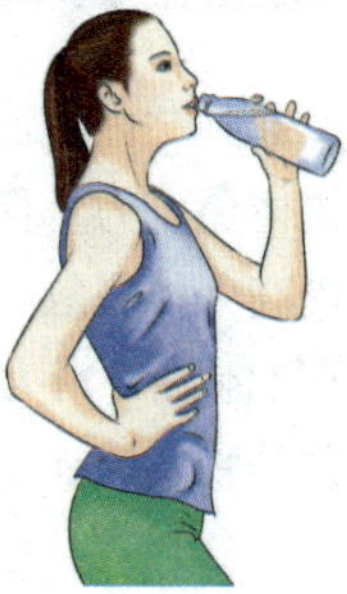

清晨饮水应以饮白开水为好，饮水量一般应该控制在200 ~ 400毫升，过多饮水对胃没有好处，还会影响早餐的进食，故要适量

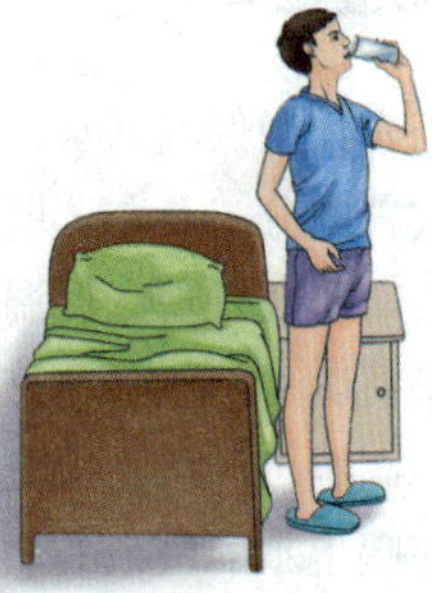

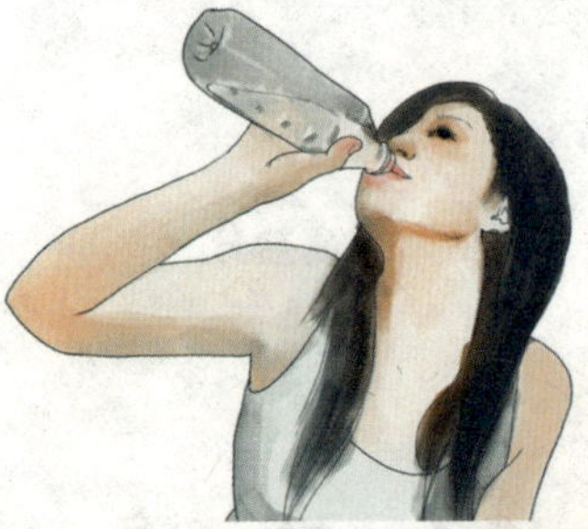

不喝生水。生水中含有各种各样对人体有害的微生物、细菌、寄生虫卵，喝到人肚子里以后，容易使人患急性胃肠炎、伤寒及痢疾等传染病

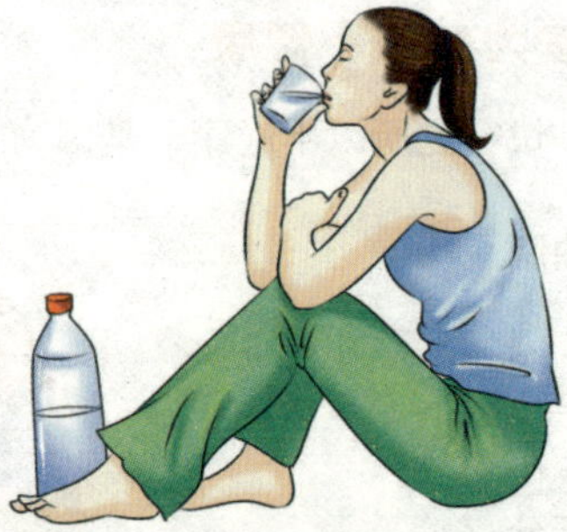

大量出汗后应喝盐开水。随着汗液的排出，盐分也会随之排出人体，需要喝一些含有盐分的开水，一般以500毫升水放1克盐为宜

饮水应达到一定的量，成人每日大约需要2200毫升的水，从食物中可得到约1000毫升，其余的1200毫升则需饮用来补充。但这并不是绝对的，可根据具体情况调整饮水量。如在发热、服药时需要多喝一些水。

喝水“适时”很重要。一般人都是渴了才想起来去喝水，其实当我们感觉到渴时，细胞已经处于不同程度的脱水状态了，此时新陈代谢会变得紊乱，血液中毒素也会增多，免疫力自然也会减退。所以我们应随时注意为身体补充必要的水分，不要等渴了再喝水。

多喝低温开水保健效果好

所谓低温开水，即凉开水，是将开水放凉到25摄氏度再喝，过热过凉都会降低喝开水的效果。

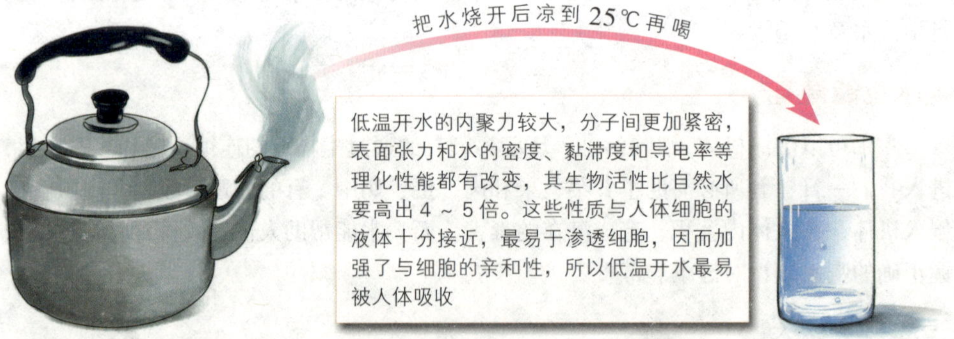

低温开水的内聚力较大，分子间更加紧密，表面张力和水的密度、黏滞度和导电率等理化性能都有改变，其生物活性比自然水要高出4～5倍。这些性质与人体细胞的液体十分接近，最易于渗透细胞，因而加强了与细胞的亲和性，所以低温开水最易被人体吸收

经常饮用低温开水，不仅可以冲淡体内毒素，起到“内洗涤”的作用，而且还有助于改善内分泌及心、肝、肾的生理功能，提高机体免疫力，保持皮肤水分，使人容光焕发。研究发现，低温开水的活性，还在于能提高人体脱氢酶的活性，有利于将肌肉中被称为“疲劳素”的乳酸降低，使人尽快恢复体力与精力。所以，劳动后、运动后、高温出汗后，喝低温开水是最适宜的。相关动物实验还证明，饮低温开水的白鼠，比喝生水的白鼠的血红蛋白高20%。

碳酸饮料的健康隐患

碳酸饮料种类繁多，常见的有可乐、雪碧等。碳酸饮料中的主要成分为二氧化碳、水、糖，有的含有一定量的氨基酸。

二氧化碳过多影响消化

碳酸饮料的口味儿多样，但里面的主要成分都是二氧化碳，所以喝起来才会觉得很爽、很刺激。二氧化碳过多容易引起腹胀，影响食欲，甚至造成肠胃功能紊乱

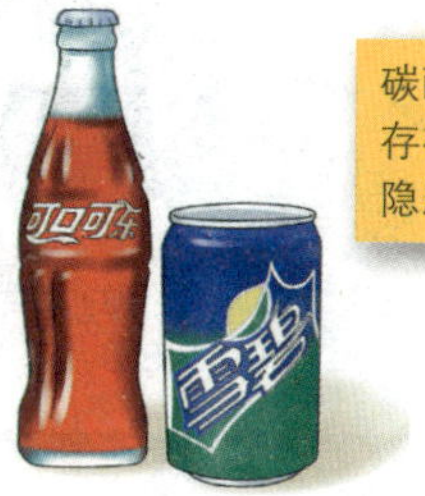

碳酸饮料存在健康隐患

磷酸导致骨质疏松

如果你仔细注意一下碳酸饮料的成分，尤其是可乐，不难发现，大部分都含有磷酸。通常人们都不会在意，但这种磷酸却会潜移默化地影响你的骨骼，常喝碳酸饮料骨骼健康会受到威胁

大量糖分有损牙齿健康

碳酸饮料含糖量很高。过多的糖分被人体吸收，就会产生大量热量，长期饮用非常容易引起肥胖。最重要的是，它会给肾脏带来很大的负担，这也是引起糖尿病的隐患之一。所以，本身就患有糖尿病的人，尽量不要饮用碳酸饮料

另外，很多青少年，尤其是小孩子特别偏爱这种甜味。糖分对孩子们的牙齿发育很不利。有调查显示，多喝碳酸饮料，12 岁的孩子，齿质腐损的概率会增加 59%，而 14 岁孩子齿质腐损的概率会增加 220%。

健康地喝咖啡

咖啡是一种受大众欢迎的饮品。咖啡是否影响健康也是很多人关心的问题。

咖啡因和健康

在我们日常的饮料如茶、可可饮、巧克力饮中含有较少量的咖啡因。可乐等碳水化合物饮料和某些麻醉药中也含有咖啡因。

咖啡因难溶于冷水，却易溶于热水。它会刺激大脑皮质，消除睡意、增强触觉与思考力，并可调整心脏功能，又有扩张肾脏血管、利尿等作用。但是，摄取过多的咖啡因，容易发生耳鸣、心脏功能亢进（心脏跳动迅速、脉搏次数增加）及脉搏跳动不均等现象，所以必须适量饮用咖啡。

怎样喝才健康

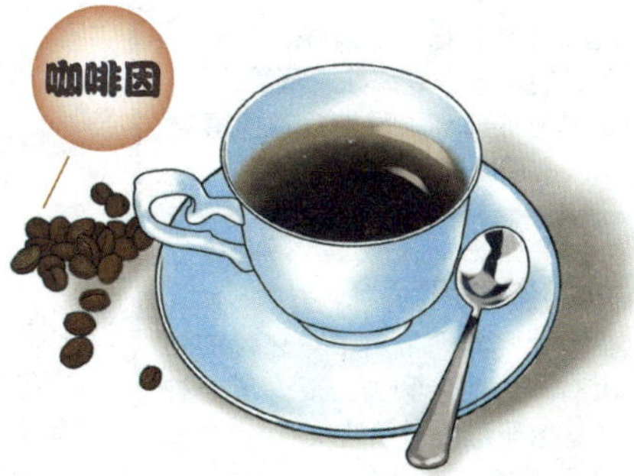

适量的咖啡因会加速新陈代谢、促进消化、缓解便秘，并能够改善皮肤的粗糙现象

喝多少咖啡才算过量？其实，这完全取决于个人的承受能力和习惯。一杯咖啡平均含有 60 ~ 90 毫克的咖啡因，而一般人体一

天可以消耗 500 ~ 600 毫克的咖啡因，并且不产生任何副作用。咖啡、茶和可口可乐都不会让人上瘾。

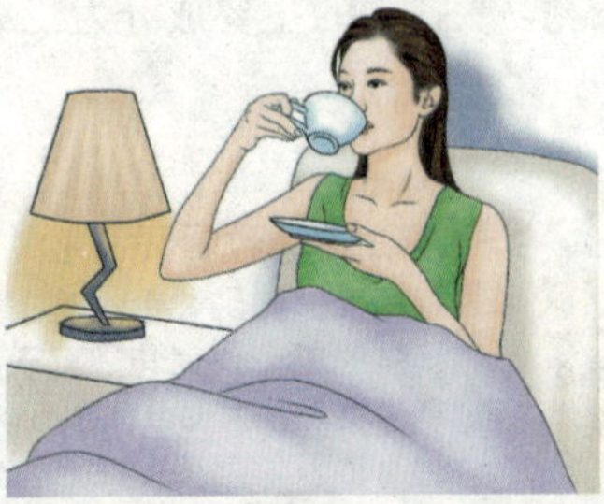

早上起床后来一杯热咖啡，可以振奋身心，让心情更加舒畅，而晚上则可能会造成失眠

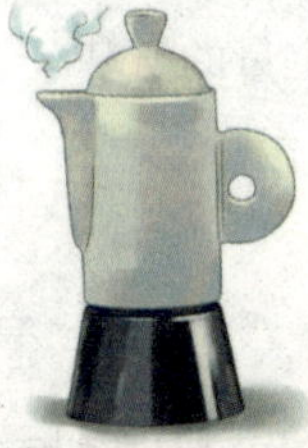

咖啡最佳的饮用温度是 85 ~ 88℃

一杯好咖啡无论温度高低，口感表现应该是一致的，这也是为什么咖啡测试鉴定师会将咖啡从热到冷的全部过程都列为评鉴范围。一杯品质良好的咖啡，冷却之后除了香味减少之外，口感表现甚至会比温度热时更好

饮用适合自己的茶

茶的历史悠久。无论是红茶、绿茶还是花茶，都含有对身体有益的健康成分。

茶的保健作用

茶叶成分对人体的生理、药理功效是多种多样的，归纳起来主要有如下 8 大保健作用。

兴奋作用

茶叶的咖啡碱能兴奋中枢神经系统，帮助人们振奋精神、增进思维、消除疲劳、提高工作效率

抗菌、抑菌作用

茶中的茶多酚和鞣酸作用于细菌，能凝固细菌的蛋白质，将细菌杀死，可用于治疗肠道疾病。皮肤生疮、溃烂流脓，创伤破了皮，用浓茶冲洗患处，有消炎杀菌作用。口腔溃疡、咽喉肿痛，用茶叶来治疗，也有一定疗效

利尿作用

茶叶中的咖啡碱和茶碱具有利尿作用。利用红茶糖水的解毒、利尿作用能治疗急性黄疸型肝炎

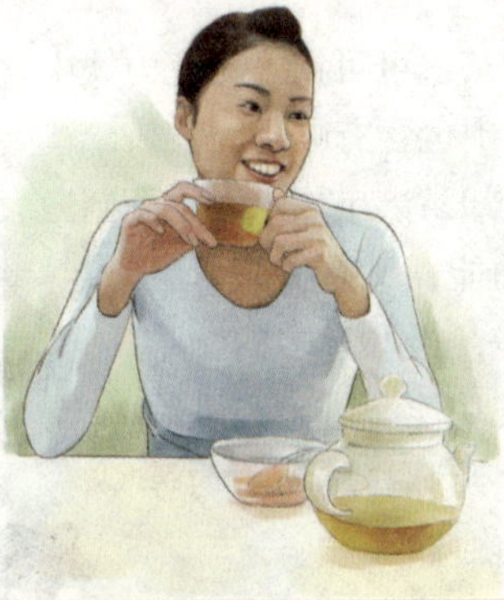

减肥作用

茶中的咖啡碱、叶酸、泛酸和芳香类物质等多种化合物，能调节脂肪代谢，乌龙茶更是对蛋白质和脂肪有很好的分解作用。茶多酚和维生素 C 能降低胆固醇和血脂，所以饮茶能减肥

强心解痉作用

咖啡碱具有强心、解痉、松弛平滑肌的功效，能解除支气管痉挛，促进血液循环，是治疗支气管哮喘、心肌梗死的良好辅助药物

防龋齿作用

茶中含有氟，氟离子与牙齿的钙质有很大的亲和力，能变成一种较难溶于酸的“氟磷灰石”，就像给牙齿加上一个保护层，提高了牙齿防酸抗龋能力

抑制癌细胞作用

据报道，茶叶中的黄酮类物质有不同程度的体外抗癌作用，其中作用较强的有牡荆碱、桑色素和儿茶素

抑制动脉硬化作用

茶叶中的茶多酚和维生素 C 都有活血化瘀、防止动脉硬化的作用。所以，经常饮茶的人，高血压和冠心病的发病率都较低

选择适合自己的茶

茶具有人体所需要的营养成分和有利于人体健康的生物活性物质，非常适合饮用。

茶叶一般分为绿茶、红茶、花茶、白茶、乌龙茶和紧压茶 6 大类：

■绿茶

绿茶是经过高温消毒，但未做发酵处理的茶，因此，所含有效成分变化较少，基本上保持了原茶的本质，营养与保健价值较高。绿茶属于凉性，有轻度苦味，适合夏秋气候炎热时饮用，有解热、清暑作用。体内有热，身体壮实者，宜饮绿茶；但脾胃虚寒、畏寒怕冷者，则不宜饮绿茶

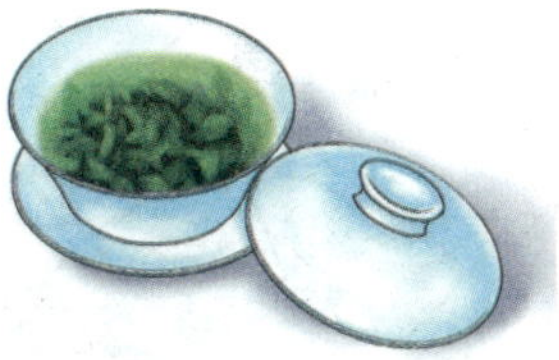

■红茶

红茶是未经消毒，但经发酵处理过的茶，内含成分发生了较大变化。红茶的品格与绿茶迥然不同。绿茶是以保持天然绿色为贵的，而红茶则以红艳为上。红茶对人体的作用比绿茶平缓，有和胃健脾功效，适合脾胃虚寒者饮用，这一点与绿茶正相反

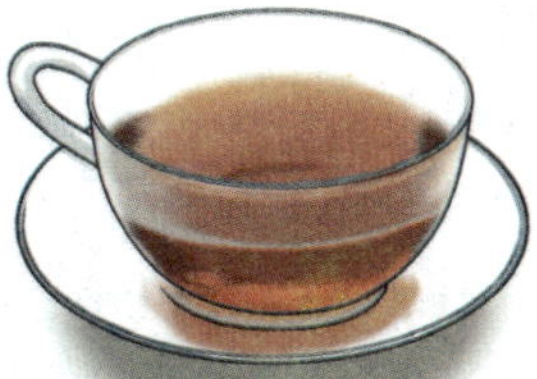

■花茶

花茶又名熏花茶、香片，是用茶叶和含苞待放的鲜花窨制而成。其特点是保持了浓郁的茶味，又具有芬芳的花香。花茶性质平和，适合大多数人饮用

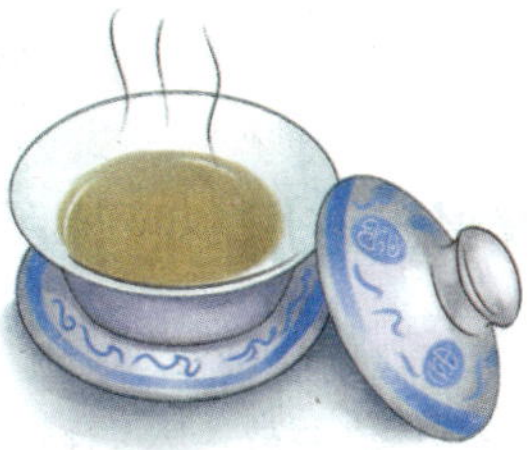

■乌龙茶

乌龙茶既是茶名，又是茶的品种名。采用萎凋和发酵方法，又用了绿茶的杀毒方式加工而成的茶，称为半发酵茶。其性不寒不热，既有绿茶的清爽芳香，又有红茶的浓鲜风味，适合大多数人饮用

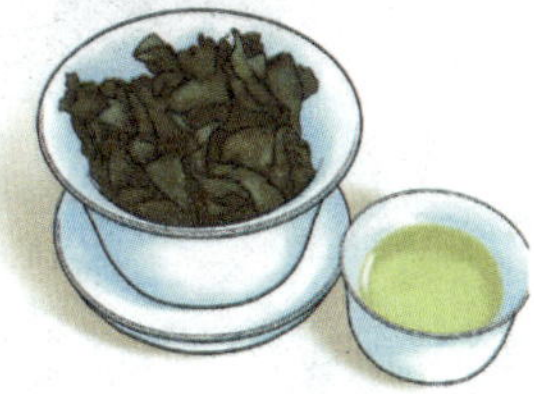

■白茶

白茶是采自优良品种茶树的幼嫩尖芽，经过自然萎凋和文火烘焙加工而成。此茶既不像绿茶那样翠绿，又不像红茶那样红艳，也不像乌龙茶那样紫褐，而是色白如银，泡出的茶颜色较淡，故名白茶。其性类似绿茶，属凉性

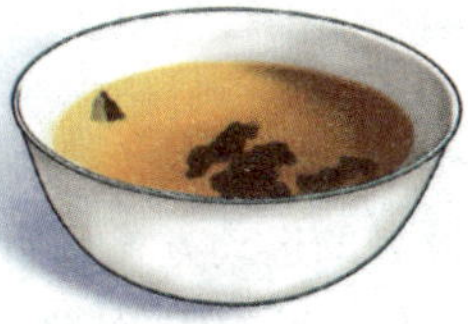

■紧压茶

紧压茶一般是用茶的枝梢制成黑茶、老青茶，或用绿茶、红茶片末为原料，经蒸压处理而成的不同形状的茶，如茶砖、茶饼、茶球和窝头茶等。此类茶的特点是久藏不易变质，便于储运，很受边疆少数民族和牧民们的欢迎。比较有名的有普洱茶

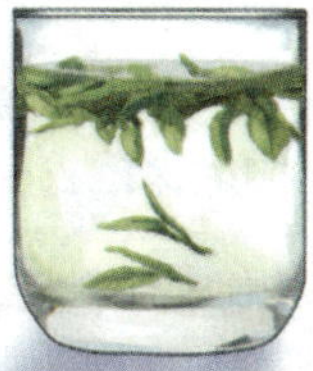

由于人们居住的地区、环境不同，饮茶习惯不太一样，再加上身体素质差异，饮用哪一类茶合适，需要结合自身的需要来选择。以上 6 类茶，宜根据自己的爱好、身体状况、茶的品格与性质，加以选择。

第 4 章

让运动为健康加油，做自己的健身教练

把运动作为健康的保证

多吃少动是肥胖的根源

随着经济的发展，人们的生活水平不断提高，餐桌上的食物不断丰富，人们摄入的能量也越来越多。有的人一天摄入的热量甚至能达到168000 ~ 21000千焦，几乎超过需要量的2倍。可是，摄入的能量水平提高了，能量消耗的水平却越来越低了。这就导致了“能量过剩病”的出现。

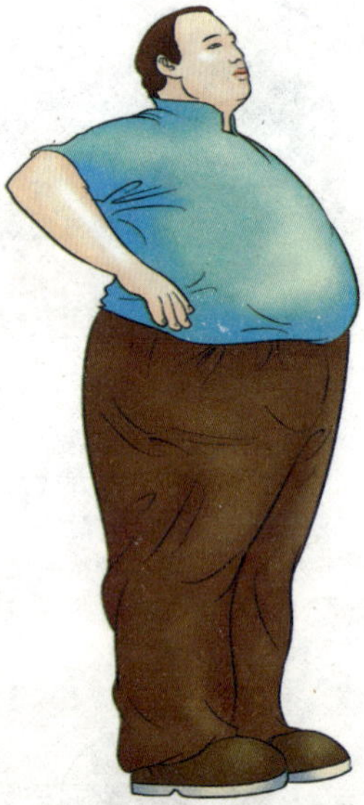

多吃少运动导致能量过剩是肥胖的根源

缺少运动导致能量过剩

“能量过剩病”的主要表现形式是身体肥胖，还有高血压、高血脂、冠心病、脂肪肝等疾病，糖尿病也与能量过剩有密切关系。尽快消耗掉能量的根本办法就是运动。对于糖尿病和脂肪肝患者来说，最简单的治疗方法也是运动疗法。

运动能够以做机械功的方式消耗能量，在运动过程中产生的多余热量，再通过散热而消耗掉。运动后，人体会在一段时间内因保持较高的新陈代谢率而消耗掉更多能量。

适合身体肥胖者的运动

有氧耐力运动是最适合肥胖者的运动方式。如步行、慢跑、游泳、舞蹈和自行车等运动项目，可消耗机体能量，使脂肪组织量降低，而且能保持肌肉重量。

水中运动

水中运动包括游泳、水中行走、球类和游戏等。因为水中浮力可克服下肢关节的负荷，所以此类运动不仅是减肥的好方式，而且能改善左心室功能

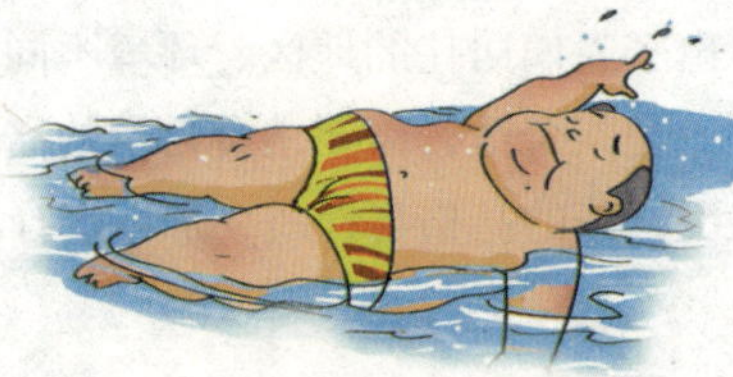

舞蹈和健身操

舞蹈和健身操可使躯体体形匀称和健壮，肌肉柔软有弹性，动作灵活协调，适于女性减肥健美

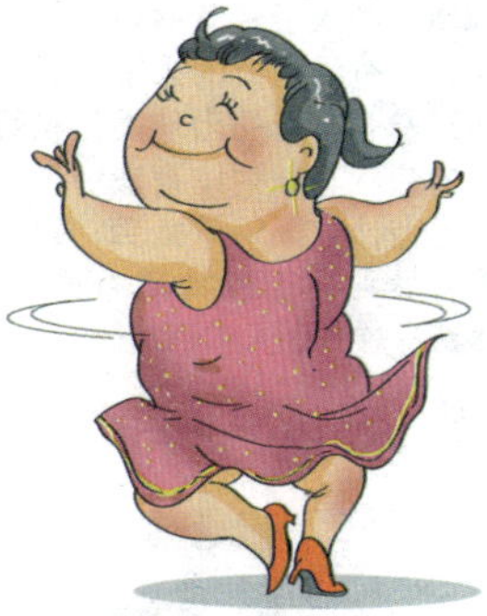

功率自行车运动

功率自行车运动是原地的带功率计数的自行车运动，其优点是可减轻膝关节的负担，并可通过变换所受的阻力来调整运动强度

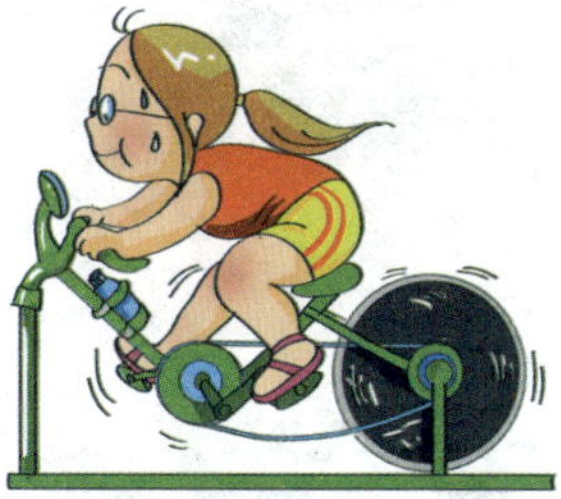

肌力训练

如腹肌练习和肢体的抗阻练习等。肌力训练操（如仰卧起坐、俯卧撑等）和运动器械（如拉力器、杠铃和哑铃等）训练，能增加肌肉重量和肌力

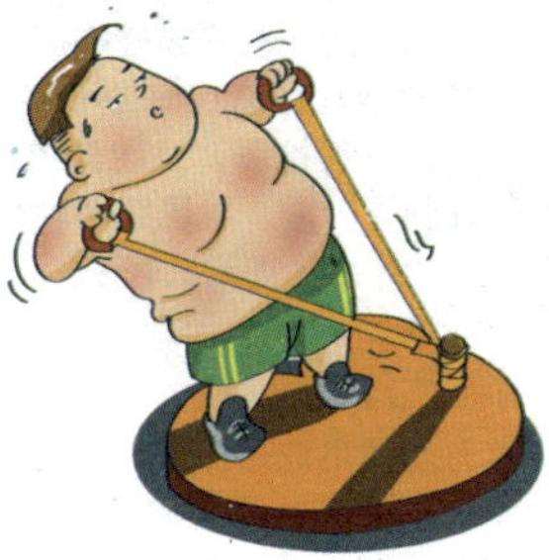

运动的进展速度取决于个人健康状况。健康状况好的肥胖病人，在医学上个人能接受的减肥速度，为每周消耗 3780 ~ 4200 千焦热量。参加运动计划的第 1 周，平均每次运动训练课消耗 840 千焦，8 ~ 12 周后平均每次运动训练课消耗 1260 千焦。对健康状况差的肥胖人，则需较长时间才能达到减肥目标，肥胖并发高血压、冠心病或糖尿病时，应采用与高血压、冠心病和糖尿病相适应的运动处方。

了解体育运动的功用

运动对身体各器官的积极作用

人的身体有 600 多块肌肉，必须要经常使用，否则会萎缩。肌肉不但使我们能跑能跳，还能帮助消化、促进呼吸、舒收血管、运送血液。如果肌肉不能正常发挥作用，就会影响身体各器官的功能。

运动的好处具体表现在以下几方面：

1. 体育锻炼可增强心肺功能，加强心肌的新陈代谢，有助于血液回流心脏，减少聚集在血管中的胆固醇等有害物质。

2. 增强和巩固骨骼系统，防止骨内矿物质的流失，防止出现骨质疏松现象。

3. 增强人体神经系统控制肌肉协调的能力，可维持关节较好的柔韧性，减少关节炎的发生，其中尤以腰、膝部最为重要。

4. 运动对于呼吸器官而言，是呼吸的促进力量，可使呼吸肌变得更加强壮有力，使肺活量增大，使肺内气体变得充分，血液中含氧量增加，从而大大提高新陈代谢能力。

5. 运动还可以促进胃肠蠕动和消化液的分泌，从而增强胃肠的消化、吸收功能。

运动让我们更好地保持身体健康

除了对身体各器官的作用，运动还可以做到以下几点：

提高免疫力

研究发现，体育运动能增强机体的免疫功能，增强人体的抵抗力，从而使我们免除一些感染性疾病。有人对长期参加体育锻炼的 65 岁以上的老人进行检测，发现其体内 T 淋巴细胞百分率、淋巴细胞转化率等与青壮年对比均无显著差别

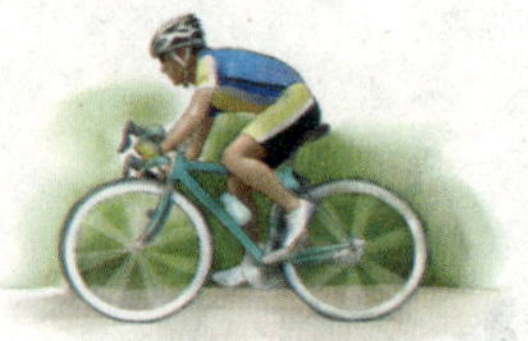

保持耐力

经常有规律地进行体育锻炼的人，动物淀粉含量比不爱运动的人动物淀粉含量要多 1 倍多。动物淀粉含量的增加可提高人的耐力，使人劳动或运动持久而不觉累

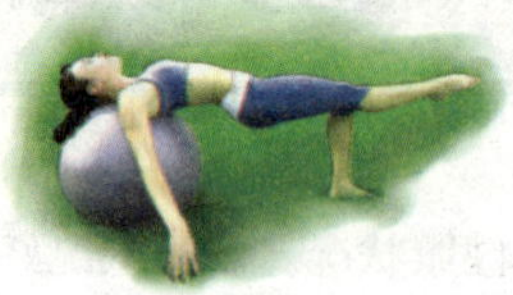

缓解精神紧张

运动少的人所带有的电荷特别强。带有强电荷的人常常感到神经紧张，有的出现类似神经质的症状。长期体育锻炼能减少电荷，使人消除疲劳，缓解精神紧张，而保持精力充沛。体育锻炼有助人们酣睡

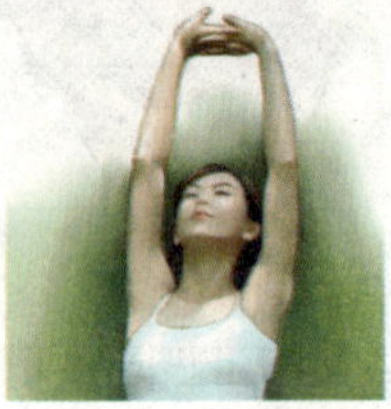

降低血脂

人体血液中的脂肪能通过动脉血管壁中的许多微小孔被排出血管。但是血管中的脂肪必须与高密度脂蛋白结合后才能穿过这些小孔，因此高密度脂蛋白含量越高，脂肪就越能有效地被排出。研究发现，运动能增加血液中高密度脂蛋白的含量，从而降低血脂。人在进食富含脂肪的饮食 1 ~ 2 小时后，做一些适当的运动，体内的高密度脂蛋白含量会明显增加，血液中的脂肪在未沉积于血管以前就能被排出，血管中的血脂含量会大大减少。这对防止或减缓血管粥样硬化，避免心脑血管疾病的发生极为有效

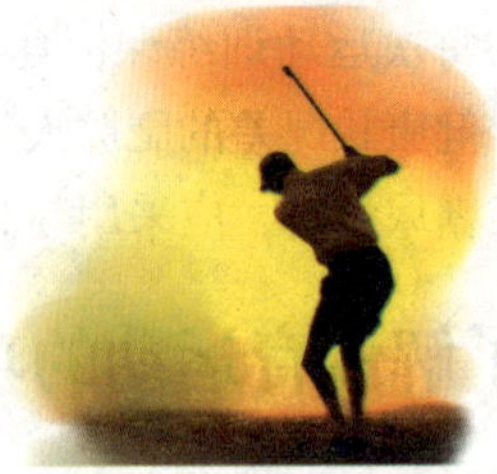

合理运动促进健康

合理运动促进身体健康，如果运动违背了一定的规律，非但不能起到好的作用，还会危害身体健康。

合理运动必须遵循 3 个原则

因人因时、合理选择

运动锻炼时要选择适合自己身体条件的运动项目。应根据自己所处的环境恰当安排运动

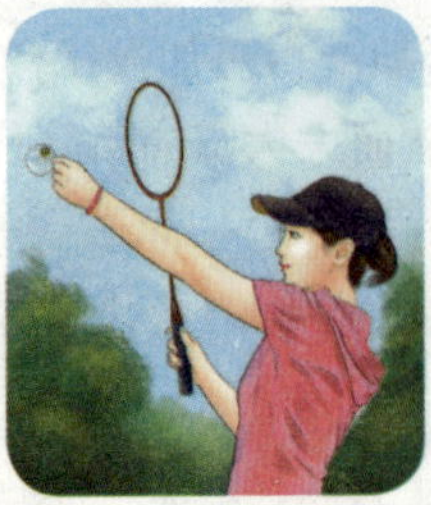

循序渐进、持之以恒

在具体的运动量、运动项目、运动时间和运动次数上，应据个人情况循序渐进，坚持不懈

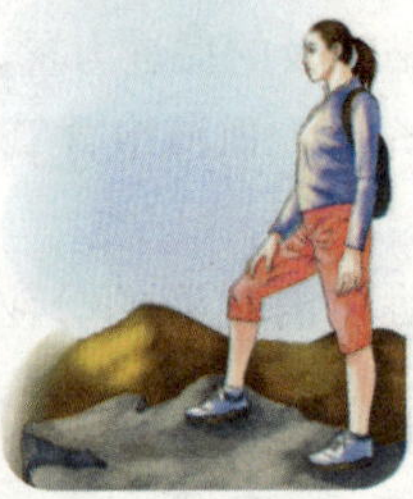

一般性与专项性协调

既要全面锻炼身体，又要专门锻炼有所缺欠的系统或器官，两者结合，才能真正防病治病

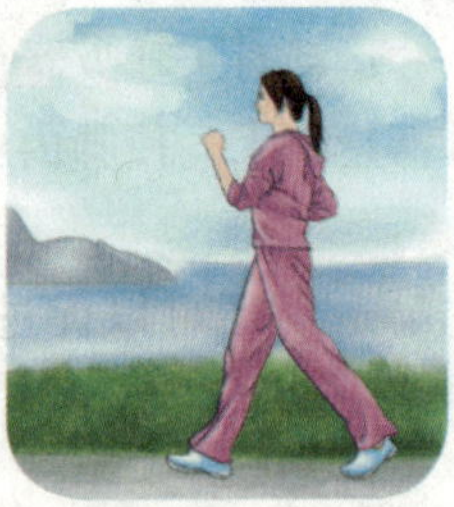

选择适合自己的体育运动

根据自身情况选择恰当的运动方式

许多人不运动，原因可能有很多，但更多的人则不知道如何选择适合自己的运动方式。有人因为运动方式不适合未能坚持，或因没有效果最终放弃，也有人因运动不当而造成损伤。所以，选择适合自己的运动方式很重要。

运动方式要适合自己的体质

有些人看起来瘦弱，但却有很多脂肪，肌肉力量和内脏器官的功能往往也不佳。适合这类人的运动是步行、爬楼梯、跳绳、游泳等能促进脂肪燃烧的运动

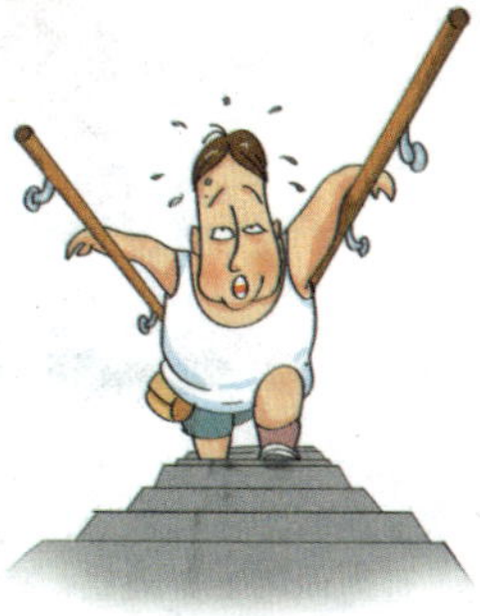

那些身体瘦弱、脂肪少、肌肉力量不强、体力也不佳的人，往往内脏器官也不太强健。这些人运动时，应该先慢慢增强体力，可进行散步、快步走、慢跑等运动，逐渐强化肌肉力量、持久力及身体柔韧度，然后再进行力量训练

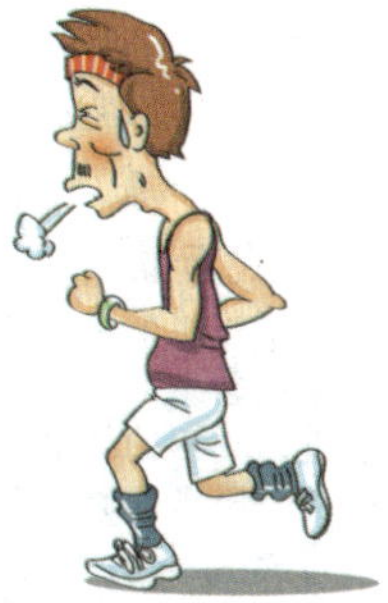

对于体重在标准范围内的人，只要肌肉和关节没问题，可参加任何运动。但如果不是锻炼有素，就不能突然参加剧烈运动。运动前的热身运动是十分必要的

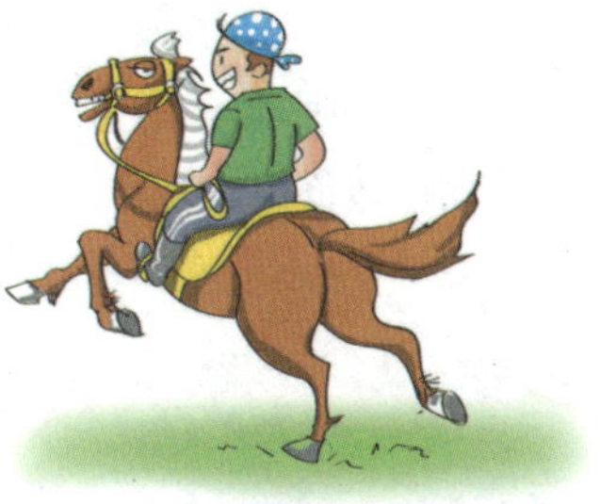

对于各部位脂肪较多、体重过重、骨骼支撑能力弱、日常生活中爬几级楼梯就会“气喘如牛”的人，应该多做有氧运动如游泳，这样可以消耗脂肪。还可常做静态的伸展运动，以强化肌肉、骨骼。值得注意的是，肥胖者由于都有高血压的倾向，应在运动前先量量血压，并注意动作的正确性，千万不要做过度剧烈的运动。身体状况不好时停止运动，不可操之过急

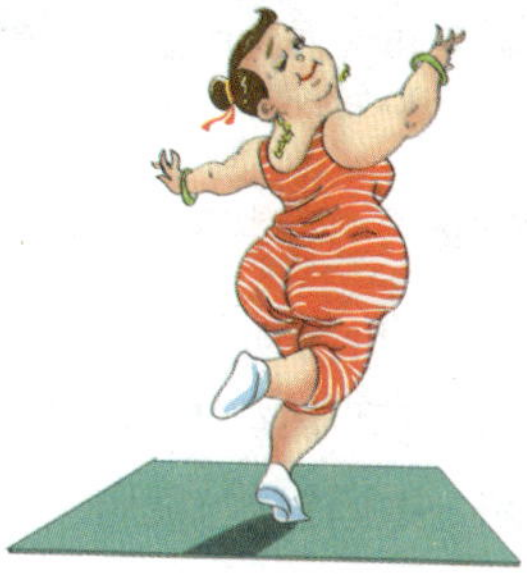

养成良好的运动习惯

养成良好的运动习惯会让你受益终生，也是决定你能否做好自己的保健医生的重要因素。

做好准备

运动前的准备活动一方面可使肌肉弹性增加，使其应激性上升，提高其收缩效率，增大关节的活动范围；另一方面也能调整心理。这些都有利于预防肌肉拉伤。

运动前的准备工作

1. 事前准备

必需的器材、服装、工具等要准备好，而心理上也要严肃地对待，将全盘计划分期进行。首先要热身，活动活动筋骨，因为久不运动的筋骨，不能一下子适应突如其来的活动

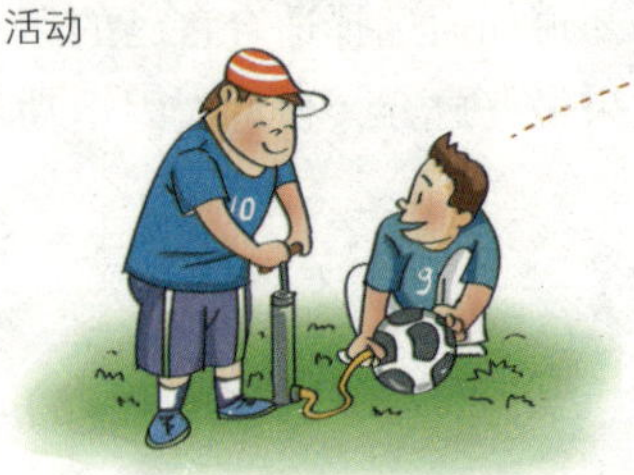

2. 热身

在大约相同时段做 5 ~ 10 分钟轻微运动，让运动系统活跃起来，让新陈代谢由静转动。活动筋骨关节，调节荷尔蒙，最好持续一两个星期，要打好基础。柔软体操、简单的伸展筋骨运动均可，自然地活动四肢即可

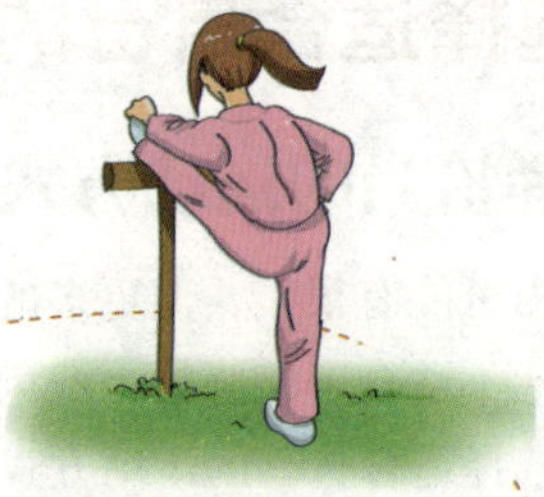

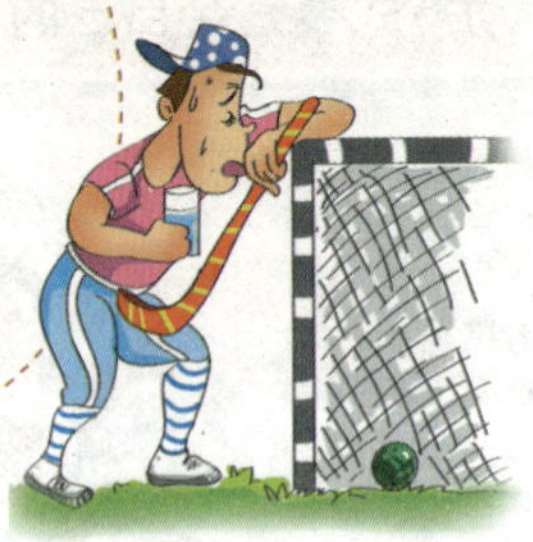

3. 适应

无论你选择的是何种运动，起初都不要全力以赴地进行，否则你将全身酸软，疲倦不堪。这样会减弱意志力，以致不能坚持。所以适宜的做法是先进行少量缓和的运动，比如慢慢地跑，待肌肉不再有酸痛的感觉之后，再进入正式全速进行的阶段。只要进行的强度是你体力所能轻易负担的即可，起码要一两星期之后才可以开展正式的运动

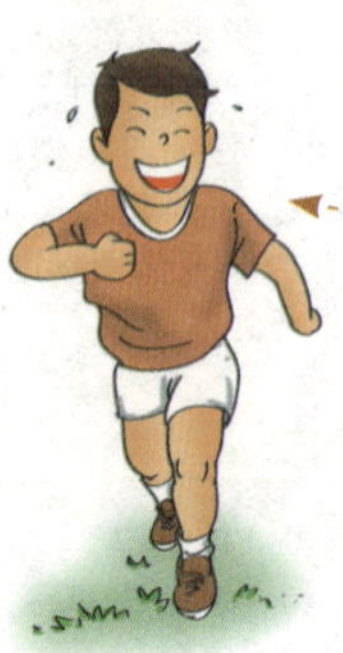

4. 正式运动

经过了近 1 个月的热身及准备之后，就可以进入真正的运动阶段了。周末的时候可以进行康乐式运动，例如打球、远足、放风筝之类，每星期 7 天均有活动机会，可以强化我们的体能，增强运动的效果

选择好的健身环境

健身活动与环境有着密切关系。良好的环境，不但有利于增强体质和增进健康，而且有利于缓解心理紧张、陶冶情操；恶劣的环境，则会加重心理负担，破坏正常情绪，损害体质与健康。

健身活动时应尽量避免环境污染带来的副作用

随着现代社会的迅猛发展，工业、交通、杀虫剂、垃圾等造成的环境污染，严重威胁着人们工作、生活和健身活动的环境。环境污染对健身活动影响最大的首先是空气污染。工业城市中，燃料燃烧、汽车尾气、工业废气等，使空气中一氧化碳、二氧化硫等有害物质含量增加，车辆来往频繁的地方，污染更严重。由于运动时呼吸强度加大，人体会吸入更多的有害物质，损害呼吸系统，诱发很多疾病。工业废水不加处理排入江河湖海，造成水污染，可使从事水上运动的人受到损害。噪声污染分为生产噪声污染和生活噪声污染，噪声刺激可以使人心烦意乱，血压升高，心率加快，破坏锻炼者的心境，损害身心健康

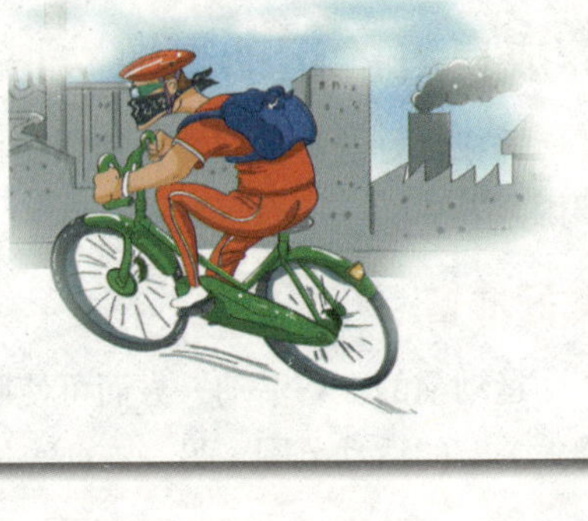

健身活动应充分利用空气、阳光、水和山川景物等自然条件

阳光中的红外线既可产生热量，又能促进新陈代谢，增进健康。紫外线与人体健康关系更密切，可以增加皮肤内的黑色素，起防护作用；促进钙的吸收和利用，有利于骨骼的正常成长；可以杀伤细菌，起免疫作用

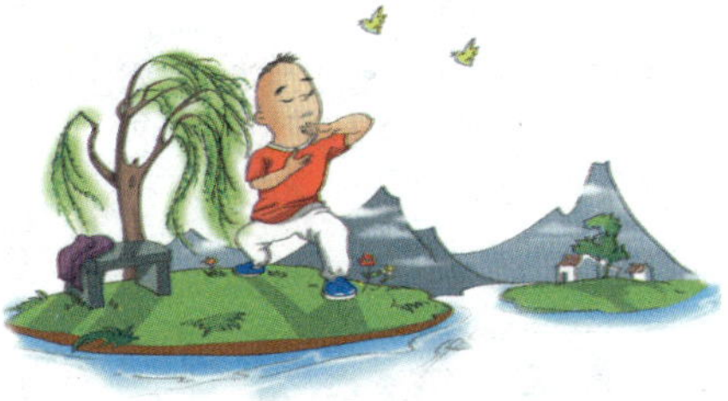

空气的温度对锻炼效果有着明显影响

寒冷可使运动者振奋，增强适应能力，锻炼意志，但低气温会使肌肉和韧带处于紧张状态，易于受伤，所以运动前需做充分的准备活动，并注意保护手与脚以防止冻疮。夏季的炙热会使运动者心情烦躁，加大运动消耗，可锻炼意志，但要注意防止中暑，一般宜早上与傍晚凉爽时进行锻炼。清洁新鲜的空气含氧量高，能促进新陈代谢，增强机体抵抗力。水中锻炼对肺部有明显增强作用，同时可以使心脏受到锻炼

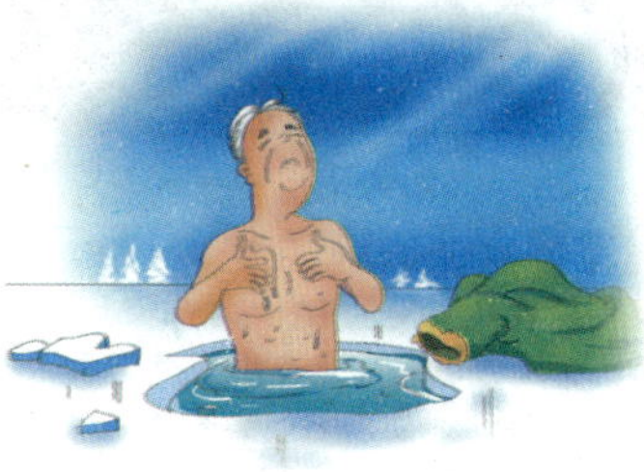

运动中要科学补水

我们在运动和健身过程中会大量出汗，造成身体缺水，于是就会感到口渴难耐。有人口渴时喝起水来没完没了，结果引起了腹胀、胃痛等不适，肌肉力量下降；也有人虽口渴难忍，却不敢喝水，害怕身体不舒服，等到运动结束后 30 分钟才喝水，结果是身体脱水，危害健康。

那么，在运动中应如何补水呢？

补水的时机。研究表明，长时间的运动会使身体大量排汗，血浆量可下降 16%，如果能够及时补水，则可以增加血浆量，减少血流阻力，提高心脏的工作效率和运动的持续时间。而且，运动中适量饮水非但不会使排空能力下降，反而还会使其加强。因此，在运动中身体失去的水分应及时给予补充

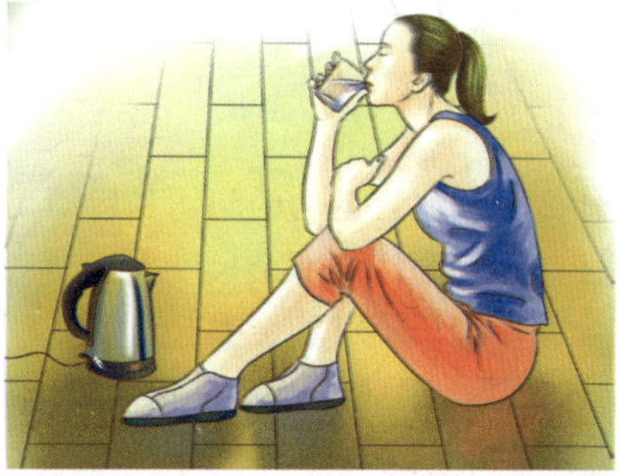

一般来说，在运动前 30 分钟左右补足水分最好。如果运动过程中口渴难忍，则可以少量补水。如果是进行超大强度的训练，除训练前补足水外，最好在训练后再补水

科学安排运动量

运动负荷是人体在运动活动中所承受的生理刺激。运动负荷过小，刺激不能引起机体效能反应，达不到强身健体的作用；运动负荷过大，机体负荷超载，就会伤害身体。因此，适度运动是体育锻炼的首要原则。不同体质的人和不同的运动项目，标准各不相同，应以个人感到不疲劳为宜。

适度选择锻炼时间

锻炼时间长短应视强度大小而定，时间短时强度可大一些。反之，时间长则可以让强度小一些

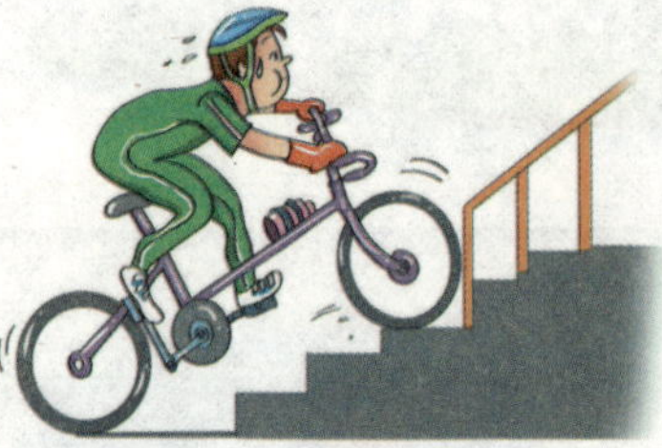

了解运动负荷价值阈，避免过度疲劳

连续积累运动过量引起的疲劳，可导致疾病。心率达到130次/分钟，每搏输出量接近正常人的最佳状态，这种程度锻炼效果明显。当心率达到150次/分钟时，每搏输出量开始缓慢下降。当心率增至160～170次/分钟时，未必会有良好的效果。应按心率变化，找出最佳锻炼效果，同时避免过度疲劳

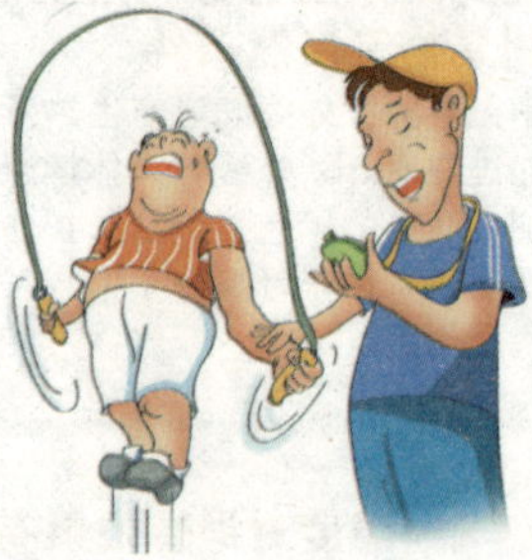

确定适宜的锻炼强度

一般应在中等强度范围内选择运动时的心率区间。体虚或患病则应在小强度范围内选择。身体强壮或有训练要求者，可在大强度范围内选择。要经过几次试验性练习，依据身体反应等情况，慎重决定，心血管疾病患者更是如此，以免伤身

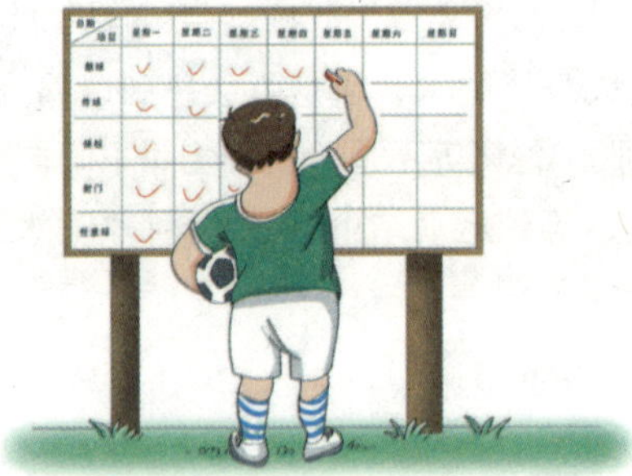

合理确定锻炼频度

锻炼的频度应视具体恢复程度而定。一般情况下，上次锻炼的疲劳基本消除，即可进行下次锻炼。正常情况下，1日1次或隔日1次的安排是比较科学的。如若锻炼时间间隔1周，就失去强身健体的作用和效果了

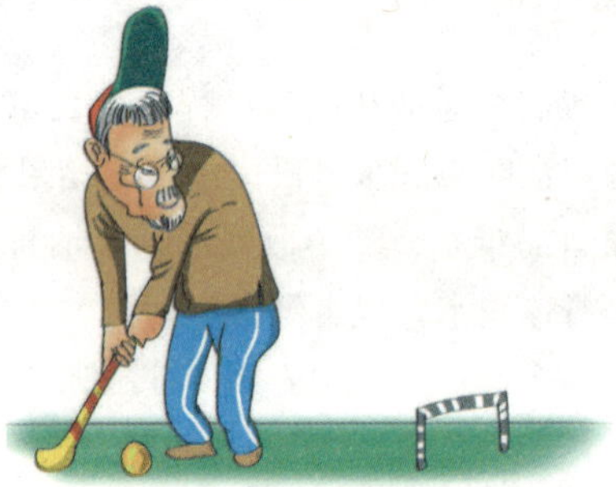

把握好运动时间

运动时间问题包括什么时间适宜运动的问题和运动时间的长短问题。它是衡量运动强度的一个尺度。运动时间不宜太长，也不宜太短。太长了可能会引起身体疲劳，太短了又起不到保健效果。因此，做好自我保健，就要求我们科学地把握运动时间。

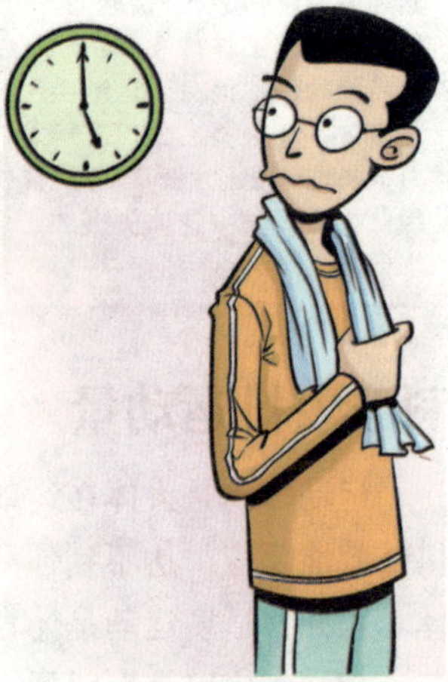

太早晨练，效果并不好

外出晨练不宜太早

太早进行晨练，效果并不一定好。除了夏天以外，早上的气温一般比较低，并不适宜进行锻炼。太阳升起一段时间后，气温开始回升时，才是锻炼的最佳时机。这时候，太阳驱散了晨雾，植物开始进行光合作用，放出氧气，空气的透明度有所增加，合适的气温也使人的

手脚更容易伸展。

一些地区早晨的雾气较重，坚持早起锻炼并不是一个很好的选择。在大雾条件下，空气中的杂质不容易消散，各种病原微生物也比较多，而锻炼时肺活量加大，会吸入大量的有害物质和病原微生物，影响身体健康。因此，应该在太阳出来、雾气消散之后再进行锻炼。可以先在户内做一些不太消耗脑力和体力的活动。经过一夜的休息，人体各脏器的功能尚处在较低水平，需要一段时间去恢复正常。

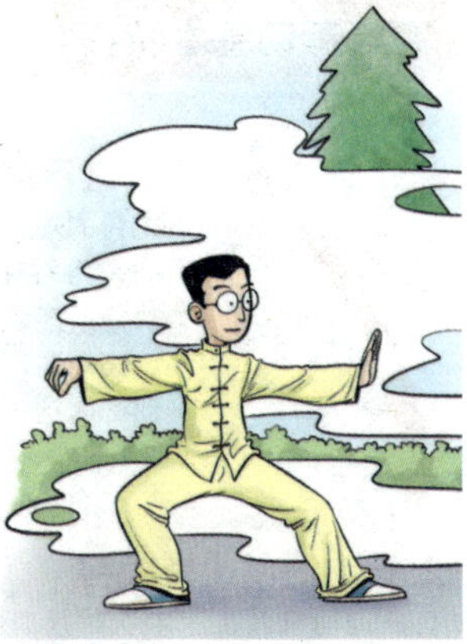
有些中老年人已经养成了天天晨练的习惯，其实这并不科学

最佳运动时间是黄昏

要知道什么时间运动最好，就要知道运动最基本的原理：通过不断增强新陈代谢来排掉体内垃圾，同时让身体内部得到更新。这就是说，运动时需要新鲜的氧气。

很多人都会有这样的误区：认为清晨的空气最新鲜，其实不然。由于昼夜的温差，导致清晨的空气中的灰尘比例大大提高，而空气中灰尘量最小的时候在黄昏时段，具体时间自然根据季节的不同有所改变。

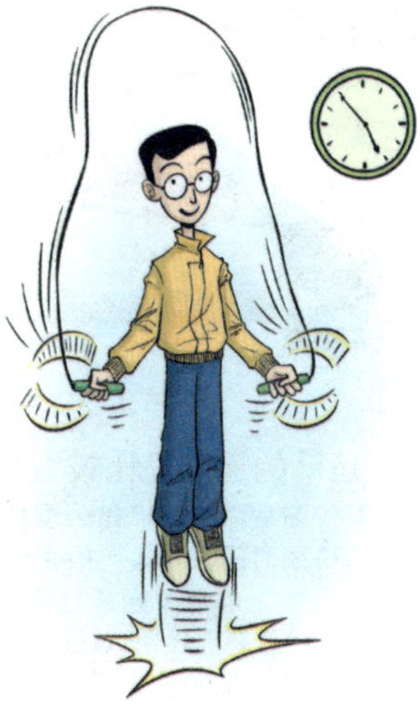
下午 3 ~ 6 点是最适宜运动的黄金时间

从人体生理周期来看，下午 3 ~ 6 点是最适宜运动的黄金时间。因受脑部生理周期节律的指挥，此时的人体体温处于最高点，肌肉最暖和且最有弹性，人反应快、力气大、不易受伤，脉搏跳动最慢，血压最低。一般人的体温下午 2 ~ 4 点最高，之后开始下降。早晨起床前 3 小时之内，人体体温是最低的，运动达不到最好效果。

最佳运动时间段不是清晨而是黄昏。也用不着计较体温的差别，更重要的是抓紧你能调配的时间去运动。

有氧运动有益健康

有氧运动

有氧运动的保健功能越来越引起人们的重视。有氧运动有益身体健康，这一点毋庸置疑。

有氧运动的基本知识

有氧代谢运动是增加人体吸入、输送与使用的氧气为目的的耐久性运动。在有氧运动中，人体需要能量，而人体的能量来源于体内营养物质的化学反应分解释放。

有氧运动基本特征

1. 进行时间比较长

大量的短暂运动不是有氧运动，而是“低氧”运动，因为身体肌肉消耗体能的速度远远超过心肺功能所能供应的速度，身体肌肉暂时以低氧方式燃烧能量，并非有氧运动。大多短暂而剧烈的运动都属这一类

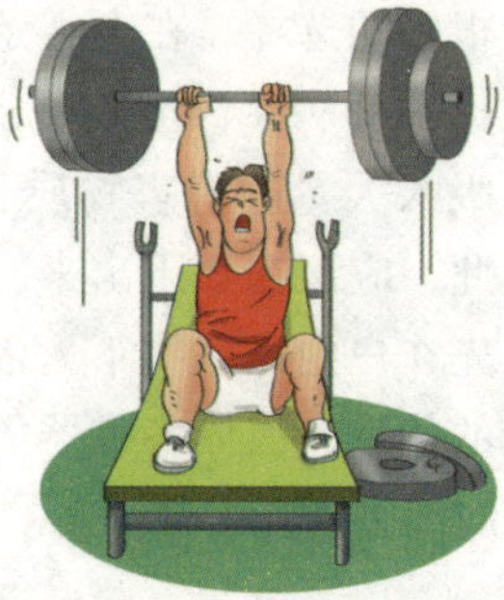

2. 运动时间比较频密

有氧运动只做 1 次半次是没有意义的。有氧运动要持之以恒，次数较为频密。1 星期之内不少于 3 次才能够显示出有氧运动的功效，才可以真正带动氧气输送全身，让心脏、大脑、肌肉等器官受惠

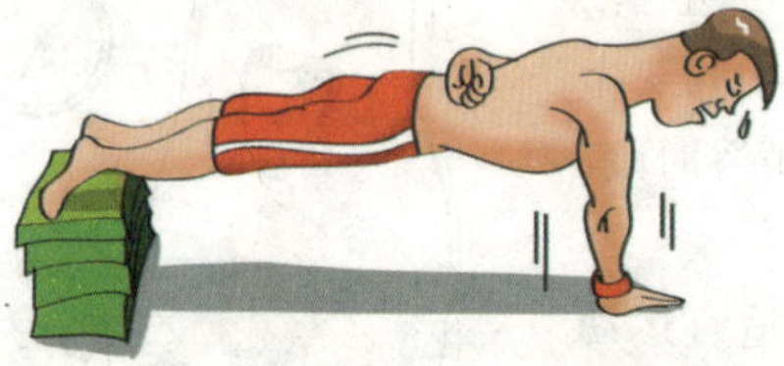

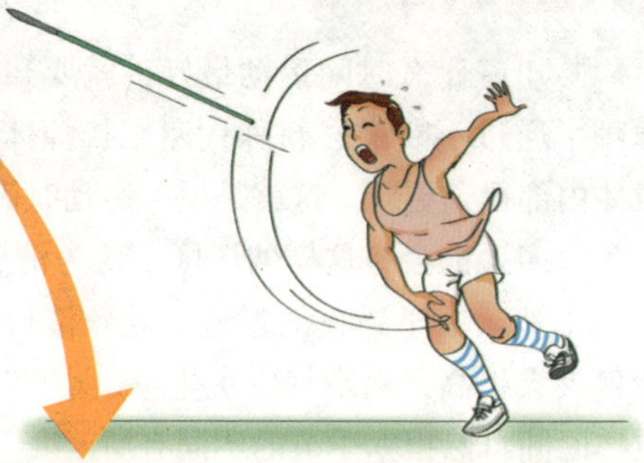

3. 心跳加速和出现排汗现象

运动时会感到心跳和呼吸加速，会有排汗现象。即使如此，也是不应该感到辛苦的。运动之时，心肺功能明显提升而身体热量显著上升，表示身体已经使用氧气燃烧能量，放出热能，要用排汗来散热。与此同时，身体又不太辛苦，未开始有低氧燃烧的阶段，是非常舒适的运动

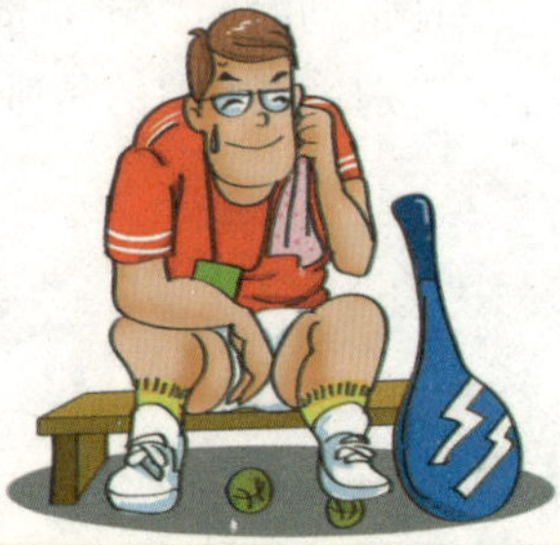

4. 运动完之后不会有肌肉酸痛

其原因是有氧运动刚好将化学能量（例如葡萄糖）燃烧成为动能及热能，不需依赖无氧燃烧，所以肌肉不会感到酸痛。如果运动过量，就会出现无氧燃烧（亦即是低氧燃烧）的现象，而无氧燃烧会产生大量肌肉乳酸，残留在肌肉之内，产生肌肉酸痛的感觉

5. 运动的速度是比较缓慢而持久的

有氧代谢运动的特点是强度低、有节奏、不中断和持续时间较长。一般来讲，它对技巧要求不高，加之常带有娱乐性质，因而方便易行，容易坚持。有氧代谢运动的常见种类包括步行、跑步、骑车、游泳、跳健身舞、做健身操、扭秧歌及一些中低运动强度但能持续时间较长的运动项目。不论年龄和性别，有氧运动对促进身体健康、增强体质、治疗慢性疾病都具有重要的作用

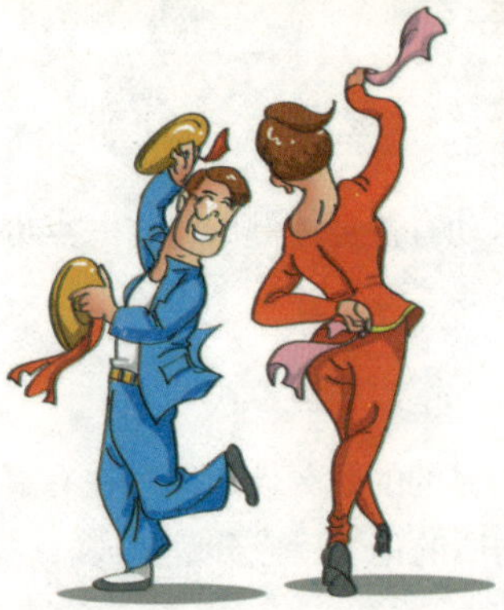

第 5 章 保证良好睡眠，做自己的睡眠专家

把良好睡眠当成天然的补药

高质量睡眠是健康保证

睡眠占据人类生活 1/3 左右的时间。睡眠质量是影响健康水平的重要因素。

睡眠不良严重影响健康

睡眠对健康影响之大是很多人难以想象的。晚上睡眠不足，将导致白天昏昏欲睡，思路不清晰，精神无法集中，动作无法协调。儿童变得易怒，在学校惹是生非。过去人们认为这种影响只是暂时的，好好睡上一觉后就会恢复正常。但是，越来越多的证据表明，睡眠不足的影响会累加起来，最终严重危害健康。

英国一项研究显示，不良的睡眠习惯可能导致感冒、抑郁症、糖尿病、肥胖、中风、心脏病等。此外，经常缺乏睡眠还会诱发精神错乱。

美国学者的研究表明，在影响人寿命的 7 种因素中，睡眠是重要的一项。睡眠障碍往往引起人体免疫力低下、精神烦躁，同时还容易引发高血压、神经衰弱、心脑血管意外及心理疾患等，甚至造成猝死。

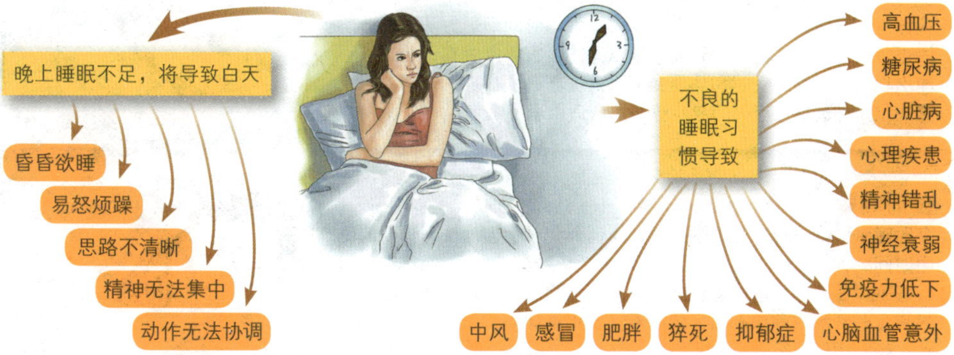

睡眠保健的生理意义

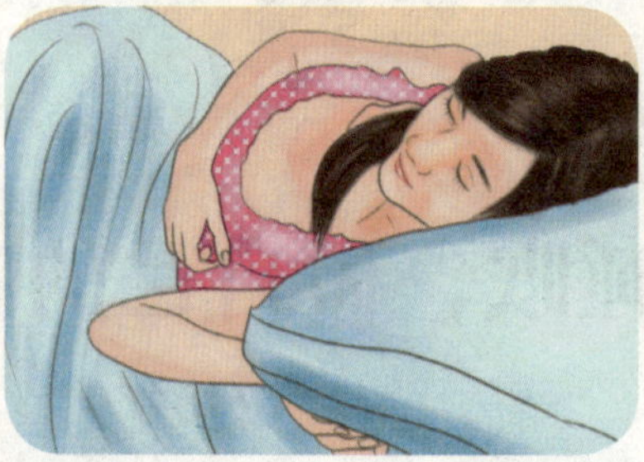

增强免疫系统

睡眠不仅是智力和体力的再创造过程，而且还是疾病康复的重要手段之一。睡眠时能产生更多的抗体抗原，增强了机体抵抗力，还会使各组织器官自我修复加快。现代医学常常把睡眠作为一种治疗手段，用来医治顽固性疼痛及精神疾病

保护大脑

睡眠不足者，多有烦躁、激动，或精神萎靡、注意力分散、记忆减退等症状。长期缺少睡眠则会导致幻觉的出现。因此，睡眠有利于保护大脑。此外，大脑在睡眠状态中耗氧量大大减少，利于脑细胞储存能量，恢复精力，提高脑力效率

利于美容

睡眠对皮肤健美有很大影响。甜蜜地熟睡可使人第 2 天皮肤光滑，眼睛有神，面容滋润；而由于精神创伤、疲劳过度及其他不良习惯造成的睡眠不足或失眠则会导致颜面憔悴，毛发枯槁，皮肤出现细碎皱纹。睡眠过程中，皮肤表面分泌和清除过程加强，毛细血管循环增快，加快了皮肤的再生

消除疲劳

睡眠是消除身体疲劳的主要形式，睡觉时人的体温、心率、血压下降，呼吸及内分泌明显减少，从而使代谢率降低，体力得以恢复

保证正常睡眠的常用方法

由于工作、生活上各种因素的干扰，许多人要通过调整自己的睡眠模式来获得正常的睡眠，下面是几种常用的方法。

足够睡眠法

足够睡眠法主要是根据人体生理需要量来调节人体睡眠时间，改善睡眠环境，排除睡眠过程中的干扰，实现足够睡眠时间和睡眠质量。正常情况下，超过 10 小时以上的睡眠则为多眠，少于 6 小时的睡眠则为不足睡眠。多眠与不足睡眠，对人体都是有害的。要选择与制订自己适宜的固定睡眠模式，并以此形成良好的睡眠习惯

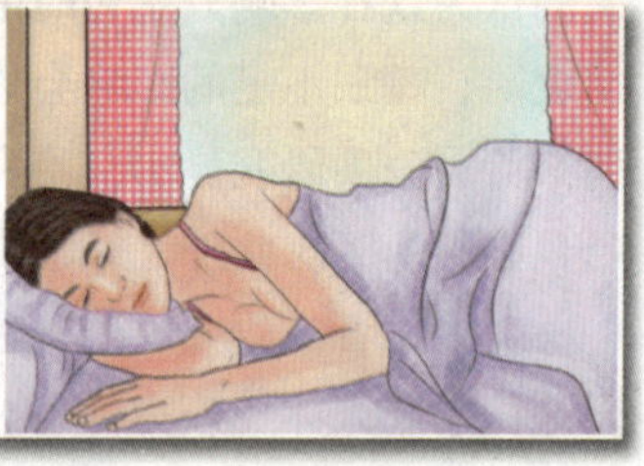

少时睡眠法

少时睡眠法是通过减少或缩短睡眠时间，提高睡眠质量，从而调动人体生理潜能，激发人体活力。少时睡眠的时间缩短方法可以分阶段逐步推进，减少的睡眠时间必须以身体适宜程度为宜，并且以不能出现身体不舒服症状和病理损害为前提。必须根据身体和睡眠质量决定，并选择恰当时间与步骤。此法适用于多眠者

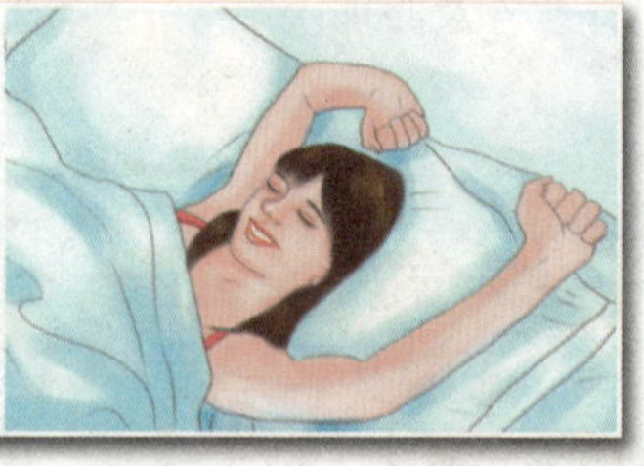

多时睡眠法

多时睡眠法是通过延长睡眠时间，来调节和补偿人体生理需要的睡眠时间的方法。由于疾病、身体素质关系，或其他原因致身体虚弱，或睡眠质量差，不能以常规睡眠时间来消除疲劳，恢复精力者，可采取延长睡眠时间来补偿人体需要。要根据体质、年龄、性别、职业、睡眠质量拟定延长睡眠的时间

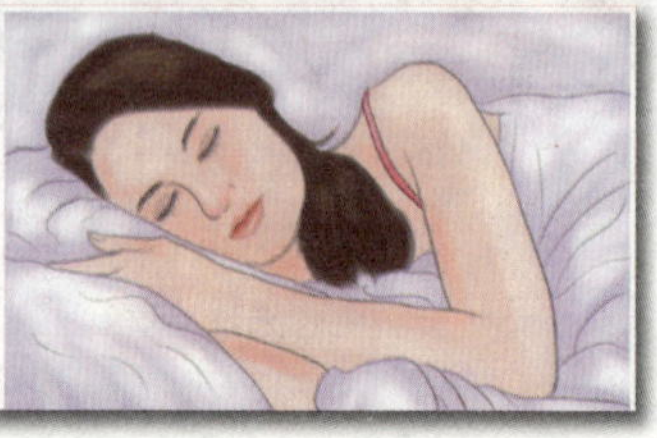

了解有关睡眠的时间问题

根据需要确定睡眠时间

睡眠时间的长短因人而异。一般来说，成年人只要7～8小时的睡眠就够了，60岁以上的老年人应相应延长睡眠时间。不同年龄所需的睡眠时间也不是绝对的，有些人每日睡十几个小时，仍然感到精神不振，工作效率不高；有些人每天只睡4～5小时，依然精力充沛，工作得很好。胖人一般入睡快，睡眠时间比较长；瘦人一般入睡慢，睡眠时间较少。

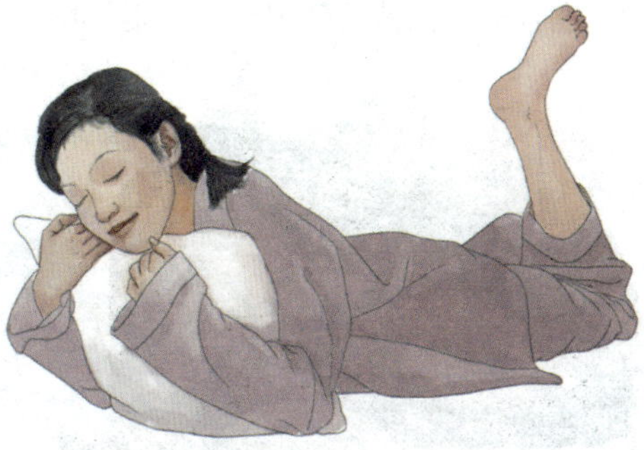

睡眠的需要取决于的身体素质，取决于每天的工作和某种天性。睡得好还是不好，很少与睡觉时间的长短有关系，而是与睡觉的深度有关

睡眠不足或睡眠时间过长都会对身体有所损害，最终可引发各种疾病，所以一定要注意规律作息，保证良好睡眠。

养成定时睡眠的好习惯

并不是想睡眠就能睡眠，入睡过程其实非常复杂。要想拥有好睡眠就不要干扰负责控制睡眠的生理时钟，否则后果非常严重。如果状况轻微，就只是睡眠失调；状况严重，则可能导致精神不足、心神恍惚、思考缓慢、记忆力差、精神集中的时间短暂等。

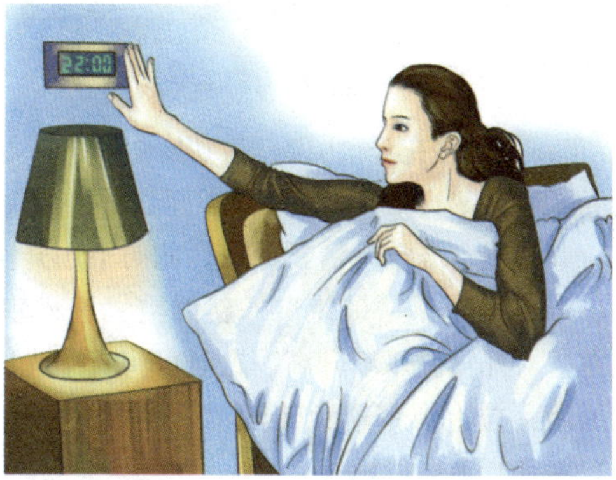

定时睡眠是保证睡眠时间的重要因素

因此，养成定时睡眠的习惯对健康至关重要。要定时睡眠，方法也非常简单，只要晚上在大约相同的时段上床就寝就可以了。按照个人的生活方式，可以是21点、22点或23点半。时段固然重要，而定时则更重要，能够在相同的时段内睡眠最好。就算睡不着，也要上床休息、放松，让大脑逐渐平静下来。定时睡眠是维持生理时钟正常运作的好方法，既简单又易行。

营造良好的睡眠环境

营造良好的睡眠环境

有良好的睡眠环境才有高质量的睡眠。因此，营造良好的环境对于健康的睡眠意义重大。

好环境才有好睡眠

环境对睡眠的影响很大，噪声、低氧、阴暗、过分强烈的光照及环境污染等，都对睡眠不利，所以要尽量使我们所处的环境优美、安静、空气流通、光照适宜，湿度和温度合适，保持清洁卫生，以下环境因素对我们睡眠质量的提高有一定益处。

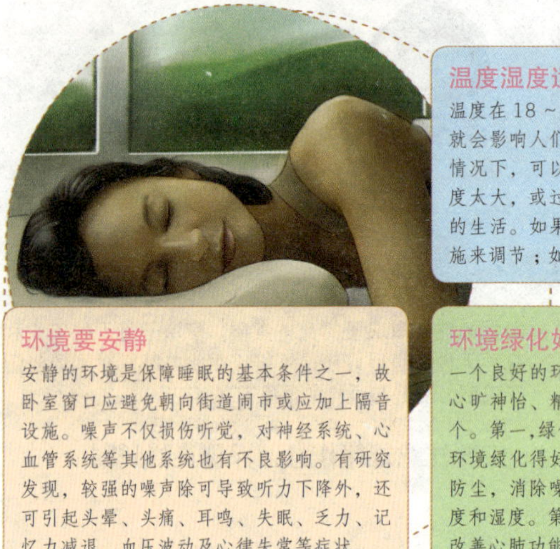

温度湿度适宜

温度在 18 ~ 22℃时，最有利于人们的工作、生活，如果温度过高，就会影响人们的大脑活动，增加机体的耗氧量。居室在条件允许的情况下，可以安装空调来调节室温，从而改善睡眠环境。空气的湿度太大，或过于干燥也不利于健康，会使人感到不适，不利于正常的生活。如果居室的湿度太大，可以通过通风、光照或安装去湿设施来调节；如果过于干燥，则可以直接在地板上洒一些水来调节

环境要安静

安静的环境是保障睡眠的基本条件之一，故卧室窗口应避免朝向街道闹市或应加上隔音设施。噪声不仅损伤听觉，对神经系统、心血管系统等其他系统也有不良影响。有研究发现，较强的噪声除可导致听力下降外，还可引起头晕、头痛、耳鸣、失眠、乏力、记忆力减退、血压波动及心律失常等症状

环境绿化好

一个良好的环境应该是树木成荫、绿草如茵的。身处其中能够使人心旷神怡、精神振奋，有利于提高睡眠质量。其中的原因主要有几个。第一，绿色植物通过光合作用吸收空气中的二氧化碳，放出氧气。环境绿化得好，就等于增加了空气中的含氧量。第二，绿色植物能防尘，消除噪声，可以净化空气，保持环境安静，还可调节空气温度和湿度。第三，绿化较好的环境中有大量负离子，有助于降低血压，改善心肺功能，对大脑皮质具有良性调节作用

睡觉前要开窗通风

避免室内空气污染，最切实可行的办法就是保证室内空气流通。

清晨室外空气清新凉爽，此时不用开空调，可将所有窗户全部敞开，尽量使户外新鲜空气进入室内。上午 9 ~ 10 点，户外气温逐渐升高。这时可将有阳光照射的朝南的窗口关闭，拉上窗帘避免热辐射，而朝北窗口可以开启至上午 11 ~ 12 点再关闭。

中午 12 点至下午 5 点多之间是最热的时候，应适当开启空调，开启前先通风 10 分钟；在开启 1 ~ 3 小时后，关闭空调，开窗通风。必要时可用电扇或换气扇朝外送风，使室内外空气对流，让废气、有害气体排出室外，至少通风 20 ~ 30 分钟，再关闭门窗，重新启动空调。

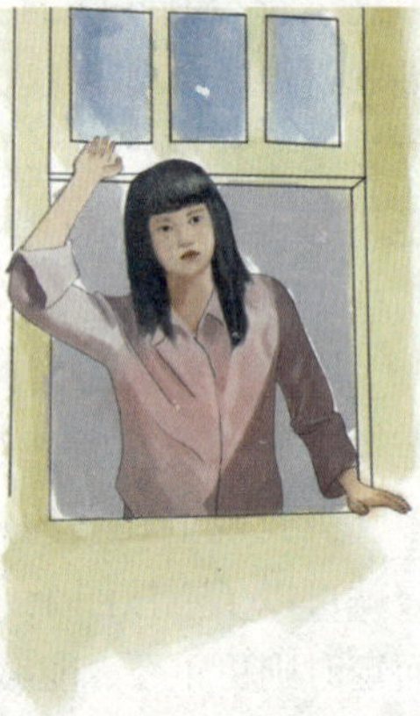

晚上 10 点左右，在入睡前应关闭空调，打开所有窗户，以便室内外空气对流

睡觉时要避免灯光刺激

有的人喜欢开灯睡觉，觉得心里有点安全感。而研究证实，在睡觉时开灯，会抑制人体褪黑激素的分泌，使人体免疫功能降低。

人的大脑中有个叫松果体的内分泌器官，它的功能之一就是当夜间人体进入睡眠状态时，分泌大量的褪黑激素，这种激素在深夜 11 时至次日凌晨分泌最旺盛，天亮

之后有光源便停止分泌。褪黑激素的分泌，可以抑制人体交感神经的兴奋性，使得血压下降，心跳速率减慢，心脏得以休息，使机体的免疫功能得到加强，机体疲劳消除，甚至还有杀癌细胞的效果。但是，松果体有一个最大的特点，只要眼球一见到光源，褪黑激素就会被抑制闸命令停止分泌。我们知道，人的眼皮有部分遮住光源的效果，如果戴上眼罩睡觉，让眼球夜间不触光，即使开灯入睡也不会影响褪黑激素的分泌。可是，一旦灯光大开，加上夜间起夜频繁，那么褪黑激素的分泌，或多或少都会被抑制而间接影响人体免疫功能。

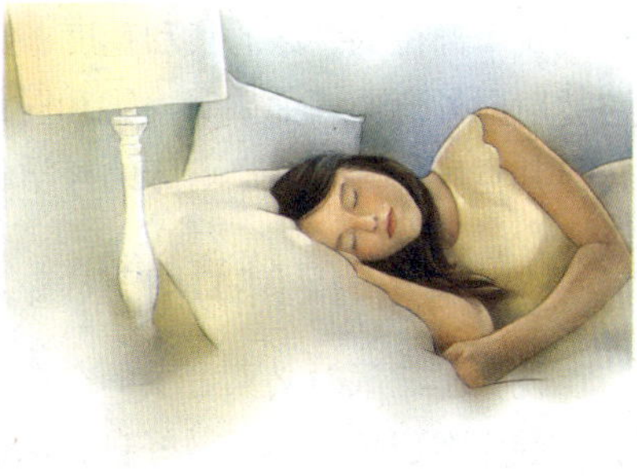

开灯睡觉会抑制人体褪黑激素的分泌，使人体免疫功能降低

选择舒适健康的床

要想有良好的睡眠，就需要选择健康的卧具。

好的床垫，应该牢固而不硬，舒适而不太软，能平均支撑人体的重量，让脊椎保持正常的曲线。人体的胸和肩部，占整个体重的25%，腰和腿部占体重的45%。人躺在床上，必须是肩部、腰部和臀部贴压在床面上，特别是腰部与床垫之间不能有空隙，否则即会感到不舒适。而且长期如此，会导致腰椎弯曲。

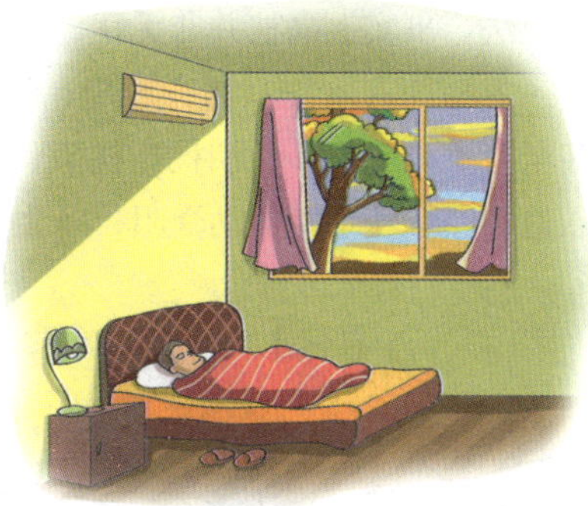

床垫的软硬度，一般是人体躺下后，下陷度在1～5厘米为宜

床垫并非愈厚愈好。床垫的厚度跟它的承托力没有必然的关系，尤其是弹簧床垫，若弹簧厚度没变，加厚底面垫料，换来的只是较佳的舒适度，而非承托力。一张厚12厘米左右，密度较高的乳胶床垫，加硬木板垫底，所提供的承托力已经足够，不过乳胶使用日久，表面易硬化，从而降低弹性。要想弹簧床垫耐用，厚12～18厘米的弹簧最为理想。健康的床垫还必须具备以下几个标准：

1. 卫生标准，即要符合人体生理学卫生、睡眠卫生的要求。健康的床垫有助于维持和增进身体的健康，不会给体形、姿势和健康带来不良的影响

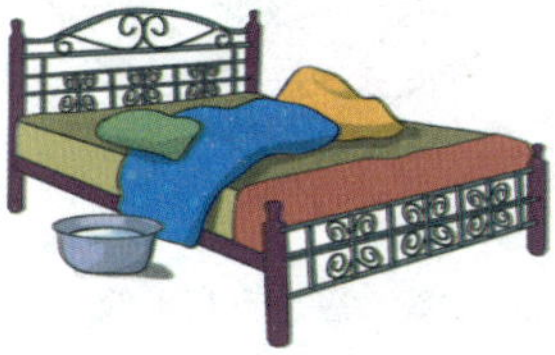

2. 舒适标准，即除获得良好的支撑力外，好的床垫还应提供轻柔体贴、舒适松软的睡眠感受。而且，垫层的结构和用料要适当，并设有透气孔，有利于散热防潮，保持干爽清洁，触感良好

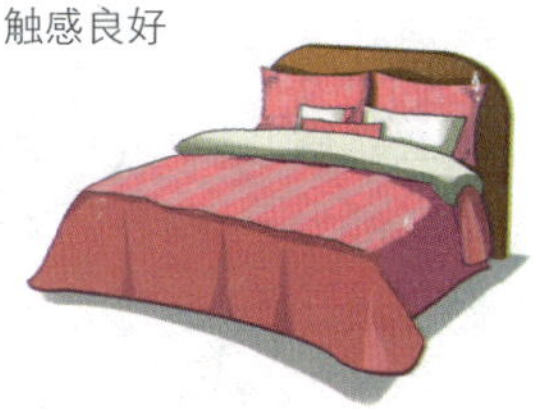

3. 耐用标准，目前我国的耐用检测标准是A级床垫能承受7.5万次以上的锤压，C级（合格）要能承受2.5万次以上的锤压。健康舒适的弹簧床垫不仅耐压性好，经久使用不变形，不塌陷，而且垫层耐磨，不易破损

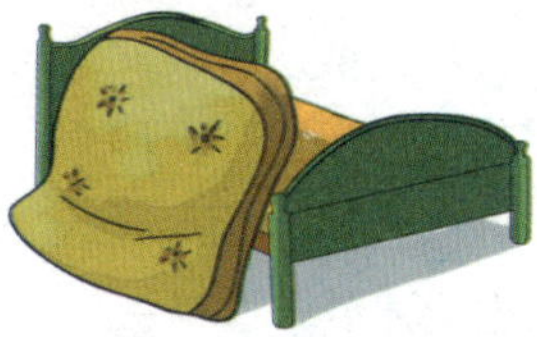

好的床应当是弹性均衡，躺卧时身体任何一个部位都没有压迫感，体重不会集中于某一个部位的。床的长和宽度，要因人而异。床的标准是，平躺在床上，双手叉腰，胳膊肘向外弯曲，如果头、脚和肘都不触及床沿，这张单人床的宽长就足够了。双人床是其宽度的 2 倍略窄。床的科学长度是比身高长 15 厘米。

重视枕头的保健功能

枕头是睡眠时必不可少的东西。枕头不合适，对睡眠会造成很大影响，无疑也是会对健康造成损害。要做好自我保健，选择合适的枕头自然也是一个不可忽视的重要方面。

选择健康的枕头

人们通常认为，把枕头垫得高一些，可使人睡得安稳，于是就有了“高枕无忧”的说法。事实上高枕并非无忧，它不但不利于睡眠，也不合乎人体脊柱结构的生理特点，容易使人落枕。枕头过高，睡觉的姿势不正确，可能引起颈椎移位，脊柱弯曲，甚至产生半脱位。长期枕高枕头，肱骨头就容易滑出，造成肩关节移位、粘连，并可压迫神经，使手背活动受阻，产生疼痛。

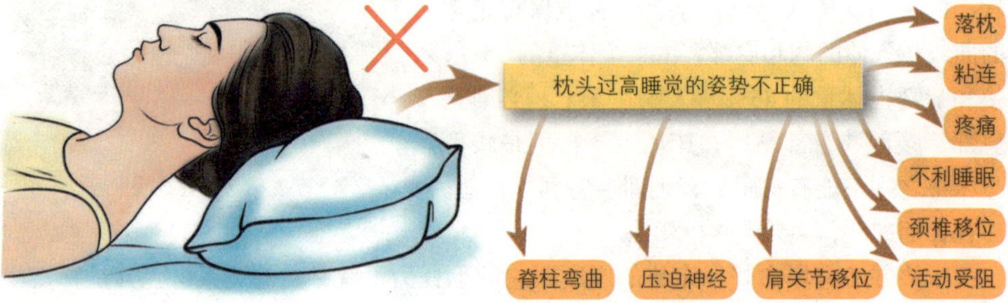

枕头太高了不好，那么，把枕头尽量做低一些怎么样呢？其实，把枕头做得太低了也不好。因为低枕可引起颈椎生理弧度加深，此时，颈部的屈肌群与韧带劳损，椎间盘前部受拉，后部受压。长期如此，会造成颈椎生理弧度消失或加深，失去正常的调节功能。

通常情况下，合适的枕高以本人拳头的高度为宜。一般成人的枕高，以 9 ~ 10 厘米为好。此外，枕芯的填充，不可用大块的棉花或者海绵，最好用荞麦皮、绿豆皮、稻壳、决明子、蚕沙、蒲绒、桑叶、菊花、残茶叶等。这些材料松散，有较好的可塑性，枕上以后，后脑勺可以压出一个凹来，相应的凸起部分，正好可以把前凸颈部托起。枕头是否合适，不妨根据上述要求检查一下。

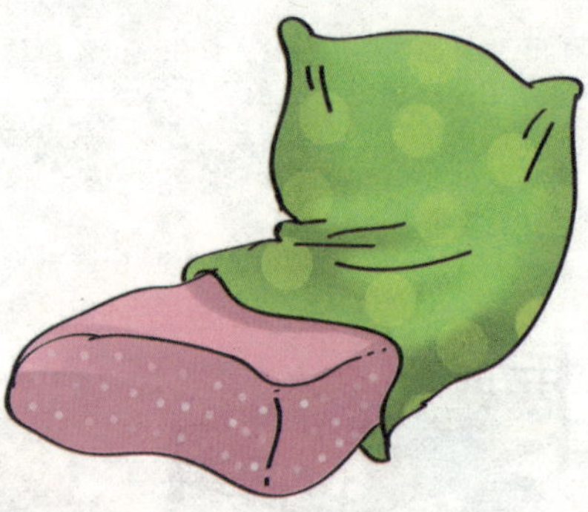

合乎生理标准的枕头，应是不高不低、软硬合适的枕头

选择健康的被褥

被褥与床和枕头一样，是睡眠环境的重要组成部分。了解一些选择与使用被褥的卫生知识，可以获得更好地睡眠。

如何晾晒被褥

被子并不是晒得越久越好。

被套颜色的深浅直接关系到晒被效果的好坏。浅色被套的热吸收率比深色被套要差，所以最好在晒被时准备一块大黑布覆盖在棉被上。因为黑色具有更容易吸热的特性，会起到事半功倍的效果。

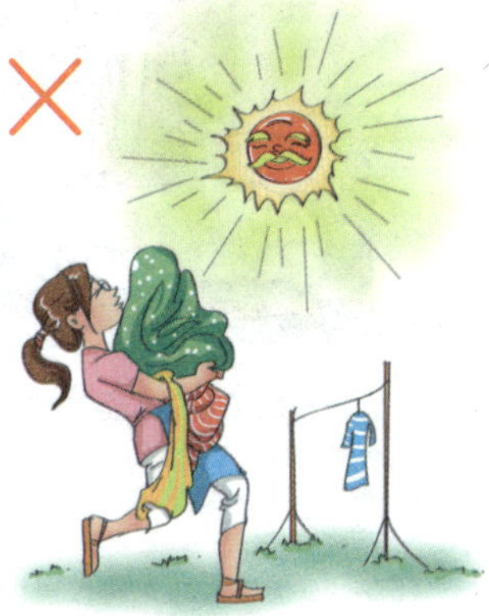

不是所有的被子都可以拿到太阳下晒，羽绒被与羊毛被千万不可拿去晒太阳，因为太阳光的高温会使羽绒及羊毛中所含的油分起变化，产生腐臭味，并且变质、变脆，成为虱子细菌的繁殖地。羽绒被和羊毛被只要在阳台等通风处晾 1 小时就可以了

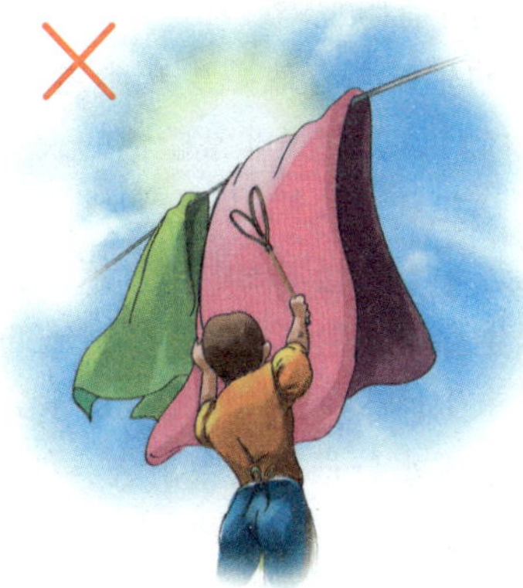

晒好的被子切忌拍打。因为棉花的纤维粗而短，易断裂，用力拍打会使纤维变成棉尘跑出来；合成纤维一般细而长，容易变形，拍打后纤维一旦缩紧，便不容易还原，成为板结的一块；羽绒被更不能拍打，否则羽绒会断裂成细小的“羽尘”，从而影响保暖效果

根据四季气候的不同选择不同的被褥

■夏季被褥选择

夏天盖被子，一般只是裹着脚，盖着下半身，并不是整个夜晚都盖着。所以最好选用有被罩的袋式被褥。被褥应该使用凉爽带花色的棉布。夏天最适宜用不贴肉的多孔床单

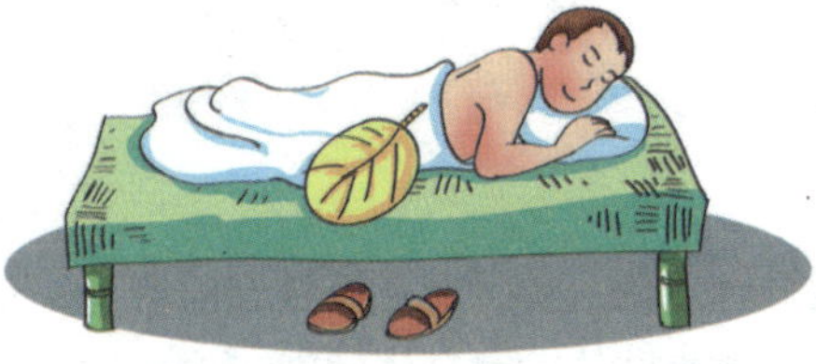

■秋冬被褥选择

在秋凉冬冷的时节，想要睡得舒服，不着凉，就得换上厚被。除了传统的棉被以外，用新材料比如天然动物纤维制成的被子，保暖功能较强，透气性、吸湿性也较好。蚕丝、羽绒及羊毛各有特色，不妨依个人喜好加以选择

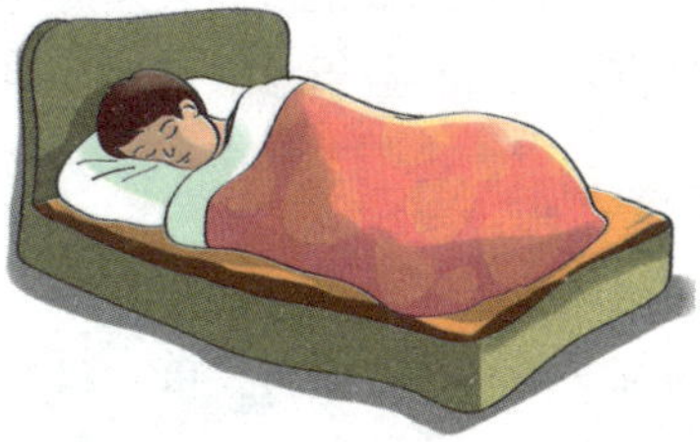

1. 蚕丝被。蚕丝具天然草本性，刚盖上身时会有冰凉的感觉，透气又轻软。特选的蚕丝纤维极长且强韧，经久耐用，对呼吸器官也不会有影响。

2. 羽绒被。天然羽绒强韧、富弹性，质轻柔软，羽绒被内饱含大量空气，可有效阻绝外在冷空气；且羽绒可随气温变化收缩膨胀、调节温度，有助于睡眠达到最舒适状况，但不建议呼吸器官较敏感者选用。

3. 羊毛被。羊毛的吸湿性特强，厚度重量适中，通常适合老年人。

4. 传统的棉被。传统的棉被吸湿性好，温暖舒适，适合大众。但要注意的是被子不能太厚，否则容易压迫身体，引起不适。

起床后不宜立即叠被子

科学家研究得出，不叠被褥有益健康。乱七八糟的床铺也许有碍观瞻，却可以有效地限制被褥螨虫以及尘螨的生长，有效减少灰尘过敏和哮喘患者的症状。据统计，即使是非常整洁的人家，平均每张床上的被褥螨虫和尘埃螨虫也至少要有 1500 万只。这些体长远远小于 1 毫米的螨虫，依靠食用人体自然脱落的皮肤生存，并生产造成人体过敏的各种物质。

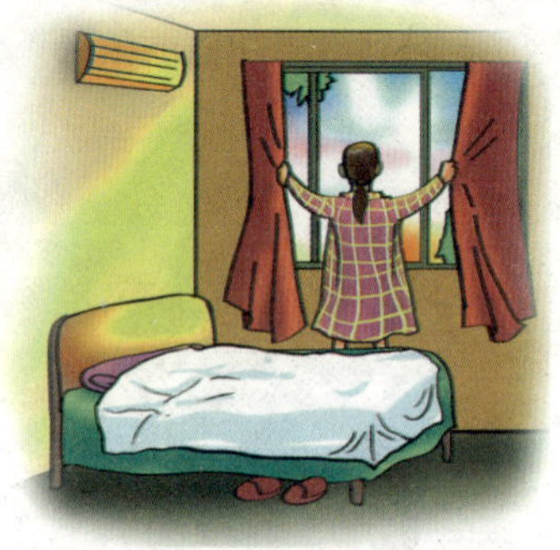

正确的方法是：起床后先将被子翻个面平摊在床上，打开门窗通气，以利被子中的水分和气体自然逸出，然后先去洗脸刷牙做其他事情，过 10 ~ 20 分钟后再来将被子叠好

螨虫生长需要被褥间的潮湿水分，一旦人体离开被褥，潮湿水分很快就会消失。如果被褥保持原状，那么外面空气中的潮湿水分就无法进入，导致各类螨虫最终干渴致死。

提高睡眠质量的方法

提高睡眠质量要用实际行动。睡觉前不要太饱或太饿。自然入睡，不要睡得太晚。另外，裸睡也有助于提高睡眠质量。

睡前不要太饱或太饿

吃过饭后，总有昏昏欲睡的感觉，这是消化过程引起的正常现象。假如认为吃得越饱便越容易入睡，就大错特错了。晚餐吃得过饱，增加胃肠道负担，容易导致消化不良，影响睡眠。但也不要在饥饿时上床。咕咕叫着的胃像其他身体不适一样，会整夜妨碍你安静下来。

以上是针对睡眠正常的人来讲的，而对于早醒或程度较轻的慢性失眠者，临睡前吃少量零食，会有益于睡眠。

尽量裸睡

裸睡能使躯体舒展舒适，有利于增强皮腺和汗腺的分泌，有利于神经的调节，有利于增强适应和免疫能力，也有利于消除疲劳，放松肢体，对身体健康有益。

■**裸睡能祛痛**
裸睡的时候身体自由度很大，肌肉能得到放松，能有效缓解日间因为紧张引起的疾病和疼痛。有肩颈痛、腰痛、腿痛的人不妨试试

■**裸睡能美容**
裸露的皮肤能够吸收更多养分，促进新陈代谢，加强皮脂腺和汗腺的分泌，有利皮脂排泄和再生，使皮肤有一种通透的感觉

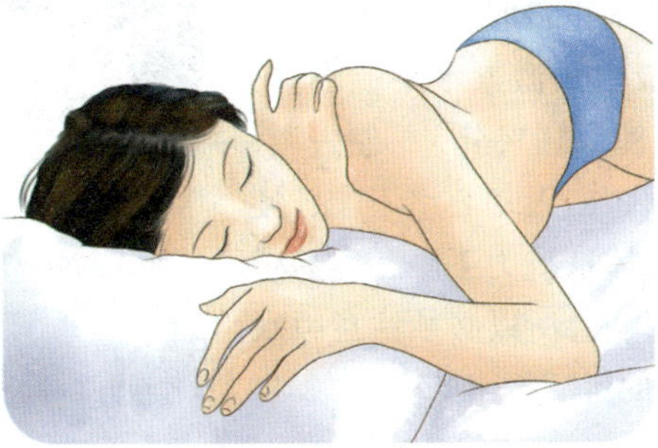

裸睡有助于提高睡眠质量，没有衣服束缚，身体自然放松，血流通畅，能改善某些人手脚冰凉的状况，有助于进入深层次睡眠

■**裸睡享安宁**
没有衣服束缚，身体自然放松，血流通畅，能改善某些人手脚冰凉的状况，有助于进入深层次睡眠

■**裸睡护私处**
女性阴部常年湿润，如果能有充分的通风透气就能减少患上妇科病的可能性。男性裸睡同样可以营造清凉之境，避免精子因为过热而活动力欠佳

自然入睡自然醒

一个人能够定时醒来，是他的生物钟运转良好的表现，具体地说，专司入睡和觉醒的生物钟称为“醒觉钟”（常称为“头部时钟”），定时觉醒可保证它的正常运转。睡眠比吃饭更重要，不吃饭至少可活 7 天，若喝水可维持 20 多天，但不睡觉最多可维持 5 天。从养生保健的角度来看，定时觉醒比睡眠更重要。

生物钟学说告诉我们，从睡着到醒来，人体内部有许多生物体征在急剧地变化，例如血压、体温、心跳、脉搏、肾上腺皮质激素的分泌都在此时加快和增强，有了这些才可导致觉醒。有的人“头部时钟”相当准，每天自动醒来的时间差不多，这是一个好习惯，应该坚持下去。如果你的睡眠习惯不太好，不妨调整一下“头部时钟”

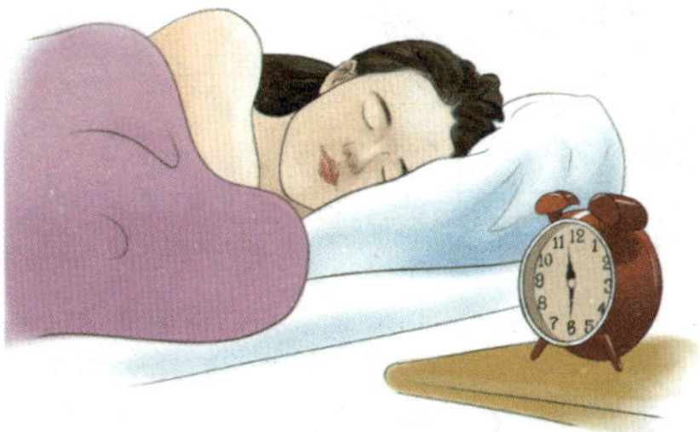

找几个晚上，提早半小时上床。如果还是得靠闹钟把你吵醒，就再提早半小时上床。如果事情太多，使你无法早早上床，不妨靠白天小睡片刻来补充睡眠。另外，也要注意不要睡得太多，以免白天睡多了晚上失眠。如果白天想睡觉了，最好定个闹钟，这样既休息了身体，也不至于因睡得太多影响晚上的睡眠

每天定时睡觉、起床，把睡眠的时间固定下来，睡眠质量也自然得到了提高。

养成良好的睡眠习惯

不赖床更健康

许多人认为节假日是补觉的最佳时间，节假日睡懒觉的大有人在。这样的习惯对健康十分不利。

人的生活规律与体内激素分泌是密切相关的。生活及作息有规律的人，下丘及

脑垂体分泌的许多激素，早晨至傍晚相对较高，而夜晚至黎明相对较低。如果逢节假日贪睡，就可能扰乱体内生物钟的正常时序，使激素水平出现异常波动，造成白天激素水平上不去，夜间激素水平下不来，使大脑兴奋与抑制失调，使人夜间久久不能入睡，白天却心绪不宁、疲惫不堪。这还会导致机体抵抗力下降，容易感染病原体，诱发多种疾病，所以必须注意睡眠时间的均衡，保持良好的生活规律。

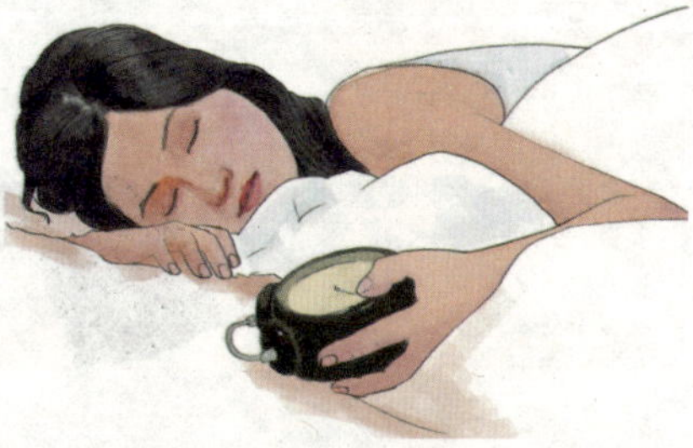
假日贪睡会扰乱体内生物钟的时序，导致机体抵抗力下降，诱发多种疾病

做做有利于睡眠的运动

遵循适合个人特点的运动量、运动形式和运动时间的运动，都能帮助人更快地入睡，并且能提高睡眠质量。

处理好睡眠和运动的关系

对运动和睡眠的关系，各种说法不一。那么，运动到底是促进了睡眠还是有损于睡眠呢？问题的关键在于是否真正掌握了适合个人特点的运动量、运动形式和运动时间。在离睡眠时间半小时以上，做一些轻松和缓的肢体运动，练习适合自己的气功导引，是有利于大脑休息的，能消除大脑皮质的疲劳和兴奋，对睡眠有促进作用。

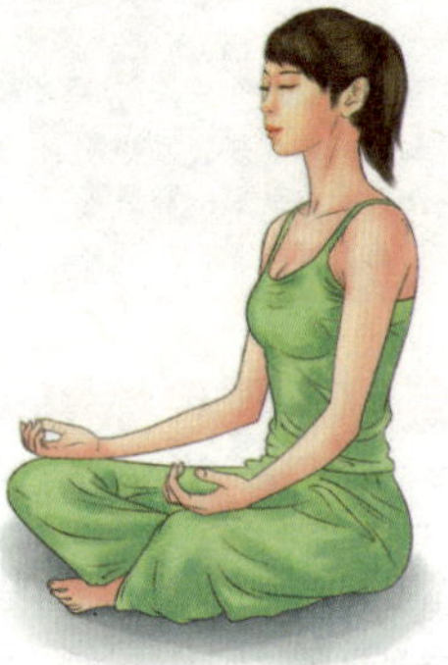
较剧烈的运动会加深大脑皮质的兴奋状态，对睡眠造成消极的影响，所以睡前应选择舒缓调息的功法

睡前保健的 8 种方法

■甲端摩首

即两手示指、中指、无名指弯曲成 45，用指甲端以每秒钟 8 次的速度往返按摩头发 1 ~ 2 分钟，可加强供血，促进血液循环，加快入睡

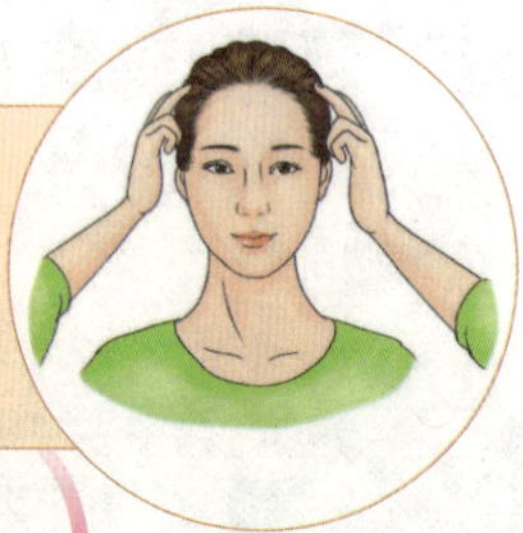

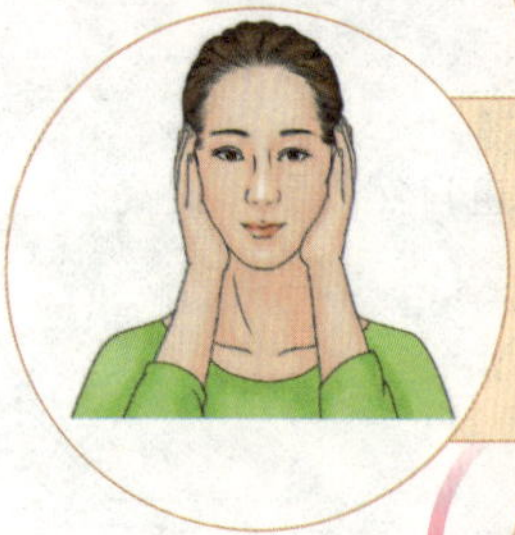

■双掌搓耳

即两掌拇指侧紧贴前耳下端，自下而上，自前向后，用力搓摩双耳 1 ~ 2 分钟，可疏通经脉、清热安神，防止听力退化

■双掌搓面

即两手掌面紧贴面部，以每秒钟 2 次的速度用力缓搓面部所有部位 1 ~ 2 分钟，可疏通头面经脉，促睡防皱

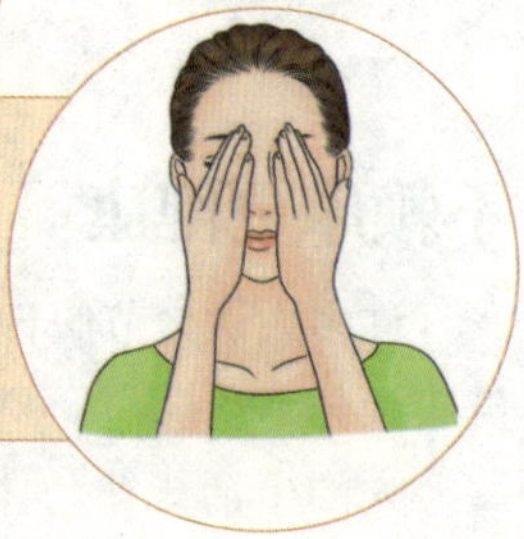

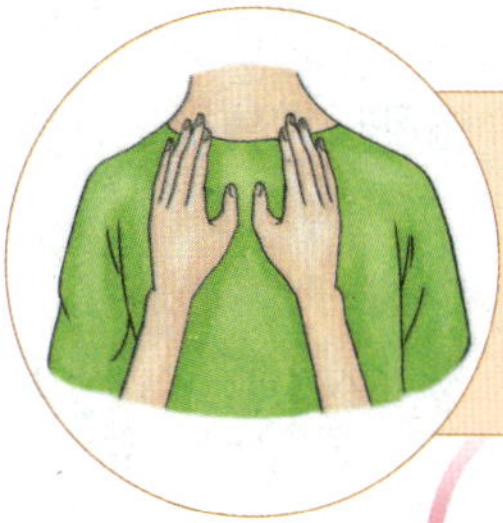

■搓摩颈肩

即两手掌以每分钟 2 次的速度用力交替搓摩颈肩肌群，重点在颈后脊两侧 1 ~ 2 分钟，可缓解疲劳，预防颈肩病变

■推摩胸背

即两手掌面拇指侧，以每秒钟 2 次的速度，自上而下用力推摩后背和前胸，重点在前胸和后腰部，共 2 ~ 3 分钟，可强心、健腰，疏通脏腑经脉

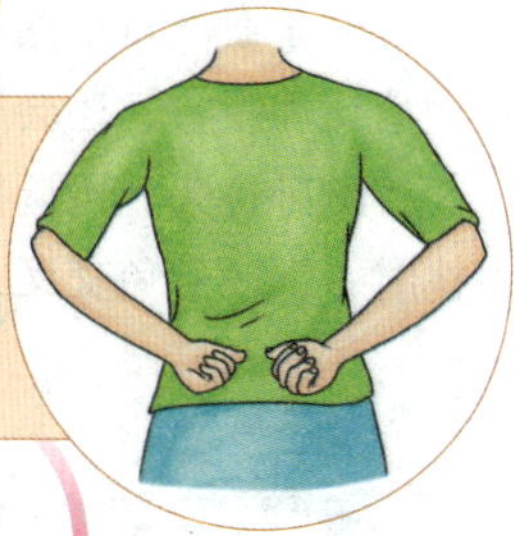

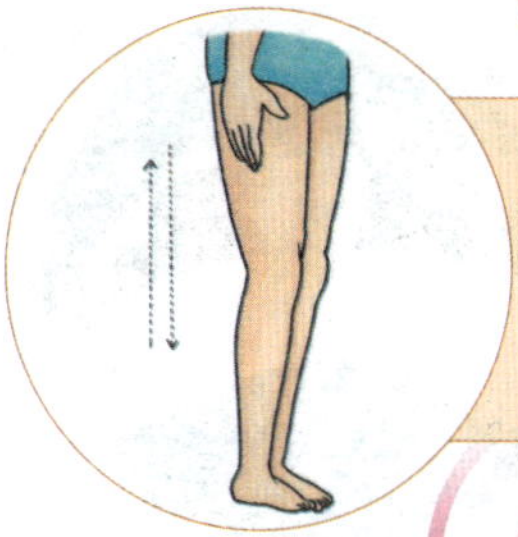

■掌推双腿

即两手相对，紧贴下肢上端，以每秒钟 1 次的频率，由上而下顺推下肢 1 分钟，再以此方法顺推另一下肢 1 分钟。此法可解除下肢疲劳，疏通足六经脉

■交换搓脚

用右脚掌搓摩左脚背所有部位，再用左脚心搓摩右脚背所有部位。然后用右脚跟搓摩左脚心，再用左脚跟搓摩右脚心。此法可消除疲劳，贯通气血经脉

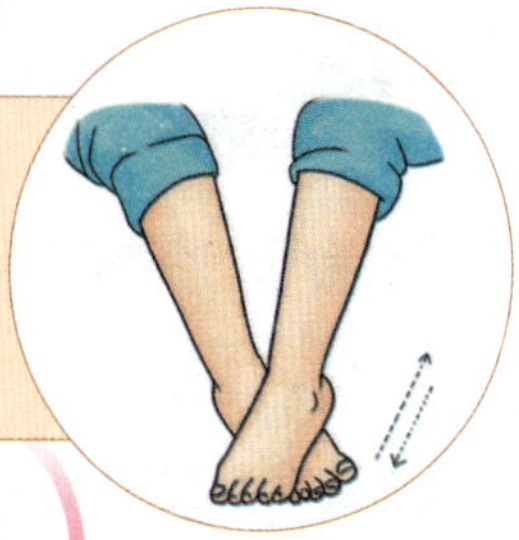

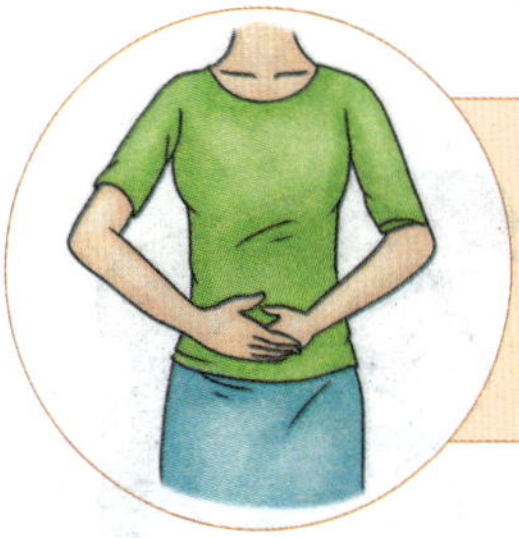

■叠掌摩腹

即两掌重叠紧贴腹部，以每秒 1 ~ 2 次的速度，持续环摩腹部所有部位，重点在脐部及周围，共 2 ~ 3 分钟。此法可强健脾胃，促进消化吸收

选择健康的睡眠姿势

睡眠姿势不外乎俯卧、仰卧、侧卧几种。由于每个人的习惯不同，睡姿选择应有差异。怎样的睡姿对健康有帮助？弄清这个问题对睡眠的健康很重要。

侧卧是最佳睡眠姿势

“坐有坐相，睡有睡相，睡觉要像弯月亮。”这是广为流传的健康谚语。从谚语里也反映出了侧卧对健康的益处。侧卧使人体内脏器官受压较小，胸廓活动自如，有利于呼吸，心脏也不会受到手臂、被子的压迫，两腿屈伸方便，身体翻转自如。

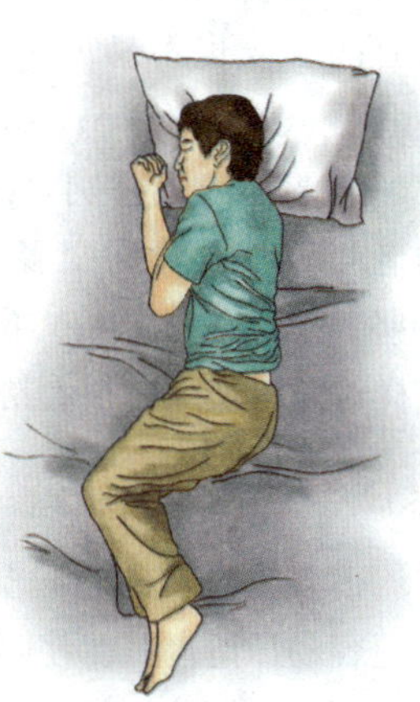

睡眠应“卧如弓”

中医也强调睡眠应“卧如弓”，建议采取这样的标准姿势：身体向右侧卧，屈右腿，左腿伸直；屈右肘，手掌托在头下；左上肢伸直，放在左侧大腿上，这样的睡姿就像一轮弯月亮。中医认为以这种姿势入睡不损心气，像猫一样蜷卧后大脑很快就能静下来，由兴奋转为抑制状态，不久就能进入梦乡。

睡眠的姿势以向右侧卧为最好。这是因为心脏偏于左侧，右侧卧时，心脏受压小，有助于血液自由循环。向左侧睡时压迫胃，使胃内的食物不易进入小肠，不利于食物消化和吸收，还会压迫心脏，对患有心脏病的人尤为不利。

右侧卧过久，可调换为仰卧。双手伸直放在身体两侧，切忌压在胸部，也不宜抱头枕肘，下肢避免交叉或弯曲，全身肌肉尽量放松，保持气血通畅，呼吸自然平和。

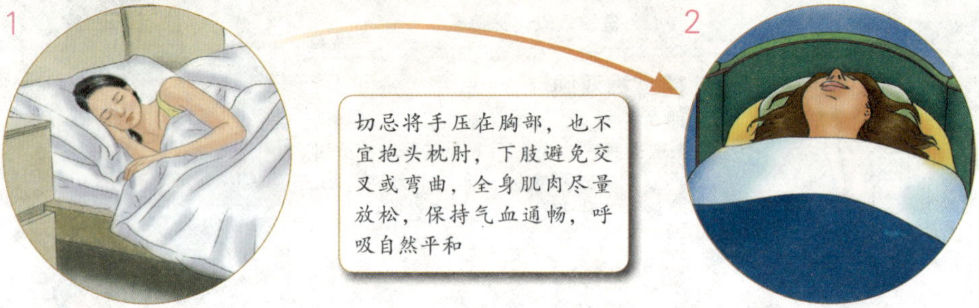

睡眠的姿势以向右侧卧为最好

右侧卧过久，可调换为仰卧

仰睡也保健

侧卧的保健功能不容置疑，不过有专家认为，仰卧也有保健功能。这是因为仰睡可以使全身大部分肌肉处于最放松的状态，对老年背痛、腰痛患者来说非常适宜。其次，仰卧不会加重心脏负担。另外，仰睡时，面部肌肉全部松弛，因而皱纹不易生成，已有的皱纹也不易加深，更不易出现双下巴。

中老年人，特别是患有动脉硬化的老年人，血管病变多，除依赖于白天坚持体育锻炼外，还应仰卧睡眠，这样对防治疾病有很大帮助。

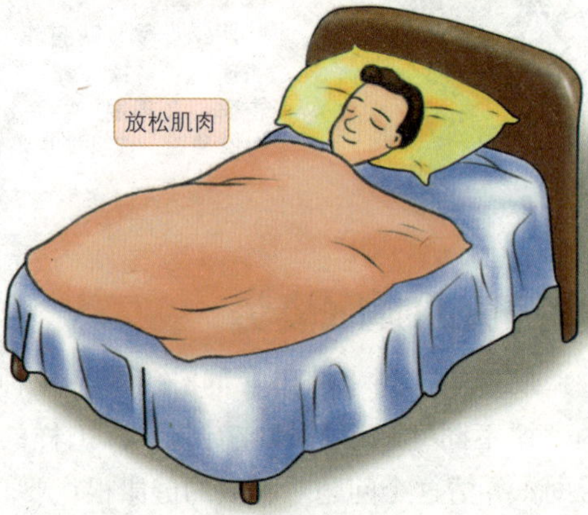

仰卧也有保健功能

男性不宜俯睡

很多人喜欢趴着睡觉，说这样睡得香，入睡快。其实，这种俯卧位的睡眠方式不但容易压迫内脏，使呼吸不畅，对生殖系统也有一定影响，对20来岁的男性来说，危害更大。

男性采取仰卧或右侧位睡姿，既不压迫精囊，也不用压迫心脏，对身体最好

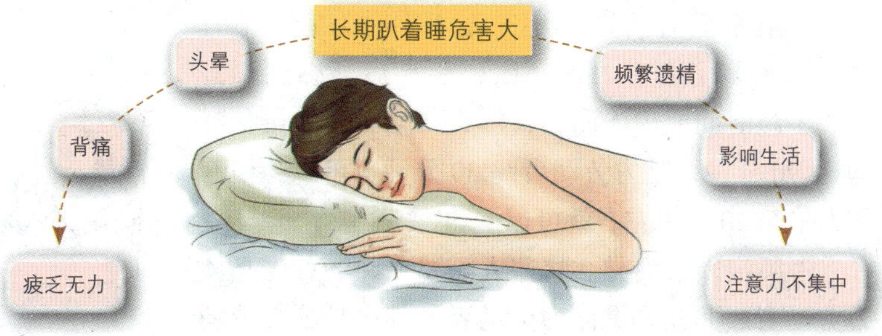

长期趴着睡会压迫阴囊，刺激阴茎，容易造成频繁遗精。频繁遗精会导致头晕、背痛、疲乏无力、注意力不集中，严重的还会影响正常学习和生活。本来青年人就对阴茎刺激反应敏感，如果又有频繁遗精的情况，就会加重病情。

如果前一天趴着睡了一个晚上，怎么办？别着急，教你健身 1 分钟，是针对阴茎的补救训练：双臂向前伸展，手掌触地，然后将膝盖以上身体向后拉坐至臀部接触脚，双脚做跪状，双膝贴地，臀部贴脚，尽量舒展手臂、头和背部，舒展动作维持 10 ～ 15 秒，然后慢慢放松，再重复整个动作 4 ～ 5 次。

中午小睡有益身心健康

许多人有睡午觉的习惯，中午适当休息 1 ～ 2 个小时，下午就会精力充沛。适当的午睡有益身心健康。

午睡的保健功能

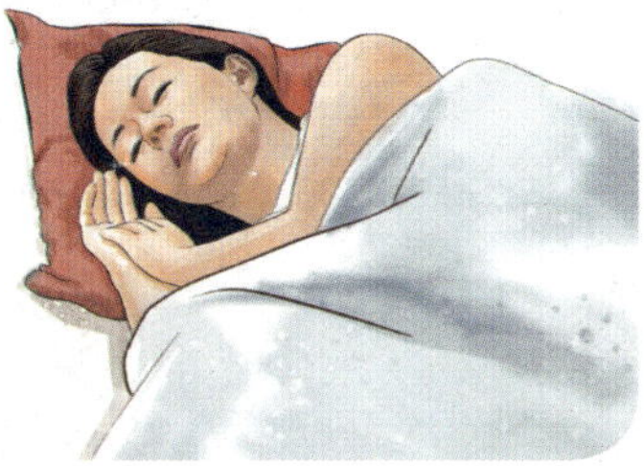

午睡能很好地弥补睡眠不足

正常人的睡眠时间不得少于 7 ～ 8 个小时。夏天日长夜短，天气炎热，气温升高，身体新陈代谢旺盛，能量消耗增大，再加上天热，晚睡早起，有时会因高温失眠，而感到睡眠不足，只有通过午睡来弥补睡眠不足

午睡能促进分泌和代谢

研究证明，人在一天睡眠中有两个睡眠峰期。凌晨 1 ～ 2 点为第 1 个峰期，下午 1 ～ 2 点是第 2 个峰期。补足这两个睡眠峰期不仅对人体分泌及细胞分裂代谢有利，而且对健康长寿也有益。人在睡眠峰期不睡眠，易导致健康危机的发生

午睡能消除疲劳

现代生活快节奏进行着，上午的紧张工作，容易使人感到疲劳，特别是大脑更易劳累，加上午饭后胃肠蠕动需要大量血液帮助消化吸收，而且午后气温升高，人体皮肤血管受热扩张，也需要大量血流流向皮肤，从而减少了大脑供血，使人产生疲劳

睡眠能增强免疫抗病力

人体合成各种营养，只有在睡眠和休息时才能很好地完成。因此，睡眠不足不但使身体消耗得不到补充，而且会造成机体内各器官失调，破坏人体免疫系统，使之失去应有的抵抗力，使一些疾病乘虚而入。而适当午睡可避免这种睡眠不足带来的危害

控制好午睡时间

午睡虽然好处很多，可是如果时间把握不好，可能对健康不利，因此，我们应该

科学地掌握午睡时间。

一般午觉时间以半小时至1小时为宜，不宜过久，睡多了会进入深睡眠，醒来后会感到不舒服。午睡时间要因人而异，体力劳动者一般可午睡30～90分钟，脑力劳动者睡30分钟也可以，但有的人午睡20分钟左右就可以了。

午睡应因人而异。哪些人需要午睡？首先是体力劳动者，尤其是重体力劳动者；其次是脑力劳动者；身体健康的工作人员也需要适当地午睡一会儿。总之，午睡有利于消除疲劳，保持精力充沛，提高工作效率。

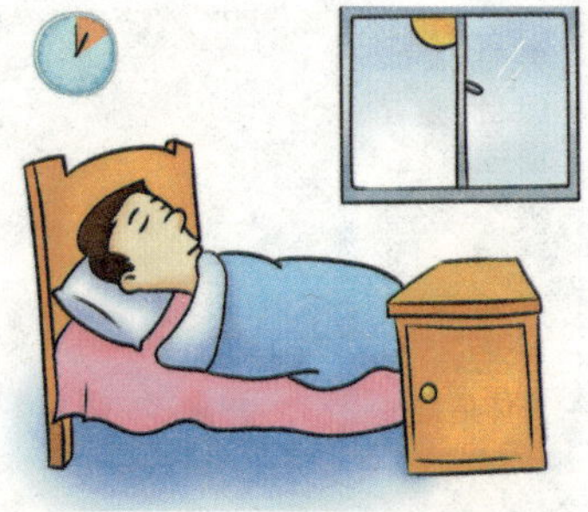

午饭后休息30分钟左右上床午睡为好。因为午饭后胃里填满了食物，并开始蠕动，各种消化腺也都进入了运动状态，如果一放下碗就去午睡，不仅影响消化，而且会感到胞胀不舒服，不利于入眠

科学解决午后困倦

如果没睡午觉，在下午的1～4点，你就会觉得眼皮沉重，精神恍惚，也可觉得坐立不安，昏昏欲睡，脑子反应迟钝。如果可能遇到这种情况，应好好安排计划来避免上述症状。

合理调节饮食。首先，早餐要吃得好，多吃一些含有蛋白质的食物，如蛋类、瘦肉、白干酪、全麦食品、牛奶、酸乳酪等。不要不吃早餐，或只吃甜点等含糖太多的食品。其次，午餐应该吃清淡一点儿，多吃一些富含维生素的食物，如番茄、胡萝卜、菠菜、黄瓜等。午餐吃得太饱，是引起午后疲惫的主要原因。

运动。午睡习惯并不是必需的，也许你真正需要的不是更多的睡眠，而是更多的运动。午后昏昏欲睡时，最好做些运动。简短快速的运动最有效。

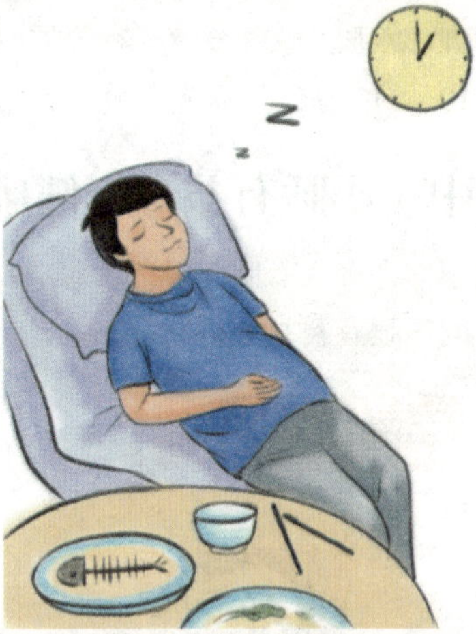

午饭前睡30分钟的保健作用超过午睡2小时

认识到打鼾也是一种病

打鼾者占总体人群的16%～30%，数量庞大。你是否意识到了打鼾也是一种病呢？

给打鼾者开的诊断书

医学专家把打鼾确定为"睡眠呼吸暂停综合征"，认为打鼾是一种病症。此病可能由咽部窄小或阻力增高引起，如鼻中隔偏曲、鼻息肉、扁桃体肥大、咽部松弛、悬雍垂过长、舌体肥大、舌根部肿瘤，及颌面部发育畸形，如小颌畸形等。小儿打鼾多由扁桃体肥大及腺样体肥大引起。

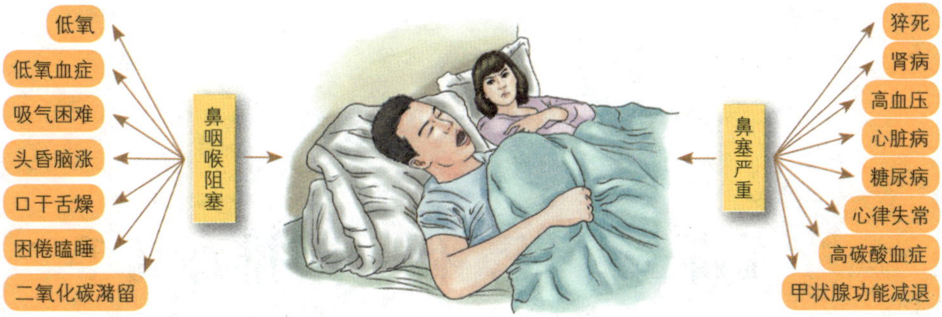

打鼾被称为“睡眠呼吸暂停综合征”，是一种病症，可能由咽部窄小或阻力增高引起

由于打鼾时频繁出现呼吸暂停，使大脑严重低氧，患者会出现口干舌燥、头昏脑涨、困倦瞌睡而影响工作和学习，严重者可导致高血压、心脏病、心律失常、糖尿病、肾病、甲状腺功能减退等，甚至发生睡眠中猝死的情况。

研究表明，打鼾与呼吸暂停是脑血管病的独立发病诱因，也是发病的主要原因之一。打呼噜者在夜间死亡率急剧增加，未经治疗的打鼾，病史在 5 年左右的死亡率为 11% ~ 13%；每小时呼吸暂停大于 15 次，打鼾病史长达 8 年者，死亡率高达 37%；另外，高达 80 分贝的鼾声对别人睡眠的影响也是不言而喻的。有 72.5% 的妻子每晚睡眠因丈夫打鼾而少 1 ~ 2 小时，30.6% 的妻子被鼾声惊醒，9.7% 的妇女因丈夫的鼾声而出现神经衰弱。因此，打鼾绝不是正常现象，而是严重疾病。

如何避免打鼾

要想远离打鼾就要调整自己的生活方式和习惯或进行专业治疗，可参考以下几个方面：

1 睡前尽量不要饮酒，不要喝浓茶、咖啡，也不要服用某些药物。养成定期锻炼的习惯，增强肺功能。立即戒烟。打鼾者还应预防感冒，并及时治疗鼻腔堵塞性疾病

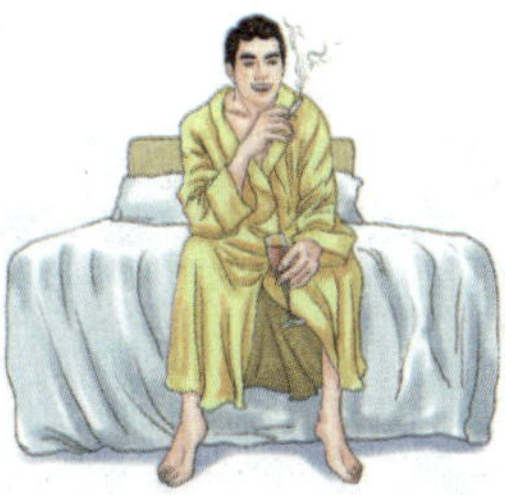

2 手术治疗。要根据阻塞的平面选择不同的手术方法，如有鼻阻塞的病人应该进行鼻部的手术，使鼻道通畅

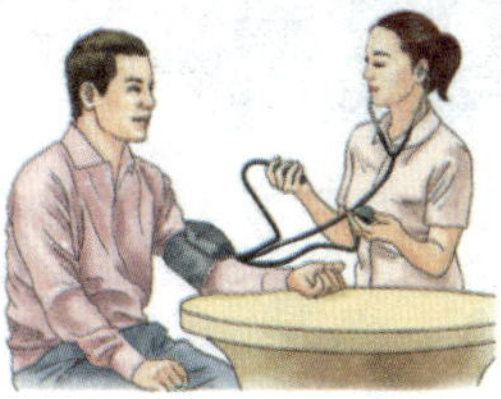

3 减肥。肥胖是引起咽部狭窄的因素之一。减肥可以缩小气道阻塞的程度。应控制热量与脂肪，饮食要清淡一些，最重要的是做一些消耗热量的运动，如跑步、登山等

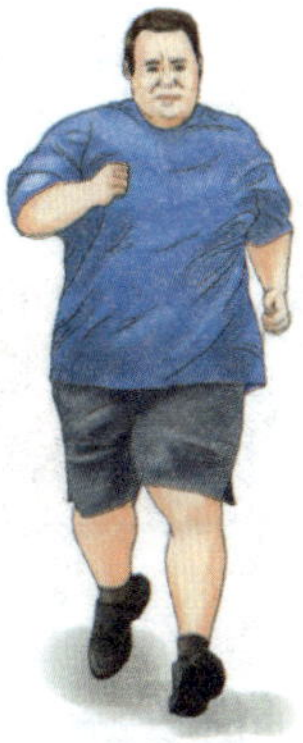

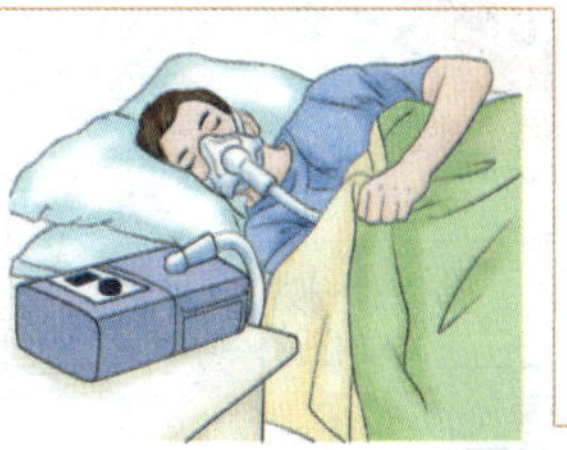

4 持续正压通气机及口矫器。持续正压通气机(CPAP) 主要原理是通过睡眠时佩戴一小型 CPAP 机，使面罩与呼吸机相连，原理类似于吹气球，可将咽部狭窄的部分扩大

第 6 章

无毒一身轻，做一个排毒高手

警惕环境毒素

弥漫在空气中的毒素

20 世纪 50 年代以来，由于社会化大生产和人类生活节奏的加快，汽车被大量投入生产。汽车在给人们的生活带来方便的同时也带来了严重的环境污染，给人类的健康造成了巨大的危害。5 亿辆汽车，每年会排出 4 亿吨一氧化碳、8000 万吨碳氢化合物和 5000 万吨一氧化碳。

目前还没有足够的资料说明汽车废气中各种有害成分对人类及其他哺乳动物产生危害的综合作用，人们只是多借助个别成分的毒性作用来评价其危害。一氧化碳主要通过与血红蛋白结合使血红蛋白丧失携氧功能，严重时可致人死亡。氮氧化合物为人所吸入之后，会刺激呼吸道黏膜，引起肺炎。碳氢化合物除具有致癌作用外，还可刺激皮肤、黏膜，若与氮氧化合物形成光化学烟雾，刺激性更强，重者可危及生命。此外，汽车废气中含有铅，可导致慢性铅中毒。

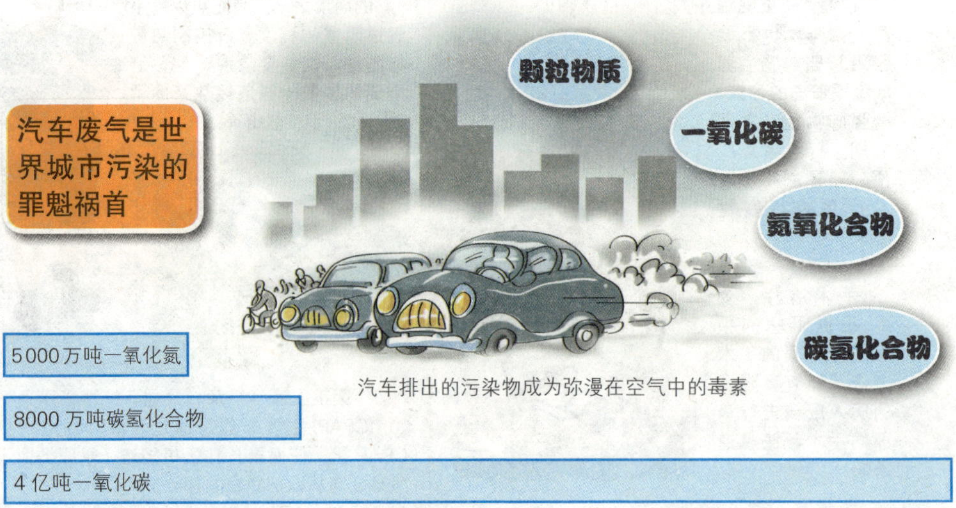

汽车排出的污染物成为弥漫在空气中的毒素

被环境污染的地下水

水与人类的生产生活息息相关，水污染也是环境污染中对人类危害最大的一种，常常给人们的日常生活带来诸多烦恼。

我们每时每刻都离不开水。在人体新陈代谢的过程中，水中的各种元素通过消化道进入人体内的各个部分。当水中缺乏某些或某种人体所必需的元素时，人体健康就会受到影响。例如，有些地区水中缺碘，长期饮用这样的水，就很容易生“大脖子病”，就是医学上所称的“地方性甲状腺肿”。当水中含有有害物质时，人体所受的危害更大。据调查，饮用受污染水的人，肝癌和胃癌等癌症的患病率，要比饮用清洁水的高出61.5%左右。

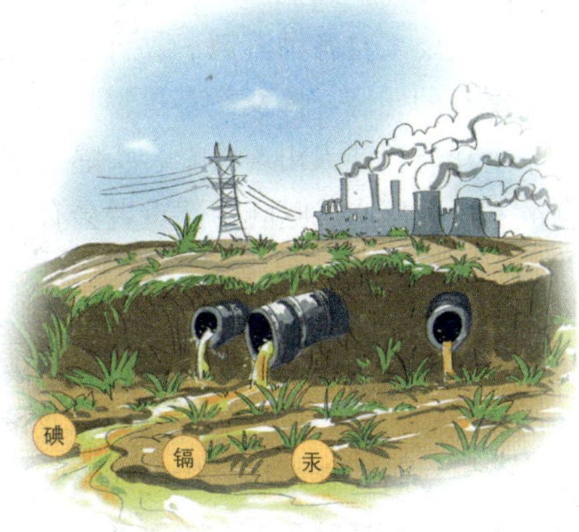

含有汞、镉等元素的污水排入河流和湖泊时，水生植物就把汞、镉等元素吸收和富集起来，鱼吃水生植物后，又在其体内进一步富集，人吃了中毒的鱼后，汞、镉等元素在人体内富集，则使人患病甚至死亡。从水生植物到水生小动物到小鱼到大鱼到人体，形成了一条食物链。人体成了汞、镉等元素最后的“落脚点”

水体被污染，一方面会导致生物与水、生物与生物之间的平衡受到破坏，另一方面会因一些有毒物质不断转移和富集，而危及人类自身的生命健康。

室内环境中的毒素

室内某些材料、装置所造成的空气污染、电磁辐射等也不容忽视，相对密闭的空间则会使这些污染的危害更加严重。

居室里的健康杀手

■燃料的燃烧

生活用燃料有煤，液化石油气，煤制气及植物的枝干、茎、叶等。燃煤的厨房空气中含苯并芘每立方米0.5微克，二氧化氮每立方米0.3毫克，二氧化硫每立方米6.9毫克，一氧化碳每立方米4.2毫克，颗粒粉尘每立方米0.8毫克；使用液化气1小时、10小时的厨房，一氧化碳密度分别可达每立方米3.5毫克和每立方米8毫克

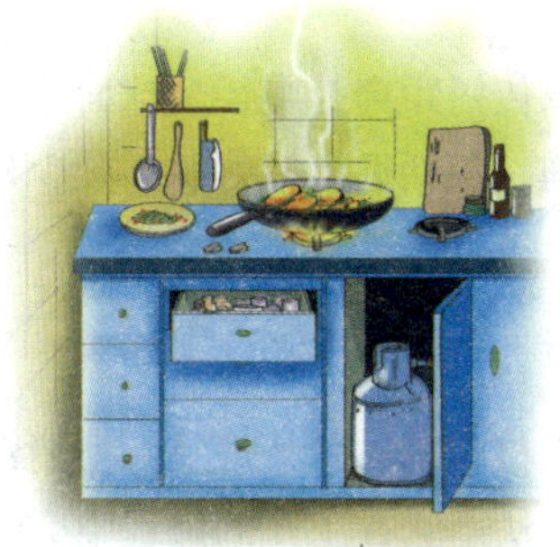

■室内的装饰材料

包括塑料地板、化纤地毯、化纤窗帘、壁纸、塑料用品、家具等。其中的甲醛是一种挥发性有机化合物，无色，有强烈的刺激性气味，是室内的主要污染物之一，主要来自建筑材料、装饰品及生活用品等化工产品，如黏合剂、隔热材料、化妆品、消毒剂、防腐剂、油墨、纸张等。加强室内通风可降低甲醛浓度

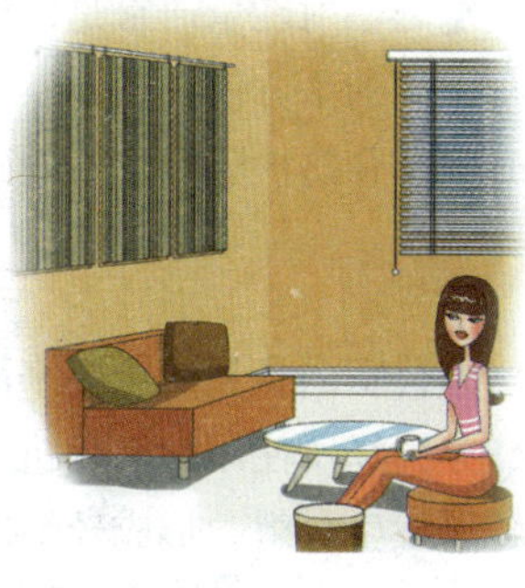

一般室内的二氧化碳大大高于室外，大气中的二氧化碳是0.03%左右，室内可达0.1%。如果超过0.2%，人则会感到发困、精神不振。

除醛类外，其他挥发性有机物常见的还有苯、甲苯、二甲苯、三氯乙烯、三氯甲烷等，主要来自各种溶剂、黏合剂等化工产品。此外，苯类等环烃化合物还可来自燃料和烟叶的燃烧。挥发性有机物具臭味、刺激性，能引起免疫水平失调，影响中枢神经系统功能，使人出现头晕、头痛、嗜睡、无力等症状，亦可影响消化系统，表现为食欲不振、恶心、呕吐，严重者会有肝脏和造血系统的损伤。

越来越严重的电磁污染

在我们周围，手机、对讲机、微波炉、电磁炉、计算机、电视机、电热毯及户外的高压电线、电焊机、各种高频作业设备和一些医疗设备工作时都会产生一定量的电磁辐射。随着广播电视、输电线路和通讯业的不断发展，辐射源越来越多，电磁污染日益严重，长期处于电磁辐射环境下，对人体会产生伤害：对心血管系统的损害表现为心悸、心动过缓、窦性心律不齐、免疫功能下降；对视觉系统的损害表现为视力下降，引发白内障；孕妇易产生自然流产和胎儿畸形；血液淋巴液和细胞原生质易发生改变，影响人体的循环系统、免疫、生殖和代谢功能等。

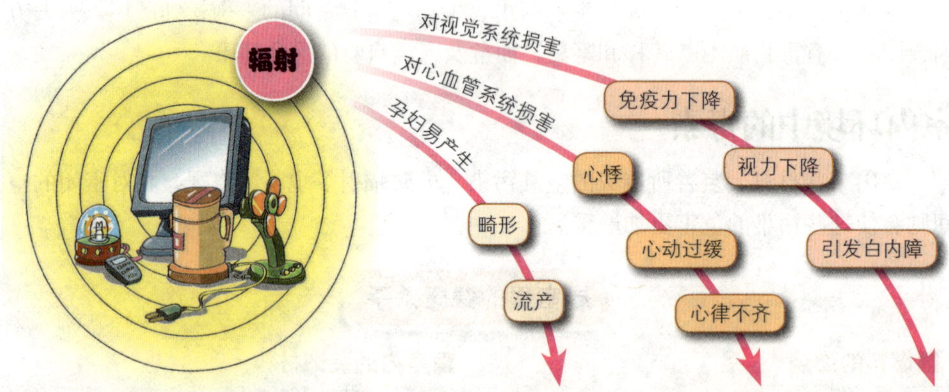

电磁辐射能量通常是以辐射源为中心，以传播距离为半径呈球面分布的，辐射强度与距离的平方值成反比。人们应该采取措施，包括远离辐射源、减少与辐射源接触的时间、穿防护服等，对电磁辐射进行防范。

办公室的健康杀手——臭氧

办公室内臭氧的主要来源为复印机、激光打印机、紫外灯及一些消毒设备等。目前，办公场所使用的复印机大多采用静电复印法。它在工作的过程中会激发空气中的氧分子发生分解，形成较活跃的臭氧。正常情况下，室内臭氧的浓度比室外低，为室外浓度的20% ~ 30%。我国《室内空气质量标准》中规定的臭氧允许浓度为每立方米160微克(1小时内均值)。

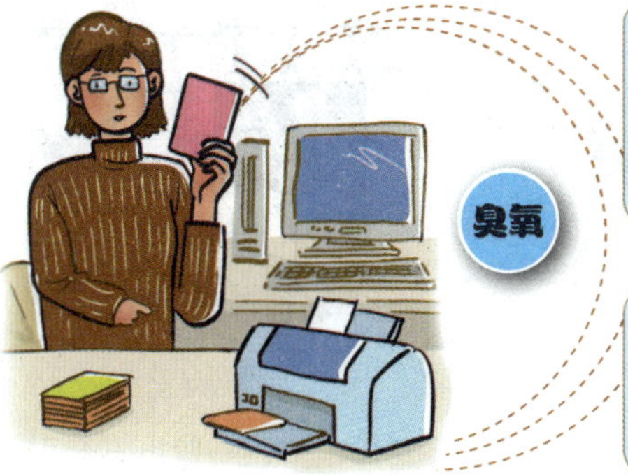

■臭氧是具有特殊气味的不稳定气体，具有强氧化作用。有研究表明，臭氧可在 5 分钟内杀死 99% 以上的细菌繁殖体；同时臭氧也可起到除臭的作用，许多室内空气净化器以臭氧的强氧化性为原理，将空气中的有机物氧化，以达到净化空气的目的

■臭氧对眼睛有刺激作用，还可引起上呼吸道炎症，影响肺功能，甚至造成肺气肿、哮喘等疾病。对于有呼吸系统、神经系统疾病的孕妇，臭氧的危害则更大，可诱发或加重原有的病情

臭氧危害如此之大，我们应该采取哪些具体措施来预防臭氧的危害呢？

经常开窗通风可以保证办公室内的空气新鲜。有条件的办公楼可在每天早、中、晚各通风 3 次，每次 20 分钟以上。

办公室的合理布局。最好将复印机、激光打印机等设备与办公人员隔离；或将办公用的复印机、激光打印机放在离人群远一点儿的地方；最好在复印机和打印机室内安装排气扇或换气扇，以便稀释或排出工作环境中的臭氧。应该注意的是，臭氧的密度是正常空气的 1.65 倍，故常常聚集在室内的下层空气中不易流动，因此，换气装置的安装高度不宜过高。

经常接触复印机、打印机以及在该环境工作的人应该加强营养补充，增强机体的抵抗能力，多食用牛奶、豆制品、菠菜、玉米等富含维生素 E 的食物。同时要多参加户外运动。

无处不在的噪声污染

随着交通、建筑、现代化设施的逐渐增多，环境噪声已成为困扰人们生活的一大环境污染。

危害健康的噪声污染

认识噪声污染源是远离噪声污染的前提，噪声的来源主要有下面几种：

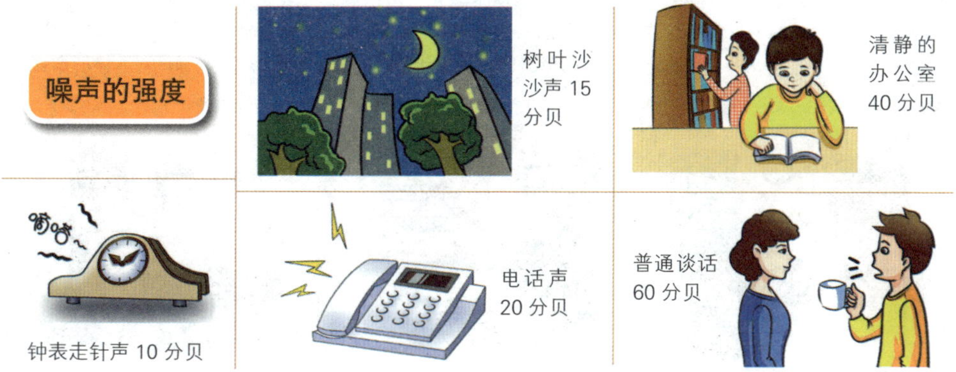

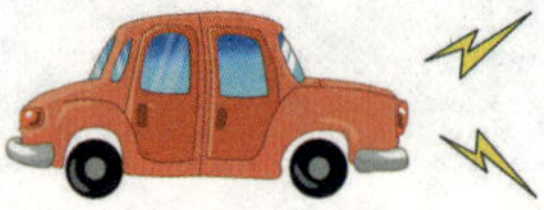

繁忙汽车道 80 分贝

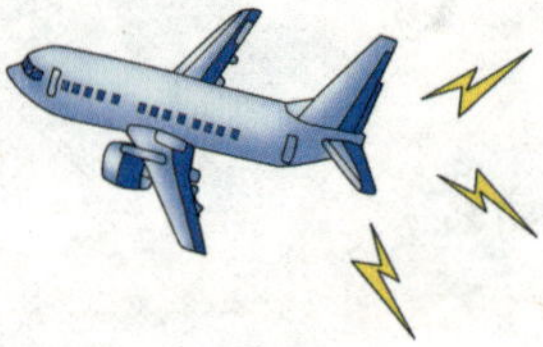

喷气机（低空）150 分贝

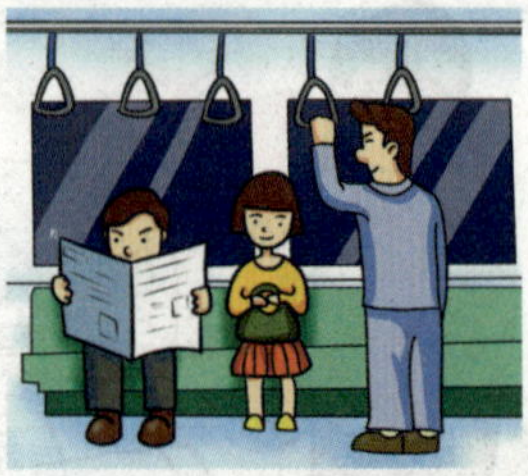

地铁 100 分贝

通常，办公室噪声的强度比工业、交通、建筑噪声等要低很多，一般也不会引起明显的临床症状，多使人处于亚健康状态。每天暴露在强度为 75 分贝的噪声中 8 小时，或每天暴露在强度为 70 分贝的噪声中 24 小时，均不会使人们出现明显的听力障碍。办公室噪声主要影响人的心理。这多反映在影响人的休息和工作上，表现为使人感到烦躁、萎靡不振、注意力不集中，影响人的工作效率等。

反复、长时间、超负荷的噪声刺激可引起中枢神经系统损害，表现为条件反射异常、脑血管功能紊乱、脑电位发生变化以及头痛、头晕、耳鸣等神经衰弱综合征。累及心血管系统则表现为心跳加速、心律不齐、血压升高、心排血量少而使心肌缺血、低氧，重则可导致心肌梗死。累及内分泌生殖系统则可引起性周期紊乱、受精迟缓，并可引起染色体突变而致畸胎的发生。另外，长时间生活于噪声环境中，可使听力下降，甚至导致耳聋。

远离噪声污染

噪声污染虽然无处不在，可是我们可以采取一定的方法来缓解噪声污染对我们的伤害。

进行吸声处理

我们可在墙面、顶棚等界面上安装吸声装置来降低室内的噪声；居室临街的话，可以安装双层隔音玻璃窗、多用布艺装饰和软性装饰等来吸收噪声。其中，窗帘的隔音作用是最为重要的

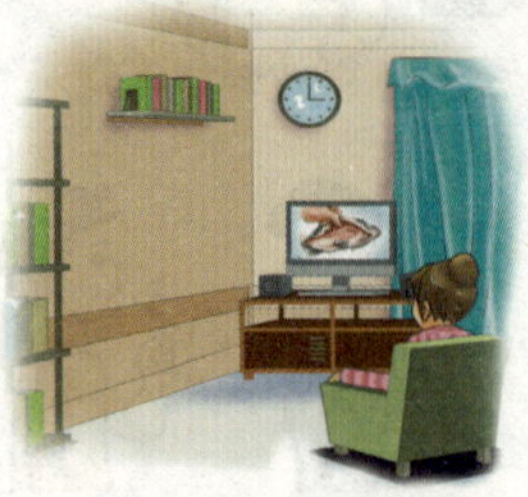

电器及设备的选择和摆放问题

应尽量选择质量好、噪声低的电器，不要把电器放在一起，尽量避免各种电器同时使用。可以在电冰箱等大件电器底部的部位安装橡胶垫片，以减轻电器振动所产生的声音。应严格控制电器的音量和开关时间

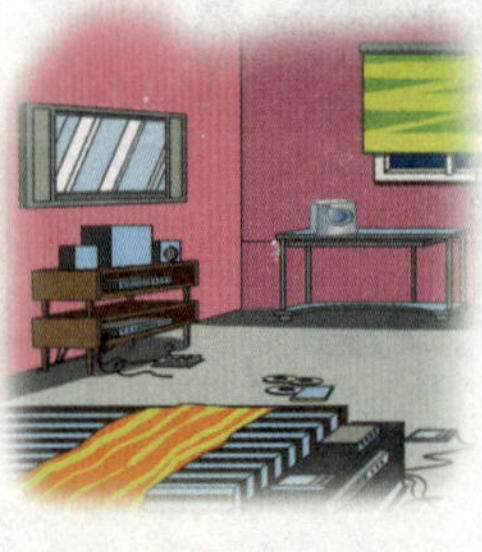

应补充营养并进行自我调适

适当补充氨基酸和维生素有助于消除有害物质，减轻精神紧张和疲劳。此外，多吃各种粗粮、花生、大豆及其制品、水果、各种新鲜绿叶菜、肉、蛋、乳等食物，有利于提高机体的免疫力，减轻噪声对人体的损害

毒从口入——认识各种食物毒素

小心重金属和抗生素污染

近年来，中毒事件的频频发生使人们不得不关注重金属和抗生素造成的污染。

严重的重金属污染

重金属对人体造成的伤害中，我们最熟悉的是铅中毒。铅对我们来说并不陌生。近年来，食品中的铅污染也成为人们关注的问题。农业上使用含铅杀虫剂、日常生活中使用含铅的金属或陶瓷食具、包装材料以及加工机械等亦可造成铅对食品的直接污染。各类色彩鲜艳的玩具中含有铅类化合物，小儿长期接触这些玩具，将铅食入体内，亦可导致铅中毒。

铅对生物体内许多器官组织都会有不同程度的损害，对造血系统、神经系统和消化系统的损害尤为明显。铅的生物半衰期较长，可长期在体内蓄积。儿童铅中毒可影响其生长发育，导致智力低下

镉是对人体有害的元素，在自然界中多以化合态存在，含量很低，镉可在生物体内富集，通过食物链进入人体，引起慢性中毒

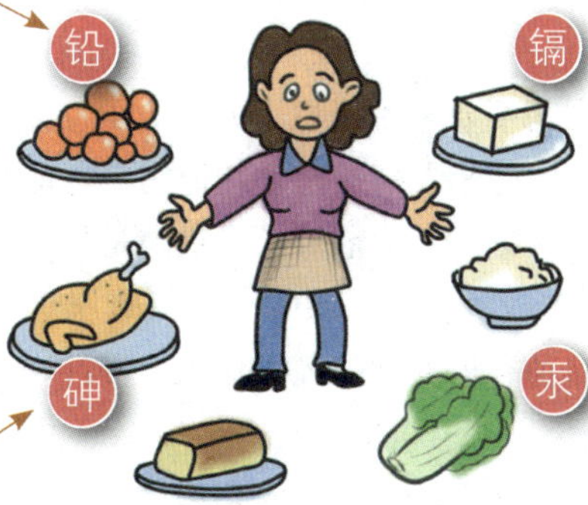

砷中毒被称为人类第4大公害病，（砷虽是非金属，但有类似有害金属的毒性，习惯上列入此类）砷的化合物常用做除草剂、杀菌剂、杀虫剂，中毒事件屡见不鲜

汞在人体内的蓄积会损害人体健康，被污染的水产品中的二甲基汞有很高的毒性，含汞农药和被汞污染的水都会污染农作物，被汞污染的粮食，无论用的是碾磨还是淘洗、烘、炒、蒸、煮等方法，都无法除去其中污染的汞

食品铅污染主要是指工业“三废”污染环境，环境中的铅再转移到食品中去，对人体危害较大的金属毒物有铅、汞、镉、砷等

各类食品中重金属的含量均有严格规定，例如：粮食及其制品每千克汞含量不得超过0.02毫克，镉不能超过0.2毫克，砷不能超过0.7毫克。食油中每千克含汞不得超过0.1毫克。牛奶、蔬菜每千克含汞不得超过0.01毫克。蔬菜、蛋类每千克含镉不得超过0.1毫克，砷不得超过0.5毫克。豆制品、调味品、酒、冷饮每千克含铅不得超过1毫克，砷不能超过0.5毫克。

禽、畜的抗生素污染

鸡、鸭、鹅、牛、猪等牲畜家禽的饲养者，因为害怕发生瘟疫，造成血本无归，几乎天天在饲料中加入杀菌剂及抗生素类药物，以预防牲畜家禽因细菌感染而生病。鸡饲料中常被添加硝化杀菌剂；猪的饲料中也常被加入磺胺剂抗生素、各种抗菌性物质。

饲养者为了使饲养的家禽、家畜长得快，也会在饲料中添加激素药剂，若长期吃有激素残留的动物肉，便很可能产生与激素相关的癌症，如前列腺癌、乳腺癌、子宫内膜癌等

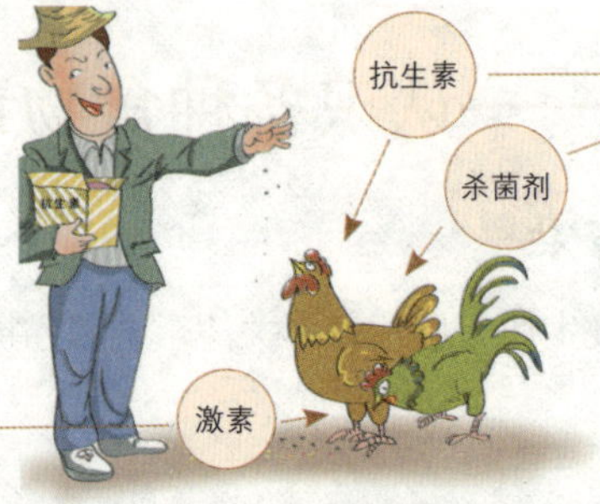

饲料中常被添加硝化杀菌剂、抗生素、各种抗菌性物质，以及激素

残留在禽畜体内的抗生素与杀菌剂，容易引发人体的过敏，使人出现荨麻疹、气喘等过敏症状。长期使用抗生素，更会使鸡、鸭、牛、猪、鱼等肠道中的有毒细菌不断进化，最后变成具有抗药性的超级细菌，并随着这些动物的粪便到处传播。人体万一感染到这种超级细菌，即使用最具特效的抗生素、杀菌剂来治疗，也可能无效，届时只有束手无策、听天由命了

这些抗生素药物与抗菌剂会残留在这些动物身体中，所以，一定要少吃这些有抗生素、激素残留的家禽、家畜，他们内脏里残留的有毒药物与重金属更是特别多，千万不能吃。

蔬果上的农药残留污染

蔬果类食物中的残留农药主要来源于以下几个方面：施用农药直接污染农作物；农作物从污染的环境中吸收农药；农药通过食物链污染食品等。常见的残留农药包括有机磷、氨基甲酸酯类、有机氯、杀菌剂等。有机磷是目前使用量最大的杀虫剂，常用的有美曲膦酯（敌百虫）、敌敌畏、乐果等。有机磷属于神经毒剂，主要抑制生物体内胆碱酯酶活性，部分品种有迟发性神经毒作用。慢性中毒主要是指神经系统、血液系统和视觉的损伤。

为保证食用蔬菜的安全，在市场上选购农药污染少的蔬菜是预防农药中毒的有效方法之一。

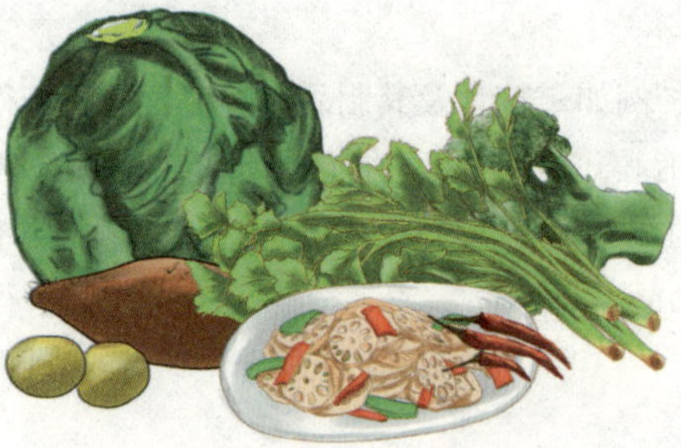

蔬菜中因不易染虫害而较少施用农药的品种有圆白菜、苋菜、芹菜、菜花、辣椒、萝卜等。食用部分生长在泥土中的蔬菜，如莲藕、马铃薯、芋头、大头菜等一般不施农药

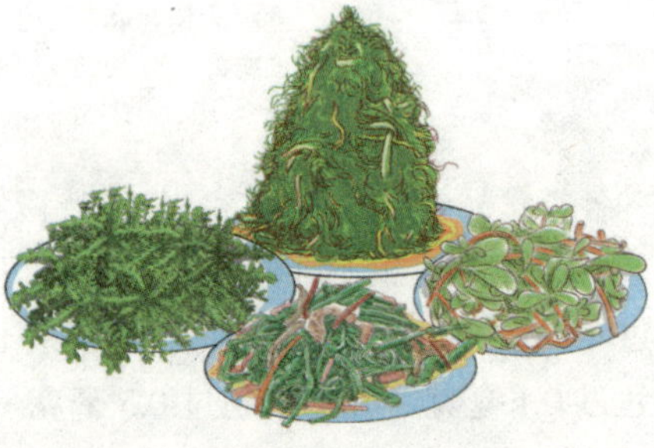

野外生长或人工培育的食用菌和各种芽菜，在生长和培育过程中无须杀虫，是蔬菜中安全系数较高的一类。野菜营养丰富，一般没有污染，市场上常见的野菜有蕨菜、荠菜、马兰头、马齿苋、扫帚苗、龙须菜等，它们生长在野外，不需要人工施肥，更不需要洒药除虫。野菜的蛋白质含量比一般蔬菜要高出约20%

另外，不同的蔬菜有不同的去毒方法：

杀菁法

有些蔬菜适合以杀菁法处理，如芦笋、竹笋、玉米等。将这些蔬菜洗净后，放入90℃以上的热水中，加热1分钟左右，再迅速用冷水冲洗，可让残留的农药随着热气蒸发掉。农药也会遇热分解，溶入热水

削皮法

胡萝卜、马铃薯、芋头、猕猴桃等均要削皮才能吃，但削皮之前，一定要先用大量清水冲洗干净，用软毛刷刷除表面污秽，洗后还要用纸巾将表面的水分拭干，这样削皮时才不会让污秽或脏水污染到可食部分

清洁剂刷洗法

使用天然安全的清洁剂，如茶子粉（茶子粉是用天然茶子磨成粉。可用茶子粉泡成的水来清洗蔬菜水果，甚至是油腻的餐具。其有很强的去污、除油腻效果，而且天然无副作用）、海水提炼的清洁剂、牙膏或天然橘精清洁剂等

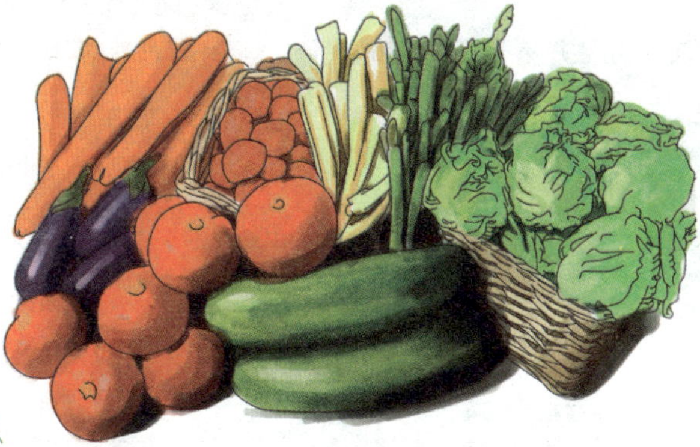

高温烹煮法

农药属于有机化合物，高温会造成其分解，所以烹煮愈久，农药也分解愈多。而且，烹煮时要掀开锅盖，才能让残留的农药分解、蒸发，随着水蒸气往上飞散掉。农药也可能会溶到汤里，所以，菜汤应该倒掉不要喝。若是采购有机蔬菜，确定无农药污染，所剩的菜汤便可以放心喝；何况，菜汤富含营养，倒掉实在可惜。鼓励大家尽量吃有机蔬菜

切除法

喷洒农药时，农药往往会顺着蔬菜叶柄汇集在柄基处，所以要先将柄基处切除再清洗菜叶。像青椒的果蒂处明显凹陷，喷洒的农药便往往蓄积于此，所以清洗前应先将果蒂凹陷处切除

储藏法

有些果菜不易腐烂，可先买回存放数天，但不要放入冰箱，植物体原本含有的天然酵素，会将残留的农药逐步分解掉。适用储藏法的果菜包括南瓜、芋头、胡萝卜、圆白菜、山药等

冲洗法

如圆白菜、大白菜等，要先剥除外层菜叶2～3片，再一片片剥下来。用大量清水冲洗一次，然后用海绵刷或软毛刷刷除菜叶上的虫卵或污秽，再用清水冲洗第2遍

了解食物禁忌，打造健康饮食

不同食物由于成分的不同，一起食用后食物之间相互作用，可能会产生有毒物质，从而严重危害人体的健康，要想避免这种事情的发生，只有事先了解食物的禁忌。

常见蔬菜的饮食禁忌

不同的身体状况选择不同的蔬菜，有些食物最好不要与其他食物同食。

黄瓜是许多人夏季的必需蔬菜，食用时要注意以下问题：

黄瓜

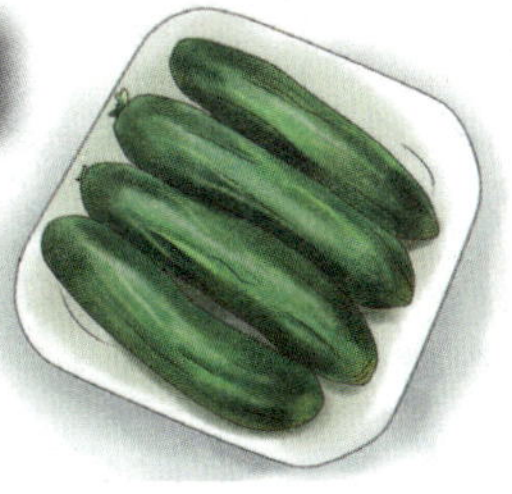

- 黄瓜不宜与橘子、番茄同时生食。不宜与辣椒、菠菜同时生食。因为辣椒、菠菜所含的维生素C，会被黄瓜中的维生素C分解酶破坏掉，使营养丧失
- 黄瓜为寒凉类蔬菜，脾胃虚寒者不宜食用。慢性支气管炎、溃疡病、结肠炎等患者忌食
- 痢疾、疟疾、腹痛、呕吐、腹泻等患者及妇女经期前后，不宜食用黄瓜
- 黄瓜含有水杨酸类物质，多动症儿童不宜多吃

番茄也是人们喜爱的一类蔬菜，食用时要注意以下问题：

番茄

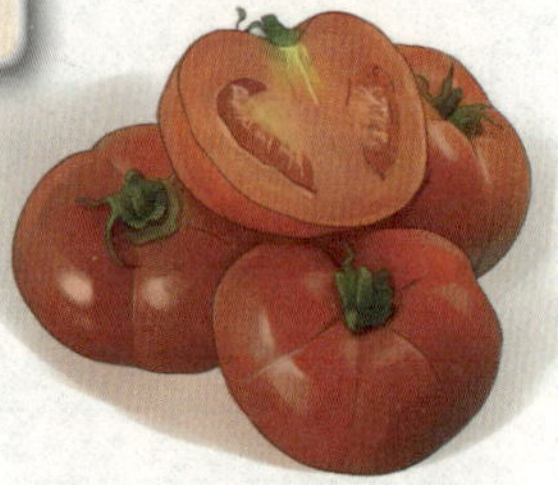

- 不宜和黄瓜同时生食。因黄瓜含有分解酶，会破坏番茄中的维生素
- 不宜食用未成熟的番茄，因其含有生物碱，多吃会中毒
- 大便稀软、腹痛、肠胃虚寒、胃酸过多者不宜多食番茄

大白菜在冬天非常受欢迎，可是并不是任何人都适合。

大白菜

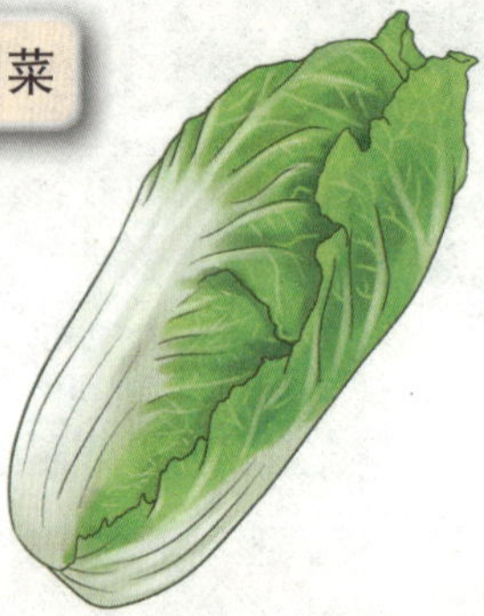

- 服用维生素K时不宜食用大白菜，否则会降低维生素K的止血疗效
- 不宜食用久放的熟白菜。白菜煮熟久放后，会在细菌作用下使硝酸盐还原成亚硝酸盐，易诱发癌细胞
- 脾胃虚寒者不可多吃，吃过量容易引起胃酸过多
- 肺寒咳嗽者不宜多吃

菠菜是许多人的最爱，但是，食用时要注意以下问题：

菠菜

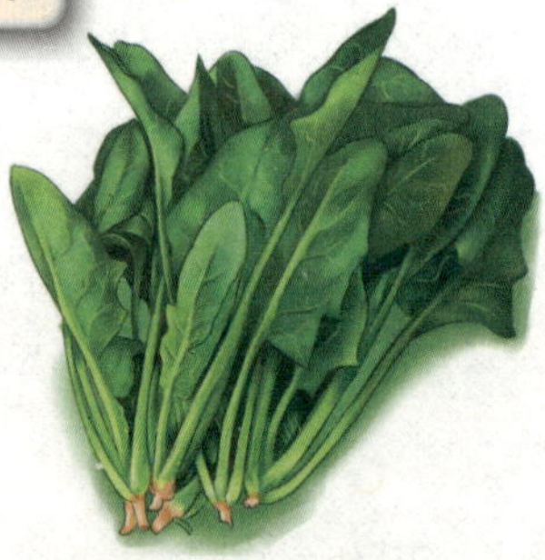

- 忌与钙片同食。因菠菜含大量草酸，与钙同食易形成结石
- 不能与牛奶同食
- 变质及熟后放久变酸的菠菜应禁食，否则易引起亚硝酸盐中毒
- 肾炎和肾结石患者不宜食用。菠菜属寒凉类蔬菜，阴盛偏寒体质者勿吃过量
- 不可与韭菜同食，否则易引起腹泻
- 木耳、虾米、海带、紫菜等含钙量丰富，不宜与菠菜同食

油菜很好吃，不过需注意以下问题：

油菜

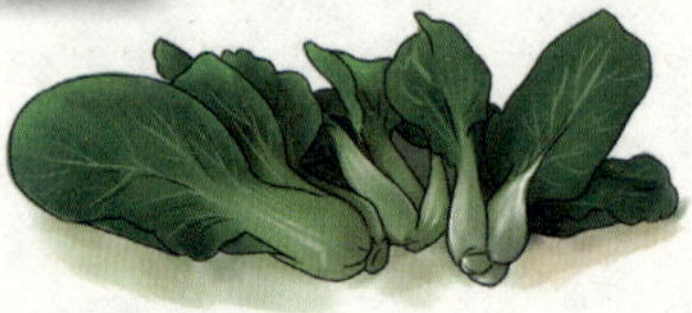

- 油菜不宜久存，否则营养会流失，还会受细菌作用产生亚硝酸盐，容易致癌
- 其性偏寒，凡脾胃虚寒、消化不良者不宜多吃
- 麻疹刚好的人及疮疥、眼病患者，狐臭者不宜食用

花椰菜是抗癌蔬菜，可是要注意以下问题：

花椰菜

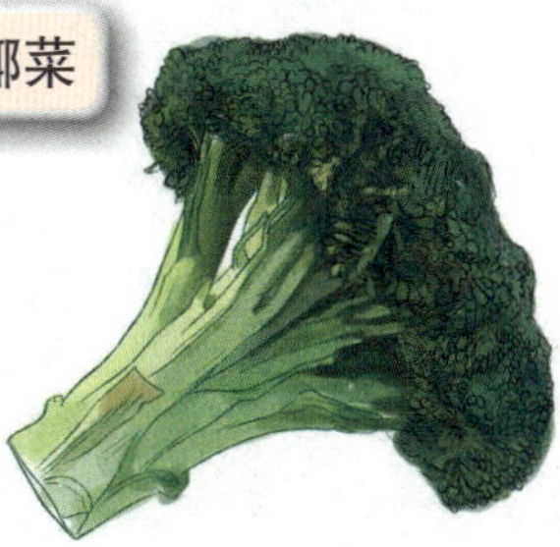

■服用铁剂时不可食用。花椰菜含较丰富的钙、磷元素，会与铁剂结合成不溶性的沉淀物，降低对铁剂的吸收效果
■花椰菜含少量致甲状腺肿的物质，不宜过量进食
■花椰菜中易藏污纳垢，生食易吃到细菌，最好煮熟再吃

韭菜也是一种常见蔬菜，吃韭菜时要注意以下问题：

韭菜

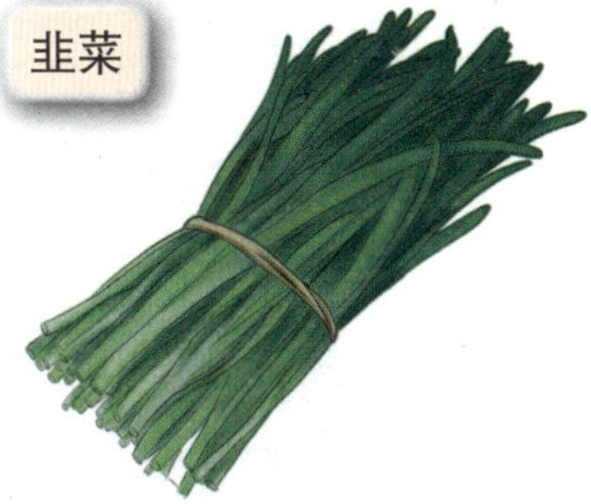

■阴虚内热及眼病患者忌食
■忌与酒同食
■脾胃虚弱、消化不良者，以及咽痛目赤、口舌生疮者，不宜食用
■患有风热感冒、麻疹、伤寒者及肾炎、支气管哮喘、淋病等病患者忌食

茄子在饭桌上也很常见，食用时要注意以下问题：

茄子

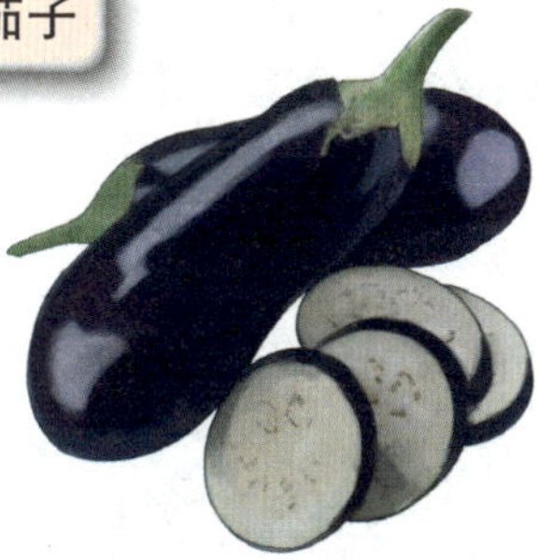

■茄子性寒，脾胃虚寒者不宜多食
■肠滑腹泻、寒湿痢疾、疟疾、慢性胃炎、子宫脱垂等病患者及妇女经期前后，不宜食用
■不宜与墨鱼、螃蟹同食
■过度熟的茄子不宜食用，否则易引起中毒
■皮肤病、痛经患者不可多食
■结核病患者在抗结核治疗期间食用茄子，容易过敏
■多食茄子会使精神不安定，容易亢奋

甘薯在饭桌上也很常见，食用时要注意以下问题：

甘薯

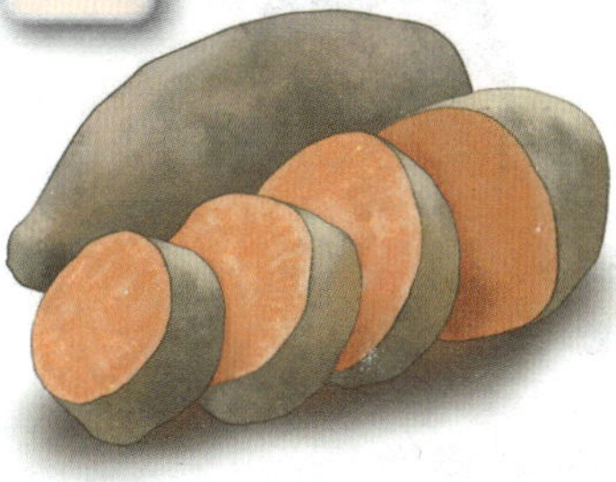

■不能与柿子同食，两者相聚后会形成胃柿石，引起胃胀、腹痛、呕吐、严重时可导致胃出血等，危及生命
■不宜与香蕉同食

不宜同食的食物

有些食物不能搭配在一起食用，常见的有下面几种：

海味＋水果	鱼虾、藻类含有丰富的蛋白质和钙等营养物质，如果与含鞣质的水果同食，不仅会降低蛋白质的营养价值，而且易使海味中蛋白质与鞣质结合，形成一种难以消化的物质，使人出现腹痛、恶心、呕吐等症状
白酒＋胡萝卜	胡萝卜中丰富的胡萝卜素，与酒精一起进入人体，会在肝脏中产生毒素，从而损害肝脏功能
萝卜＋水果	二者同食，经代谢后体内会很快产生大量的硫氢酸，这是一种抑制甲状腺素的化学元素，会阻碍甲状腺对碘的摄取，诱发或导致甲状腺肿大
肉类＋茶	茶中的大量鞣酸与蛋白质结合，会产生具有收敛性的鞣酸蛋白质，使肠道蠕动变慢，延长排泄物在体内的停留时间，造成危害
牛奶＋果珍	牛奶中蛋白质丰富，80％以上为酪蛋白

是药三分毒

药绝对不是补品，应该对症选用，有的药物能治疗身体上的病痛，可是用药不当或者过量，反而成了危害身体的毒药。

正确服用各种药物

所有的药物都会给肝脏带来一定的压力，许多药物还会使人上瘾。这意味着，要维持同样的功效，需要增加剂量，停药时会出现脱瘾症状。如果肝脏过度工作，或处于压力之下，它也许就不能完全解除药物的毒性，分解物则在脂肪组织中聚集。有时，分解物本身就具有毒性，甚至会对肝脏产生毒害，使肝脏不能有效地发挥它的功能。

非处方药

人们常常意识不到在滥用非处方药，因为它们可以不用开处方就很容易买到，一般毒性也比其他药物小。服用这些药通常是为了缓解如头痛、打喷嚏和流鼻涕之类的急性症状。不幸的是，服用止痛药是为了减轻头痛，但有时会导致定期的头痛，最后很容易造成需每天或每周服用几次止痛药。总的说来，应试图寻找自然的治疗方法，改善健康状况，尽可能避免化学药物，因为这些会增加排毒系统的工作负担

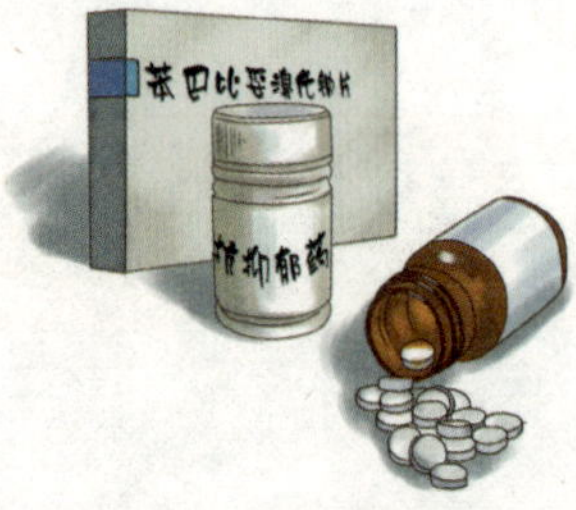

处方药

停止服药，或改变药的剂量之前，一定要先询问给你开处方药的医生的意见。如果有其他医疗情况，应该和医生说明你的现用药，以防出现药物反应。排毒正在进行时，也需要向医生咨询，因为你的用药量可能需要调整。例如，或许你的血压，或血液中的胆固醇已降低，则足可以减少用药，甚至停止用药

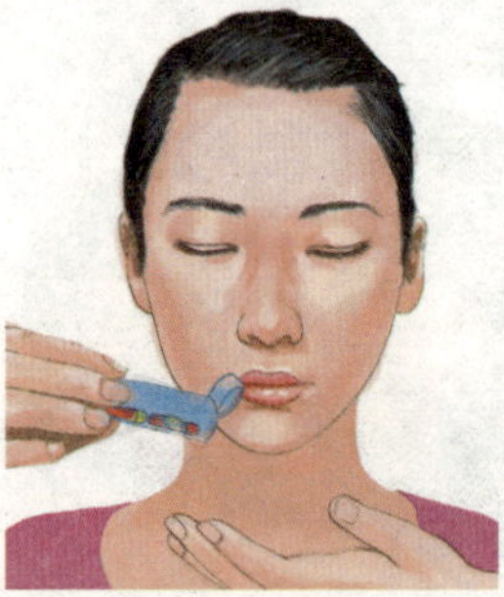

生活中常见的用药误区

生活中，人们有一些用药误区，若不能及时认识，对健康非常不利。

滥用解热止痛药

发热或疼痛原因很复杂，很可能是重病的初期症状。所以，在病因尚未查明前，用解热止痛药只能暂时缓解症状，并不能从根本上治疗疾病。另外，也会因此掩盖了疾病的主要矛盾，造成治愈的假象，有碍医生做出正确的诊断，从而耽误治疗

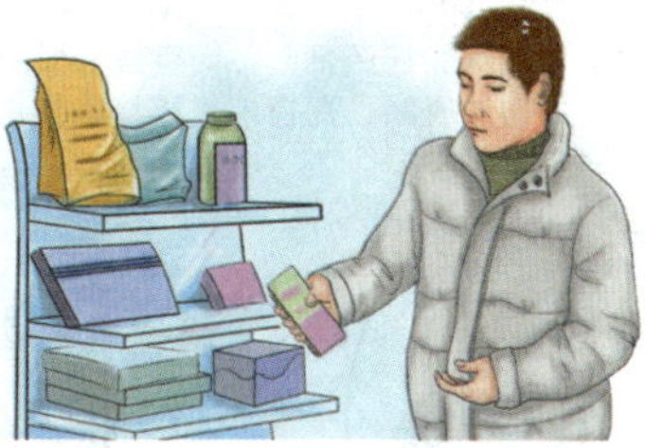

服用安眠药

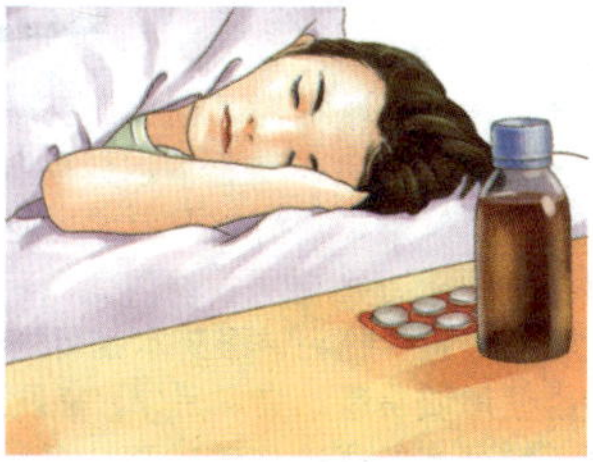

如果经常有睡眠不良的状况，偶尔服一些安眠药是可以的，但如长期服用就需要增加用量才能奏效。一旦养成习惯，再想不用就困难了，而且久服停药会出现头晕、恶心、肌肉跳动或失眠加重等现象。安眠药不可常服一种，以免形成对药物的依赖性，最好是交替或轮换使用，以保持药物的疗效，且用量一定要小

乱吃补药

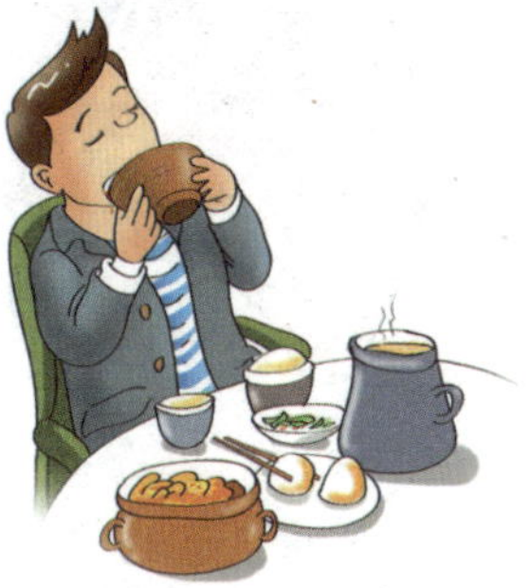

很多人认为“有病必虚、体虚必补”，因而一味追求滋补。在经济条件比较好的家庭中，一些儿童会出现性早熟现象，如女孩儿乳房过早发育、男孩儿胡须丛生，这很可能就是因为服用了成人滋补品

大量用泻药

便秘大多是因为肠蠕动减弱所致的功能性便秘，如单靠泻药导泻，易发生结肠痉挛，使排便更加困难。长期服用泻药还可能造成体内钙和维生素缺乏。因此，还是少用泻药好。实在需要时，用开塞露比较安全

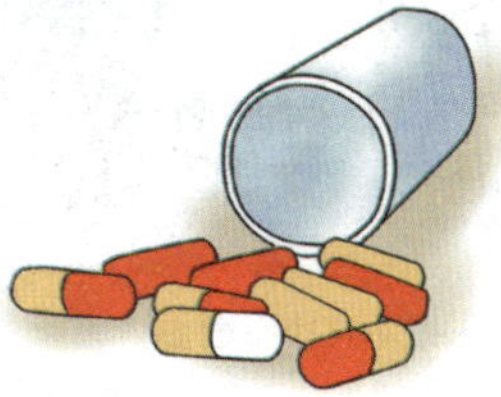

有些患者求快，擅自多种药品并用

很多患者认为药多疗效佳，从而忽视药物间的相互作用。其实，药物之间存在着配伍禁忌，服药不当，会产生耐药性、变态反应，加重某些脏器负担，反而不利于病体康复

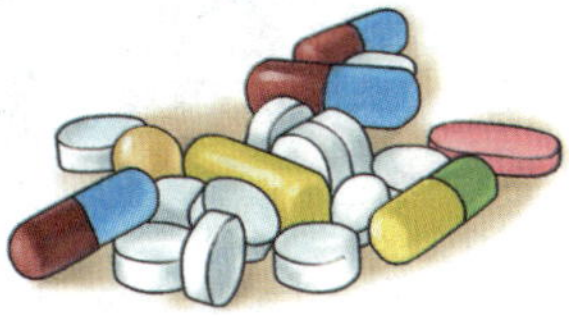

滥用抗生素、抗感染药物

现在的家庭几乎都有家用小药箱，买一些常用药以备用。这种意识当然是好的，但是由于大部分人并没有相关的专业知识，乱买药、乱吃药的情况近年来十分严重，尤其是滥用副作用较大的抗生素，如青霉素类、头孢菌素类及氨基糖苷之类的药。抗生素可以说是西药中最大的品种，人们一有病首先就想到抗生素，把它看成了“万能药”。实际上，抗生素的副作用是不容忽视的，绝不可滥用

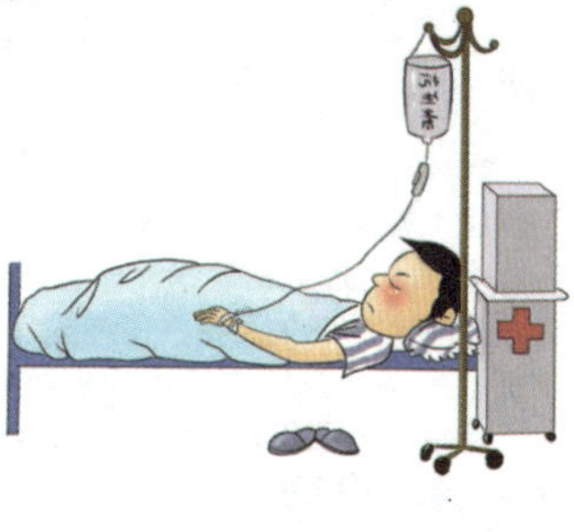

用药的其他注意事项

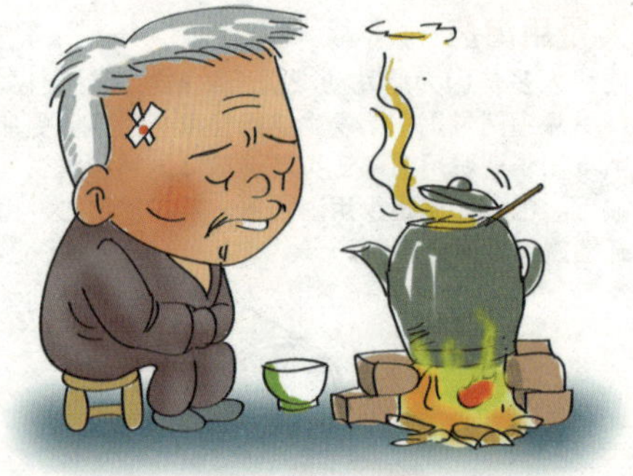

药膳未经医生指示，不要随意大量进食，因其有药效存在，可能遇上相忌食物而导致中毒

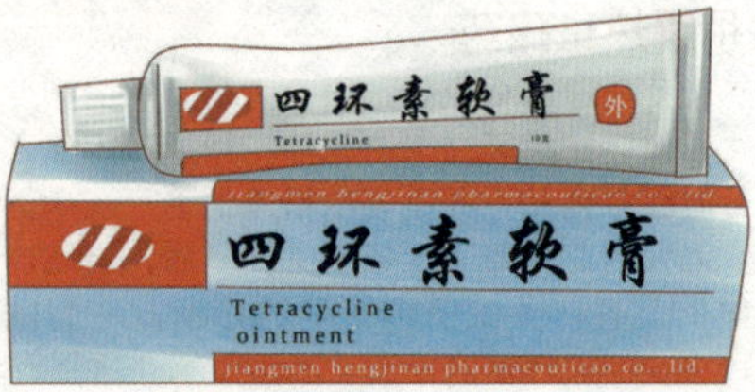

外敷软膏使用过后，软膏瓶口表面会有残留杂菌的危险，下一次涂抹药剂时，伤口就会受到感染，所以使用外敷软膏时，瓶口勿直接接触伤口

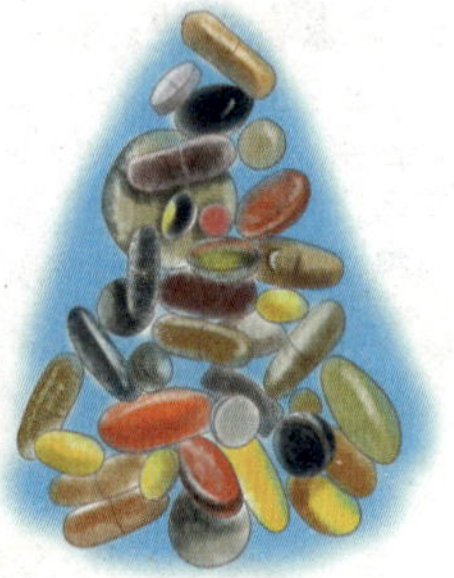

市面上有各式各样的维生素制剂，其说明中虽强调可以消除疲劳、补充体力，但不宜过度依赖而忽略饮食均衡。维生素分水溶性和脂溶性两种：水溶性的如B族维生素、维生素C等，摄取过量副作用不大，会随尿液排出；脂溶性的有维生素A、维生素D、维生素E、维生素K，若服用过量，长期累积在体内，反而会损害健康

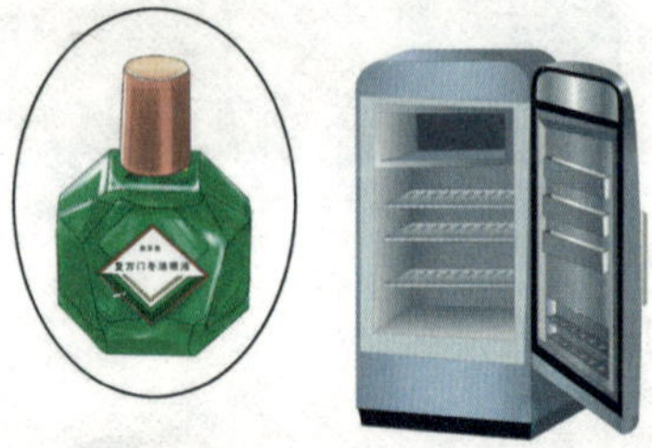

眼药使用期限很短，因为眼药开瓶后和空气接触容易氧化，且在高温下水分易蒸发流失，造成浓度升高，所以最好将其存放在冰箱内，过期的眼药水则千万别再用。同时，眼药容器的前端如果触及眼睑、睫毛，眼药水就可能遭受杂菌的污染，再使用便易遭感染。另外，随便到药房买眼药水，点错药水的概率也非常高，严重者还会出现眼压升高、过敏、气喘，甚至心律不齐等副作用

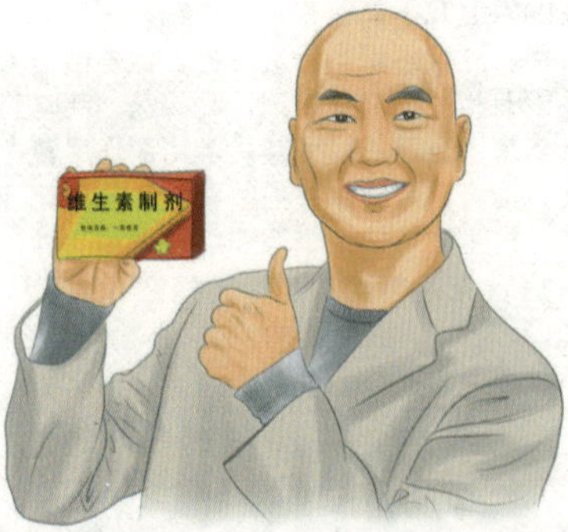

一些广告上的药属于成药，种类繁多，琳琅满目，吹嘘药效神速，一般人常容易受广告诱惑而购买。但有部分药品未经有关卫生主管单位审批，很可能是在脏乱的地下工厂中使用伪劣药材制造的，奉劝大家购买前要三思，不要让可疑药物毒害自己的身体，破财又伤身

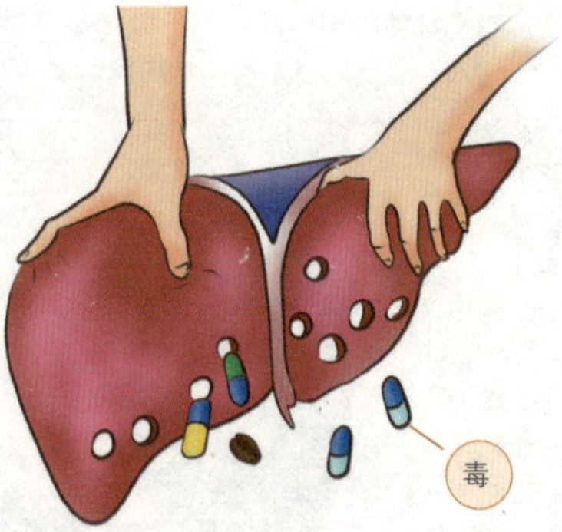

许多人至今仍认为吃药是“有病治病、无病补身”，事实上，药绝对不是补品，必须对症选用。药可以“治病”，也可能“致病”。用得其所是为良药，反之，也可能成为毒药。为了维护身体健康，对于药物的服用应小心谨慎，千万不可大意，并误认为吃药永远是对的

认识身体的解毒系统

存在于体内的毒素

从外界环境进入体内的毒素以各种形式存在，而身体又会以不同的排毒方式将它们排出体外。

体内毒素

生活中，我们无时无刻不在吸收着本该避免的各种各样的“毒”，使得我们体内慢慢积存了过多不应有的毒素。

各种各样的毒素在身体的综合作用下，以下面的方式存在：

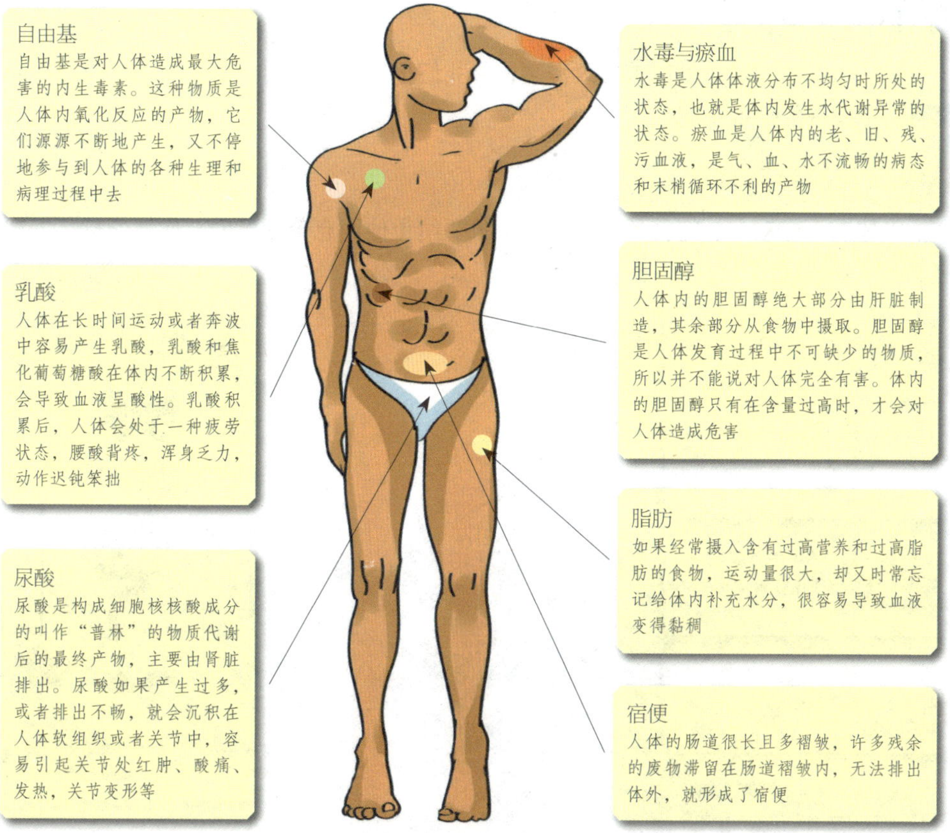

要消除这种疲劳，可以在运动后做一些简单的慢跑、伸展和按摩，也可以喝一些醋和果酸之类的酸性饮品，抑制乳酸的产生。对于经常需要在外奔波的人来说，每天喝 30 ~ 40 毫升的醋，或者多喝一些以糯米、新鲜水果为原料酿造的酸性保健饮料，可以起到调节体内环境的作用。

你是否需要排毒

如果体内霉素淤积过多，身体会发出某些讯号提醒你。若有以下情况出现，说明你需要尽快排毒了。

代谢

排泄物恶臭：由肠道不畅，消化不良引起，说明肠道毒素堆积，酸度过高，需要消化酶的帮助

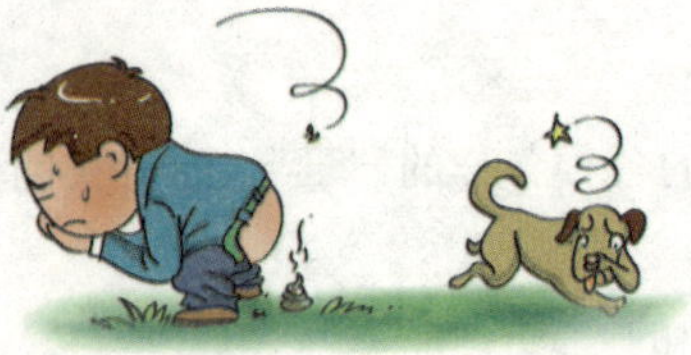

粉刺

粉刺生长的部位，有时候能反映体内某个器官运转不正常

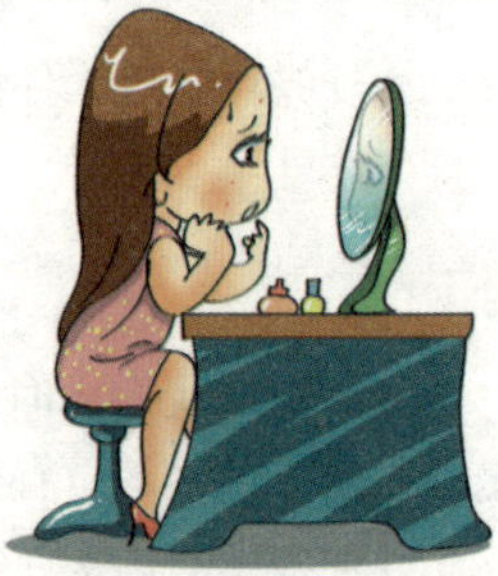

身体排毒器官

为什么我们每时每刻都被毒素侵袭，但我们仍然能健康的生活？这是因为身体内部有一个很好的排毒系统。

认识自身的排毒系统

人体有一套动态、完善的排毒系统，只要给予他们充分的援助，你就能打一场漂亮的“排毒战”！

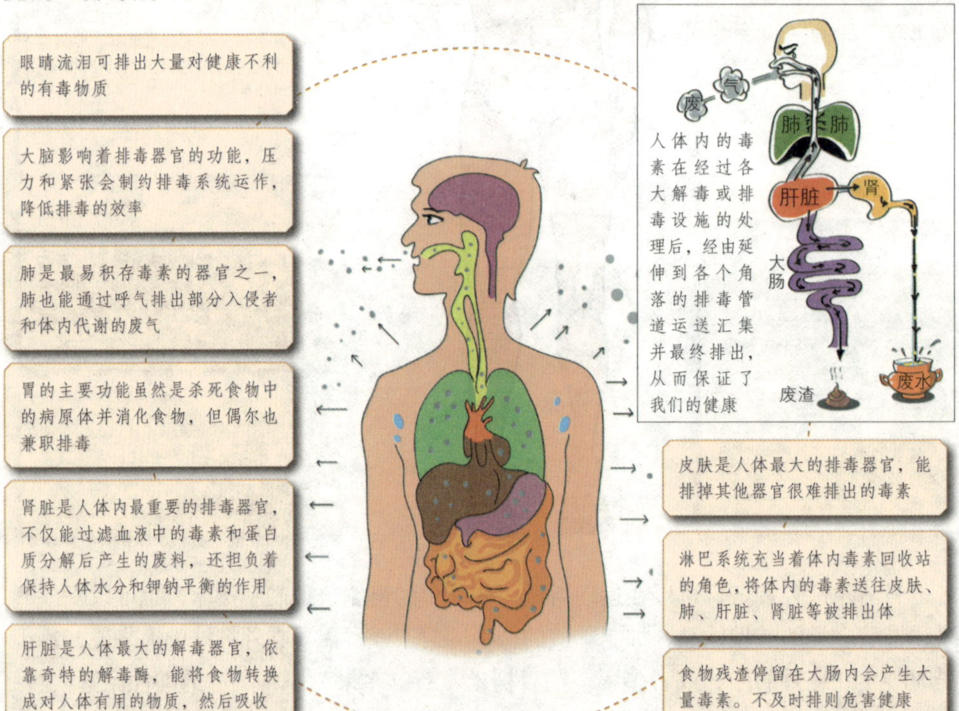

怎样让身体更好地排毒

虽然，我们自身有排毒系统，但它不是万能的，如果不好好保护，它就不能很好地履行职责。

■助肾排毒。充分饮水，不仅可稀释毒素在体液中的浓度，还能促进肾脏新陈代谢，将更多毒素排出体外。特别建议每天清晨空腹喝 1 杯温水。

黄瓜和樱桃等蔬果也有助于肾脏排毒。

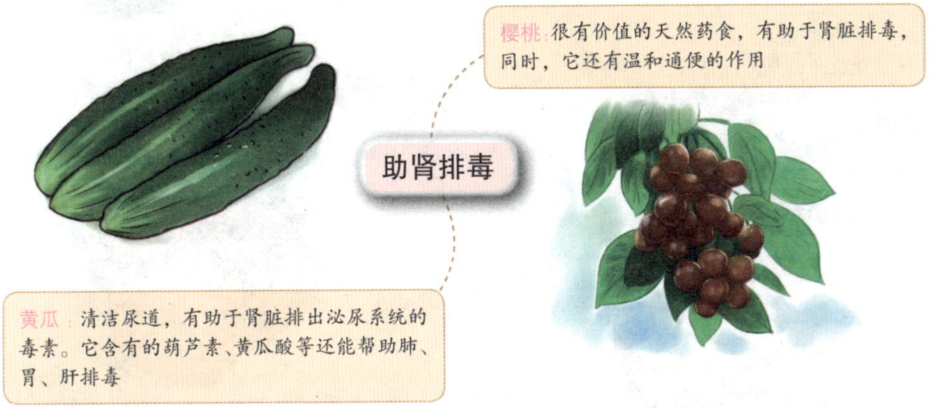
樱桃：很有价值的天然药食，有助于肾脏排毒，同时，它还有温和通便的作用
助肾排毒
黄瓜：清洁尿道，有助于肾脏排出泌尿系统的毒素。它含有的葫芦素、黄瓜酸等还能帮助肺、胃、肝排毒

■助肝排毒。肝脏是重要的解毒器官，各种毒素经过肝脏的一系列化学反应后，都能变成无毒或低毒物质。

日常饮食中可以多食用胡萝卜、大蒜、葡萄、无花果等来帮助肝脏排毒。

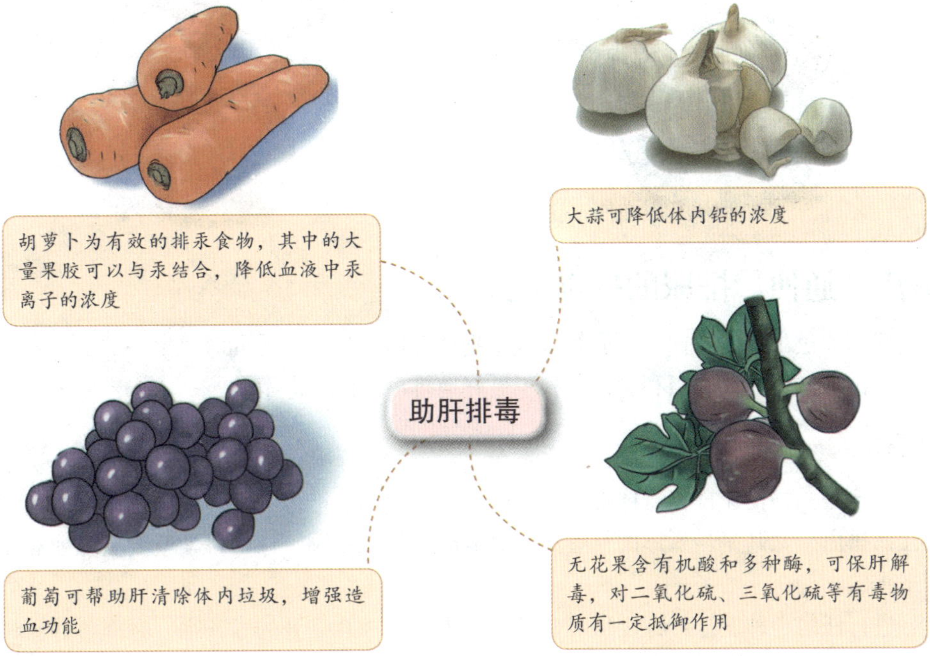
大蒜可降低体内铅的浓度
胡萝卜为有效的排汞食物，其中的大量果胶可以与汞结合，降低血液中汞离子的浓度
助肝排毒
葡萄可帮助肝清除体内垃圾，增强造血功能
无花果含有机酸和多种酶，可保肝解毒，对二氧化硫、三氧化硫等有毒物质有一定抵御作用

■润肠排毒。肠道可以迅速排出毒素，但是如果饮食不当，就容易造成毒素停留在肠道，被重新吸收。黑木耳、海带、苹果、草莓、蜂蜜、糙米等众多食物都有利于肠道排毒。

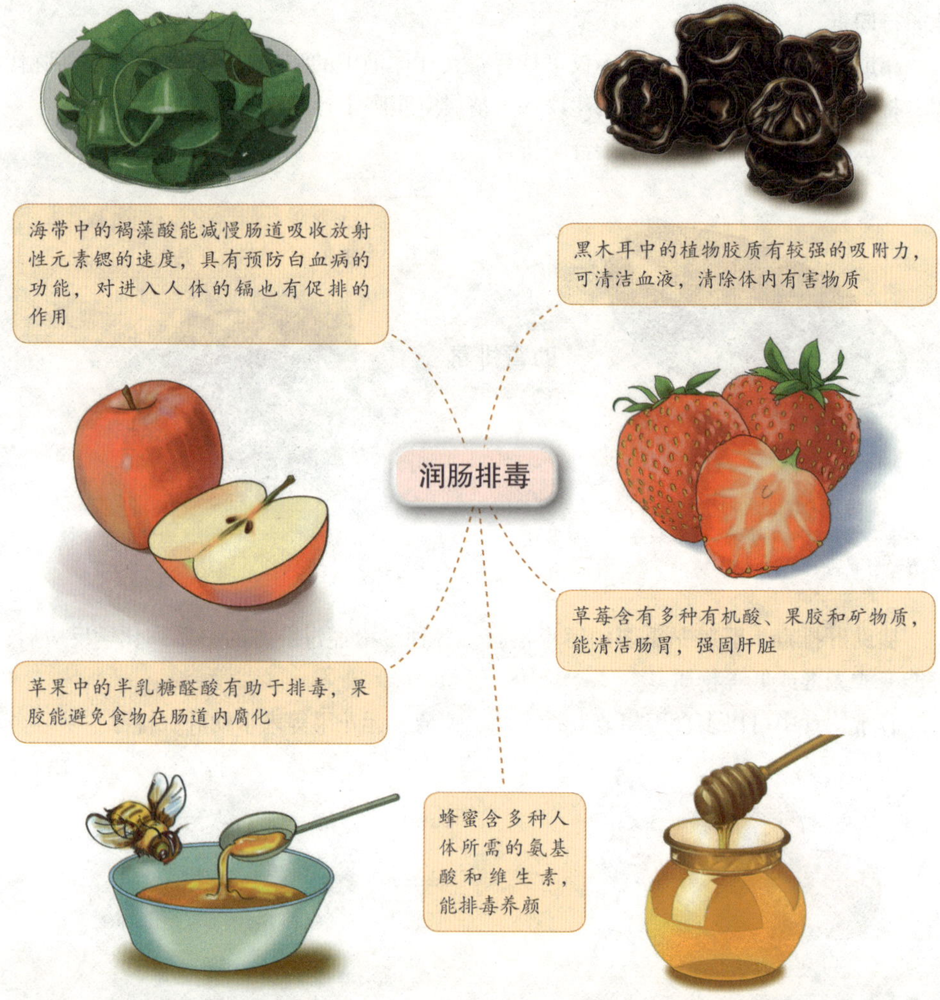

出汗、通便、排尿的排毒方式

我们通过出汗、通便、排尿等方式，把代谢物排出体外，同时也把一些毒素排出体外。保证这些方式的顺利进行有利于更好地排出体内的毒素。

快速排毒——流汗

流汗是一种快速排除身体毒素的形式，新陈代谢所产生的很多废物毒素都能通过流汗而排出。尤其是当人体的肾脏功能衰弱时，排尿不顺，体内毒素就要更多地靠流汗来排出。

进行任何一种发汗排毒疗法时，都应先喝一杯 300 毫升的温开水，并准备好一杯淡盐水（粗盐3克稀释于300毫升温开水中），排汗后就要饮用，以防流汗过多导致虚脱（若有高血压或肾病、水肿等病，不可以喝淡盐水，只能喝温开水）。

发汗后绝对不能立即到通风处或寒凉处，应用干毛巾将汗擦干，待无汗后再出门，以免受寒感冒。

采用任何一种发汗排毒法，都不能使身体出汗过多，因为排汗过多，代表体液过度流失，身体顿时失衡，会发生虚脱现象，严重时会使人晕倒。所以，一定要适当控制流汗量，而汗并非流得愈多愈好。

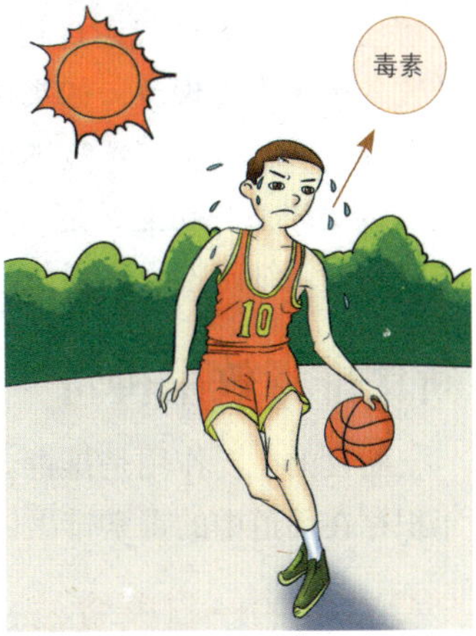

感冒、发热、头痛、水肿、风湿等，都可通过流汗来促进血液循环，加速新陈代谢，激发自愈力，减轻症状，使身体早日恢复健康

通便排毒

研究表明，倘若1天不排大便，留在人体中的毒素相当于3包香烟的尼古丁含量。解决排便不畅的问题，对体内毒素的排出至关重要，要做到通便排毒，首先要关注一下水和纤维素的摄取是否充足。

成人每天应摄取20 ~ 35克的食物纤维，便秘患者则至少要汲取30克。注意应逐渐增加纤维摄取量，以免引起过度排气。

以下两种通便方式大家不妨试用一下。

放松心情

当你受到惊吓或紧张时，你会嘴巴干涩、心跳加速，肠子也会停止蠕动。这是一种“战或逃”的应激机理。如果你感到有便秘的压力，不妨试着放松自己，多听些节奏轻快的音乐

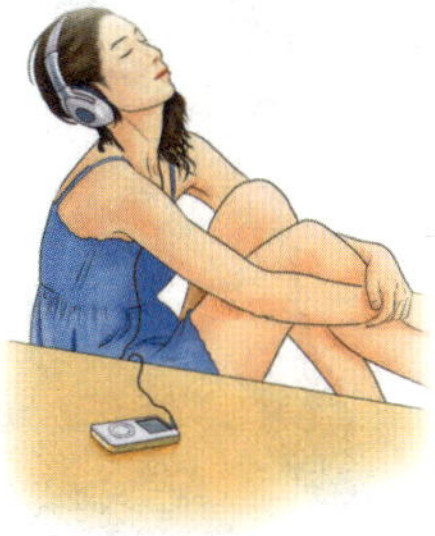

试试蜂蜜

有“百草药”之称的蜂蜜具有良好的养颜、润燥、通便等功效，最适宜用做老年人的通便剂。食用方法是：取蜂蜜30 ~ 45克，冲入温开水，搅匀服用。每日早晨饮服1次

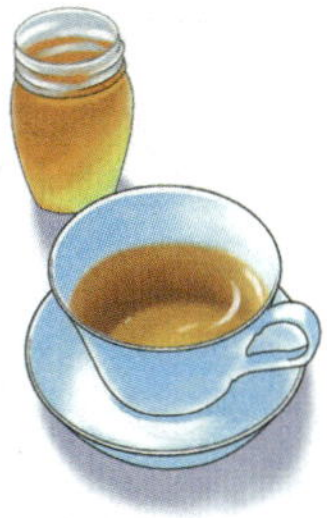

关注利尿排毒

排尿是排出体内废物与毒素的主要途径，与心、肺、肾、膀胱等脏腑的关系极为密切。排尿是否通畅，直接影响到一个人的健康。正常人的每日尿量约1500毫升，如少于这个量，日积月累就会造成代谢失调，甚至引发肾脏病。人体的尿液代谢是由肾脏来执行，而依靠脑垂体、肾上腺皮质来进行调节的，患了心脏病、肝硬化、肾炎及营养不良等疾病，都可能使这一调节系统失控引起局部或全身性水肿。

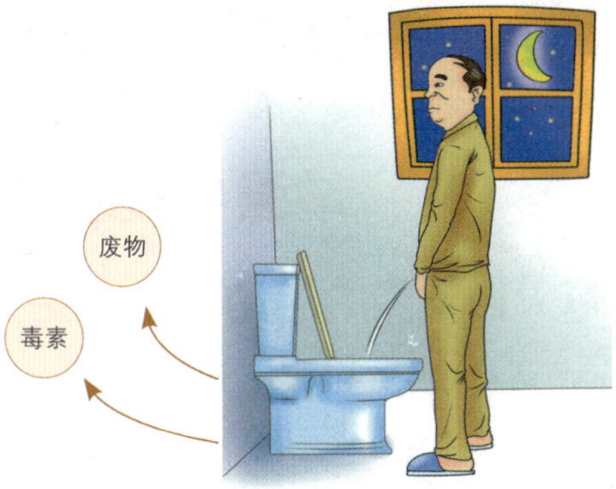

体液滞留过多，会造成废物及毒素蓄积在体内，伤害组织细胞，导致各种水中毒现象、对周围环境无兴趣等，严重者会引起呼吸不顺、心跳骤减等症状

水肿是皮下组织间体液积聚过多的表现。体液滞留如果过多，会造成细胞外液的电解质失衡，人体代谢过程中所产生的废物及毒素就会蓄积在体内，伤害组织细胞，导致各种水中毒现象，如头痛、恶心、瞌睡、视力模糊、疲乏、冷漠、对周围环境无兴趣等，严重者会有呼吸不顺、心跳骤减等症状。如果这时能补充一些利尿食物，就能改善泌尿系统功能，把滞留在体内组织间的过多液体排出体外，从而预防水中毒，使身体组织细胞不受毒素危害。具体可参见前文“助肾排毒”部分。

断食排毒效果神奇

断食的主要作用是排毒。断食时腹中饥饿，身体排泄功能就会增强，有利于把多年积存在肠道中的毒素排出体外。

广受欢迎的一日断食法

一日断食法就是每隔一段时间后，断绝进食一天。实行一日断食法应逐渐缩短间隔时间，刚开始时可以一个月实行一次，两三个月后可以每周实行一次。断食可采用“严格断食法”和“改良断食法”。

■清汤断食法。清汤味道鲜美，具有较丰富的营养。在断食过程中，很少发生强烈的饥饿感，有的甚至可以照常坚持工作，好像没有断食一样

具体做法：首先将10克海带和10克干香菇，放入550毫升水中煎煮，待汁液充分煎出后，再把海带和香菇捞出，仅留清汤汁，再加入酱油20克，赤砂糖或蜂蜜30克，在冷却之前全部喝完。一日三餐。断食期间，每日应喝纯水或茶水1～2升，其他食物一概不吃

■蜂蜜断食法。此断食法简便易行，尤其是蜂蜜甘甜可口，备受欢迎

具体做法：每次用30～40克蜂蜜，以350毫升水溶化冲淡后饮用。一日三餐

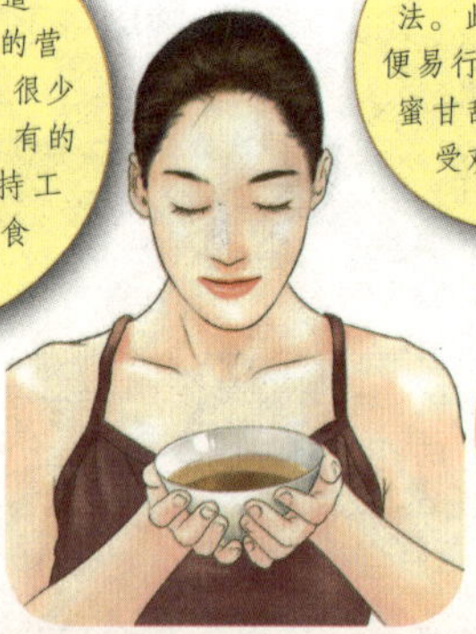

“改良断食法”，就是在断食期间，可以摄取少量的饮食。比如米汤断食、清汤断食、蜂蜜断食等

增强免疫功能，阻止毒素入侵

每天做适当的运动

运动是增强免疫力、调节人体自身排毒功能最有效的方法。

运动促进排毒

运动可以让你更多地出汗，促进排便、排尿，改善消化系统的功能，促进胃肠蠕动，加快食物的消化和吸收，维持大便的通畅；能增大肺活量，增强肺的通气和换气

的功能，可促进排出废气和无用的水，加速人体血液和淋巴循环；能养护肝脏、肾等人体重要排毒器。

出汗
运动可以让你更多地出汗，出汗可以使皮肤毛孔开放，经络畅通，使体内的铅、铝、苯、硫、酚等毒素和病物质随着汗液排出体外

改善呼吸系统
运动能增大肺活量，增强肺的通气和换气的功能，可促进排出废气和无用的水

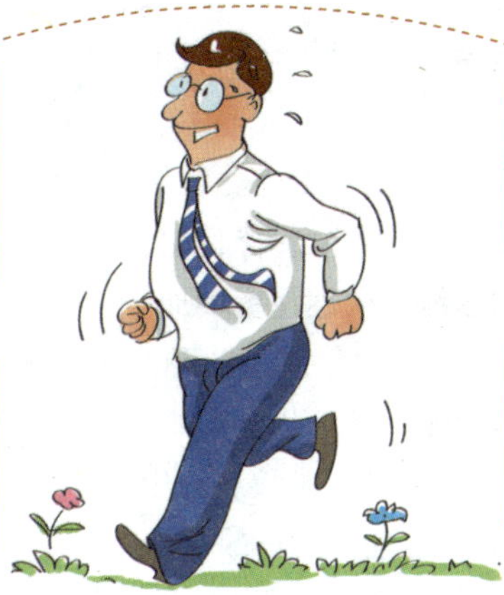

促进排便、排尿
运动能改善消化系统的功能，促进胃肠蠕动，加快食物的消化和吸收，维持大便的通畅

加速人体血液和淋巴循环
淋巴系统负责对抗外界有害物质的侵入，并且将身体因新陈代谢所产生的废物排出体外

养护肝脏、肾等人体重要排毒器
实践证明，某些运动和身体保养方法，如按摩、淋巴推油、太极拳、瑜伽等对人体器官的针对性保健有非常好的功效

有利排毒的最佳运动方式

慢跑、快走、游泳等运动是最有利于排毒的运动。

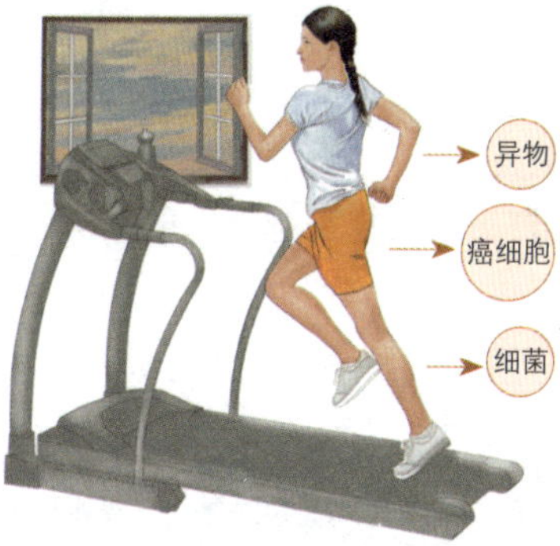

运动前最好喝点儿淡盐开水，以增加运动时的出汗量，让汗水将体内的毒物带出，藏在毛孔中的污垢也会随汗水排出，这样既排毒又洁肤。运动对利尿通便的积极作用自然也是不可忽视的

慢跑或快步走可以刺激淋巴系统，有助于淋巴回流，一些不容易透过毛细血管壁的大分子物质如癌细胞、细菌、异物等较易进入毛细淋巴系统循环，利于身体排毒

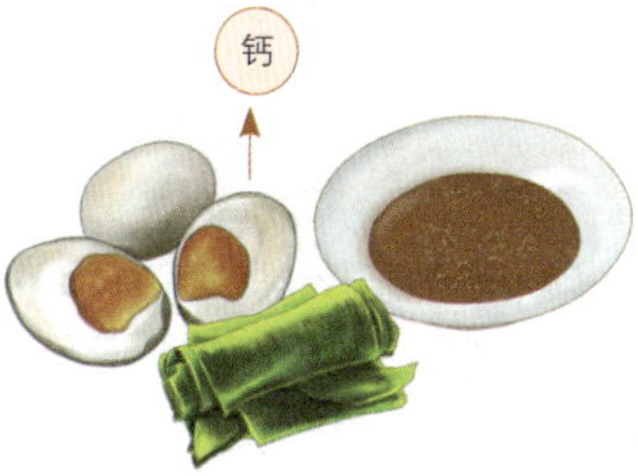

每天出汗丢失的钙仅 15 毫克，并不碍事，但夏季高温环境下劳作的人员，每小时汗液中丢失的钙在 100 毫克以上，几乎占总钙排量的 30%，很容易导致低钙血症，为了防止出汗后低血钙，应该多吃含钙的奶制品、鱼类、海产品及绿叶蔬菜等食物

游泳是最好的有氧排毒运动。游泳时水的浮力可以减轻人体 90% 的体重负担，释放关节压力，刺激淋巴排毒。同时，游泳是肺部保健的首选运动。人呼出的气体中含有 16 种挥发性毒物，肺可排出 25 种有毒物质。肺比身体内其他任何部位受有害空气的损害都更大。水中运动对呼吸有更高的要求，能够更好地训练肺

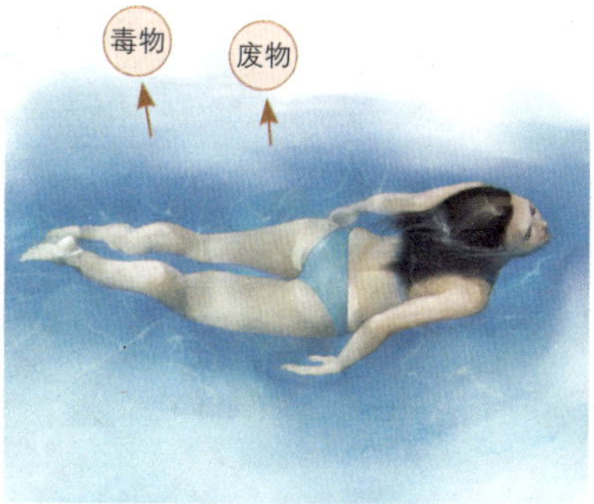

游泳时间最好选择在饭后 1 小时左右，每次游泳时间不宜超过 3 小时，每游半小时应休息 15 分钟，再继续游。冬泳最好选在午饭后 1 小时进行，因为此时气温较高，湿度低，能使冬泳的人体温散失慢些，坚持锻炼的时间长些

随时有一个好心情

压力是精神紧张的一个重要因素，长期处于紧张的状态下，会造成排毒不畅。

压力与强烈的负面情绪会刺激交感神经，使人产生“战或逃”的生理反应，引起血管收缩、血压上升、心跳增快、肌肉紧绷、代谢速率增加、手心冒汗、呼吸短促，并消耗大量能量。最可怕的是，它还会产生大量的自由基，从而损害健康。另一方面，肾上腺皮质会为了稳定上述激烈的生理反应而分泌可体酮，而不幸的是，可体酮会压制免疫细胞的活性而使免疫力降低。免疫机能的减弱无疑会给身体的排毒系统带来负担。毒素不能及时排出又会危害健康的组织，形成恶性循环。

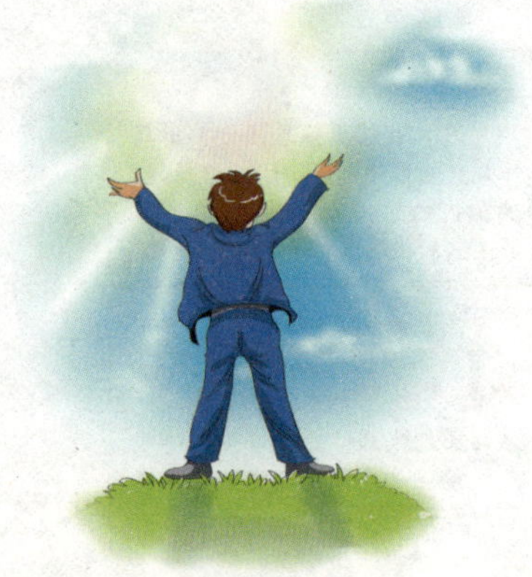

压力与强烈的负面情绪会引起血管收缩、血压上升、心跳增快、肌肉紧绷、代谢速率增加、手心冒汗、呼吸短促，并消耗大量能量，还会产生大量自由基，损害健康

选择健康的饮食

不健康的饮食习惯会源源不断地给身体运送毒素，所以，培养健康的饮食习惯意义重大。

健康的“素食”风

现代社会中，素食者越来越多。素食符合人们对自身健康越来越重视的潮流，更能有效排除自身毒素。那么素食者如何做到营养均衡呢？

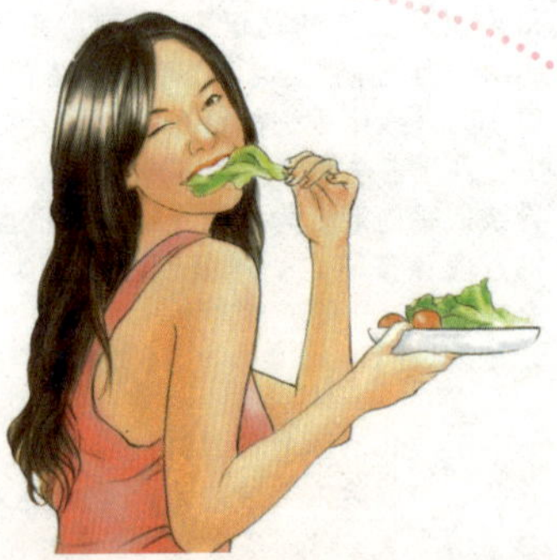

早餐

早餐以易消化、易吸收，纤维质高的食物为主，主食比例应为最大。生的果菜汁可配上全麦面包或馒头、麦饼、五谷米饭、燕麦粥等

午餐

这是三餐中补充食物最好的时候，应多摄取完整营养，尤其可加强蛋白质的补充。午餐前半小时，最好能喝 1 杯生蔬菜汁或是吃些水果。五谷米饭是最好的主食，若能加入豆类，再配一盘以生菜为主的沙拉菜，则营养更加完整

晚餐

接近睡眠时间，不宜吃得太饱，尤其不可吃夜宵。应选择含纤维和碳水化合物多的食物。与午餐相同的是：餐前半小时应有蔬菜汁或是水果的供应，有一道以上的生菜沙拉盘。主食与副食的量都可适量减少，使睡觉时正好是空腹状态。晚上大多数人的血液循环较差，所以可以选些天然的热性食物来改善，辣椒、咖喱、肉桂等皆可。寒性蔬菜如小黄瓜、菜瓜、冬瓜等晚上少吃些。晚餐尽量在 8 点以前吃，8 点后进食对人体不利

素食能够帮助人体排出毒素，益智健脑，有益健康。科学家对素食者和非素食者做过多次不同的测验，结果令人震惊：素食者无论在体力、耐力、效率上都是非素食者的 2 ~ 3 倍。

让你蓄毒的物质

黄曲霉素、亚硝酸盐、高温油烟、铅、水垢、烟雾、酒精、过氧脂质等物质，对人体的危害极大。

黄曲霉素

粮食、油类、花生、豆类、肉类、鱼类等发生霉变时，会产生大量的病菌和黄曲霉素

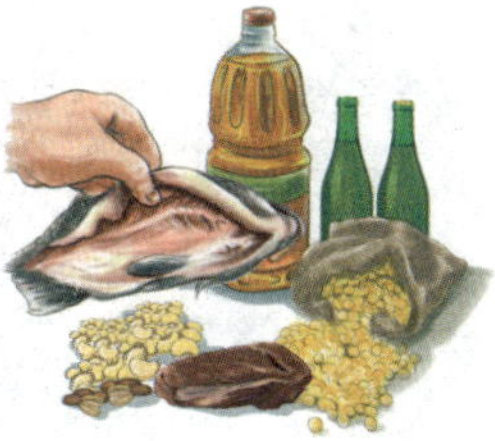

亚硝酸盐

在腌制鱼、肉、菜等食物时，容易使加入的食盐转化成亚硝酸盐，亚硝酸盐在体内酶的催化作用下，易与体内的各类物质作用生成亚胺类的致癌物质，人吃多了易患癌症

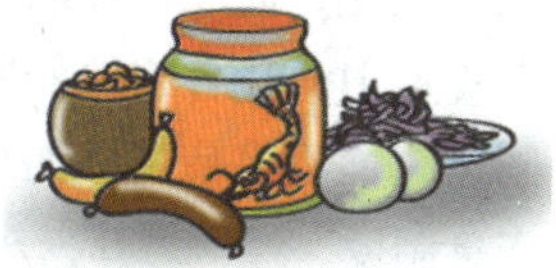

高温油烟

食物油在高温催化下，会释放出含有丁二烯成分的烟雾，长期吸入这种物质易患肺癌。菜籽油比花生油释放的丁二烯成分要高出 22 倍。食用油加热最好不要超过油的沸点

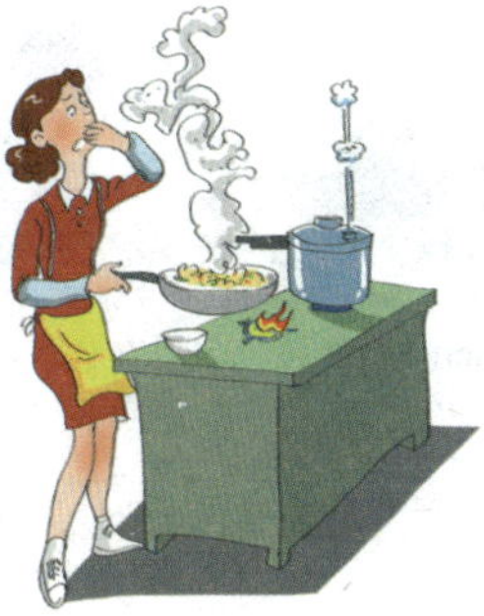

铅

铅会使脑内去甲肾上腺素、多巴胺等的含量明显降低，造成神经质传导阻滞，引起记忆力衰退、痴呆症、智力发育障碍等症。人体摄铅过多，还会使人脸色灰暗，过早衰老

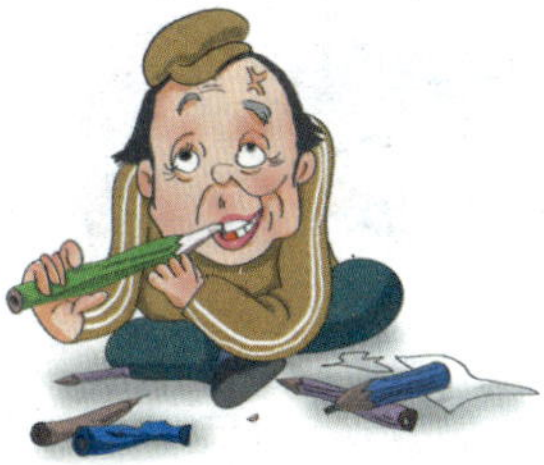

水垢

茶具或水具用久以后会产生水垢，如不及时清除干净，经常饮用会引起消化、神经、泌尿、循环等系统的病变，这是由于水垢中含有较多的有害金属元素，如镉、汞、砷、铝等

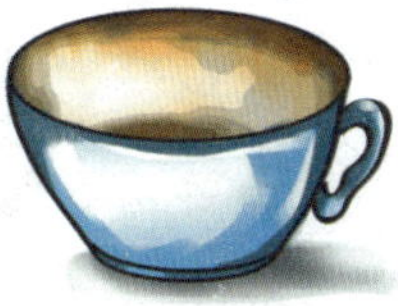

烟雾

炉火、香烟、灰尘中的有害气体，经呼吸道吸入肺部，渗透到血液中后，会给人带来极大的危害

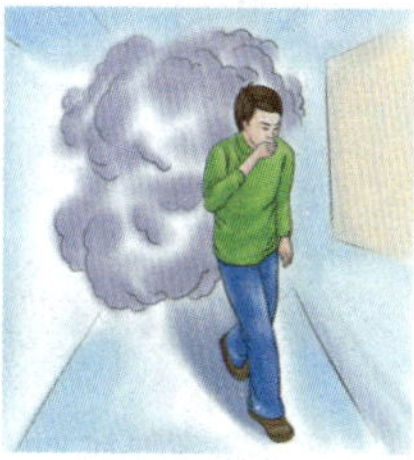

酒精

生活中大量饮酒，会使肝脏发生酒精中毒而致使发炎、肿大，严重影响肝脏解毒的功能，久而久之会造成慢性酒精中毒，引发各类酒精中毒性肝病、脑病

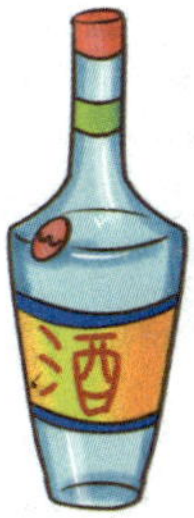

过氧脂质

过氧脂质是一种不饱和脂肪酸的过氧化物。炸过鱼、虾、肉等的食用油，放置久后即会生成过氧脂质。长期晒在阳光下的鱼干、腌肉等，长期存放的饼干、糕点、油脂等，酸败后都会产生过氧脂质。过氧脂质进入人体后，会对人体内的酸系统以及维生素等产生极大破坏

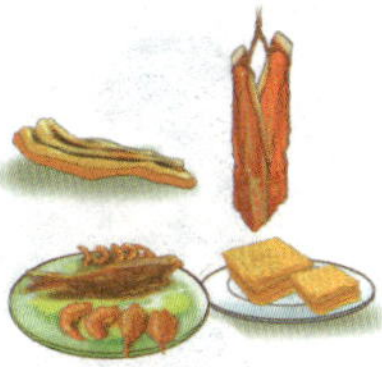

生活要有规律，防止过度疲劳

有规律的生活是抵抗病毒入侵的有效方式，能帮助我们提高免疫力。

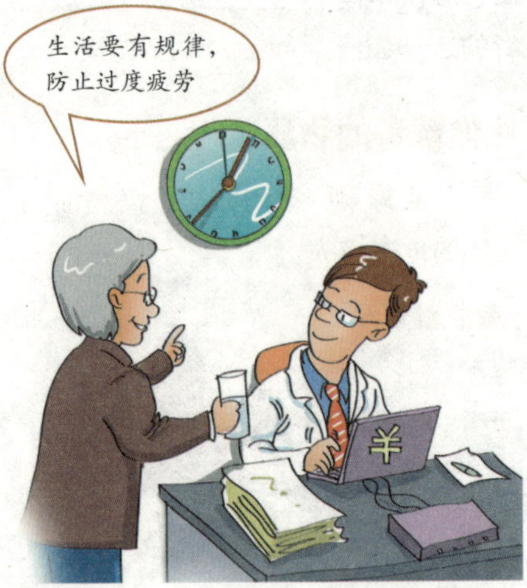

有规律的生活益处多

人体内的所有活动都可能产生有规律的周期性变化，而规律性的生活可以使机体形成条件反射，让各组织器官的生理活动能长时间进行而不易疲倦。如果不注意拟定科学的作息制度，经常“开夜车”，必然会影响到工作效率和身体健康。培养规律性生活习惯的最好办法是主动安排好日常生活节奏。

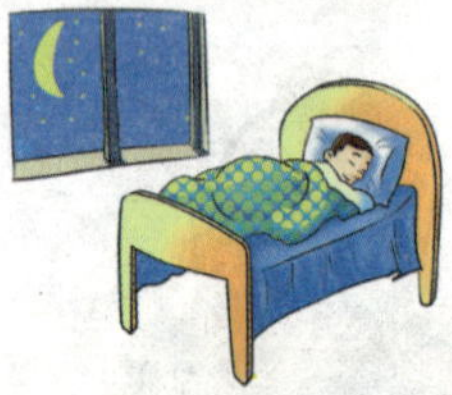

每天起床和入睡的时间应该有规律，成年人应保证每天 7 ~ 8 小时的睡眠

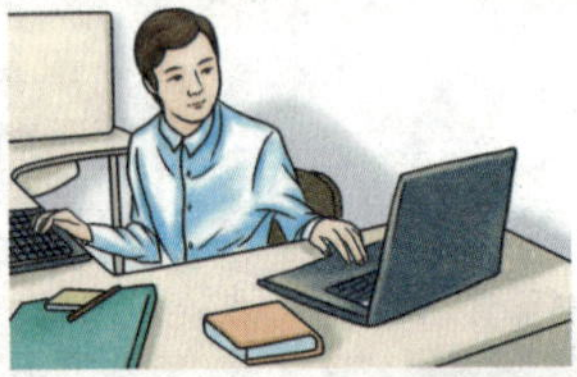

工作、学习、劳动的时间有规律，不开夜车，不过度劳累

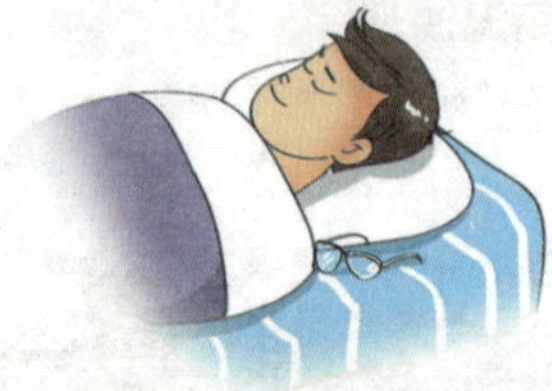

有条件的中午可平卧，减轻心脏负担

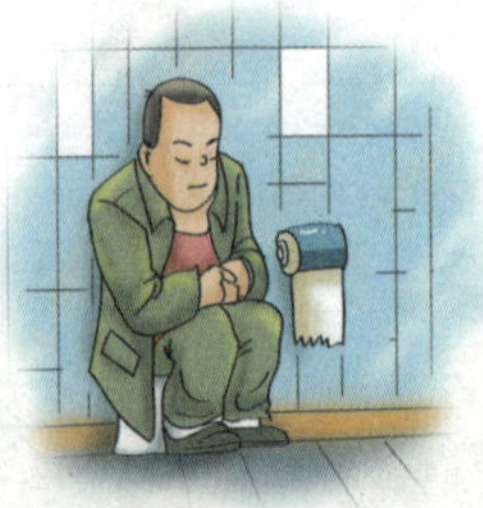

每天应尽量定时排大便，保持腹中舒适

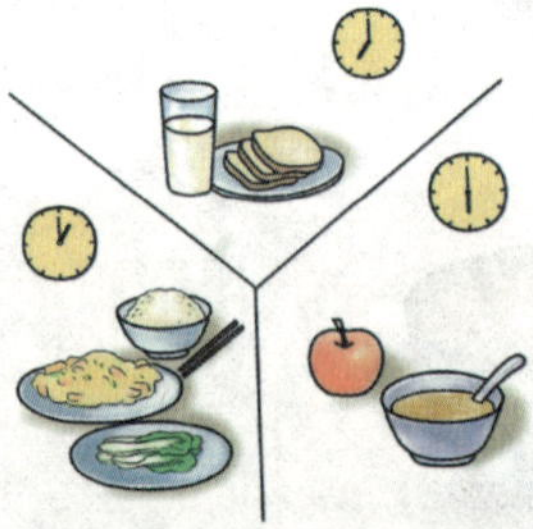

一日三餐有规律，定时定量，不偏食，不多食，讲究饮食卫生

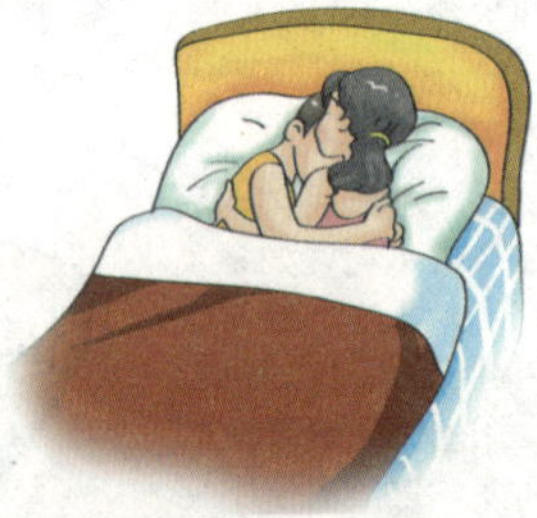

夫妻间保持适度的性生活，不纵欲，不禁欲

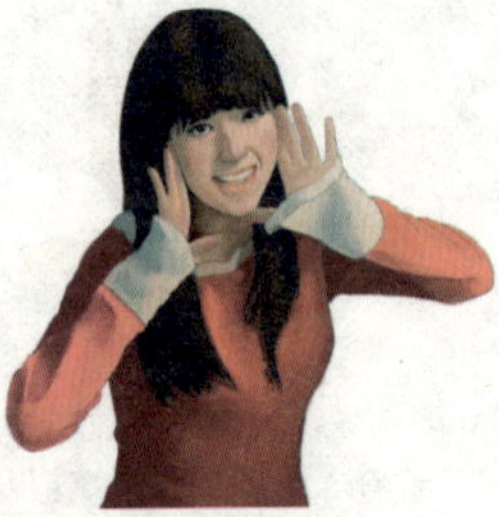

保持情绪的相对稳定和向上

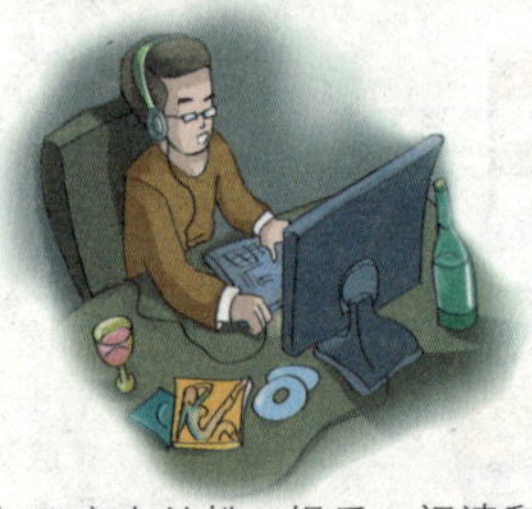

每天应有放松、娱乐、阅读和交谈的时间，安排好休闲时间

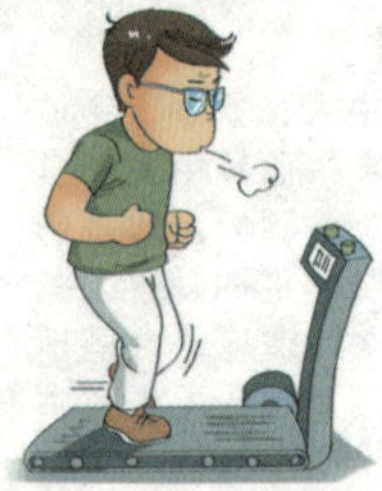

早晨和晚间应适度参加力所能及的体育健身活动

通过以上井井有条的生活安排，身体各组织器官运行良好，我们就可以更好地对付入侵的毒素，保证生机勃勃、精神饱满地投入工作和学习。

防止过度疲劳

疲劳是现代社会中多数人的一个普遍问题，并已经影响了我们正常的工作和生活。

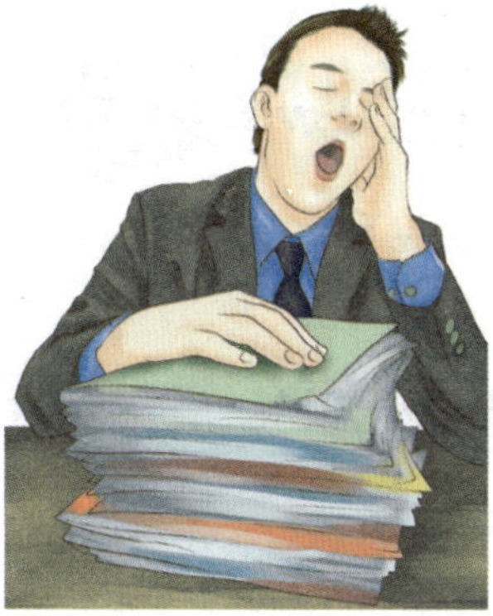

普通人群中有超过一半儿的人感到疲劳，这当中至少有20%的人需要采取医疗措施才能缓解

在实际生活中，防止过度疲劳和慢性疲劳综合征的出现是最为重要的事情

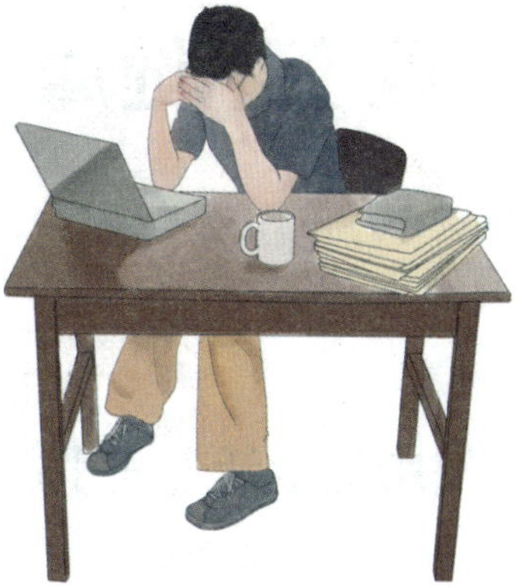

“慢性疲劳综合征”在白领人群中比较常见

典型的疲劳是有明确原因的、一次性的，而且有能够自己逐步缓解的症状。然而，有一小部分人的疲劳是持续存在和不能缓解的。因此，如果不是体重过量、心功能不足、贫血和甲状腺功能低下等疾病造成的疲劳，就可能是“慢性疲劳综合征”。

目前，人们多从感染、免疫、神经内分泌、睡眠和精神心理几个方面探讨慢性疲劳综合征的发生原因。研究资料表明，慢性疲劳综合征是在生理心理等多因素共同作用下产生的。因此，对疲劳或慢性疲劳综合征的预防也应当从多侧面进行。当前其治疗多为对症治疗，包括药物和行为两方面。

一旦出现了压力过重和疲劳等健康问题，就要立即采取各种有效方法，力争早日从其阴影中走出，如此才能以饱满的热情投入到事业和生活中去。

如何预防过度疲劳	
1	办公室外最好常常通风换气，如果是密封办公室，那么最好出去透透气
2	在视线所及之地，放上一些绿色植被。绿色植在阳光充足的时候还可以释放出氧气，增加室内含氧量。如果办公室没有阳光，只靠日光灯，那么可养些滴水观音类的植物
3	如果使用电脑，最好能在半小时内休息一次，不能让眼部太疲劳。有时间一定要喝些茶水，大脑也是最需要水的器官之一，因为大脑80%以上都是由水组成的，大脑缺水，“大脑温度升高，烧坏脑子”，而且水还具有降温的作用
4	每隔一段时间一定要走出办公室，感受一下新鲜空气，散散步步、活动盘骨，这样不但能够让大脑得到休息还能减少腰肌劳损和腰间盘突出等症的发生
5	总之，预防过度疲劳一定要改善视觉环境和把握休息时间，劳逸结合才能使人更健康

第 7 章

改变不健康生活方式，对健康负责

不健康的生活方式危害健康

不健康的生活方式引起亚健康

生活方式就是个人生活所采取的方式，包括衣食住行等方面的生活习惯。不健康的生活方式是导致身体疾病的根源。健康靠的不是得病时求医问药，而是平时的生活习惯，良好的生活习惯使你受益良多。

现代生活方式的健康隐患

生活方式和生活条件，对个体健康起着决定作用。国外流行病学、社会医学的调查证明，制约人类健康的主要因素，生活条件和生活方式占 50% ~ 55%；环境状况占 20% ~ 25%；遗传因素占 15% ~ 20%；医疗保健机构的工作占 10% ~ 15%。

虽然经济的发展，生活水平的提高，有利于健康保健工作的开展，但是，由于居民生活方式的急剧改变，不健康生活方式所带来的健康隐患也日益严重。人们将主要因为不健康的生活方式和环境因素所致的严重威胁人类健康和生命的疾病统称为“生活方式病”。

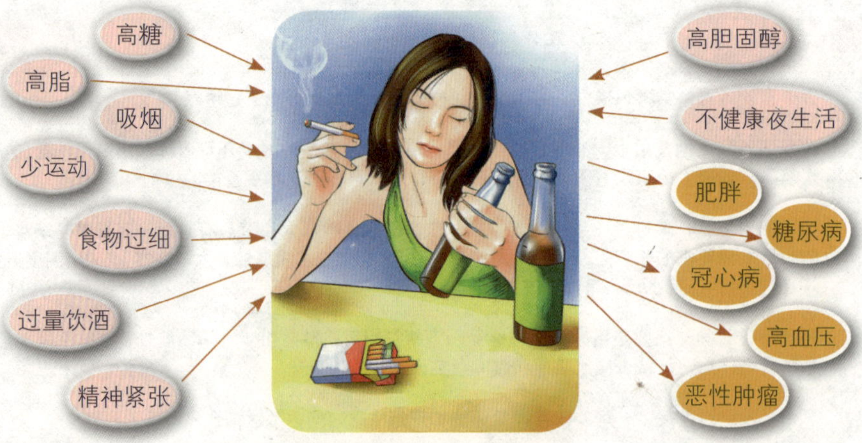

"生活方式病"以慢性非传染性疾病为主，如高血压、冠心病、肥胖、糖尿病、恶性肿瘤等，也直接与性病、艾滋病、甲型肝炎等传染病相关。

不健康生活方式引起亚健康

"人体除了健康状态和疾病状态外，还存在介于两者之间的第3种状态，即潜病状态，也称为第3状态、亚健康状态"。亚健康状态是身体处于健康和疾病之间的一种临界状态，机体无明显的疾病，但是有活力降低，各种适应能力不同程度减退的情况。

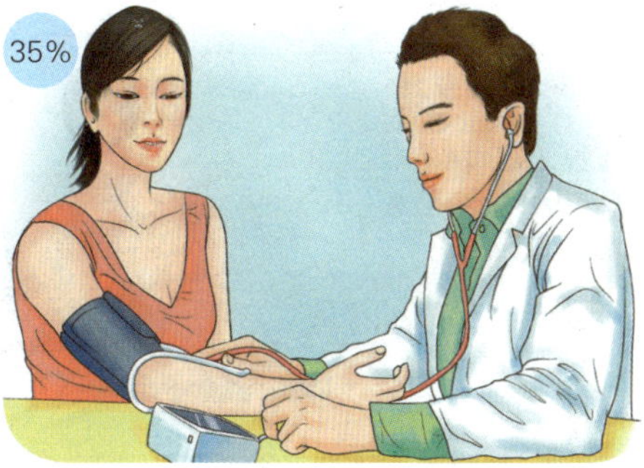

调研发现，接受调查的数以千计的员工中，有35%的人正忍受着慢性疲劳综合征的痛苦，而且持续时间至少有半年，而不健康的生活方式是导致亚健康的根源

过去人们对健康和疾病的认识是非此即彼，即只要没有疾病，就不需要看医生，着重于对静止、终极状态的认识。近年来，人们逐渐认识到，人体从健康到有病(特别是慢性病)，是一个由量变到质变的动态渐变过程。亚健康状态极不稳定，易于转化。

一些西方国家常常有人因为亚健康而产生猝死、过劳死等病症。亚健康在经济发达、工作生活节奏紧张、竞争激烈的地方最容易发生，目前已经成为危害人群健康的大敌，因而也成为国际上医学研究的热点之一。

了解亚健康的表现

现代生活的节奏日益加快，长期处于紧张状态或者受过刺激的人最容易身陷亚健康状态。

亚健康人群

越来越多的人正在被亚健康困扰，成年人报告亚健康状态的情况十分普遍。有敏感、内向、多疑性格特征的人出现亚健康的频率较高，且女性多于男性。存在的健康危险因素越多，出现的频率也就越高，二者是正相关的。这与个人的耐受力和对自身健康的重视程度、以往的患病经历、个人的文化经济状况等有关，也与疑病倾向有关，且脑力劳动者多于体力劳动者。

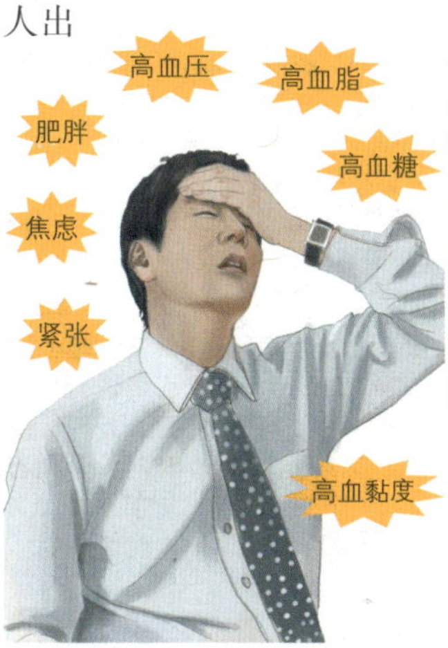

易出现亚健康的人群

中年知识分子、主要从事脑力劳动的白领人士、领导干部、企业家、商人和影视明星，他们是亚健康最为青睐的人群；青少年亚健康问题令人担忧；老年人亚健康问题复杂多变、界定困难；特殊职业人员亚健康问题突出，对作业和工效影响大

亚健康状态多种多样，紧张、焦虑、肥胖、高血压、高血脂、高血黏度、高血糖等亚健康状态困扰着人们

亚健康的表现

为了便于人们对亚健康有一个更清醒的认识，人们把亚健康的十大表现归纳如下：

1 心悸不安，惊悸少眠。主要表现为心慌气短，胸闷憋气，心烦意乱，夜寐不安

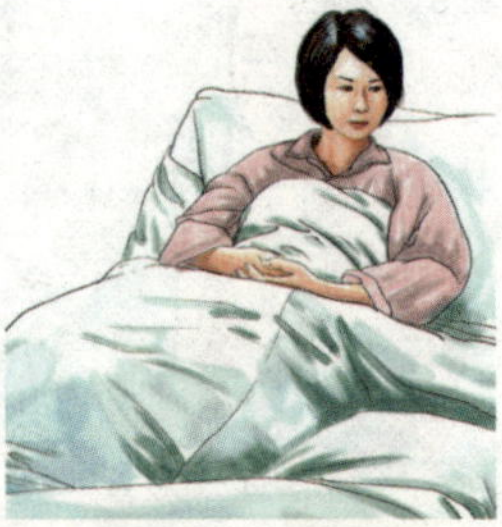

2 汗出津津，经常感冒。经常自汗、盗汗、出虚汗，自己稍不注意就感冒，怕冷

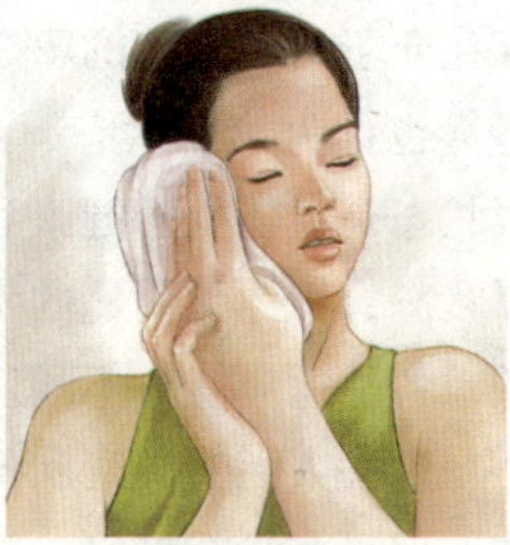

3 舌赤苔垢，口苦便燥。舌尖发红，舌苔厚腻，口苦、咽干，大便干燥、排尿短赤等

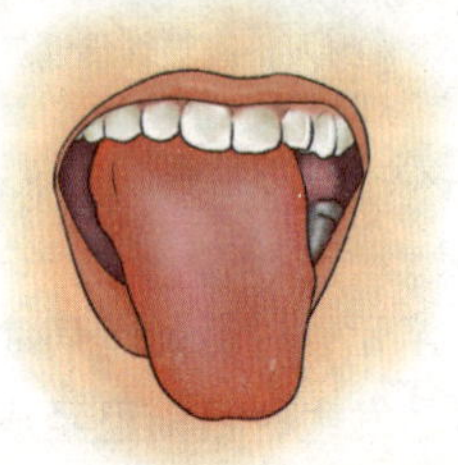

4 四肢发胀，目下卧蚕。有些中老年妇女，晨起或劳累后足踝及小腿肿胀，下眼皮肿胀、下垂

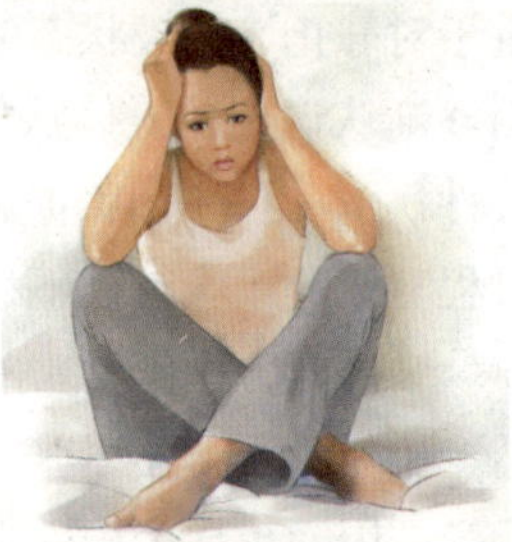

5 面色有滞，目围灰暗。面色无华，憔悴；双目周围，特别是眼下灰暗发青

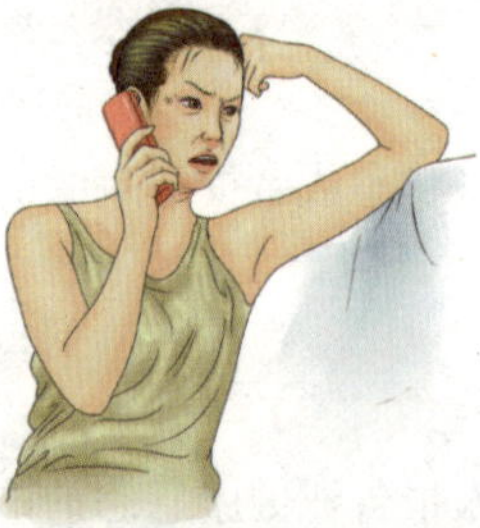

6 潮前胸胀，乳生结节。妇女在月经到来前两三天，四肢发胀、胸部胀满、胸肋串痛，妇科检查，乳房常有硬结，应给予特别重视

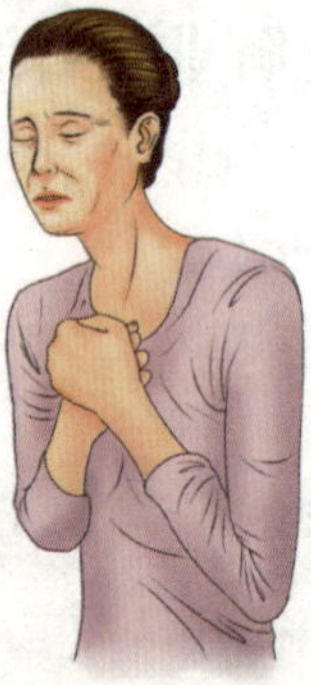

7 指甲成像，变化异常。中医认为人体躯干四肢、脏腑经络、气血体能信息会层叠融会在指甲成像上，并将指甲上的成像称为甲像。如，指甲出现卷如葱管、相似蒜头、剥如竹笋、枯似鱼鳞、曲类鹰爪、塌同瘪螺、月痕不齐、峰突凹残、甲面白点等，均为甲像异常，病位或在脏腑，或累及经络、营卫阻滞

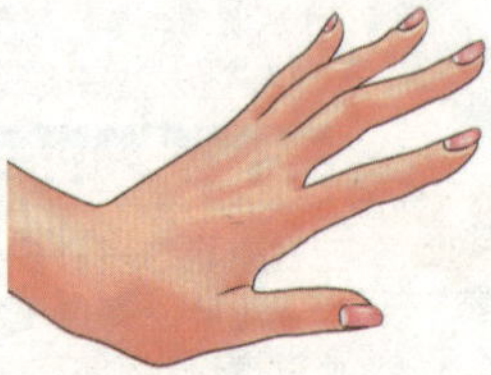

8 口吐黏物，呃逆胀满。大多数人常有胸腹胀满、大便黏滞不畅、肛门湿热之感，食生冷干硬食物常感胃部不适，口中黏滞不爽，吐之为快之感。重时，晨起非吐不可，进行性加重。此时，应及时检查是否胃部、食管有占位性病变

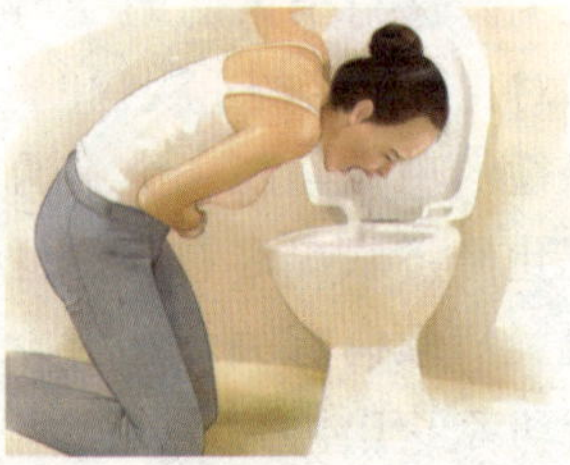

9 体温异常，倦怠无力。下午体温常常在37～38℃左右，手心热、口干、全身倦怠无力，应到医院检查是否有结核等

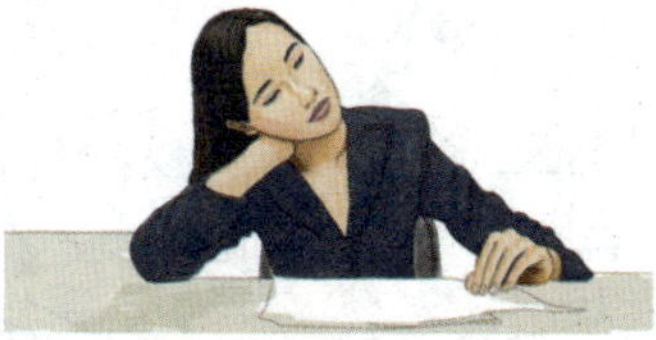

10 视物模糊，头胀头疼。平时视力正常，突感视力下降（非眼镜度数不适），且伴有目胀、头疼，此时千万不可大意，应及时到医院检查是否有颅内占位性病变

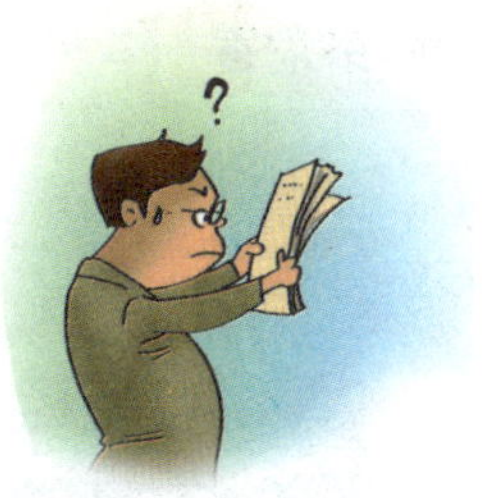

有亚健康表现时要特别注意自己的生活方式，尽快改变，让健康回到正轨上来。

改变不健康的休闲方式

KTV 的健康隐患

卡拉 OK 已经成为一种广受大众欢迎的娱乐活动，许多年轻人在周末或者节假日都喜欢邀朋友去 KTV 大展歌喉。

但是，卡拉 OK 活动场所往往都比较狭小，通风条件极差，加上不少顾客“喷云吐雾”，易造成空气混浊。而唱歌是一项需氧运动，演唱时，呼吸加深加快，肺活量剧增，空气吸入量可能较平时增加 25%以上，所以混浊的空气对演唱者极为有害。

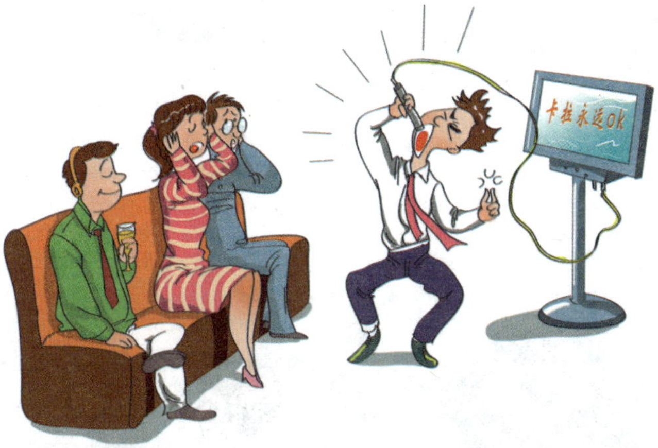

在正常情况下，人的声带一般每秒钟震颤 50～100 次，而唱歌时则高达 80～120 次，持续不断地放声高歌，声带黏膜就会充血、水肿，甚至发生声带血管破裂，出现声音嘶哑、轻度呼吸困难等症状，医学上称之为“声疮”，即所谓的“卡拉 OK 疮”

卡拉 OK 是唱歌、观看电视幕相结合的一项活动，闪烁的屏幕与黑暗的环境造成强烈的反差，对演唱者的视网膜刺激十分强烈，容易引起眼球充血、视疲劳，头昏、心悸、血压上升，时间一长，会导致食欲不振、神经衰弱、精神萎靡等。

网络背后的“上网综合征”

电脑已经成为人们生活和工作不可缺少的工具，可是它在给人们生活和工作带来方便、快捷的同时，也在悄悄地威胁着人们的健康。

网络危害

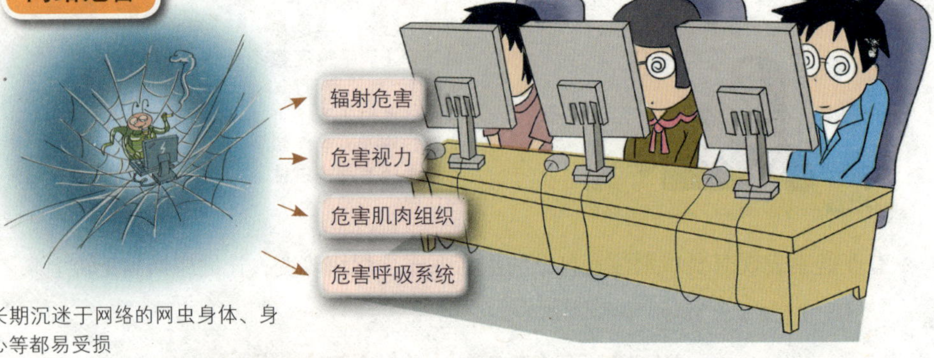

长期沉迷于网络的网虫身体、身心等都易受损

电脑的危害

电脑对呼吸系统的危害不容小视

研究发现，办公设备主要是电脑、激光打印机等，会释放有害人体健康的臭氧气体。这些臭氧气体不仅有毒，而且可能使人造成呼吸困难。对于那些哮喘病和过敏症患者来说，情况就更为严重了。另外，人体在臭氧气体浓度较高的地方停留时间过长，还会危害肺部健康，易发生肺部病变

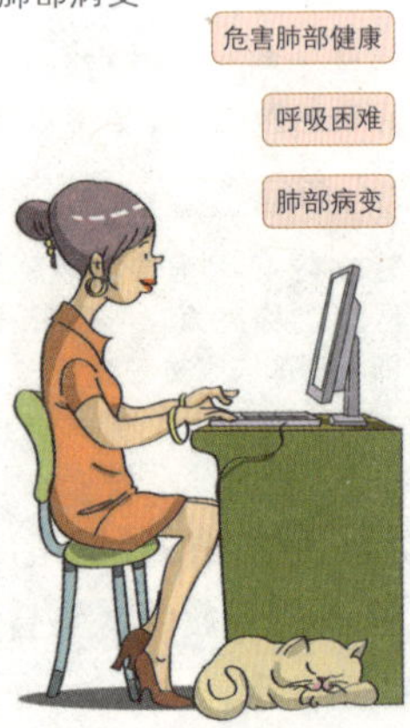

长期使用电脑容易对肌肉组织造成危害

操作电脑时重复、紧张的动作，会损伤某些部位的肌肉、神经、关节、肌腱等组织。除了腰背酸痛外，还会导致腕管综合征。患上腕管综合征者，手腕疼痛甚至麻痹，症状还会延伸至手掌和手指。多运动是克服这种电脑危害最有效的方法

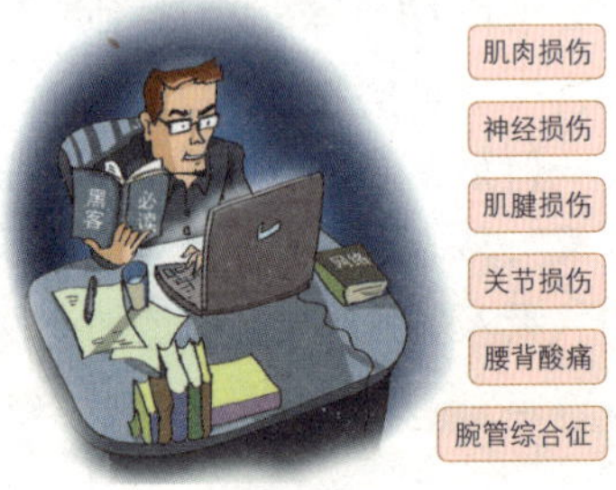

辐射危害

电脑的低能量X射线和低频电磁辐射，可引起人的中枢神经失调，会导致7～19种病症，出现流鼻涕、眼睛痒、颈背痛、短暂失忆、暴躁、抑郁、痛经、经期延长等症状，少数准妈妈还可能发生早产或流产

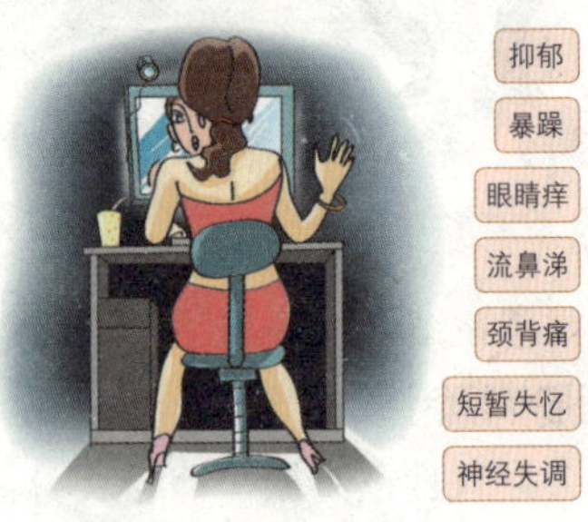

电脑对视力的危害

许多电脑使用者不注意对自己的约束，眼睛长时间盯着屏幕，造成视力下降、眼睛干涩、眼红。如每次看电脑屏幕超过两个小时，则对眼睛的伤害极大，很容易造成眼部血液循环减慢，从而导致上述症状

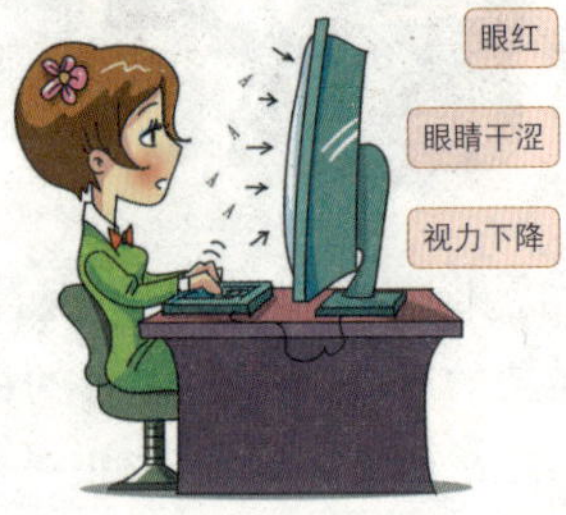

正确使用电脑

“电脑病”的产生主要和人们的使用方法，以及使用时间长短等有关。因此，对长期使用电脑的人来说，做好防护工作非常重要。

使用电脑时坐姿要正确

在操作电脑时尽可能保持自然的端坐位，将后背坐直，并保持颈部的挺直。两肩自然下垂，上臂贴近身体，手肘弯曲成 90°，操作键盘或鼠标时，尽量使手腕保持水平

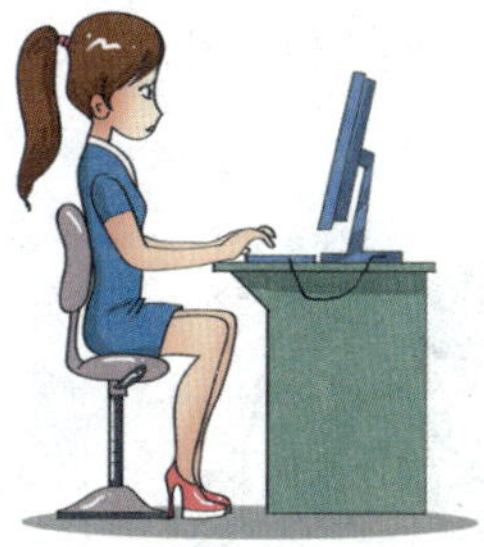

电脑的摆放高度要合适

将电脑屏幕中心位置安装在与操作者胸部同一水平线上，最好使用可以调节高低的椅子。应有足够的空间伸放双脚，膝盖自然弯曲成 90°，并维持双脚着地，不要交叉双脚，以免影响血液循环

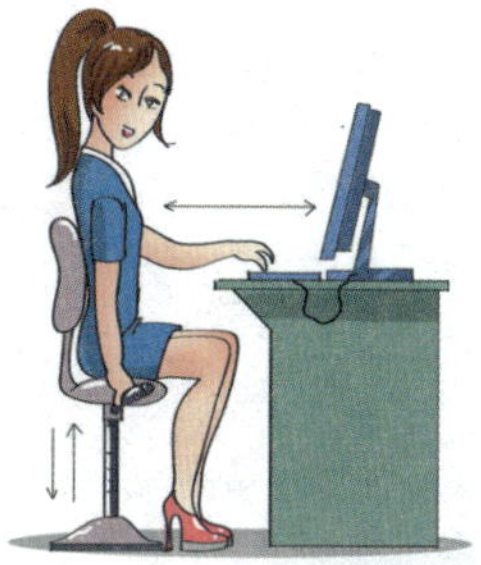

注意要与屏幕保持恰当的距离

眼睛与电脑屏幕的距离应为 40 ~ 50 厘米，使双眼平视或轻度向下注视荧光屏。这样可使颈部肌肉变得轻松，并使眼球暴露于空气中的面积减小到最少

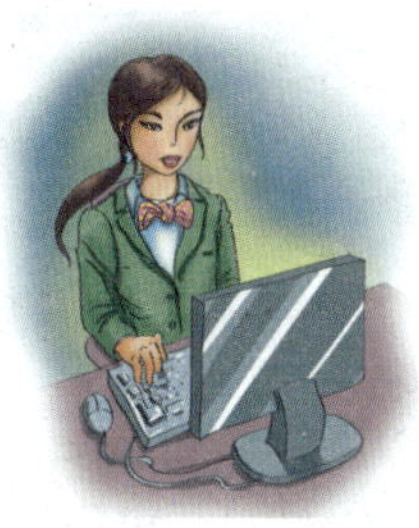

要做到劳逸结合

避免长时间连续操作电脑，使用电脑的时候，最好是 40 分钟就休息一下。可到室外散步，或抬头望天，或向远处眺望，或进行 10 ~ 20 次伸颈和扩胸练习

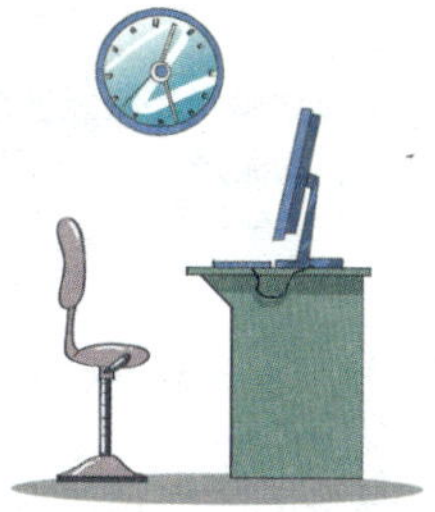

注意周围环境的卫生

电脑室内光线要适宜，不可过亮或过暗，避免光线直接照射在荧光屏上。定期清除室内的粉尘以及微生物，对空气过滤器进行消毒处理，合理调节风量，更换新鲜空气

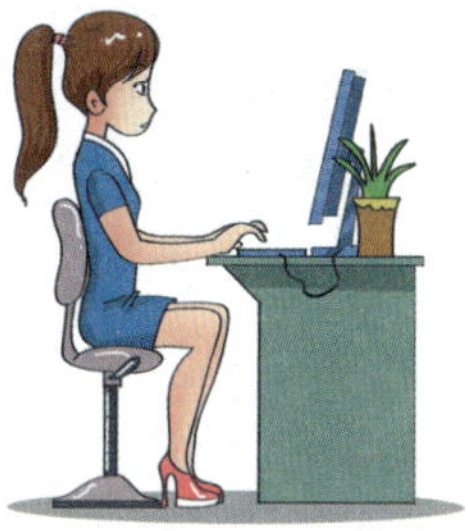

使用电脑时还要注意合理膳食

平时多吃些胡萝卜、白菜、豆芽、豆腐、红枣、橘子以及牛奶、鸡蛋、动物肝脏、瘦肉等食物，以补充人体内的维生素 A 和蛋白质，少食肥甘厚味及辛辣刺激性食品

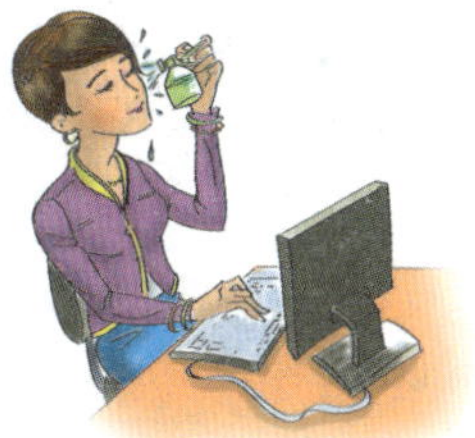

合理补充维生素也有利于电脑使用者的健康。维生素 B_1、维生素 C、维生素 E 被国外专家称作“消除压力的维生素”，在帮助神经系统正常工作、提高肾上腺作用等方面分别起着不可替代的作用。维生素 C、维生素 E 可缓解头痛，保持皮肤弹性，防止皮肤细胞早衰。维生素 B_1、维生素 C 可缓解肩背和腰部疼痛，并可降低黑色素的生成与代谢，防止衰老。维生素 C 对于减轻长时间使用电脑引起的眼睛疲劳最有效，可以使人皮肤细腻、红润，眼睛明亮，而维生素 B_6、维生素 B_{12} 也在保护眼睛方面起着重要作用。

使用电脑时还要多喝茶。茶叶中的茶多酚等活性物质利于人体吸收并可抵抗放射性物质。

小心“电脑并发症”乘虚而入

长期使用电脑还容易引起电脑并发症。主要有以下几个方面的体现：

电脑忧郁症

长时间的电脑操作易使操作人员形成“非此即彼”的思维定式，不习惯与人达成妥协和谅解，工作难以展开，以致丧失自我，身心疲惫

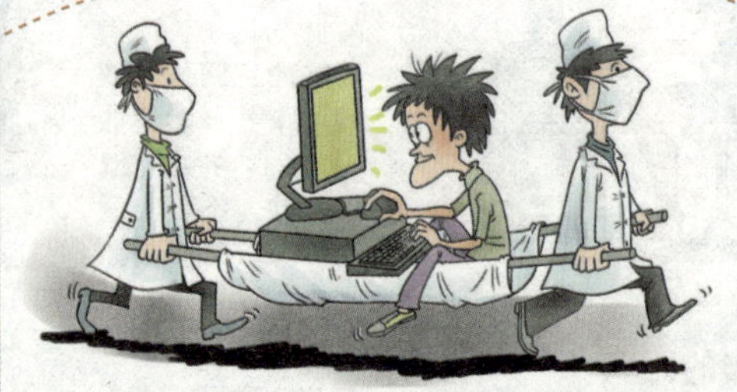

中枢神经失调

由于长时间在密闭环境中操作电脑，辐射将会引起中枢神经失调。表现为头痛、头晕、失眠、厌食、恶心，以及情绪低落、思维迟钝、健忘、容易被激怒、常感疲惫等

电脑躁狂症

是由于对电脑过度依赖造成的。这种症状表现为精神紧张，情绪烦躁、不安，甚至有对电脑“动武”的倾向，如通过有力敲打键盘、鼠标，大骂电脑，摔砸电脑等方式发泄怒火，有的人还会将不满情绪发泄在家人或同事身上

网恋是一场噩梦

网络上的恋情，有着和现实中一样的酸甜苦辣，结局却更加扑朔迷离，更加莫测。网恋的影响不言而喻，长时间泡网无疑会缩减自己与亲人、朋友、同事交流的时间，自然也会对自己的家庭、生活和工作带来不便，甚至造成前所未有的家庭危机。由在线聊天和在线交流引起的“婚外情”正使越来越多的家庭走向解体，网恋已对我们传统的爱情、家庭观念和模式产生了前所未有的杀伤力。

网络把爱情包裹上了许多难以拆开的厚重的外壳

网上的情感交流中，不少人倾诉了心事，也说尽了谎言。而且网络的聊天室也可能成为婚外恋的温床

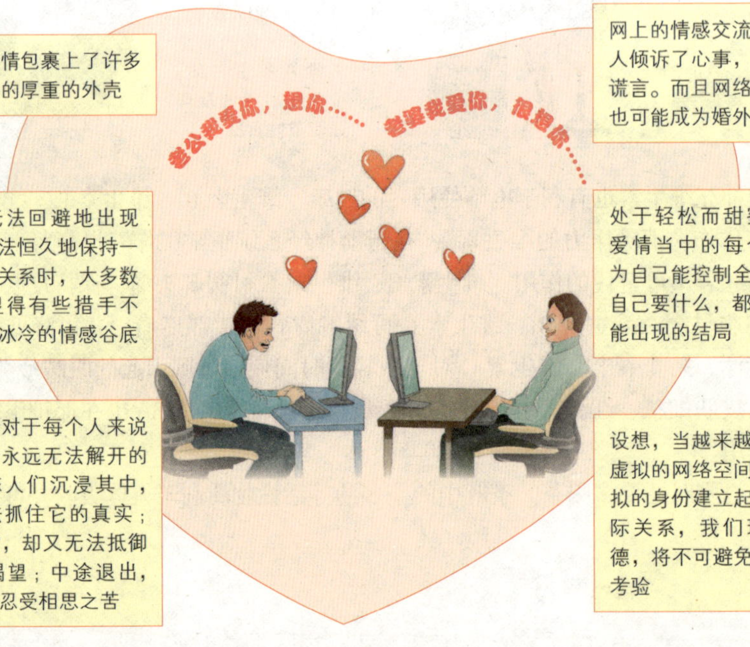

当一切无法回避地出现时，当无法恒久地保持一段单纯的关系时，大多数人都会显得有些措手不及，跌落冰冷的情感谷底

处于轻松而甜蜜的网络爱情当中的每个人都认为自己能控制全局，了解自己要什么，都能接受可能出现的结局

网络爱情对于每个人来说都是一个永远无法解开的谜底。恋人们沉浸其中，却又无法抓住它的真实；想远离它，却又无法抵御内心的渴望；中途退出，却又无法忍受相思之苦

设想，当越来越多的人在虚拟的网络空间里，以虚拟的身份建立起虚拟的人际关系，我们现有的道德，将不可避免面临新的考验

戒除网瘾支招

长期以来，网瘾已成为危害人类的一大恶魔，有无数人正深陷网络的虚拟世界中无法自拔。如何戒除网瘾已成为全社会关注的中心话题，有关专家开出了“药方”。

勿把上网作为逃避手段

请注意：借网消愁愁更愁。理由之一是，当你几小时后下网的时候，问题仍然在那儿，“逃得过初一、逃不过十五”。理由之二是，你的上网行为在你不知不觉中已经得到了强化，不需要几次，你就会条件反射般地认为上网能带来忘忧

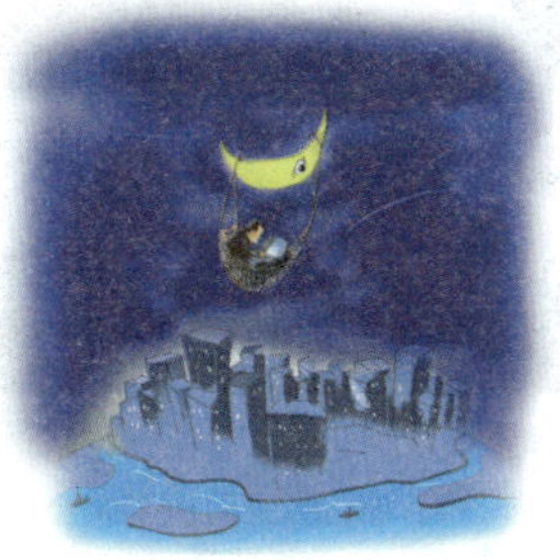

上网之前先订目标

每次花两分钟时间想一想你要上网干什么，把具体要完成的任务列在纸上。不要认为这个两分钟是多余的，它可以为你省 10 个两分钟，甚至 100 个两分钟

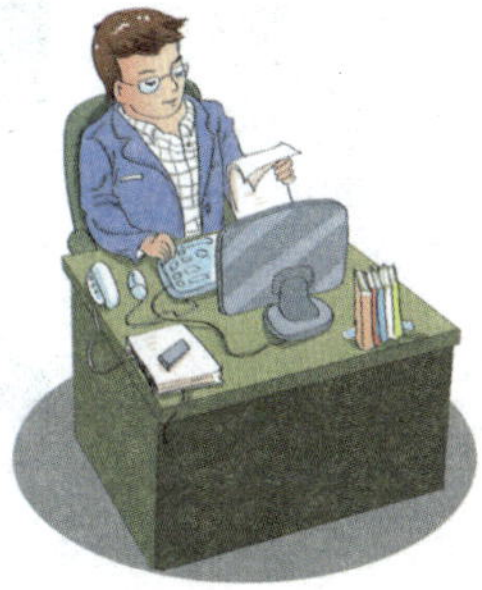

上网之前先限定时间

看一看你列在纸上的任务，用一分钟估计一下大概需要多长时间。假设你估计要用 40 分钟，那么把小闹钟定到 20 分钟，到时候看看你进展到哪里了。如果嫌用闹钟麻烦的话，可以在电脑中安装一个定时提醒的小软件，在上网的同时打开，以此来控制你的上网时间

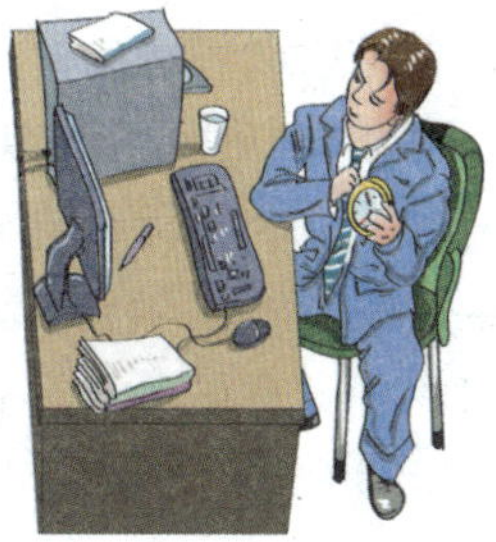

这样以后，当你在电子技术带来的高科技海洋中遨游的时候，不要忘记以上几个提醒。这样，你的灵魂就不会在茫茫无边的虚拟空间中迷失方向了。

不做赌场“瘾将军”

赌博不仅破财，而且会损伤嗜赌者的身心健康，必须戒除。

心理戒赌最重要

戒除赌博是一件艰难的事情，如果一个人已嗜赌成性又要想戒除赌博，那他无异于向自己发动了一场旷日持久的战争。赌博是一种习惯性的行为，要想克服赌博癖好，就必须拥有坚定的意志。

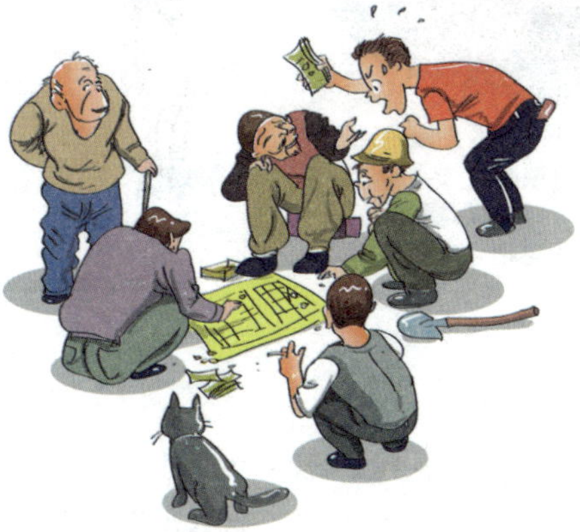

赌博以某种简单方便或带有娱乐性的方式，使参与者的财富做重新分配。持有寻求刺激心理者、好奇消遣心理者、投机取巧心理者，最可能与赌博一拍即合，逐渐上瘾，成瘾难戒。要认识到赌博的危害性，认识到十赌九输的特点，不要抱有侥幸心理，并避免出席任何赌博场合

培养其他可取代赌博的嗜好，比如钓鱼、看书、打球等定时运动（如慢跑）及学习松弛的技巧（如冥想或瑜伽），或进行休闲活动（如听音乐、与朋友逛街），借此驱走闷气，控制精神压力，舒缓紧张的情绪

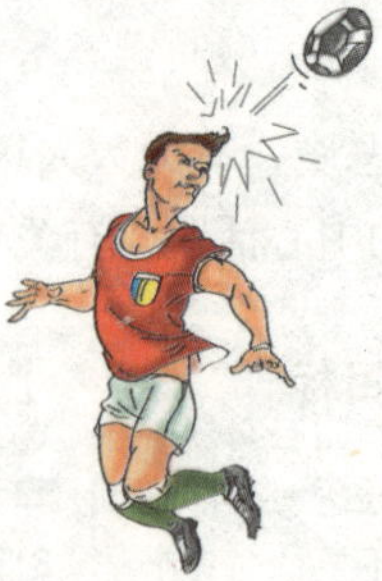

嗜赌者可以对自己的赌博行为及时进行记录。这样可帮助自己对自己的赌博行为得到充分的了解，并在这基础上找出自己赌博的倾向和模式。这样，这些记录便可助患者找出抑制赌博的有效方法

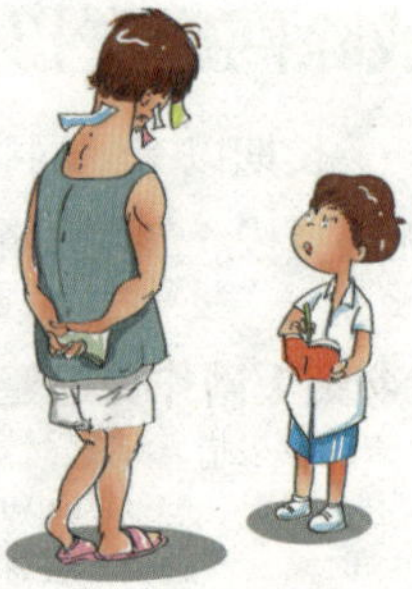

赌博是人心的毒瘤

赌博这一活动可谓历史久远，有人甚至大胆地断言，几乎有人类的时候就有赌博的存在。赌博现象在中国起起伏伏，时消时长。赌博这个痼疾难以彻底清除，与一些人妄想不劳而获的心理有关。但可曾想到，在参与赌博的同时，他们的良知、道德都在慢慢地被金钱所吞噬，人生也被那薄薄的扑克牌和晃动的骰子所左右。赌博的种类有很多，但幸福却是最终唯一的赌注。赌海无边，回头是岸。

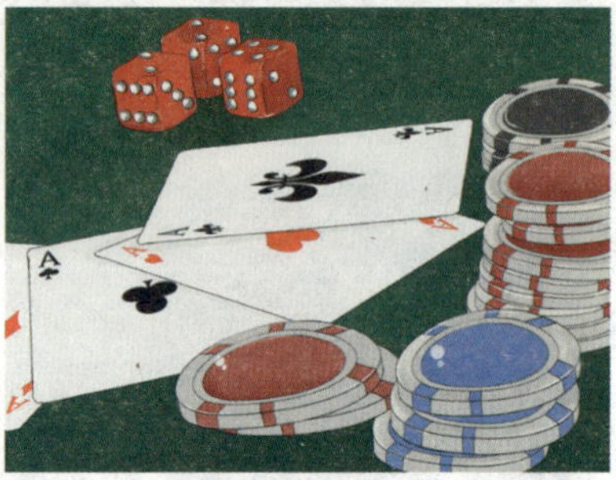

1 参与赌博不啻慢性自杀，金钱的快速运转麻痹了神经，道德开始黯然失色，人性之光也悄然泯灭。它使这个纷扰的社会陷入混乱与无序中

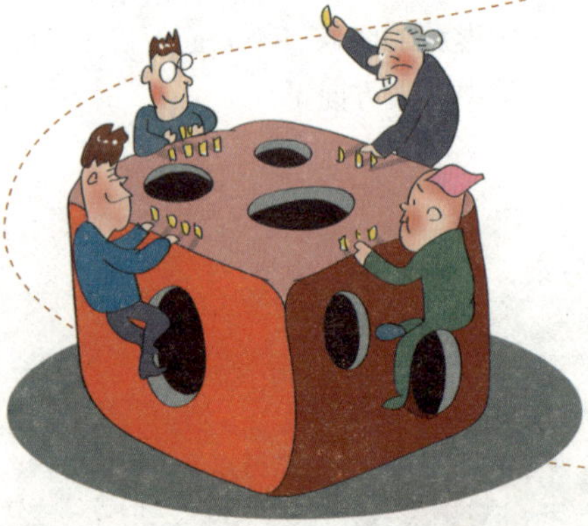

2 常有人赢了钱时，不是见好就收，而是期望赢得更多的钱，继续不断地赌下去；当一个人输了时，不是适可而止，而是总想要赢回来，不到黄河心不死，不见棺材不落泪，举债都要继续赌

3 赌徒是一群缺乏自制力的投机主义者，他们难以抵挡“博”一把或许就能轻松赚大钱的诱惑，红了眼拼下去，直到付出沉重的代价：家徒四壁、妻离子散、失去自由乃至丢掉性命。赌徒幡然醒悟时往往已身陷遍地血泪的绝境

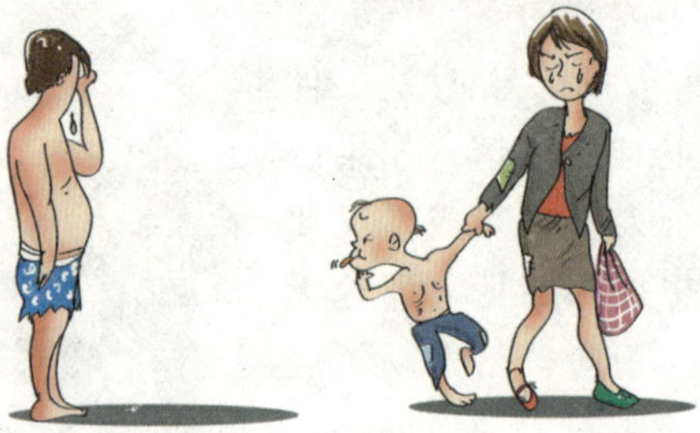

迷恋麻将于健康无益

如果把麻将作为自己休闲娱乐的选择，未尝不可。可是许多人不是仅仅把它当成一种娱乐方式，而是沉迷其中，这样一来，就会危及健康。

沉迷麻将引发健康危机

引致胃病
许多人因贪玩麻将而凑合一顿剩饭，而且狼吞虎咽。久而久之便导致胃分泌功能紊乱，使胃黏膜充血、水肿、糜烂及出血，造成胃炎或胃溃疡

酿成痔疮
久坐因体重压迫使肛门部痔静脉丛血液回流不畅，久而久之会造成局部静脉曲张，形成痔

易导致伤人害命
一旦因赌大钱而较上劲儿，在一定条件下随时可发生吵架、斗殴以至于伤人害命的严重纠纷

引发脑出血
搓麻将使人精神高度紧张，情绪也始终处于剧烈波动变化中，这会使血压突然升高，对已有心脑血管疾病的患者来说非常危险，可因脑出血而猝死

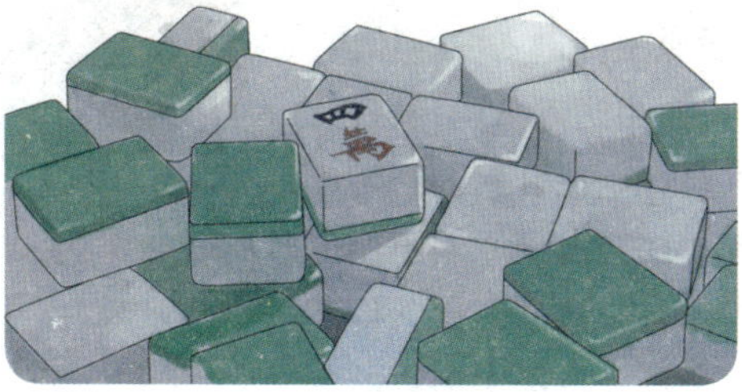

导致神经衰弱
沉湎于麻将桌旁的人们为了安排好的搓麻将的时间，大都减少休息，压缩睡眠。不能保证足够的休息与睡眠，人会头晕、目眩、失眠、健忘，久而久之也就有了神经衰弱之症，变得更易激动与疲劳，甚至出现幻视与幻听

染上传染病
牌友间近距离密切接触，使流感等呼吸道传染病得以传播，痢疾、肠炎等消化道传染病也可能随时袭来

造成肺癌
麻将迷以男性居多，吸烟者比例相当大。整个屋子乌烟瘴气。久而久之，主动吸烟与被动吸烟者都更易患肺癌

引发骨质增生
脊椎骨在不断和缓的体位变换中能够保持正常稳定，而长久的不良刺激可造成椎骨的增生。久坐麻将桌旁因持续不变的体重压迫刺激，易使椎体，尤其腰椎发生骨质增生。也可使着力重心点的两个坐骨结节处生发骨刺

因此，为了保证身体健康，减少疾病的发生，不要玩麻将成瘾。

小心宠物带来健康隐患

活泼有趣的宠物身上潜伏着许多危险的疾病传染源，可能有相当大的危害性。

隐藏在狗身上的传染病菌

除了人们熟悉的狂犬病外，狗还会传播“包虫病”。它是一种细粒棘球绦虫（俗称犬绦虫）的幼虫所引起的慢性寄生虫病。犬绦虫寄生于狗或狼的小肠内，虫卵随粪便排出体外，可污染犬的周身皮毛。凡跟病犬接触的人，都有可能由于抚摸犬的皮毛，把虫卵带入口中。一旦虫卵进入人的肠胃，卵内的六钩

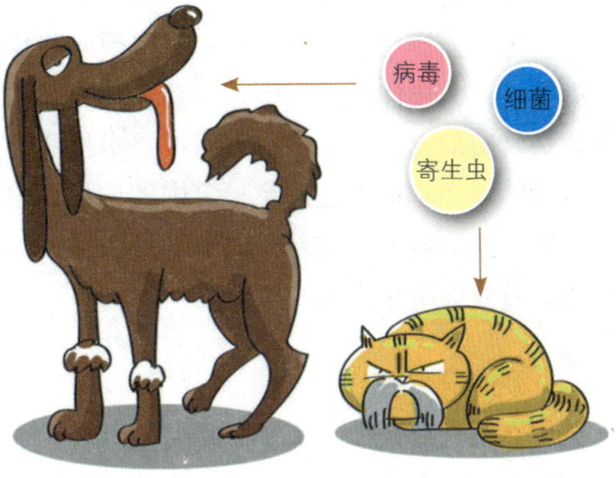

活泼有趣的宠物身上潜伏着许多危险的疾病传染源

蚴会脱壳而出，钻入肠壁随血液带到全身各脏器，逐渐发育成棘球蚴。棘球蚴开始像一粒小豌豆，由于它的繁殖力较强，体积很快增大，最大的可形成小孩儿头大小的囊体，如寄生在肝脏、肺部，还极易引起其他病变。据专家介绍，“包虫病”目前还无特效药治疗，关键在于预防。

还有一种黑热病，就是由一种比蚊子还小的白蛉叮咬犬类传播的。白蛉一旦叮吸病犬的血，病犬中的杜氏刺什曼原虫即进入白蛉体内。白蛉再叮咬人时，就会将原虫送入人体皮肤内，造成寄生感染。原虫主要寄生在肝、脾、淋巴结的巨噬细胞中，患者往往会出现原因不明的肝、脾肿大，且以儿童为多，易被误诊，得不到及时有效治疗，死亡率较高。绝大多数的狗是健康的，经常到兽医那儿检查、注射防疫针等也可以在一定程度上预防传染病的发生。

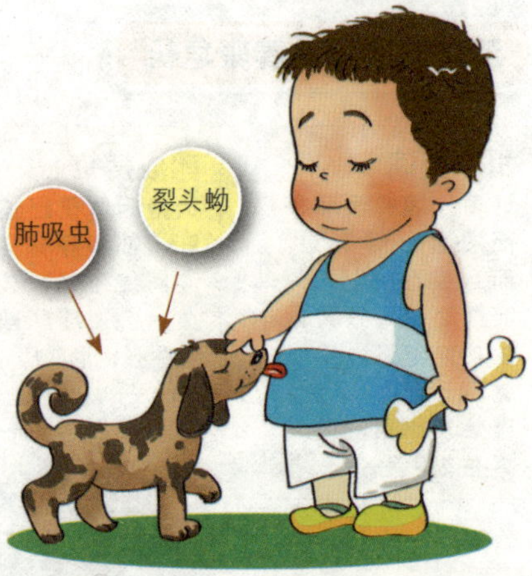

狗还能传播人体曼氏裂头蚴病、肺吸虫病等，人体许多寄生虫病原体都是通过狗来贮存、传播和引起流传的

猫给人带来的健康隐患

猫对健康最大的危害是影响女性生育。影响人生育的主要疾病是弓形虫病。感染途径包括经口吃入或经破损的皮肤等组织感染。

此外，猫癣的传染性很强，养猫的人应该注意预防。

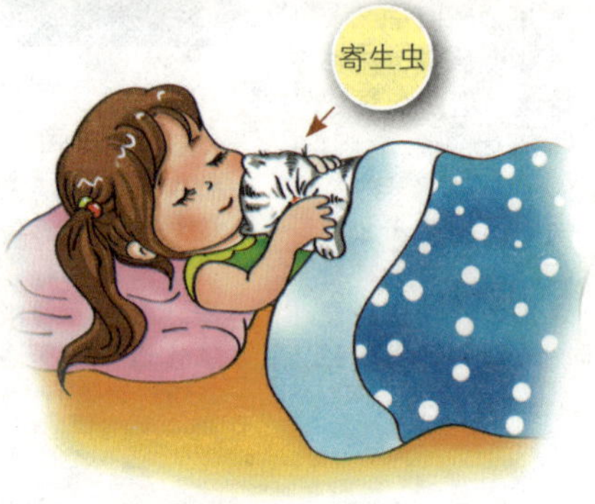

猫对健康最大的危害是影响女性生育，所能造成的主要疾病是弓形虫病

猫癣多见于营养不良和体弱多病的猫，增加营养特别是 B 族维生素的摄入，有利于预防该病和已染病猫的恢复。

猫患上猫癣后，为了尽快治好猫癣，避免传染给自己，要注意：家中环境要勤消毒，尤其是猫常睡的窝、垫子，每天用按要求稀释后的宠物环境消毒液喷洒居室；家中的地板、家具要隔天或隔两天用稀释后的消毒液擦拭，这样能够有效地防止猫癣的扩散。

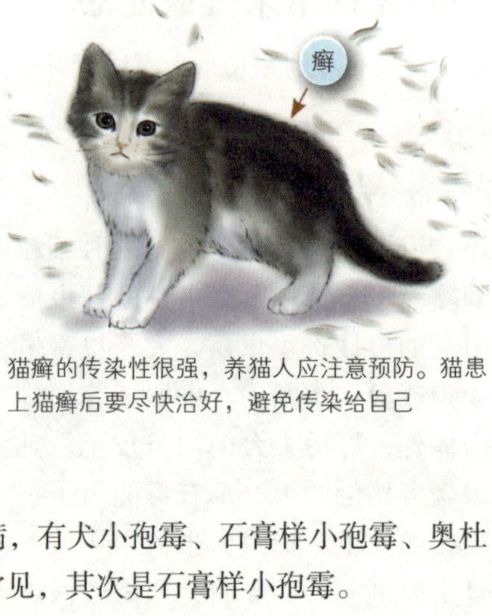

猫癣的传染性很强，养猫人应注意预防。猫患上猫癣后要尽快治好，避免传染给自己

真菌传染

现在发现有 4 种真菌能引起狗、猫的皮肤病，有犬小孢霉、石膏样小孢霉、奥杜安小孢霉和变形小孢霉等。其中，犬小孢霉最常见，其次是石膏样小孢霉。

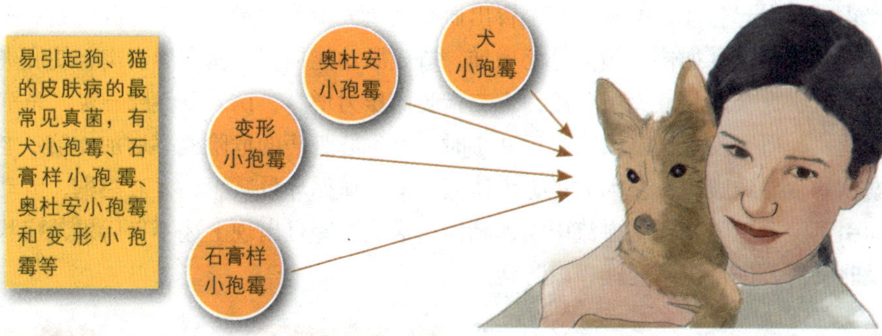

真菌主要是通过直接接触传染的，营养不良、体弱或处于炎热潮湿气候情况下时受感染的概率更高。所以，只要自己免疫力正常，平时注意卫生清洁，注意不要密切接触猫狗，就能起到很好的预防作用。

如果你非常喜欢小动物，那么，如何避免宠物传染疾病呢？

首先要定期为宠物做检查，定期免疫。发现疾病及时治疗，杜绝传染源。其次不要让动物舔人的伤口。及时处理动物的排泄物。接触宠物后要及时洗手。最后还要注意要定期给宠物的生活环境消毒。

谨防假日综合征

暴饮暴食的恶果

节日里，亲戚朋友相聚，大家都会准备丰盛的佳肴美酒，把酒言欢，可是往往不加节制，暴饮暴食，这样会给消化系统造成负担。

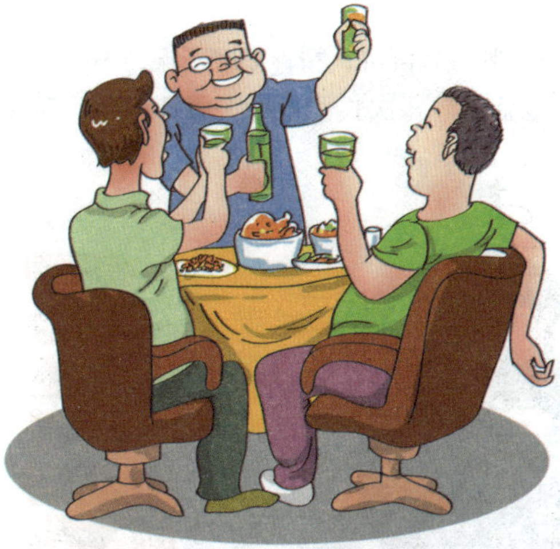

亲戚朋友相聚，往往不加节制地暴饮暴食，会给消化系统造成负担

首先，人进食后，食物的消化和吸收依赖于胃肠道和消化附属器官的正常结构和功能。食物通过食管、胃、小肠、大肠，蛋白质、脂肪、维生素等营养物质得以被消化吸收。而暴饮暴食会完全打乱胃肠道对食物消化吸收的正常节律

其次，消化的附属器官在食物的消化吸收中发挥着同样重要的作用。胰腺分泌胰岛素及多种消化酶，肝脏参与物质的代谢合成等。而暴饮暴食会在短时间内需求大量消化液，会明显加重附属消化器官的负担

再次，胃肠壁中存在完整的神经系统网络，对胃肠道运动进行着调控，保证人体每天规律的食欲和排便。中枢神经系统通过“脑—肠轴”持续控制食物的消化和吸收。但是，暴饮暴食，情绪亢奋、精神紧张，会影响中枢神经系统，导致胃肠道动力—感觉系统失调而致病

暴饮暴食后，人会出现头昏脑涨、精神恍惚、肠胃不适、胸闷气急、腹泻或便秘，严重的会引起急性胃肠炎，甚至胃出血；大鱼大肉、过量饮酒会使肝胆超负荷运转，肝细胞代谢速度加快，胆汁分泌增加，造成肝功能损害，诱发胆囊炎，使肝炎病人病情加重，也会使胰液大量分泌，十二指肠内压力增高，诱发急性胰腺炎，重症者可因而死亡。研究发现，暴饮暴食后 2 小时，发生心脏病的危险概率增加 4 倍；老年人若暴饮暴食导致腹泻，会因大量丢失体液，全身血循环量减少，血液黏稠，流动缓慢，而引发脑动脉闭塞，脑血流中断，脑栓塞形成。一旦出现上述不良后果，症状重者应及时就医，进行正确处理，以防延误。

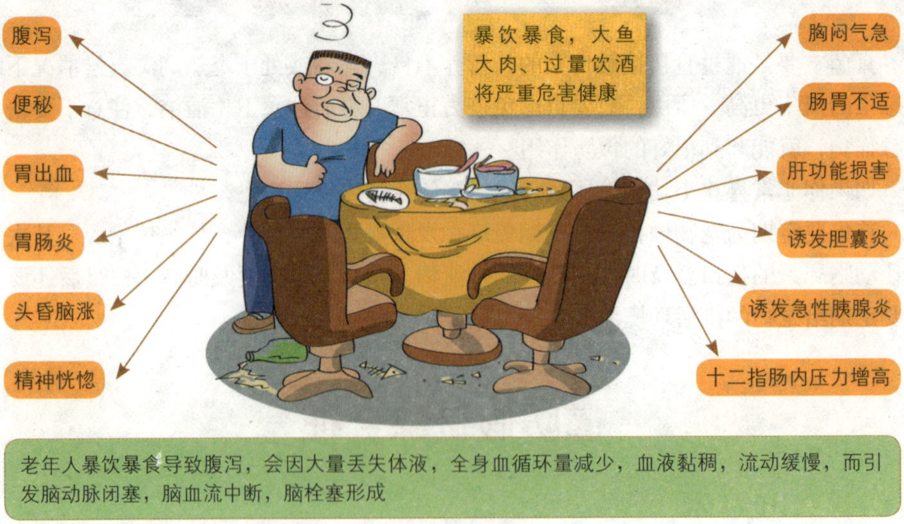

假日综合征

假日综合征的表现

度过令人难忘的假日以后，很多人觉得头脑昏昏沉沉，精神萎靡不振，不能很快地投入工作和学习，这些就是假日综合征的症状。每次长假过后，假日综合征都会出现。

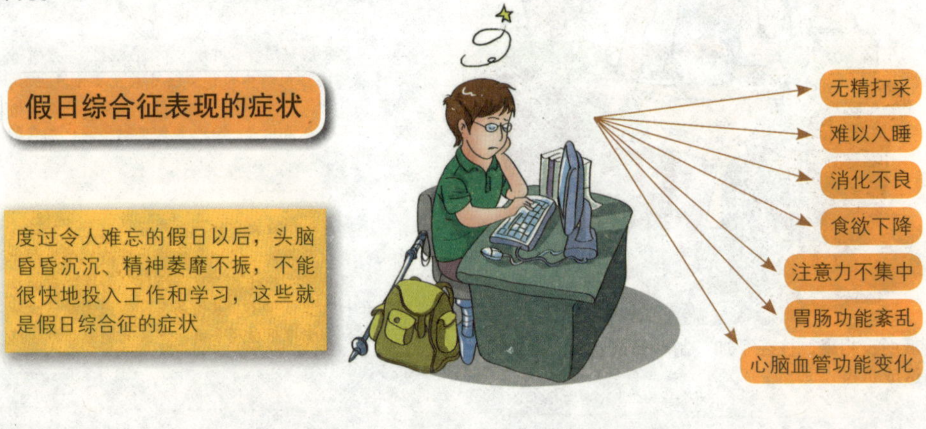

假日综合征与人的适应能力和自我调节能力有关。放假以后，人们从平时心理、生理高度紧张的状态突然放松，身体的抗病防线也突然松弛，加上节假日额外应酬增多，生活变得没有规律，身体自然就产生不适了。

引发假日综合征的具体原因多种多样，但表现出来的症状大同小异，如无精打采、食欲下降、消化不良、难以入睡、注意力不集中等，严重的还会出现胃肠功能紊乱，血压发生变化，甚至出现心脑血管功能变化等。

假日综合征的原因及对策

造成假日综合征的因素有很多，总体说来，这些原因可以分为 3 种。针对这 3 种原因我们分别提出了建议，不同人可以根据自己的情况调整对策。

心理原因

没有或无法同最亲近的人共度假日所带来的孤独感最容易让人在假日里伤感，当你看到周围的人都欢聚一堂时，情形就会变得更糟；另一种情况则正好相反，即家庭成员之间愿望上的冲突使你对假日失望，比如说，你希望可以和朋友外出旅游，而你的父母却坚持要你守在他们的身边

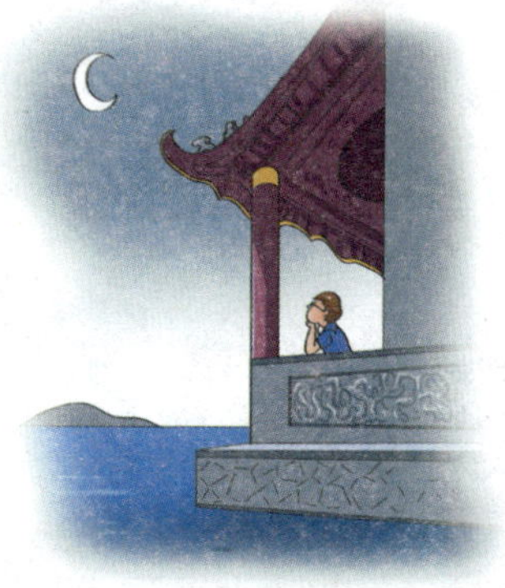

学会降低自己对假日的期望，不要指望家里的所有成员都有着和你一样的假日计划，不要盲目地认为在你想聚会的时候朋友们都恰好有时间，更不要幻想假日里将只有美酒佳肴、欢声笑语，选择适合自己的度假方式才是最好的

经济原因

假日会给所有的人带来额外的经济负担。外出旅游、互赠礼品、聚会聚餐、购物热潮……没有哪一样不会让人们花比平常多得多的钱。假日当中的入不敷出和假日之后的捉襟见肘也是令许多人感到烦恼和沮丧的原因之一

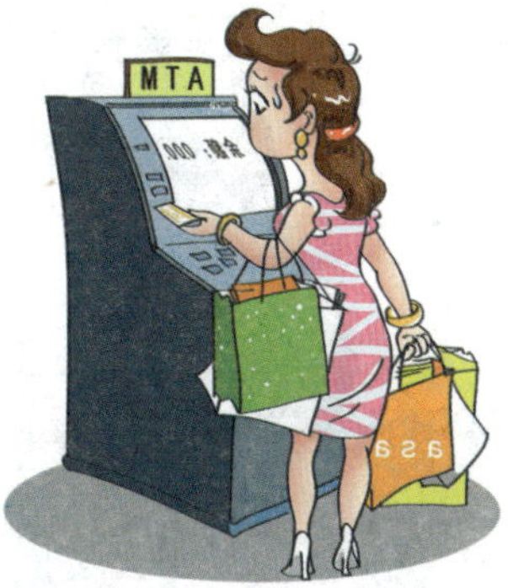

要想解决经济问题，就要在假日之前做好预算。请记住，量入为出永远是根本所在。为了防止你在假日里一改平日的节制，几天尽情享乐之后便陷入钱的烦恼中，你应该在假日之前对各项支出做出大致的预算。为了让假日过得与平日不同，你可以留出一定的“休闲资金”，一旦制订预算，假日里就应该尽可能地照章执行

生理原因

长时间逛街购物、频繁参加社交聚会和作息不规律造成的疲劳，会让你在假日后的数天内感到情绪低落，精力不济。假日里烟酒无度、暴饮暴食造成的肠胃负担也会让你对紧张的工作一时间难以重新胜任。这两方面的原因都会加重你的假日综合征

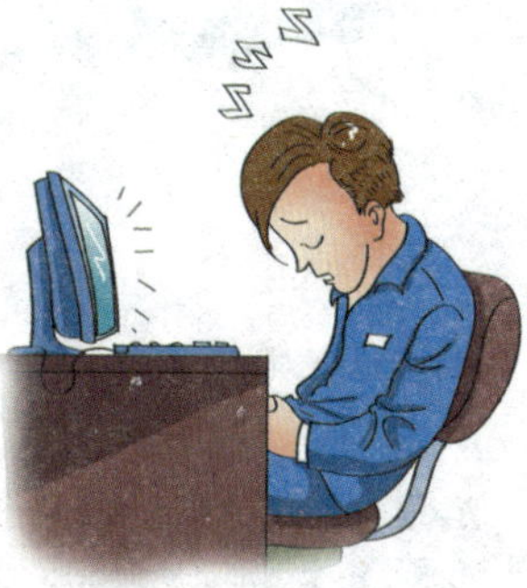

因此，在假期我们也要坚持健康的生活习惯。如果你正在实施节食或减肥计划，如果你平常坚持每天活动 1 刻钟，就一定不要放弃这些良好的习惯。在假日里打破这些习惯之后不仅恢复起来不容易，而且某种秩序被破坏之后的“混乱感”也会让你在毫无意识的情况下产生严重的烦闷情绪。

关注白领不健康的生活方式

高跟鞋的美丽后遗症

高跟鞋是很多女性朋友的最爱，细细的高跟鞋使身体重心前移，整个人挺胸收腹，更显得健美轻盈，风姿绰约。可是在高跟鞋带给你美丽的背后，却深藏着健康隐患。

高跟鞋带来的痛苦

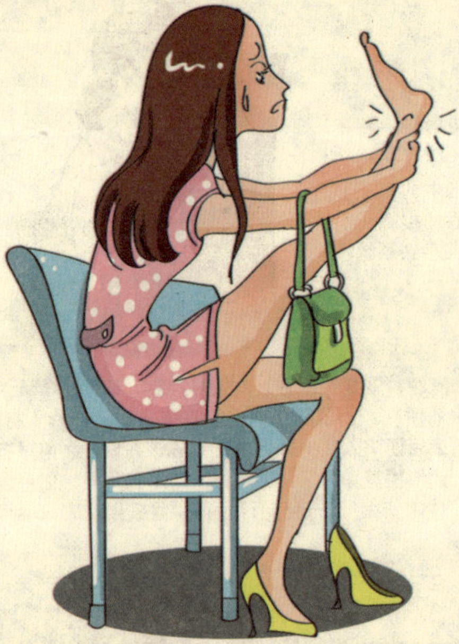

拇外翻

也就是大家常说的“大拐脚”。踇趾向外的生理倾角超过 13° 就可诊断为拇外翻，如果外倾角超过 30° ，则有明显的疼痛出现，严重者甚至顶起第 2 趾，如同“鸡爪”

小趾内翻

小趾内翻是指足部第 5 趾向踇趾方向弯曲，当超过一定限度时，人会感到钻心的疼痛

跖骨头塌陷

当后跟抬高时，前脚掌要负担全身的重量，久而久之，这个部位的皮肤就会增厚，形成一块难以消失的“硬节”，会出现一走路就痛的现象

嵌甲和甲沟炎

嵌甲也称为“倒刺”“甲内生”等，是指趾甲向肉里面长，大多数人出现在足第 1 趾上。如果趾甲的残角刺入肉里，就会出现红肿疼痛，即会引起“甲沟炎”

腰膝疼痛

当足跟升高后，人体的中轴线也会前移，腰部和膝部的受力也相应发生变化，时间一长，腰部和膝部就会出现难以名状的痛楚

鸡眼、胼胝

鸡眼是由于足部皮肤受挤压，表皮抵抗力下降，病原体侵入皮下，不断增生繁殖而形成的，好发于趾间等部位。胼胝也称为“老茧”，是由于皮肤反复受挤压和摩擦，表皮组织增生而形成的

听到这么多关于高跟鞋的健康隐患，你还敢向“邪恶”挑战吗？其实我们可以做一些运动以减轻这些危害。

高跟美女的自救法

休息时伸展运动

此时的身体处于极其放松的状态，这是调节全身、运动肌肉的最佳时段。取放松的立姿，一手紧握椅子靠背。骨盆稍向前移，略屈膝。肩膀放松并保持挺直，将重心移向脚后跟。保持这一姿势 40 秒钟，然后歇 1 分钟。左右重复练习 5 次。将双腿向上举高 10 分钟，然后在原地散步几分钟

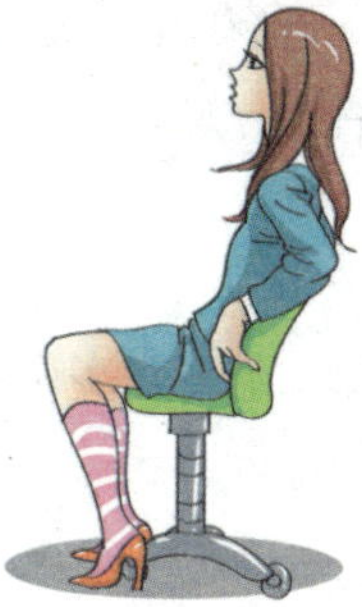

注意行姿

除了运动补救方法外，还应该注意走路的姿势。脚尖往前伸直，着地时让膝盖保持弹性地走路，臀部夹紧，上半身挺直

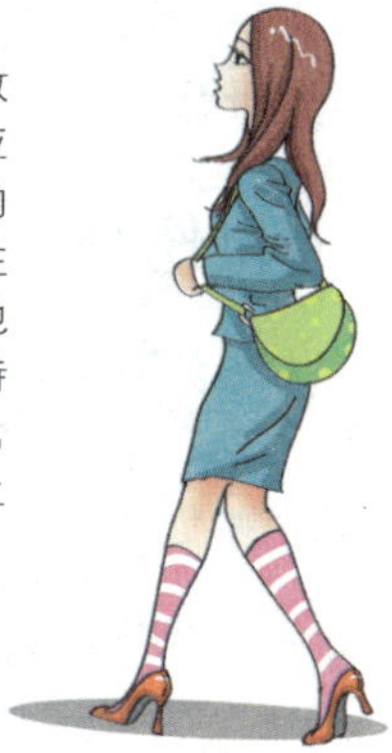

坐班时伸展运动

采取挺直坐姿，两腿尽量叉开，直至从大腿内侧至足部的肌肉出现轻微的紧张感觉为止。此时脚尖应放松。双手完全靠近臀部，掌心紧贴地面并向下施压，直至脊椎完全挺直为止。双目注视前方。保持这种紧张状态 40 ~ 60 秒钟。全身重新放松。重复练习 3 ~ 5 次

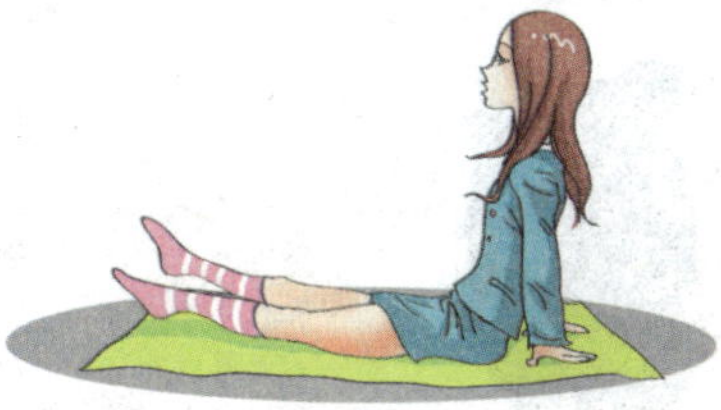

奔波时伸展运动

在外奔波，小腿肚最受罪，会引起腿部劳累或夜间痉挛。取弓步姿势，一腿前，一腿后，前腿放松，后腿伸直，双脚保持平行，上身稍向前弯曲，但背部保持挺直。后腿的脚后跟紧踏地面 40 秒钟。歇 1 分钟，然后重复上述练习，做 5 次。换腿再做 5 次

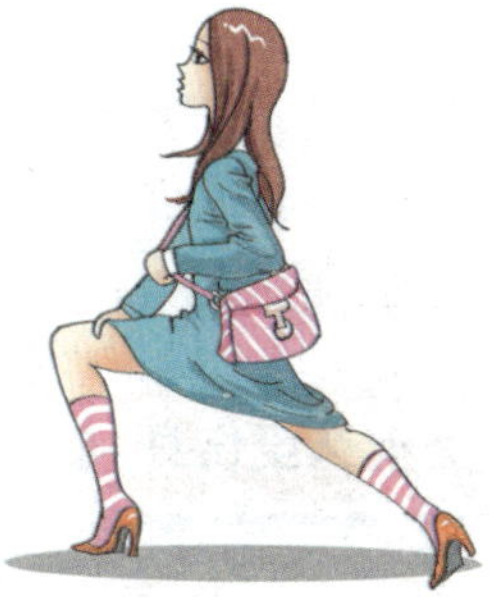

穿高跟鞋应注意的细节

选购时间

选购高跟鞋的最佳时间是在下午 3 ~ 4 时，此时试穿可以确保鞋子真正合脚舒适；穿高跟鞋时，可在脚前掌或脚跟等受压处做个软鞋垫，减少脚底所承受的压力；高跟鞋的鞋跟高度不宜过高，最好不超过 5 厘米，鞋跟不宜太小，否则难以支撑体重，而鞋头宜稍宽松，给脚掌及脚趾多一点儿空间

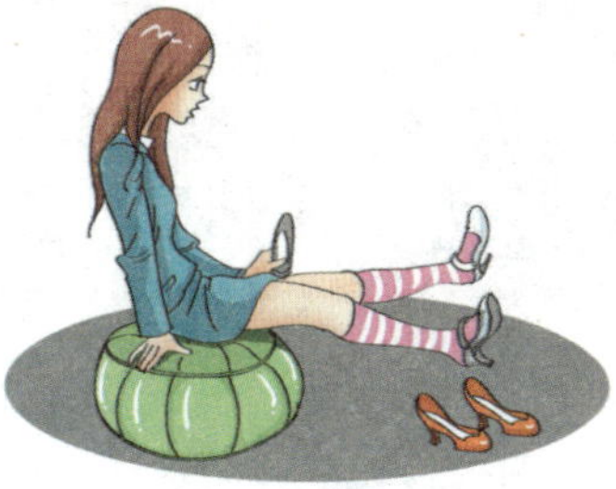

高跟鞋不宜时时穿

需要长时间行走的女性，不妨在办公室准备一双舒适的平底鞋，与高跟鞋交替着穿，减轻局部的疲劳

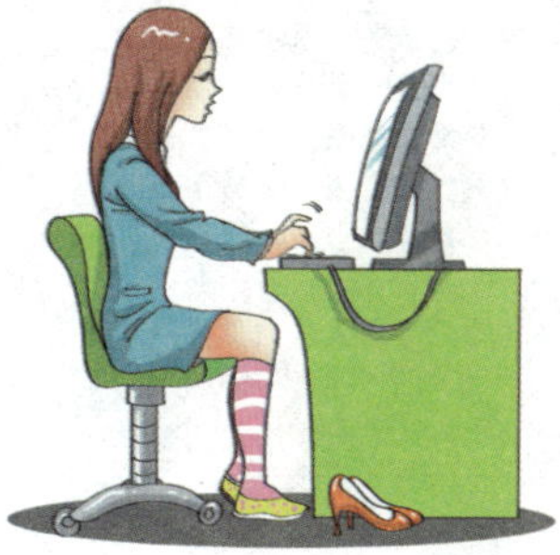

青春期女性更不适宜穿高跟鞋，最好穿坡跟鞋及鞋跟不超过 3 厘米的鞋子。女性的足骨发育成熟在 15 ~ 16 岁，过早穿高跟鞋使足骨按高跟鞋角度来完成骨化过程，易产生畸形。而骨盆是由骶骨、尾骨、左右髋骨、韧带及关节结合而成的一个骨环，一般到 25 岁才定型。骨盆是人体传递重力的重要结构，未定型的骨盆负荷加重导致骨盆口狭窄，直接影响成人后的分娩。

久坐也伤身

久坐不动是写字楼里很多白领的通病。很多疾病都是由于坐得太久、缺乏运动产生的，如心脏病、糖尿病及肥胖症等。

为何久坐伤身

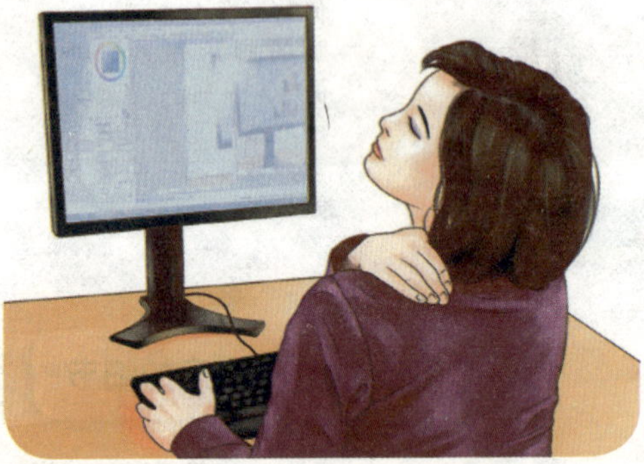

使肠癌的发病率上升

以往人们只知道结肠癌与摄入脂肪过多、纤维素和维生素过少有关。近年来，人们发现，结肠癌与久坐少运动有密切关系。因久坐胃肠蠕动迟缓，易产生便秘。粪便在结肠内停留时间过长，增加了有害物质与肠黏膜的接触时间，导致结肠癌的发生

导致肥胖和糖尿病

久坐新陈代谢缓慢，不能消耗多余的脂肪而导致肥胖。这是显而易见的，而肥胖还与Ⅱ型糖尿病的发生关系密切。过量摄食会引起葡萄糖水平突然升高而胰腺不能分泌足够胰岛素来将多余糖转化为能量，因而引起Ⅱ型糖尿病

对生殖系统的健康造成不良影响

白领女性由于久坐，加上缺乏正常运动，以致气血循环障碍，月经前会出现经前综合征，月经期会出现痛经；久坐亦会使循环不良，慢性盆腔充血，抵抗力变差，而导致盆腔炎、附件炎等妇科疾病

引发肌肉萎缩

中医学早就认识到“久坐伤肉”了。久坐不动，气血不畅，缺少运动，会使肌肉松弛，弹性降低，出现下肢水肿，倦怠乏力，重则会使肌肉僵硬，感到疼痛麻木，引发肌肉萎缩

久坐会伤胃

久坐缺乏全身运动，使胃肠蠕动减弱，消化液分泌减少，日久就会出现食欲不振、消化不良以及胃饱胀等症状

导致心肺功能降低

久坐的人突然用力，会引起机体强烈的应激反应，肾上腺素和去甲肾上腺素大量分泌，导致冠状动脉痉挛、心肌急性缺血，出现心绞痛和心肌梗死病症。那些原来就有动脉粥样硬化的人，最易在突然用力时发生心肌梗死。久坐者心肺的储备能力低，代偿能力差，所能承受的最大负荷也小，因为肺的储备能力低容易发展成低氧血症，并增加呼吸时的功耗，也就减少了抗病防病的能力

能伤筋动骨

久坐，颈肩腰背保持固定姿势，椎间盘和棘间韧带长时间处于一种紧张僵持状态，就会导致颈肩腰背僵硬酸胀疼痛，或俯仰转身困难。特别是坐姿不当（如脊柱持续向前弯曲），还易引发驼背和骨质增生。久坐还会使骨盆和骶骨关节长时间负重，影响腹部和下肢血液循环，从而诱发便秘、痔疮，出现下肢麻木，引发下肢静脉曲张等症

伤神又损脑

久坐不动，血液循环减缓，会导致大脑供血不足，伤神损脑，产生精神压抑，表现为体倦神疲，精神萎靡，哈欠连天。而且，由于大脑供血不足，人突然站起来，就会感到头晕眼花，甚至恶心欲吐等。久坐思虑，耗血伤阴，老年人则会出现记忆力下降，注意力不集中的症状。若阴虚心火内生，还会引发五心烦热，以及牙痛、咽干、耳鸣、便秘等症

培养健康的生活习惯

要防止因久坐而造成的种种疾病，就要改变自己的生活习惯。

不应放弃一切可能在户外活动的机会。平时可在早晚加强体育锻炼，以增强心肌及四肢的活力，加强血液循环，增加免疫细胞的数量。同时，在工间休息和会议间隙期，应抓紧时间到室外去活动活动，如散步、踢脚、弯腰、活动颈项等。哪怕只有几分钟，也有利于改善局部和全身的血液循环。凡因工作需要久坐的人，不但要注意保持正确的坐姿，而且一次最好不要连续超过 1 小时。工作中每 2 小时便进行一次约 10 分钟的工间操或自由走动一下。人一天的活动时间中，1/2 坐着，1/4 站着，还有 1/4 时间用来走动为好。

在条件允许的情况下，可坐在原地进行以下锻炼：

活动躯干

左右侧身弯腰，扭动肩背部，用拳轻捶后腰。每次做 20 下左右，有助于松弛腰背部肌肉，预防腰肌劳损和椎间盘组织弹性减退

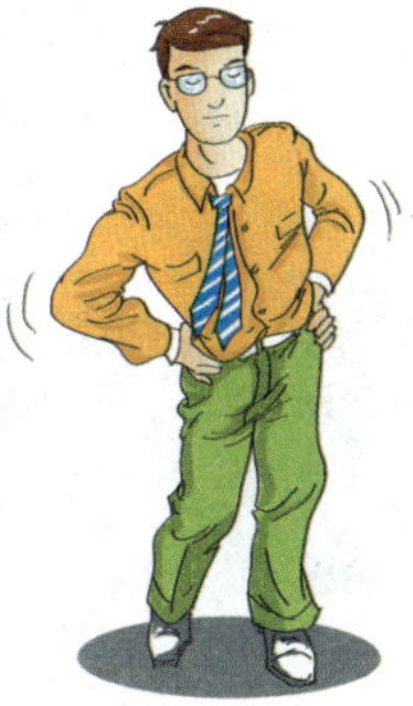

伸懒腰

这个动作看上去有些不雅，但可以加速血液循环，舒展全身肌肉，消除腰肌过度紧张，纠正脊柱过度向前弯曲等，具有很好的保健作用

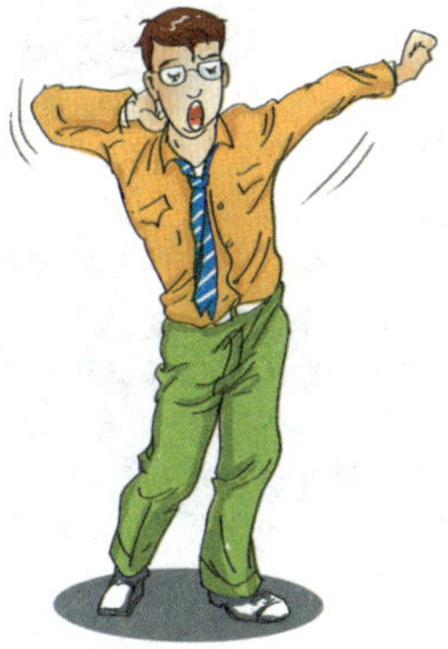

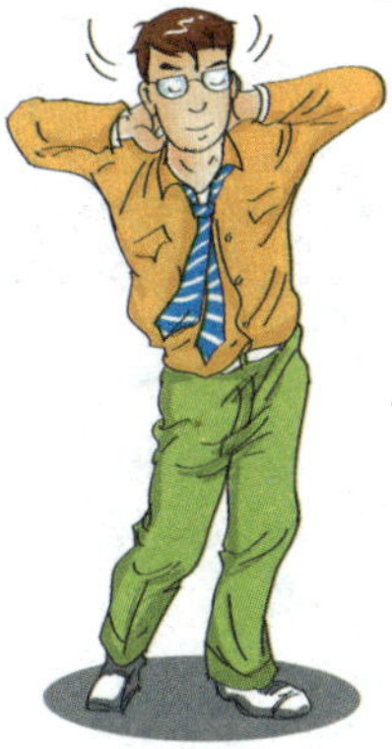

转颈

先抬头，尽量后仰，再把下颌俯至胸前，使颈背部肌肉拉紧和放松，然后向左右两旁侧倾 10 ~ 15 次，再将腰背贴靠椅子背，两手于颈后抱拢片刻，也有活动肌肉、醒脑提神的效果。有颈椎病的患者做此动作时，动作要轻、慢，以免刺激周围组织

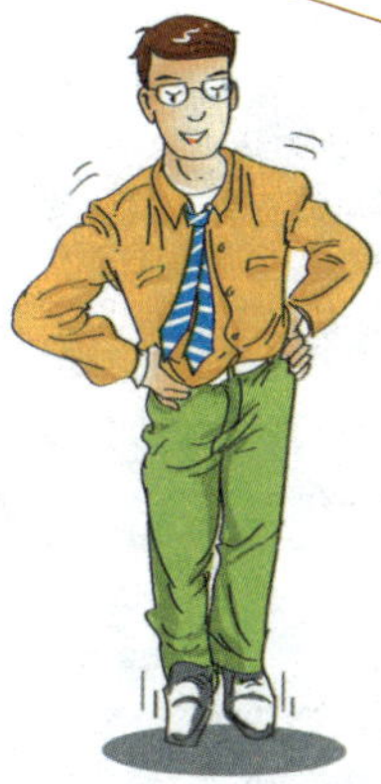

踮脚

双脚踩地，双脚或单脚足尖着地，足跟上抬，然后放下，如此反复进行 30 ~ 50 次，可以促进下肢静脉血液回流，预防下肢静脉曲张

最后，要注意保持空气清新。不要在室内吸烟，即使在冬季，也要定时开窗通风，以保持室内空气的新鲜。

有车一族的健康隐患

汽车带给我们的，不仅是出行的便利，还有驾驭的自由和快乐。可是，人们在享受便捷的同时，不能不注意一些健康隐患。

开车带来的健康危机及应对措施

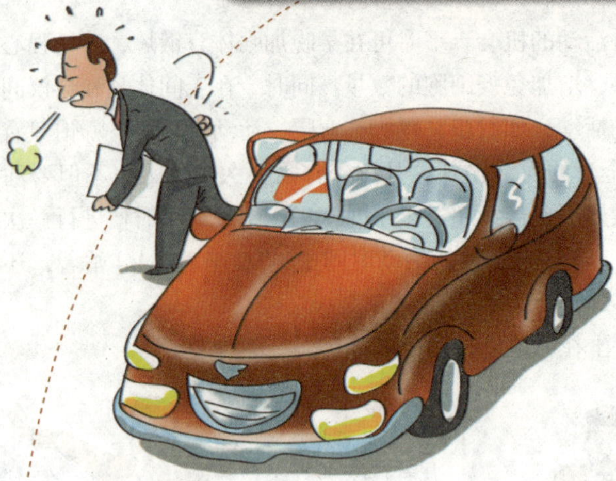

以车代步，肥胖难逃

长期开车缺乏必要的运动会导致肥胖，有车族每天应当保证半个小时的活动，路途不远时尽量以步代车

常开空调会出现头晕呕吐的状况

长期开汽车空调，浑浊不堪的空气会危害健康。开车开空调，最好每隔一段时间把车窗开启5分钟，让空气流通

挡风玻璃质量差引发视疲劳

要解决这个问题，就要检查一下车挡风玻璃质量如何。车的挡风玻璃板如质量粗糙，高低不平，厚薄不一，会加重视疲劳，应及时解决。其次，开车时间尽可能减少，最好相隔一段时间把车停在安全地带闭目养神，让眼睛休息

驾车过久影响生育能力

长时间驾车会引起阴囊温度增高，而高温对睾丸内精子的形成会产生不良影响。这也是职业驾驶员生育能力降低的重要原因之一。内、外裤的大小及薄厚，对阴囊温度有更重要的影响，驾车者应当予以重视

开车容易引起肌肉痉挛

这是因为汽车的震动会通过方向盘直接传递给人体，长此下去，极易导致肌肉痉挛、萎缩，甚至使骨关节发生病变。开车时应戴上驾驶专用手套。此外，可在座位和靠背垫上富有弹性的垫子。长时间开车应适当活动一下指关节

久不活动肌肉力量差

“有车族”的腿部力量通常比常人差，这是未老先衰的迹象。要避免未老先衰，必须多参加运动。最好选择全身性的、大肌肉群参与的运动，如跑步

噪声太大容易使听力损伤

开车时应使用低音喇叭，播放音乐音量不宜太大，同时可戴防噪声耳塞。此外，检查一下，看看是否有故障性的噪声产生，如有应尽快修复。如果是长期开车，反复接触强噪声，就会造成不可逆性耳聋

超速行驶会让心率过速

如果车辆速度超过每小时80千米，心率会增至每分钟100～110次；车辆行驶速度每小时120千米以上时，心率会超过每分钟110次。长时间高速行车，可影响心血管功能，还容易诱发冠心病

“有车族”要注意保护腰椎

“有车族”要尽量减少震动，应避免旧车“超期服役”，及时更换陈旧、磨损的零部件。驾驶座椅可安装空气隔震装置，在座椅上增加软硬适度的坐垫。保持正确的驾车姿势，确保腰椎受力适度。驾车时双眼平视，座椅的靠背向后微倾，坐垫略向前翘起，臀部置于坐垫和靠背的夹角中。一次驾车时间一般不宜过长，一般每隔2小时应停车休息一会儿。遇到路况不好时，车速不能过快，操作不宜过猛，否则汽车的剧烈颠簸对腰椎的伤害极大。如果驾车者多次发现腰部酸、胀感，切不可掉以轻心，应及时到医院就诊

“工作狂”的健康堪忧

生活节奏的加快让越来越多的人成为了“工作狂”。“工作狂”往往忽视生活，一心扑在工作上，这样的人事业往往很成功，可是健康却不像事业那样乐观。

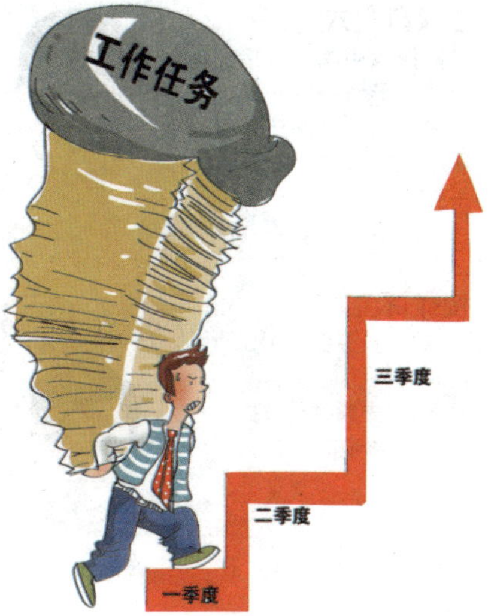

“工作狂”一心扑在工作上，往往事业很成功，可是健康却不乐观

工作狂易患慢性疲劳综合征

慢性疲劳综合征已经成为一种普遍发生在职场白领身上的疾病，而且有继续蔓延的趋势。有调查显示，医务人员、计算机软件开发人员、媒体从业者和市场销售人员是最容易患上慢性疲劳综合征的人群。越是工作压力大的人，越容易患慢性疲劳综合征。

白领易患慢性疲劳综合征和他们的工作性质有关。

首先，白领的工作量很大，他们虽然不像体力劳动者那样消耗体力，但工作压力大，需要经常加班加点，致使体力消耗和心理压力长期处于超负荷的状态。

其次，白领要面对错综复杂的社会环境，面对越来越多的竞争和挑战。为了实现自身的价值，他们会不遗余力地拼搏，一直处于紧张状态，极易产生焦虑感，这对于慢性疲劳综合征的发生、发展起着推波助澜的作用。

再者，就是负面情绪的作用。相当一部分白领因工作忙碌，人际关系淡漠，亲情减少，容易产生忧愁、烦恼等负面情绪；有的人由于事业上遇到挫折，对自己的评价会慢慢降低，整天郁郁寡欢。此外，性格内向、不善于交际、心理承受能力差等因素也可以导致慢性疲劳综合征的发生。

慢性疲劳综合征的病因尚不清楚，目前缺乏有效的病因治疗。白领应学会为自己减压，这是预防和治疗慢性疲劳综合征的一剂良方。

适合白领的脑保健操

白领这样的脑力劳动者在长时间的工作后会感到头昏脑涨，出现神经衰弱、头痛、注意力不集中等现象。进行积极的自我按摩，能很好地消除大脑疲劳，振作精神，增强记忆力。

按揉太阳穴

用拇指指腹按住眉毛到耳朵之间凹陷最明显的地方，前后左右移动，试探着按压，感到最疼痛的地方就是太阳穴。取坐姿，脊柱挺直，臀部微突，安静平和，做两次腹式呼吸。然后以两手拇指或中指、示指按压在两侧太阳穴上，用点按法或指摩法先顺时针按揉 20 次，再逆时针按揉 20 次

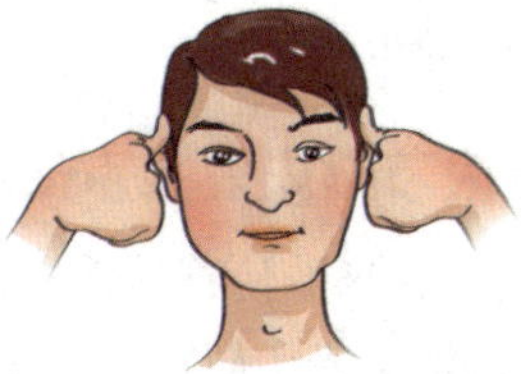

按揉印堂穴

用拇指或中指、示指指腹贴于两眉中间的印堂穴上，以点按法环形按摩20次，左右手交替进行

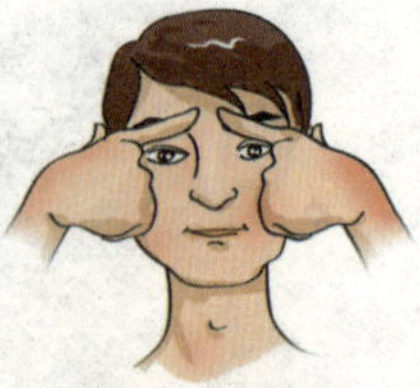

按揉百会穴

示指按于百会穴（在两耳尖向上的头顶交叉处），先顺时针按揉20次，再逆时针按揉20次

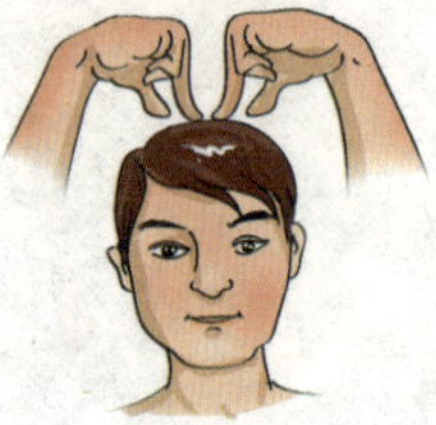

点按攒竹穴

屈肘置桌上，两手半握拳，拇指伸开，以拇指端附着在眉头下缘攒竹穴（眉毛内侧端），然后两拇指逐渐用力向穴位上（眶下缘）顶压。待穴位周围至眼区有酸胀感时，深呼吸休息约1分钟再进行

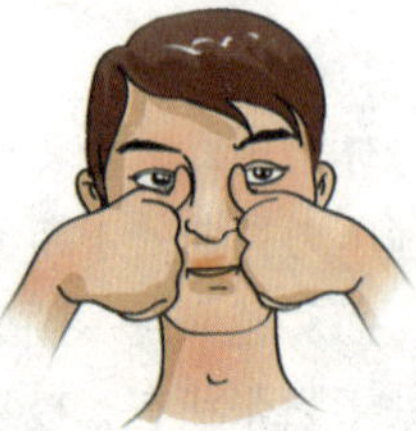

按摩劳宫穴

先以右手拇指按压于左手劳宫穴上（在手掌正中凹陷处），围绕劳宫穴逆时针按摩24次，至劳宫穴发热为止，再换左手按摩

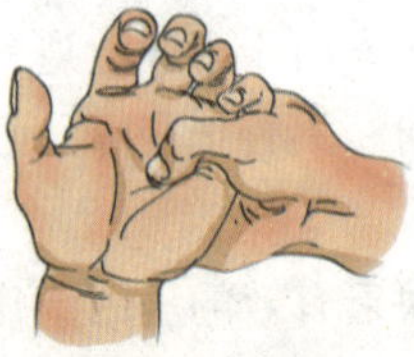

按摩天柱、风池穴

在后颈的颈窝外侧的发际处，有一个叫“天柱”的穴位。再稍微向上一点，又有一个叫“风池”的穴位。将双手指交合起来，连同掌部一起放在脑后处，用拇指的第1关节均匀地上下轻揉这两个穴位。按摩时抬起下巴，脑袋后仰，效果才会明显。每按摩5秒钟，稍微间歇一下，如此反复5 ~ 10次

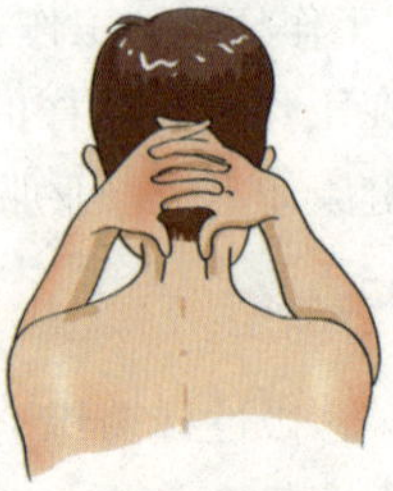

手指梳头

双手掌心相对，快速摩擦至手心热到极点，两掌心按前额，五指分开，微弯手指，由前发际往后发际梳发按摩20次

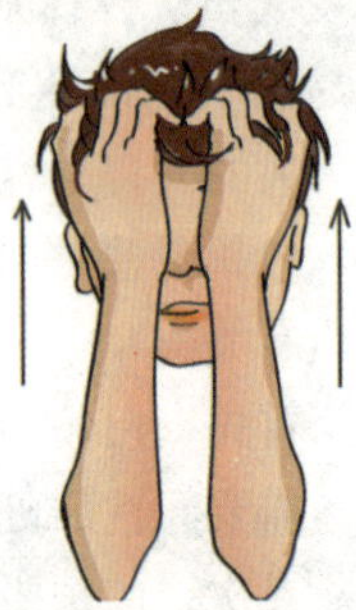

摩面擦耳

两手掌面紧贴在同侧面部，上下往返擦动，至面部出现热感后止（10 ~ 15次）。然后两手掌面横至两耳，均匀用力向后推擦，回手时将耳郭向前推擦，往返交替10 ~ 15次，直至两耳出现热感后为止

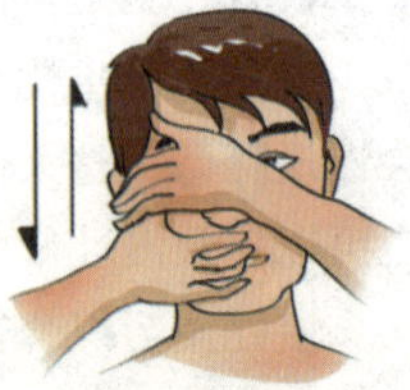

以上按摩，在感到疲劳时可随时做，按摩后自会觉得头脑清醒，耳聪目明，全身舒服。

快节奏带来一系列健康问题

当快节奏成为城市的主旋律，由此带来的一系列的健康问题也日益暴露。提倡慢节奏的生活对我们的健康有很大帮助。

当快节奏成为城市的主旋律

“快餐”使营养丢失，让人快速发胖；填鸭教学灌得多，忘得也快，使美好的童年黯淡无光；超负荷工作使职场年轻人易患消化道炎症、内分泌功能失调、失眠症、

偏头痛以及心脑血管等疾病，英年猝死也已不是新闻；当代人的生活被束缚在“毫微秒文化”中，人们的时间被切分到最小，1 周 7 天，每天 24 小时不停工作，日常生活被忙碌和焦虑充斥。

这种毫微秒文化发展到极致，人的身心已超负荷运转，长期处于亚健康状态。用激素催起来的早熟果菜大而无味……这一切警示人们：泡沫快速的心态已成为一种时代病。

快节奏带来的健康问题

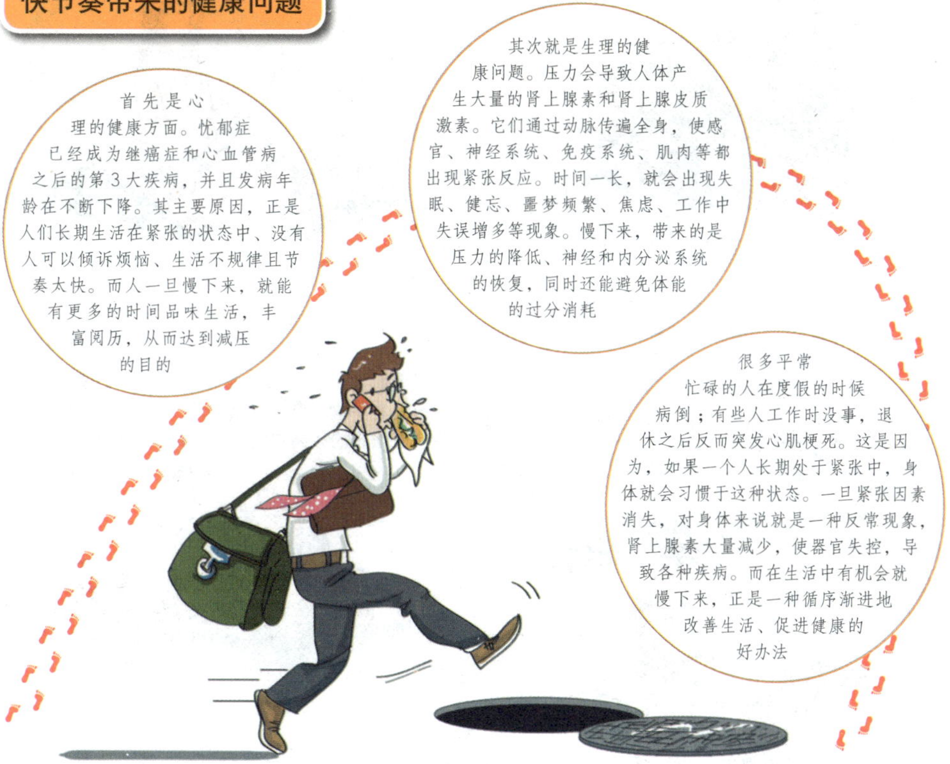
首先是心理的健康方面。忧郁症已经成为继癌症和心血管病之后的第 3 大疾病，并且发病年龄在不断下降。其主要原因，正是人们长期生活在紧张的状态中、没有人可以倾诉烦恼、生活不规律且节奏太快。而人一旦慢下来，就能有更多的时间品味生活，丰富阅历，从而达到减压的目的
其次就是生理的健康问题。压力会导致人体产生大量的肾上腺素和肾上腺皮质激素。它们通过动脉传遍全身，使感官、神经系统、免疫系统、肌肉等都出现紧张反应。时间一长，就会出现失眠、健忘、噩梦频繁、焦虑、工作中失误增多等现象。慢下来，带来的是压力的降低、神经和内分泌系统的恢复，同时还能避免体能的过分消耗
很多平常忙碌的人在度假的时候病倒；有些人工作时没事，退休之后反而突发心肌梗死。这是因为，如果一个人长期处于紧张中，身体就会习惯于这种状态。一旦紧张因素消失，对身体来说就是一种反常现象，肾上腺素大量减少，使器官失控，导致各种疾病。而在生活中有机会就慢下来，正是一种循序渐进地改善生活、促进健康的好办法

热爱生活的人们，不要总是让自己步履匆忙，眼中只有远处的高峰，放慢脚步看看沿途的风景，会让你的人生有更多享受与回味。“慢生活”不是支持懒惰；放慢速度不是拖延时间，而是让人们在生活中找到平衡。

慢生活方式

20 世纪末，在法国巴黎展开的“国际慢餐运动”以及欧洲人发起的一种“慢生活运动”，如今已经在全球悄然兴起，他们主张：“慢生活的本质不是懒惰，而是对生活的珍视。”他们要让大工业时代延续至今的“快文化”导致全世界每 100 人中就有 40 人患上“时间疾病”的状况一去不复返，他们希望生活的脚步慢下来，生活更加人性化。

如果你想要慢生活，可以考虑一下“慢生活”支持者的独特生活方式。

慢餐饮

“慢生活”支持者们反对快餐，认为应该在轻松的环境下吃精心烹制的食品，讲究饮食的营养搭配和制作工艺，从头到尾地享受食物带来的乐趣

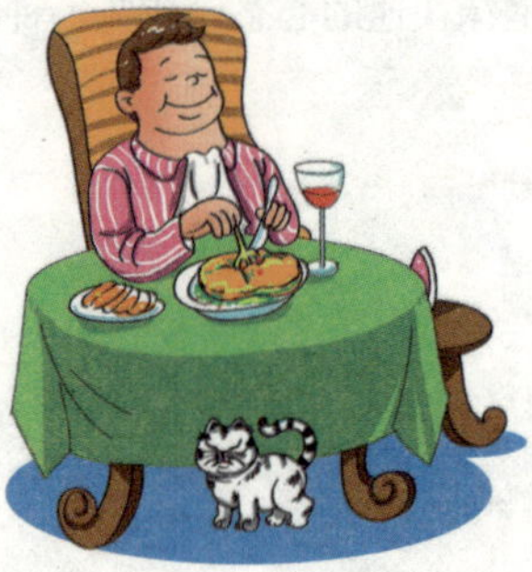

慢运动

如今，无论是在忙碌的美国还是浪漫的澳洲，一种“每天 1 万步”的健身方法相当流行。医学研究表明，每天步行 1 小时以上的男子，心脏局部缺血症的发病率比很少参加运动的人低 4 倍。中医认为，脚掌是人体的“第 2 个心脏”，人体的五脏六腑都与两只脚息息相关。人类脚踝以下有 51 个穴位，其中脚底有 15 个穴位

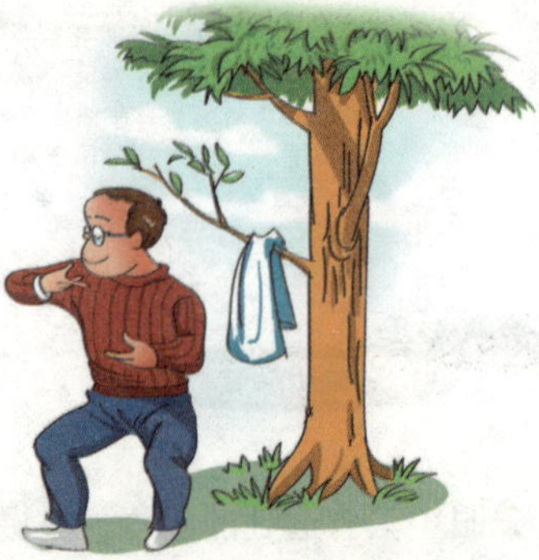

慢读书

“慢一族”开始放慢阅读速度。他们认为“细嚼慢咽”地读书可以完全沉浸在书籍的氛围中，对细节给予更多的关注，这样做不仅阅读效果好，也能够带来更多心灵上的愉悦

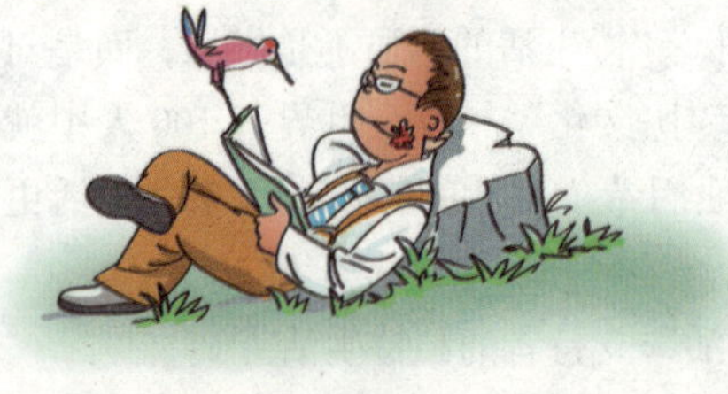

慢工作

为了对抗现代工作的快节奏，“慢一族”把办公室搬到了家里。在法国，3% 的企管人员在家办公。这样不仅没有耽误工作，而且还简化人事管理。此外，“慢一族”还强调花更多的时间处理一件事，而不是在不同的事之间周旋

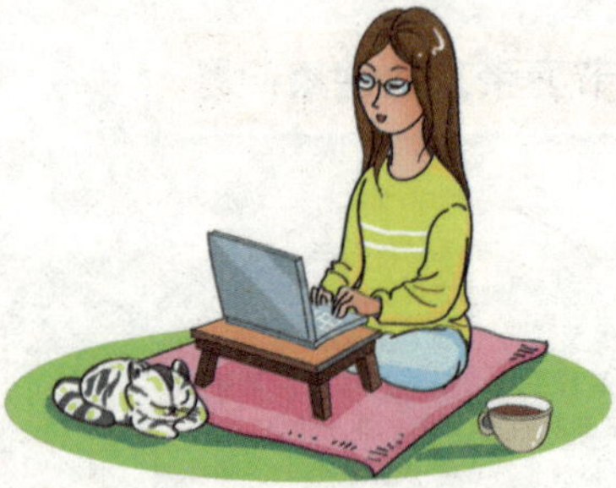

慢休闲

去迪厅蹦迪，到练歌房狂喊，这种大肆宣泄的现代休闲方式为“慢一族”敬而远之。不接受任何大规模聚会邀请，看一盘轻松愉快的影碟、预约一次美容护理，和家人外出野炊郊游，就是他们心目中理想的休闲方式

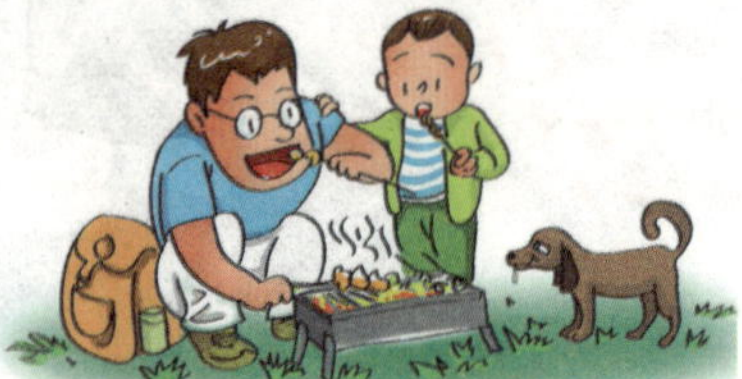

慢旅行

缓慢旅行强调的并不是去哪里，而是在哪里。除了从历史遗迹入门，了解历史宗教对当地人的影响，更可以到街巷上的百年老店，去品味当地人在日常生活中的美感意识。缓慢的城市更需要缓慢的步调。你可以不搭电车、巴士，用脚踏车或步行穿梭在大街小巷

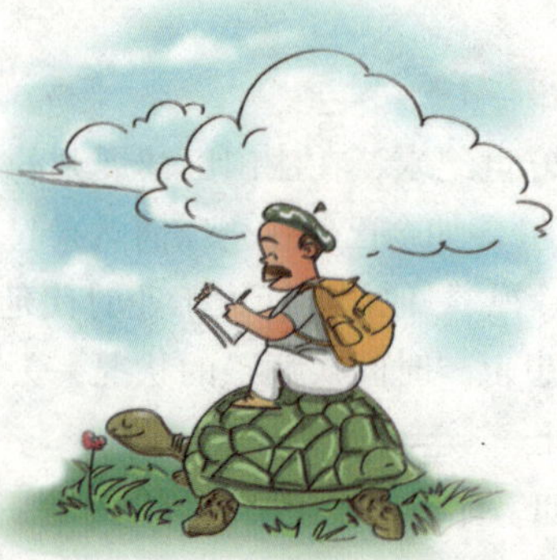

第 8 章

了解就医和自救知识，做聪明的病人

定期体检，远离各种疾病

健康体检是预防疾病的有效手段之一。通过健康体检，可以了解自身健康状况，发现一些不易察觉的早期疾病，以便及时干预、终止疾病的发生发展，收到事半功倍的效果。

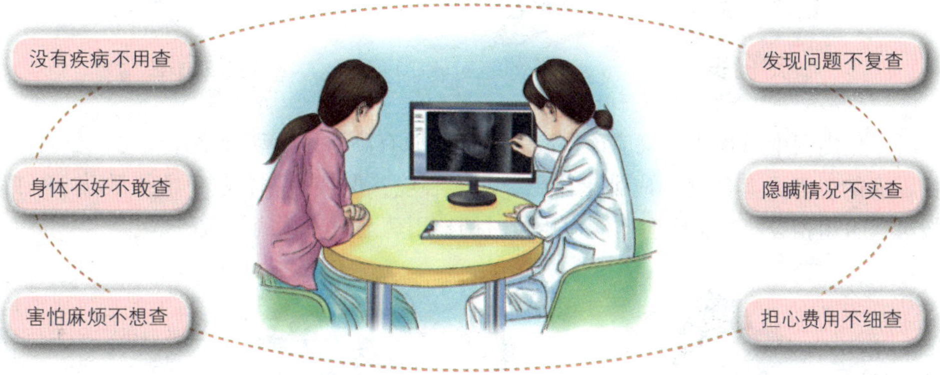

健康体检应走出以上的误区

体检前几天要注意饮食。不饮酒，不吃过多油腻、不易消化的食物以及对肝、肾功能有损害的药物；还要注意保持血压的稳定。

体检前一天要注意休息，避免剧烈运动和情绪激动。保证充足睡眠，以免影响体检结果。

体检当日的早晨应当禁食、禁水。女性要避开经期，不要化妆，不要穿连衣裙、连裤袜，以方便检查。戴眼镜的人，一定要戴着眼镜去体检中心。曾经动过手术的人，注意携带相关病历和有关资料，以便医生查阅。

不同年龄层次的人体检的间隔时间、次数也不同。一般来说，30 岁以下的人群每两年体检一次，30 岁以上的人群每年体检一次，但特殊情况除外。30 岁以上的在体检中检查出一些阳性体征的人群，一般应该每过 3 个月或半年就针对某项指标进行一次复检。

必须掌握的急救常识

中风的急救

中风一般分为出血性脑中风（如脑溢血、蛛网膜下隙出血）和缺血性脑中风（如脑动脉血栓形成、脑栓塞）两大类。此病多发于40岁以上，原有动脉粥样硬化、高血压病、脑血管畸形、心脏病的病人，大多由情绪波动、忧思恼怒、饮酒、精神过度紧张等因素诱发。

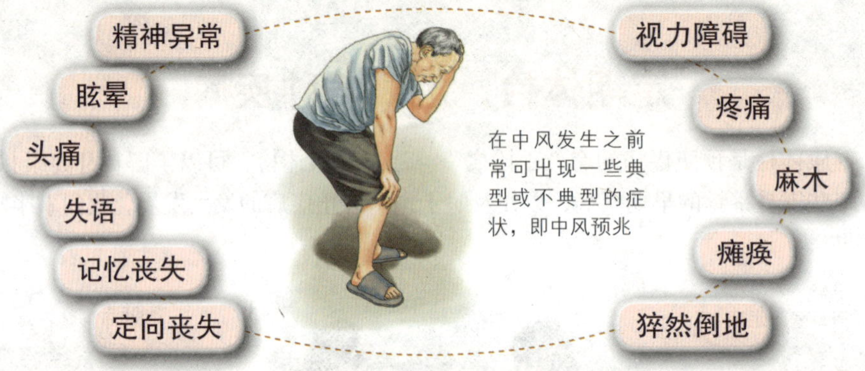
精神异常
眩晕
头痛
失语
记忆丧失
定向丧失
视力障碍
疼痛
麻木
瘫痪
猝然倒地
在中风发生之前常可出现一些典型或不典型的症状，即中风预兆

一旦出现中风预兆，就应该提高警惕了，原有高血压、动脉粥样硬化、心脏病、糖尿病的患者尤其如此。应卧床休息，改善心境、保持冷静、避免情绪激动；坚持按医嘱服用相应药物，定时监测血压及时调整用药剂量。正确的做法是：

1 若病人坐在地上尚未倒伏，可搬来椅子将其支撑住，或直接上前将其扶住。若病人已完全倒地，可将其缓缓拨正到仰卧位，同时小心地将其头偏向一侧，以防呕吐物误入气管产生窒息。解开病人衣领，如果有假牙要取出，以使其呼吸通畅。若病人鼾声明显，提示其气道被下坠的舌根堵住，此时应抬起病人下颌，使之成仰头姿势，同时用毛巾随时擦去病人的呕吐物

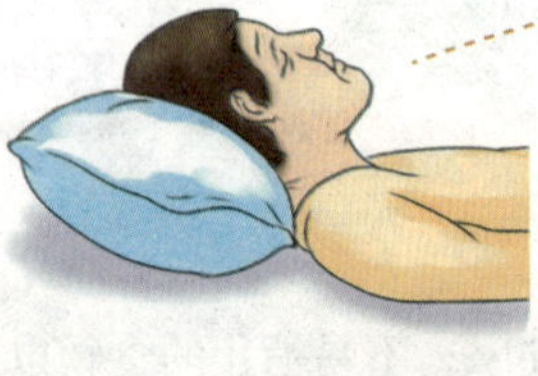

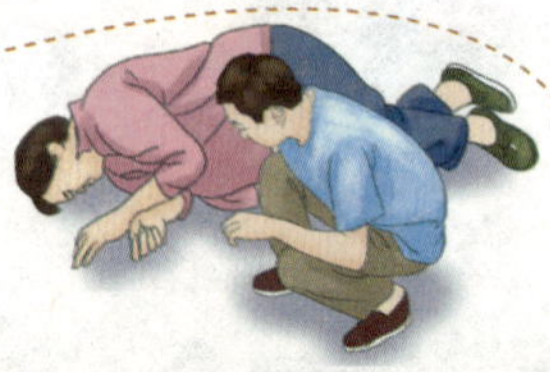

2 如中风后病人当即失去意识或倒地，抢救时仍应尽可能避免将其搬动，更不能抱住病人又摇又喊，试图唤醒病人。此时的病人不仅无法唤醒，而且反复的摇晃只会加重脑内的出血

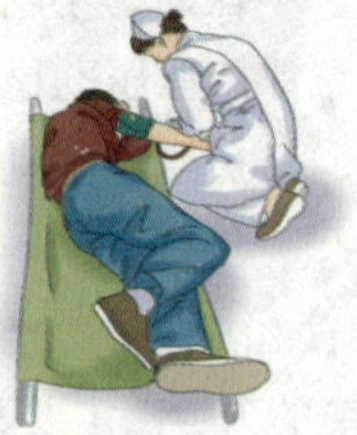

3 中风病人无论是否清醒，在现场急救的同时，都应尽快请医生和救护车前来救护

煤气中毒家庭急救

煤气中毒即一氧化碳中毒。其主要是指含碳物质燃烧不全产生的一氧化碳对人体的毒害。日常生活中，如煤球炉、火炉烟囱堵塞、倒烟、排烟不良等均可引起煤气中毒，尤以冬季在北方发生较为频繁。

轻度煤气中毒表现为头晕、眼花、恶心、呕吐、乏力。中度和重度中毒者除上述症状外，还会发生意识模糊甚至昏迷，并造成严重的后遗症。

如果发现有人煤气中毒，我们应该怎么办呢？

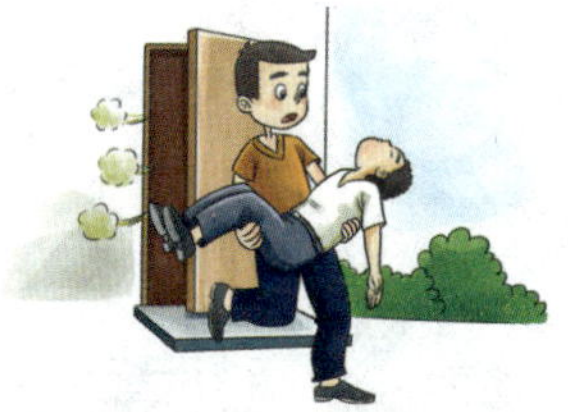

煤气中毒时，立即打开门窗，或迅速使患者离开中毒场所保持呼吸道通畅，并注意保暖

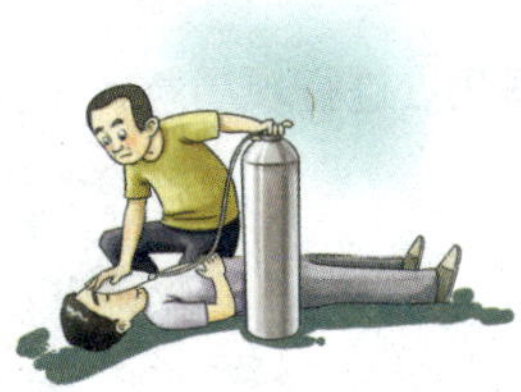

有条件时为重症患者（昏迷等）做吸氧治疗，轻症患者经通风、给氧后可逐渐缓解

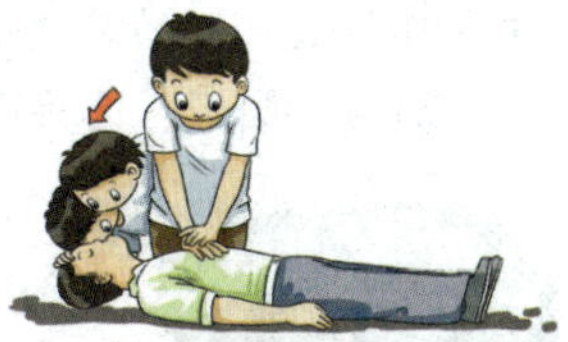

中度煤气中毒病人需要尽快被移到空气新鲜处，解开领扣、裤带，针刺或以拇指掐人中，刺激其呼吸并尽快送至医院

若患者已重度中毒，出现了昏迷、面色苍白、四肢冷、大汗、体温升高等症状，要冷静，不要惊慌，立即打电话叫救护车，同时坚持做人工呼吸

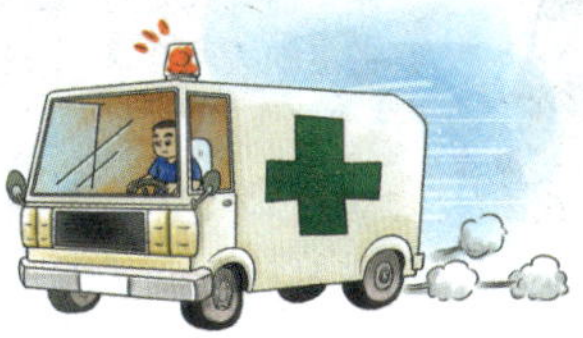

煤气中毒后的病人宜进行清淡、易消化的饮食，富含高蛋白及维生素蔬菜与水果。茶、绿豆粥、鱼肉粥、鸡肉粥、瘦肉汤等，对身体恢复颇为有益，待恢复后，即可正常饮食

误服药物的急救

成人由于忙乱、粗心等原因导致吃错药、过量服药，甚至误服毒物时，不要过分紧张。无论是病人本人还是救助者，首先要弄清楚吃的是什么药或毒物。如果搞不清楚，就要将装药品或毒物的瓶子及病人呕吐物，一同带往医院检查。然后，根据误服药物或毒物的不同而采用相应的措施，积极进行自救与互救。

如果是过量服用了维生素、健胃药、消炎药等，通常问题不大，只要大量饮水使之从尿中排出或将其呕吐出来即可。

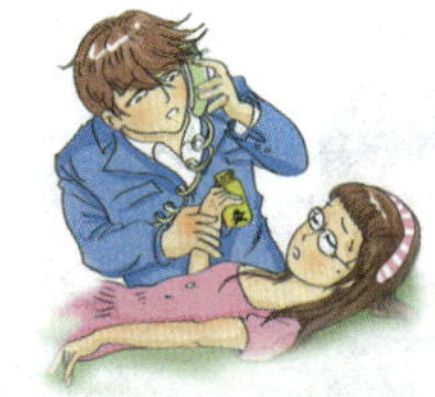

吃错药、过量服药，误服毒物时，无论是病人本人还是救助者，先要弄清楚吃的是什么药或毒物

若是大量服用了安眠药、有机磷农药、石油制品及强酸强碱性化学液体等毒性或腐蚀性较强的药，如果医院在附近，原则上应立即去医院抢救。若医院离家较远，则应在呼叫救护车的同时进行现场急救

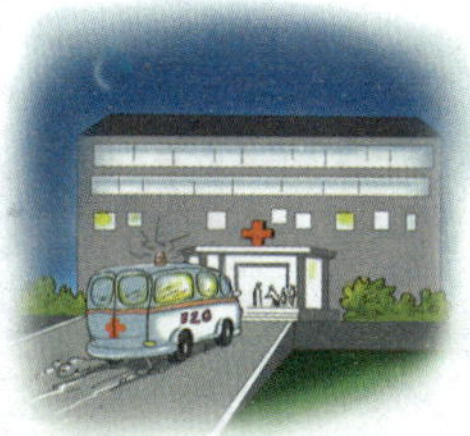

对于误服强酸强碱性化学液体的患者，不可给予清水及催吐急救，而是应该立即给予牛奶、豆浆、鸡蛋清服下，以减轻酸碱性液体对胃肠道的腐蚀。若是有机磷农药中毒的病人，呼出的气体中有一种大蒜味，可让其喝下肥皂水反复催吐解毒。同时立即送医院急救

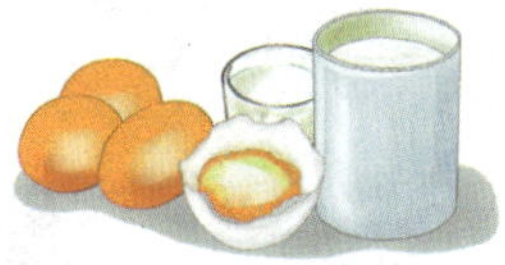

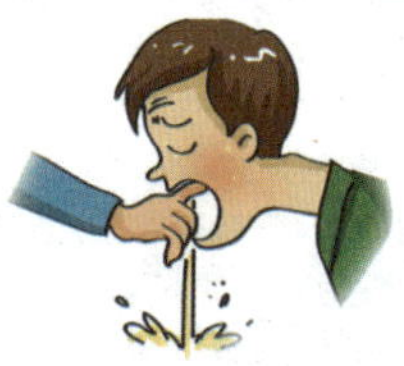

误服安眠药、有机磷农药的现场急救的主要内容是立即催吐及解毒。催吐的目的是尽量排出胃内的毒物，尽量减少吸收的毒物，需大量饮用温水，然后用手指深入口内刺激咽部催吐。如此反复至少10次，直至吐出物澄清、无味为止

中暑的急救

夏季环境温度过高，空气湿度大，人体内余热难以散发，热量越积越多，导致体温调节中枢失控，易发生中暑。

当发现中暑后，要采取以下几点进行现场急救：

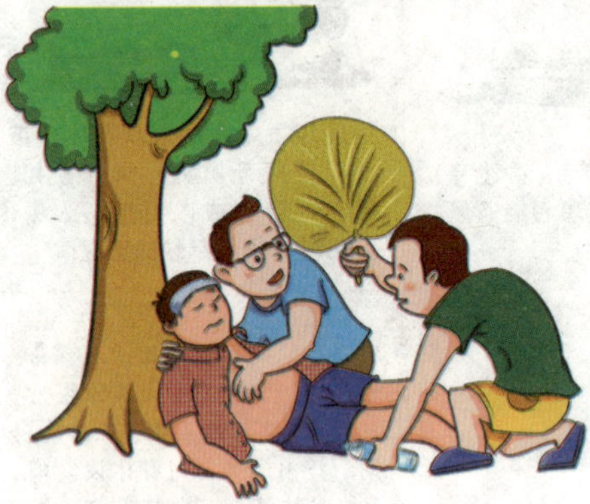

1 迅速将病人移至阴凉、通风的地方，同时垫高头部，解开衣裤，以利呼吸和散热

2 可用冷水毛巾敷头部，或用冰袋、冰块放在病人头部、腋窝、大腿根部等处。用冷水、冰水或酒精擦浴，同时用风扇向患者吹风。必要时可将患者全身除头部外浸在4℃的水中，降温效果迅速，在上述处理过程中，用力按摩患者四肢，要尽量把皮肤按摩红，一般按摩15 ~ 30分钟

3 对于严重中暑的病人，则应急送医院进行抢救

昏厥的急救

昏厥又称晕厥、虚脱，是一过性脑缺血（低氧）引起的短暂的意识丧失。血压降低是昏厥的普遍现象。

如果有人昏厥，我们应该怎么办呢？

昏厥急救法

1 首先应该立即扶病人平卧，取头低脚高位，解开其领口、腰带，女性患者同时解开其胸罩

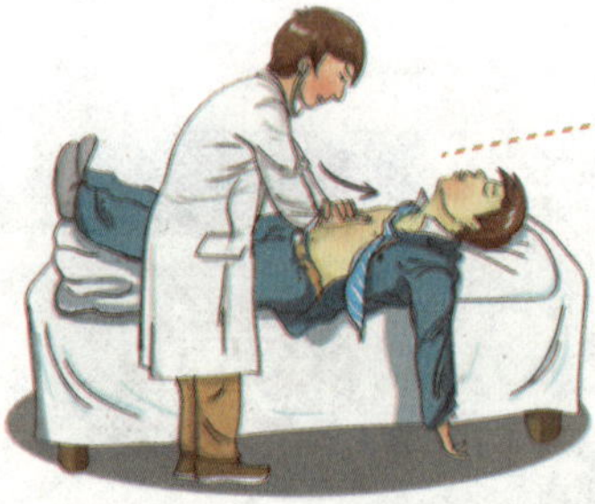

2 救治者可用双手由病人下肢向其心脏部位加压按摩，驱使其血液流向脑部

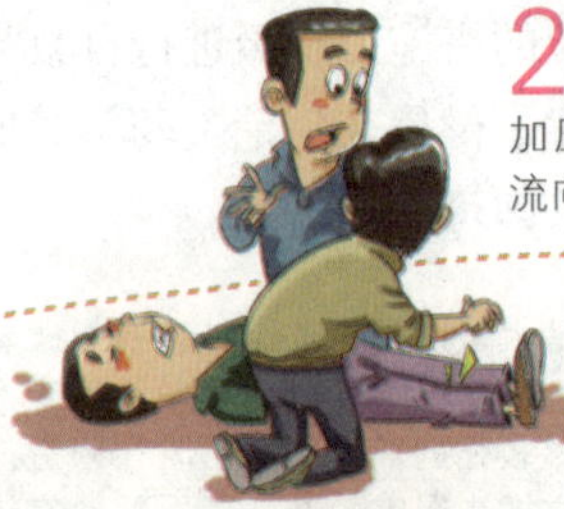

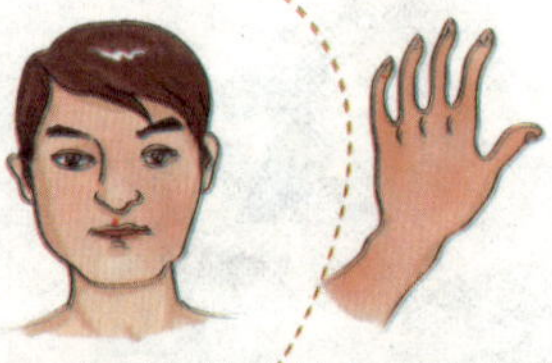

3 然后立即用针刺病人人中穴、少冲穴（在小手指甲根下面），或手指用力掐上述穴位，以促病人苏醒。同时配合针刺百会、合谷、内关、十宣等穴位

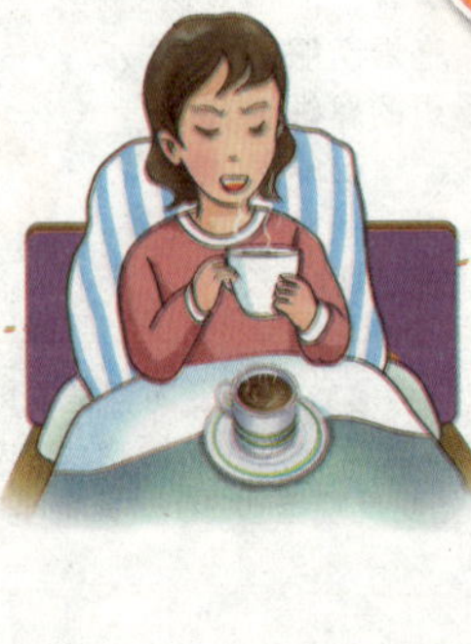

4 如条件许可，可给病人饮热茶或咖啡；对低血糖性昏厥可静脉注射100克/升葡萄糖50毫升。病人稍醒或仍然迷糊时，可服用白果龙眼汤1碗（白果5只，龙眼10只，水煮汤），可促速醒

5 此外，还应该尽快将病人送医院急诊做进一步检查及治疗

脚踝扭伤以后的处理

脚踝扭伤在临床上以外侧韧带损伤为较常见，系由足部强力内翻引起。外侧韧带部分撕裂较多见，其临床表现是踝外侧疼痛、肿胀、走路跛行；有时可见皮下瘀血、外侧韧带部位有压痛，使足内翻时，引起外侧韧带部位疼痛加剧。

扭伤处理

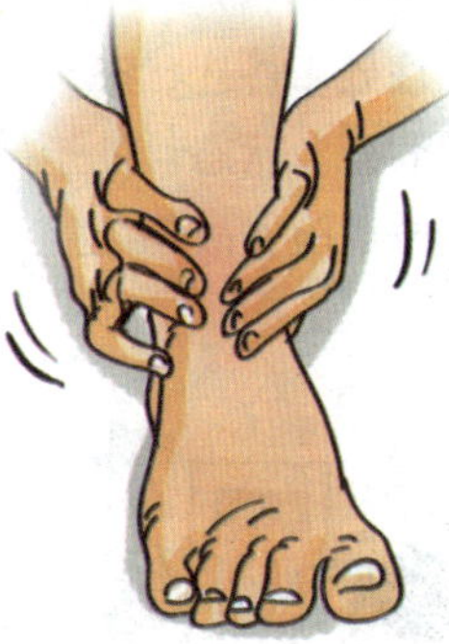

1 伤后要避免继续负重或行走，切忌在伤痛局部用手按揉。可以用绷带或宽胶布将侧足踝背伸至 90° 后轻度外翻位包扎固定，限制行走，并送医院处理

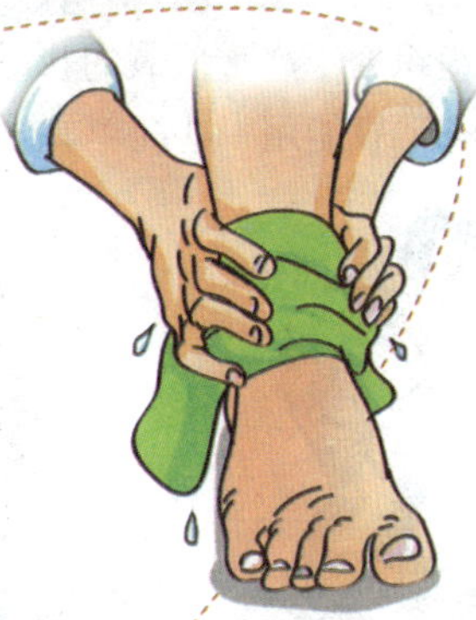

2 伤势轻者，可在伤后即用冷水或冷毛巾外敷并抬高患肢。此时冷敷能使血管收缩，减轻局部充血，降低组织温度，起到止血、消肿、镇痛的作用。因此，在急性扭伤后，应施行局部冷敷，并且越早越好。抬高患肢可加快血液、淋巴液回流，使血液不至于淤积于血管损伤处

冷敷方法

急性期 24 ~ 48 小时可冷敷，将冷水浸泡过的毛巾放于伤部，每 3 分钟左右更换 1 次，也可以用冰块装入塑料袋内进行外敷，每次 20 ~ 30 分钟。夏季则可用自来水冲洗，冲洗时间一般在 4 ~ 5 分钟，不宜太长

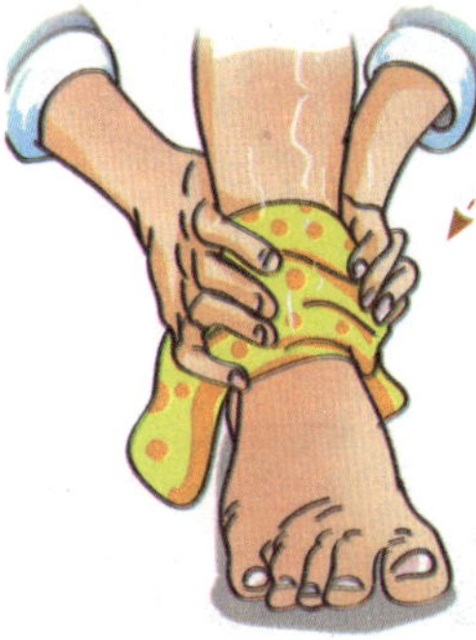

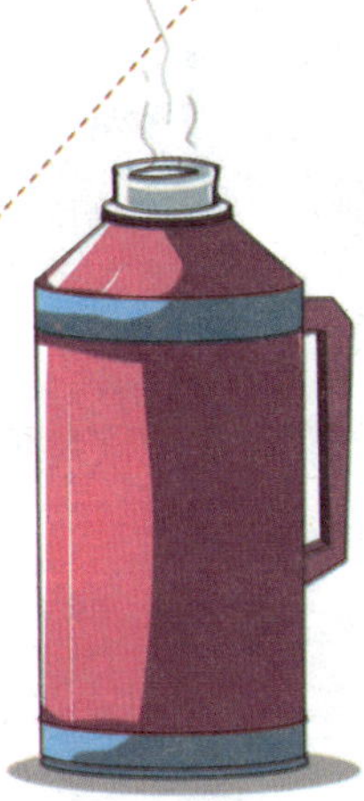

3 如果踝部扭伤已超过 24 小时，充血肿胀已停止，则应改用热敷疗法。此时热敷能改善血液和淋巴液循环，有利于伤处瘀血和渗出液的吸收

热敷方法如下

将热水或热醋浸泡过的毛巾放于伤处，5 ~ 10 分钟后毛巾已无热感时进行更换。每天进行 1 ~ 2 次，每次热敷约 30 分钟即可。必要时，可用胶布敷贴踝部固定 2 ~ 3 周

被宠物咬伤以后的自救

现在许多家庭都在养宠物。和宠物朝夕相处，如果不小心被咬伤，应该及时清洗伤口。首先，用大量的肥皂水反复冲洗伤口，如果伤口较深要想办法深入内部进行灌洗（如用注射器注水冲洗），尽量减少病毒的侵入，冲洗伤口至少 20 分钟。伤口的处理越早，取得的效果就越好。再者，不要包扎伤口，尽量让伤口暴露。对伤口初步处理之后，立即去医院治疗，注射狂犬疫苗。

被宠物咬伤后，是否要注射疫苗，要考虑以下两方面：

一是看是被什么样的宠物咬的。咬伤你的如果是无证犬、来历不明犬或者是准养犬（但已6个月以上未打“免疫针”的）、疯狗或疑患狂犬病的宠物，就都需注射狂犬病疫苗。二是在没被咬伤的情况下，看有没有被抓伤或被舐过黏膜。若有，也需注射疫苗。如果头、面、颈、上肢、胸背部等多处被咬伤，必须同时注射抗狂犬疫病血清

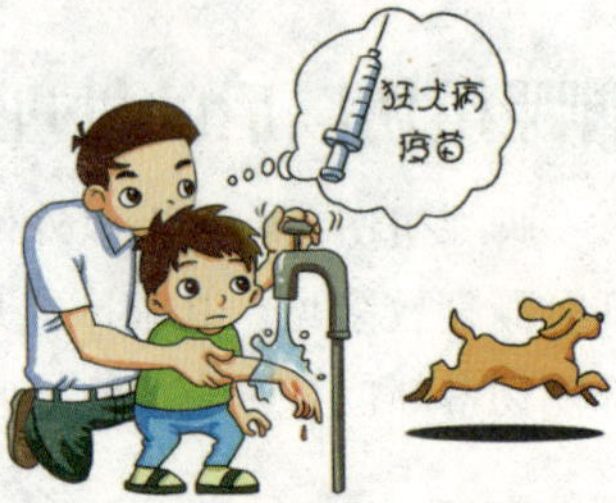

触电的急救

发生触电事故时，切不可惊慌失措，束手无策，触电者往往处于昏迷状态，情况不明，故应尽快对心跳和呼吸的情况做判断，看看是否处于“假死”状态。处于“假死”状态的病人，因全身各组织处于严重低氧的状态，情况十分危险，故不能用一套完整的常规方法进行系统检查。只能用一些简单有效的方法。

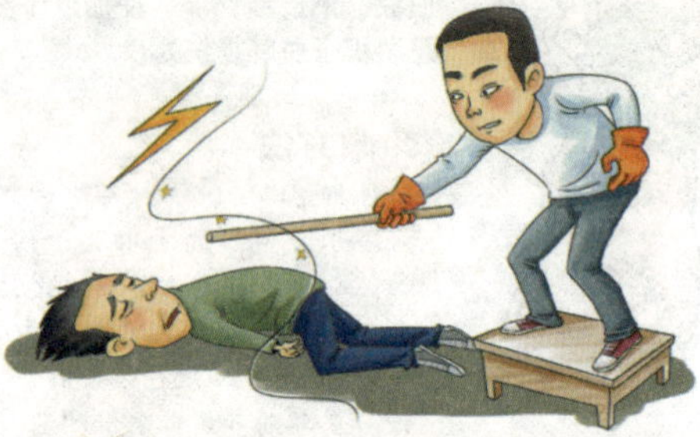

为了保护病人，只有马上切断电源。其次，当病人触电时，身上有电流通过，已成为一带电体，对救护者是一个严重威胁，如不注意安全，同样会使抢救者触电。所以，必须先使病人脱离电源后，方可进行抢救

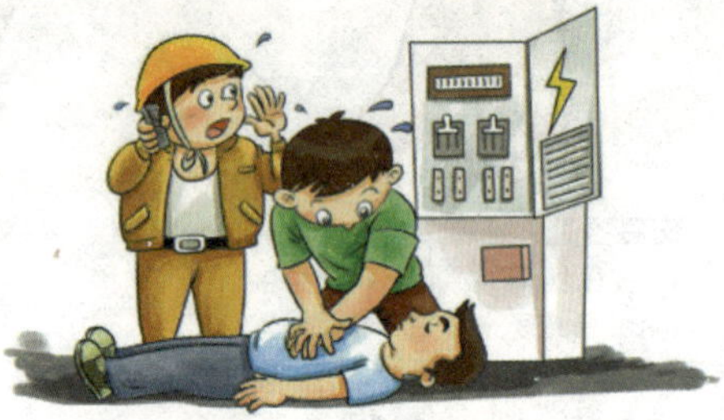

病人处于假死状态，心跳停止的，则用胸部按压法来维持血液循环；如呼吸停止，则用口对口的人工呼吸法来维持气体交换；呼吸、心跳全部停止时，则需同时进行体外胸部挤压法和口对口人工呼吸法，同时向医院告急求救

烫伤急救

生活中有时会被烫伤，烫伤以后我们首先应该判断伤情，根据受伤的范围和损伤程度来处理。伤情轻者可考虑在家庭治疗。

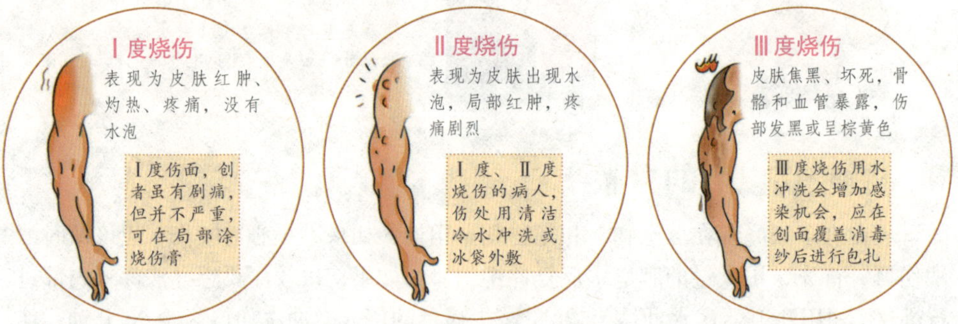

家庭急救不必涂药物或其他东西，如酱油、食油之类，这些物品里可能有细菌，也不利于到医院确切诊断。小而轻的烫伤无须住院治疗，在降温之后，局部经常涂些碘酒消毒，保持清洁干燥，也不一定需要包扎。若伤情严重，应立即送往医院。

自己是最好的心理医生

中篇

第1章

揭开常见心理的神秘面纱

跨越虚荣的樊篱

何以要打肿脸充胖子

虚荣心不同于功名心。功名心是一种竞争意识与行为，是通过扎实的工作与劳动取得功名的心向，是现代社会提倡的健康的意识与行为。而虚荣心则是通过炫耀、显示、卖弄等不正当的手段来获取荣誉与地位。虚荣心很强的人往往是华而不实的浮躁之人。这种人在物质上讲排场、搞攀比；在社交上好出风头；在人格上很自负、嫉妒心重；在学习上不刻苦。

从近处看，虚荣仿佛是一种聪明；从长远看，虚荣实际是一种愚蠢。虚荣者常有小狡黠，却缺乏大智慧。虚荣的人不一定少机敏，却一定缺远见。虚荣的女人是金钱的俘虏，虚荣的男人是权力的俘虏。太强的虚荣心，使男人变得虚伪，使女人变得堕落

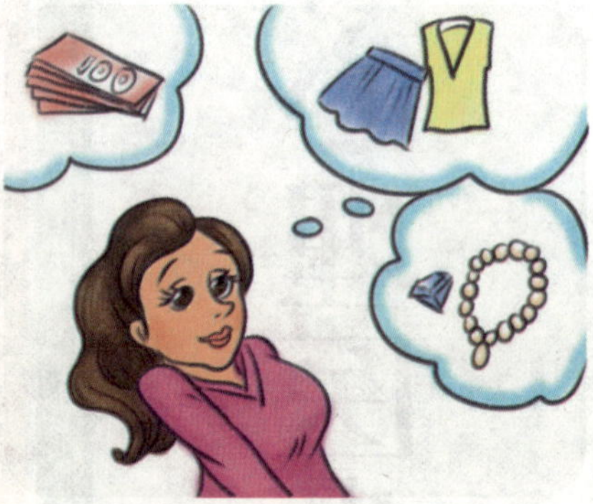

虚荣的心理与戏剧化人格倾向有关。爱虚荣的人多半儿为外向型、冲动型，反复善变、做作，具有浓厚、强烈的情感反应，装腔作势、缺乏真实的情感，待人处事突出自我、浮躁不安。虚荣心的背后掩盖着的是自卑与心虚等深层心理缺陷。具有虚荣心理的人，多存在自卑与心虚等深层心理的缺陷，将虚荣作为一种补偿，竭力追慕浮华以掩饰心理上的缺陷

与虚荣斗争到底

人很容易掉进自己给自己设置的陷阱中去，而这个陷阱往往是由虚荣建造而成的。过度的虚荣，可以让人们成为一只无头苍蝇，明明知道自己的举动没有任何意义，解决不了任何实际问题，但是由于虚荣心作祟，依然汲汲营营，最终只能落得两手空空。

虚荣心给人们带来的麻烦和苦恼也是有目共睹的，所以，我们一定不要成为虚荣的奴隶，那么如何摆脱虚荣的奴役呢？

首先，要认识虚荣心的危害。一些虚荣心很强的人，意识不到自己的虚荣，不肯承认自己的虚荣，所以很难克服虚荣。因此，要正确认识自己，清醒地分析虚荣的危害

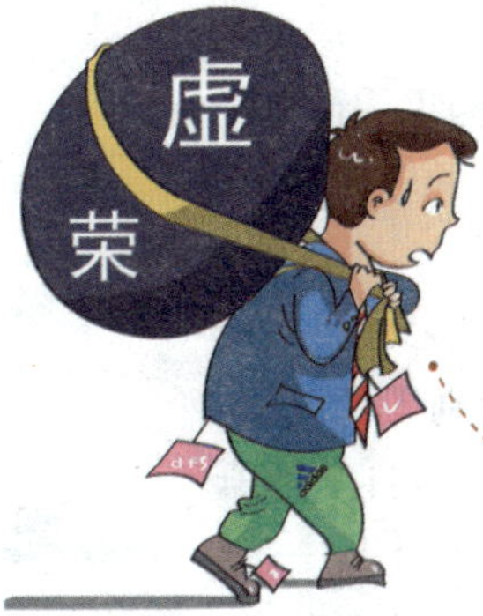

虚荣是一种虚假的荣誉，它可能使你得到一时的满足，填补一下内心的空虚，但它使你背上沉重的包袱，时刻担心失去给你带来虚荣的事物，一旦失去，就会痛苦不堪。所以，只有认识到自己身上的虚荣以及虚荣的危害，才能下决心克服虚荣

其次，要克服个人主义的私心。虚荣的人过于关注自己的名字和荣誉，很少考虑别人的感受和评价，有较强的自我表现欲，只要能给自己带来表现的机会，他都不会放过，争强好胜，不计后果，是一种个人主义自私心理的表现。所以，要克服虚荣心，还要克服个人主义的自私心理和自我表现欲

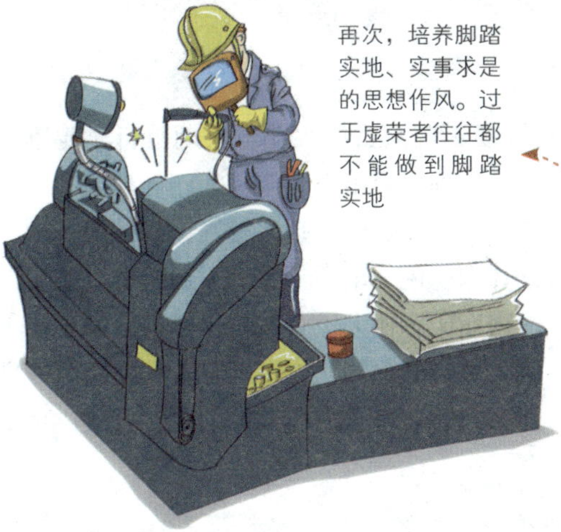

再次，培养脚踏实地、实事求是的思想作风。过于虚荣者往往都不能做到脚踏实地

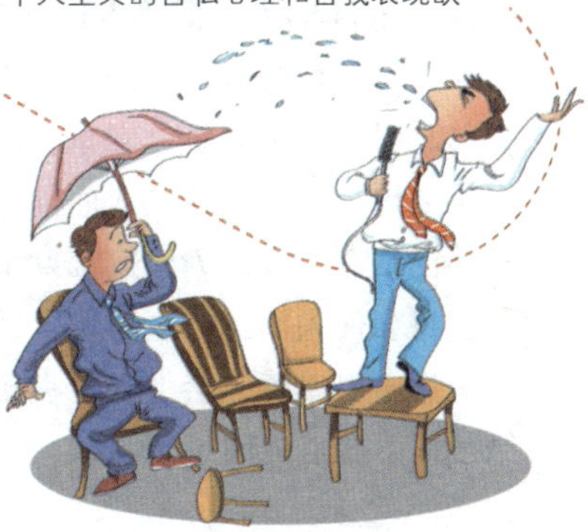

走出自卑的泥潭

自卑是心灵的钉子

世上大部分不能走出生存困境的人都对自己信心不足，他们就像一颗脆弱的小草一样，毫无信心去经历风雨。所谓自卑，就是轻视自己，自己看不起自己。自卑心理严重的人，并不一定是其本身具有某些缺陷或短处，而是不能悦纳自己，自惭形秽，常把自己放在一个低人一等，不被自我喜欢，进而演绎成别人也看不起自己的位置，并由此陷入不能自拔的痛苦境地，心

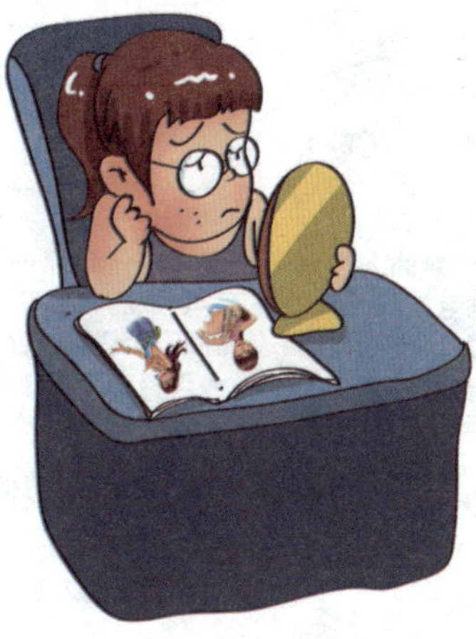

自卑的人，情绪低沉，郁郁寡欢，常因害怕别人看不起自己而不愿与人来往，只想与人疏远，缺少朋友，顾影自怜，甚至自疚、自责、自罪；自卑的人，缺乏自信，优柔寡断，毫无竞争意识，抓不住稍纵即逝的各种机会；自卑的人，常感疲倦，心灰意懒，注意力不集中，工作没有效率，缺少生活情趣

灵笼罩着永不消散的愁云。

如果一个人总是沉迷在自卑的阴影中，那无异于给自己套上了无形的枷锁。但是，如果你认清了自己，懂得换个角度看待周围的世界和自己的困境，那么许多问题都会迎刃而解的。

一个人如果自卑，就不仅不敢有远大的目标，还将永远不会出类拔萃，而只能作为别人的附庸。自卑是麻痹药，自卑是落后丹，自卑是自杀的剧毒品！

驱赶自卑的良药是接受自信心训练，建立自信。

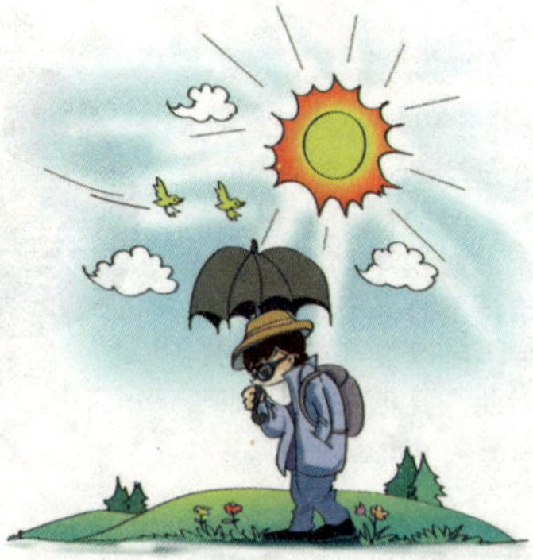

自卑的人，就是在阳光下，也会情绪低落，郁郁寡欢

告诉自己“我能行”

有人说：自卑像一把潮湿的火柴，再也燃不起兴奋的火花。长期被自卑笼罩的人，不仅斗志易被腐蚀，心理失去平衡，而且生理也会出现失调和病变的现象。自卑的人，总哀叹事事不如意，老拿自己的弱点比别人的强处，越比越气馁，甚至比到自己无立足之地。有的人在别人面前总是脸红耳赤，说不出话；有的人遇上重要的会面就口吃结巴；有的人认为大家都欺负自己，因而厌恶他人。若对自卑感处置不妥，无法解脱，将会使人消沉，甚至走上邪路，坠入黑暗的深渊，或走上自毁的道路。不良少年为了逃避自卑感，会加入不良集团。那么到底自卑是怎样形成的呢？有关心理专家总结了以下几点成因：

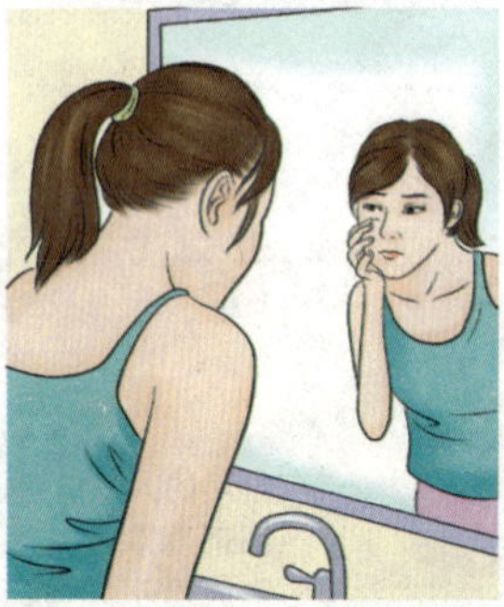

没有形成成熟的自我概念。学龄前儿童不知道什么叫自卑，因为他还未产生自我意识。到了青春期，自我意识迅速形成。不成熟的表现是过高或过低地要求“自我”，过低要求自我的人，得过且过，也不知道自卑。问题出在过高要求自我的人身上，他们要求自己必须十全十美，必须时时处处超过别人。可现实中的自我谁也达不到这个标准。所以，他们就自卑起来。可见，自卑是主观评价标准太高的缘故

生活中的挫折。通常，自卑感强的人往往是有过某一特别严酷的经历，有过心理创伤。有的人，原本是豪情万丈的，一旦遇到困难挫折，便一下子泄了气，觉得自己太无能，因而瞧不起自己。哲学家斯塞说：“由于痛苦而将自己看得太低就是自卑”

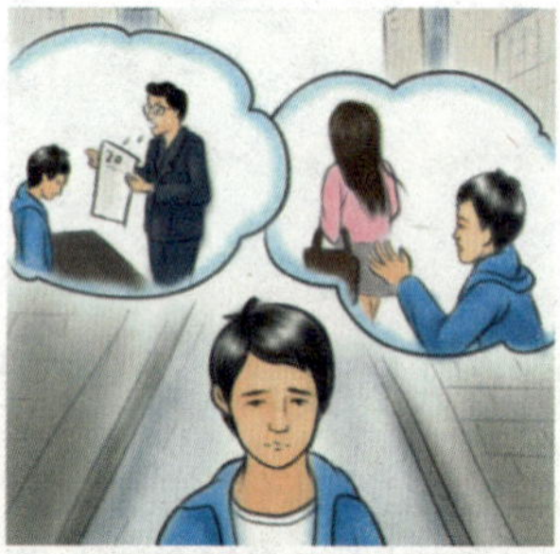

身体上的缺陷。相貌、体型、身体功能方面的缺陷常常使一些人感到低人一等，陷于自卑的泥潭中难以自拔。有自卑心理的人，并不一定条件很差。自卑心理易使个人孤立、离群，不愿在公开场合露面，不愿与异性交往。遇到理想异性时因担心对方看不起自己，不敢大胆追求。有这种心态的人要振作精神，树立自信、自强的心理

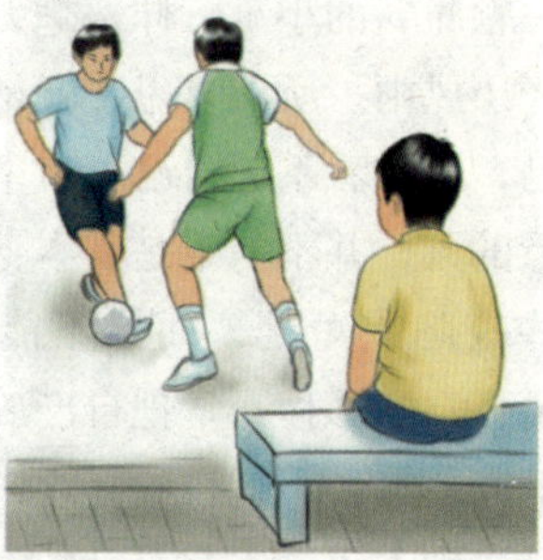

无论自卑是怎么形成的，我们都要想办法克服，那么如何克服自卑呢？结合专家的建议，我们总结了如下几点：

1 大哭一场。专家都说伤心一阵子很有作用。这并不可耻，流眼泪不仅是伤心的表现，而且是悲哀或感情的发泄。即使悲痛在伤心事发生后一段时间才显露出来，也没有关系，只要终究能发泄就行

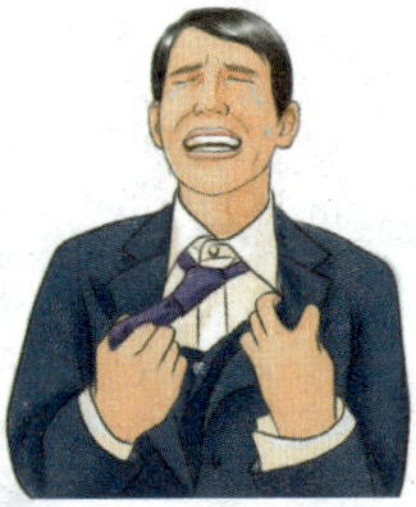

2 莫再沉溺。有许多人挨过了创痛期之后，最终会感到必须有所为，也许是创设有关组织，或写书，或是参与促请公众关注的活动。在这个过程中去发现、帮助他人是很有效的自疗方法

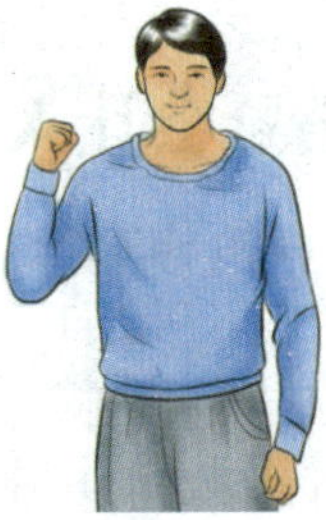

3 阅读。初期的震荡过后，应重新集中心神开始阅读。阅读书刊——尤其是教你自助自疗的书籍——能给你启发，使你放松

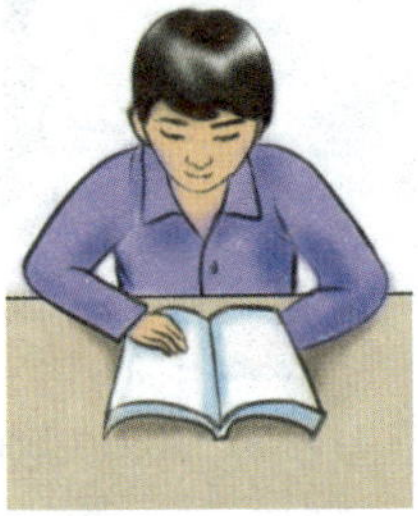

4 写日记。许多人把遭逢不幸之后的平复过程逐一记载下来，从中获得抚慰。此法甚至可以产生自疗作用

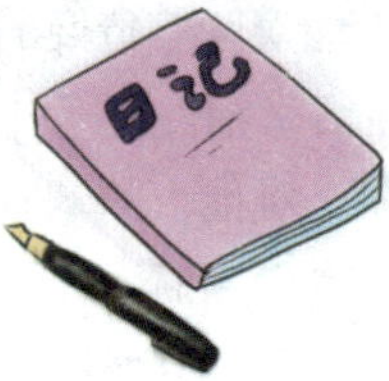

5 安排活动。要想到人生中还有你所期盼的事，这样想可以加强你勇往直前再创造前途的信心。不妨现在就决定你拖延已久的旅行日期

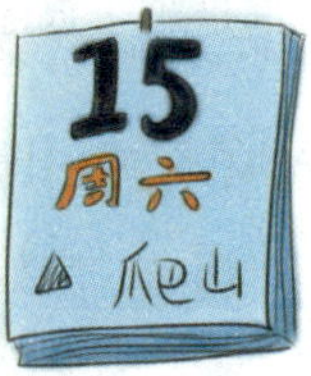

6 学习新技能。到社区学院去选一门新课，找个新嗜好，可以学打球。你可以有个异于往昔的人生，可以借新技能加以充实

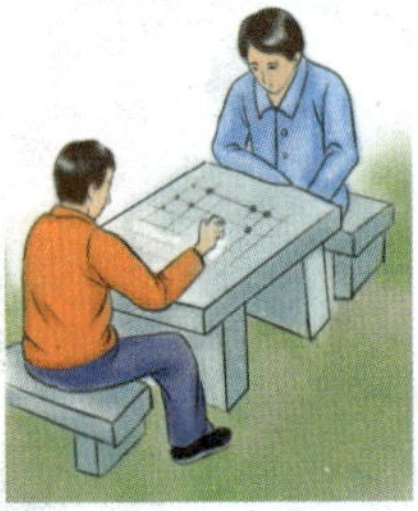

7 奖励自己。在极端痛苦的时刻，哪怕是最简单的日常事务——起床、洗澡、做点儿东西吃——都似乎很难。应把完成每一项工作（不论多么微不足道）都视为成就，奖励自己

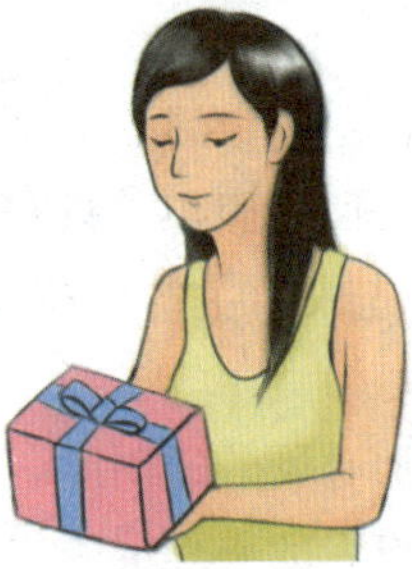

8 找个倾诉对象。一旦决定“要好好过日子”，就要找个倾诉对象，跟过来人谈谈也许最有帮助

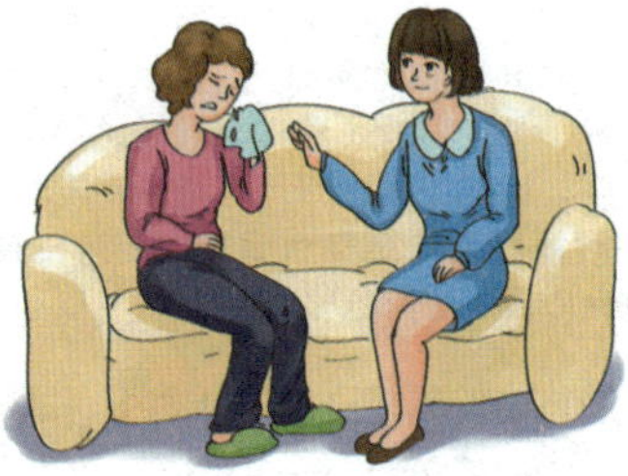

9 运动。体力活动的疗效特别显著。有个中年女性在21岁的儿子自杀后便心神紊乱，无心做事。她听朋友之劝参加了爵士乐运动班。后来，她说：“那只是跟着音乐伸展，身子舒服些，心情也好多了。”运动能使你抛开心事，抛开烦恼，让你脚踏实地感受自己在做什么

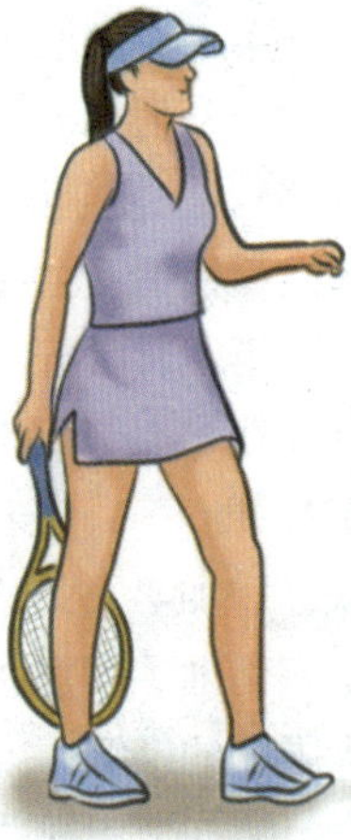

鼓起自信的风帆，划动奋斗的双桨，你一定会发现一个生气勃勃的你，一个潇洒自如的你，一个成功的你。

去掉猜疑的枷锁

猜疑会让人心性大乱

猜疑是在没有确切根据的情况下主观臆断地做出他人不利于自己的判断。人在希望了解事实真相而又无恰当的依据时，往往会猜测、怀疑，有时还会在猜测、怀疑的基础上产生对他人的偏见。猜疑使志同道合的合作者分道扬镳，使朋友隔阂，使夫妻反目，是生活中常见的一种心理误区。猜疑的人也因其猜疑影响人际交往，影响生活幸福。

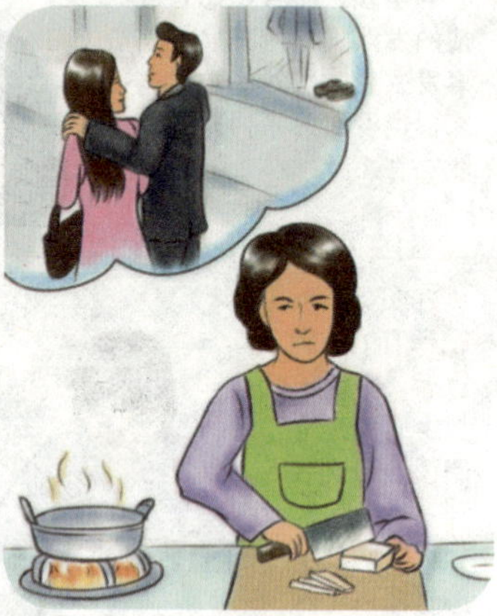

在同事、朋友的交往中，在恋人、夫妻的关系中，猜疑心理十分常见

猜疑的实质是缺乏对他人的基本信任，猜疑者不从他人的行为表现中得出判断，而是认为他人表里不一，有所隐蔽，对自己可能有所欺骗，因而对他人反复考察，希望证实自己的疑心，但在现实中，很多事情都是难于查证的，于是猜疑者就更有理由去怀疑。

戒除猜疑的毛病

那么，应如何消除猜疑心理呢？

第一，优化个人的心理素质。拓宽胸怀，来增大对别人的信任度。

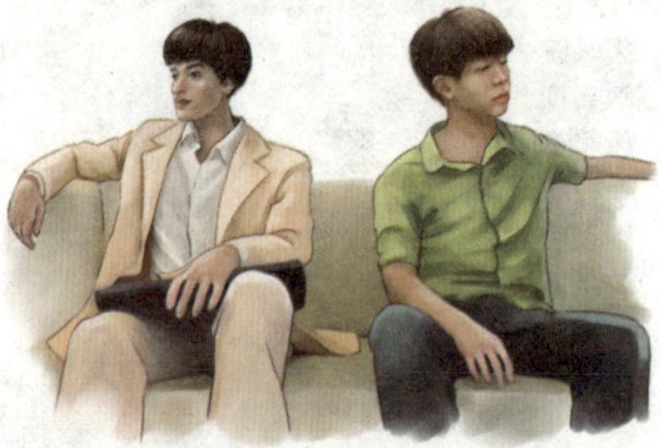

猜疑对人的心理效应，是给人一种消极的心理暗示，即让人觉得他人是不可靠的，有问题的。猜疑似一条无形的绳索，会捆绑我们的思路，使我们远离朋友。猜疑心过重的话，就会因一些可能根本没有或不会发生的事而忧愁烦恼、郁郁寡欢。猜疑者常常嫉妒心重，比较狭隘，因而不能更好地与同学朋友交流，其结果可能是无法结交到朋友，变得孤独寂寞，对身心健康都有危害

第二，摆脱错误思维方法的束缚。猜疑一般总是从假想开始，最后又回到假想。只有摆脱错误思维的束缚，走出先入为主的死胡同，才能促使猜疑之心自行消失。

第三，敞开心扉，增加心灵的透明度。猜疑往往是心灵闭锁者人为设置的心理屏障。只有敞开心扉，将心灵深处的猜测和疑虑公之于众，增加心灵的透明度，才能求得彼此之间的了解沟通，增加相互信任，消除隔阂，获得最大限度的谅解。

第四，无视“长舌人”传播的流言。猜疑之火往往在“长舌人”的煽动下才越烧越旺，致使人失去理智。因此，当听到流言时，千万要冷静，谨防受骗上当。

第五，当我们开始猜疑某个人时，最好能先综合分析一下他平时的为人、经历以及与自己多年共事交往的表现。这样有助于将错误的猜疑消灭在萌芽状态。

打开嫉妒的桎梏

嫉妒使你自毁前程

嫉妒往往来源于和他人的比较中，一旦认为他人在某方面比自己强，便会时刻想着如何打击、诋毁他人，这样的人不可能埋头专注于自己的事业，而是会把所有的精力都放在关注他人的一举一动上。那个被他所嫉妒的对象就像一个长在他心头的刺，这个刺成了他生活的中心。他因此而意乱神迷、无法掌控自己的人生方向。

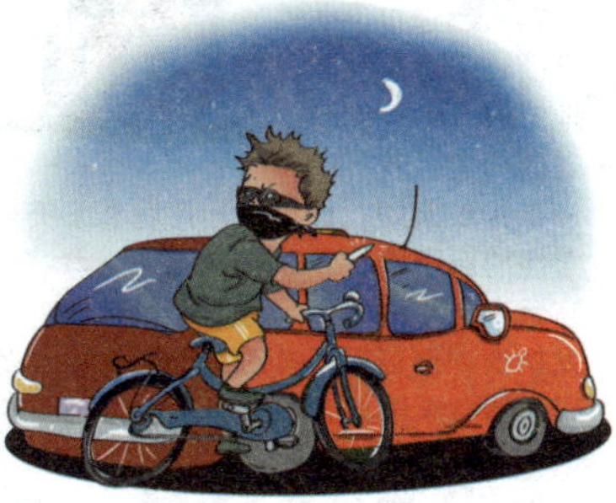

嫉妒往往来源于和他人的比较中，意乱神迷、无法掌控自己的人生方向

法国作家拉罗什富科曾说："生来就具有某些伟大品质的人的最可靠标志是生来就没有嫉妒。"每一个埋头专注于自己事业的人，是没有功夫嫉妒别人的；而凡是好嫉妒的人常常不能把精力集中到自己的生活中，而是投入到一些与自己的生活与工作无关紧要的小事中。有嫉妒心的人是在不断地对别人的打击中寻找乐趣，以求内心平衡的，而他们自己的生活却因此而搞得一团糟。正如古希腊哲学家德谟克利特所说："嫉妒的人常自寻烦恼，这是他自己的敌人。"与其说是别人的成功妨碍了他，倒不如说是他自己的关注点发生了偏离，自愿从生活轨道上滑落而自毁前程。

去除嫉妒的毒瘤

罗素在谈到嫉妒时曾说："嫉妒尽管是一种罪恶，作用尽管可怕，但并非完全是一个恶魔。它的一部分是一种英雄式的痛苦的表现；人们在黑夜里盲目地摸索，也许会走向一个更好的归宿，也许只是走向死亡与毁灭。要摆脱这种绝望，寻找康庄大道，文明人必须像他已经扩展了他的大脑一样，扩展他的心胸。他必须学会超越自我，在超越自我的过程中，学得像宇宙万物那样逍遥自在。"化解嫉妒心理去除这颗毒瘤的良方是：

1 自我认知，客观评价自己和他人。要正确地认识自我，评价别人。"金无足赤，人无完人。"一个人限于主客观的条件，不可能万事皆通，样样比别人好，时时走在别人前面。要接纳自己，认识自己的优点与长处，也要正确地评价、理解和欣赏别人。在嫉妒心理而给自己的精神带来一些烦恼与不安时，不妨冷静地分析一下嫉妒的不良作用，同时正确地评价一下自己，从而找出一定的差距，做到有"自知之明"。只有正确地认识了自己，才能正确地认识别人

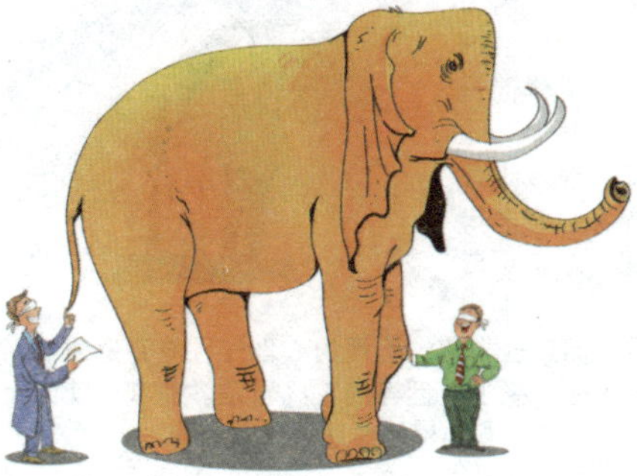

2 充实自己的生活，寻找新的自我价值，使原先不能满足的欲望得到补偿。当别人超过自己而处于优越地位时，你若是聪明者，就应当扬长避短，寻找和开拓有利于充分发挥自身潜能的新领域。例如，某人虽无才学，却善于钻营，官运亨通，成为你的上司。对此，你大可不必猝发妒情，而应发挥自己的专长，在业务上刻苦钻研，精益求精，同样可以令别人刮目相看

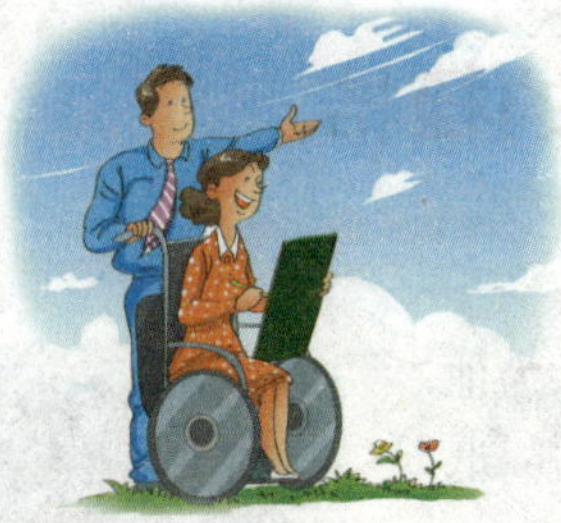

3 升华嫉妒，化嫉妒为动力。不管是在学校，还是在工作单位，每个人都要在具有竞争的环境中客观地对待自己。不要把比自己优秀的同学或同事当成与自己有竞争关系的对手，要当成自己前进的动力。学会赞美别人，把别人的成就看作是对社会的贡献，而不是对自己权利的剥夺或地位的威胁，将别人的成功当成一道美丽的风景来欣赏，你在各方面将会达到一个更高的境界

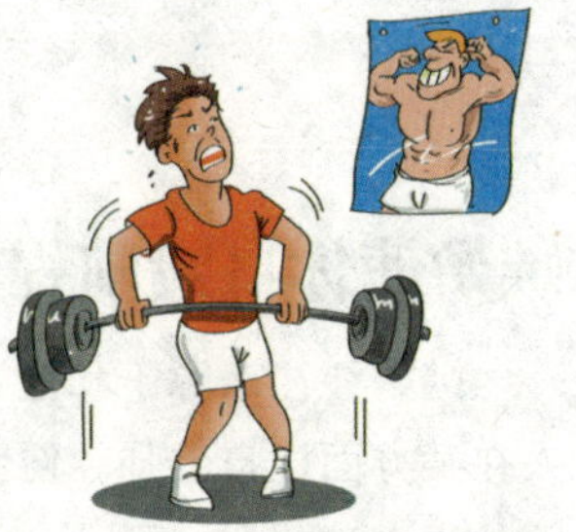

4 学会正确的比较方法。一般说来，嫉妒心理较多地产生于原来水平大致相同，彼此又有许多联系的人之间。特别是看到那些自认为原先不如自己的人都冒了尖时，嫉妒心最容易油然而生。因此，要想消除嫉妒心理，就必须学会运用正确的比较方法，辩证地看待自己和别人。要善于发现和学习对方的长处，纠正和克服自己的短处。这样，嫉妒心也就不会那么强烈了

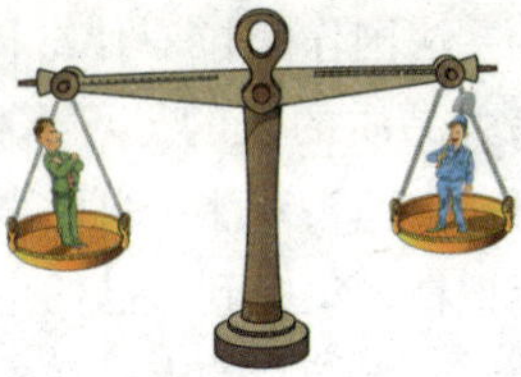

总之，如同钢铁被铁锈腐蚀一样，人很容易被嫉妒折磨得遍体鳞伤，我们要时刻提防它对我们心灵的腐蚀，远离它从而获得内心的自由与超脱。

告别悲观的阴云

悲伤是一种自戕

任何一种心态都是每个人对生活的不同看法。在现实生活中，每个人都可能遭受这样或那样的打击和挫折：

因为高考落榜而精神萎靡或是因为失恋而忧伤，因为无法适应快节奏的工作而垂头丧气……这些心理多半儿是人们意志薄弱，心态不成熟的一种表现。而这些异常的悲观的心理往往导致磨难痛苦的人生，影响对世界的正确看法。悲观者实际上是以自己悲观消极的想法看客观世界

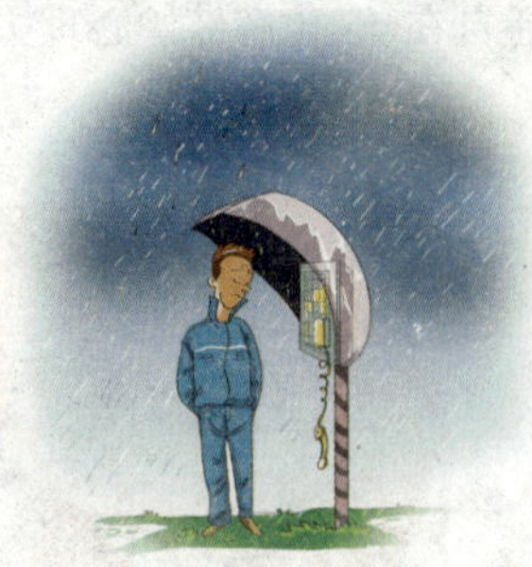

社会上许多人，对未来和生活，往往持有一种悲观的迷茫心理。对自己的过去，无论辉煌与否，都一概加以否定，心理上充满了自责与痛苦，口中有说不完的遗憾和悔恨。他们还对未来缺乏信心，认为自己一无是处，什么事都干不好，认知上否定自己的优势与能力，无限放大自己的缺陷

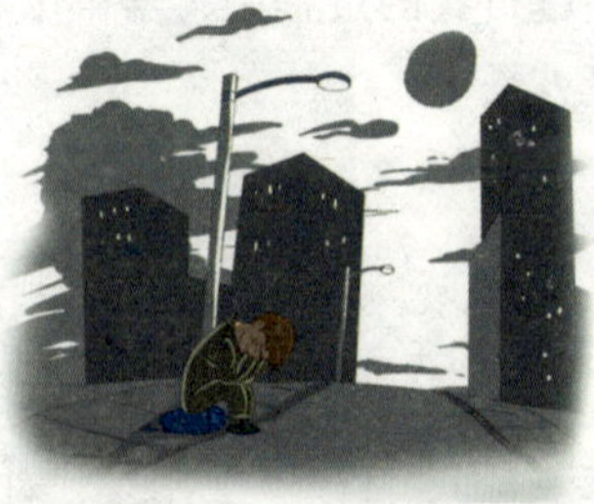

他们经常出现食欲下降，失眠多梦，嗜睡懒动的问题，或觉得自己比平时更敏感、更爱掉眼泪等，重者自我意象消极，时常出现自怨自艾，或心境悲哀、待人冷漠等种种失常心态。

尼采说：“受苦的人，没有悲观的权利；失火时，没有怕黑的权利；战场上，只有不怕死的战士才能取得胜利；也只有受苦而不悲观的人，才能克服困难，脱离困境。”的确，我们不仅要知道在快乐的时候微笑，更要学会在面对困难的时候微笑，因为，只有这样，你才能在挫折面前，精神不倒；只有这样，你才能告别悲伤的凄凉，迎接生活的春日暖阳。

乐观向上，笑对生活

英国作家萨克雷说：“生活是一面镜子，你对它笑，它就对你笑，你对它哭，它也对你哭。”

的确，如果我们心情豁达、乐观，我们就能够看到生活中光明的一面，即使在漆黑的夜晚，我们也知道星星仍在闪烁。

具有乐观、豁达性格的人，无论在什么时候，他们都感到光明、美丽和快乐的生活就在身边。他们眼睛里流露出来的光彩使整个世界都溢彩流光。在这种光彩之下，寒冷会变成温暖；痛苦会变成舒适。这种性格使智慧更加熠熠生辉，使美丽更加迷人灿烂。

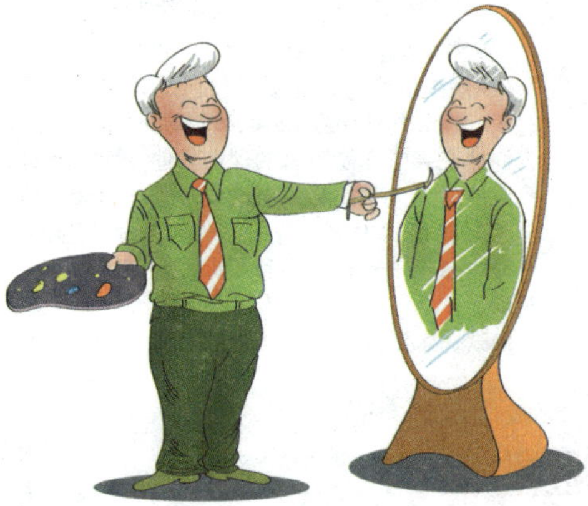

生活是一面镜子，你对它笑，它就对你笑；你对它哭，它也对你哭

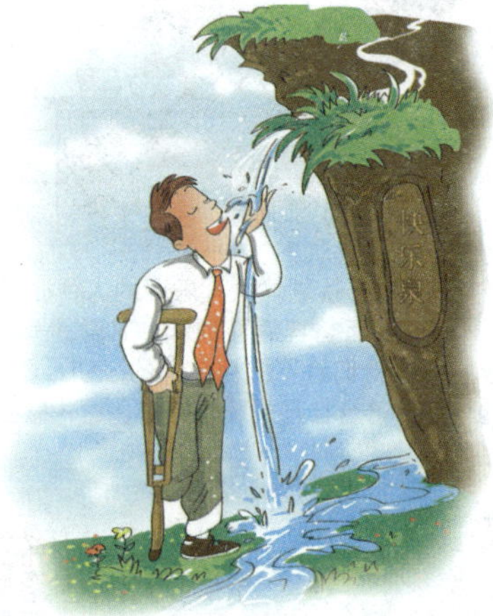

乐观像清泉，使人的精神、灵魂、美德都得到滋润

乐观像一股永不枯竭的清泉，乐观像一首没有歌词的永无止境的欢歌。它使人的灵魂得以宁静，使人的精力得以恢复，使美德更加芬芳。人的精神、灵魂、美德都会从这种愉悦的心情中得到滋润，尽管烦恼和不安总在时时吞噬着这种美好的心情，各种挫折和磨难会一点一滴地消耗它，但这如清泉甘露般的美丽心情永远不会枯竭，而是历久弥坚以至永远。

所以，要保持乐观的心态，微笑着面对生活，还必须注意以下几条原则：

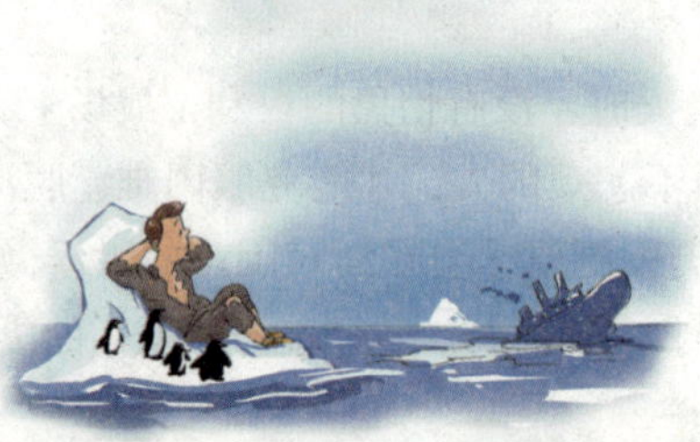

1 要朝好的方向想。有时，人们变得焦躁不安是由于碰到自己所无法控制的局面。此时，你应承认现实，然后设法创造条件，使之向着有利的方向转化。此外，还可以把思路转到别的什么事上，诸如回忆一段令人愉快的往事

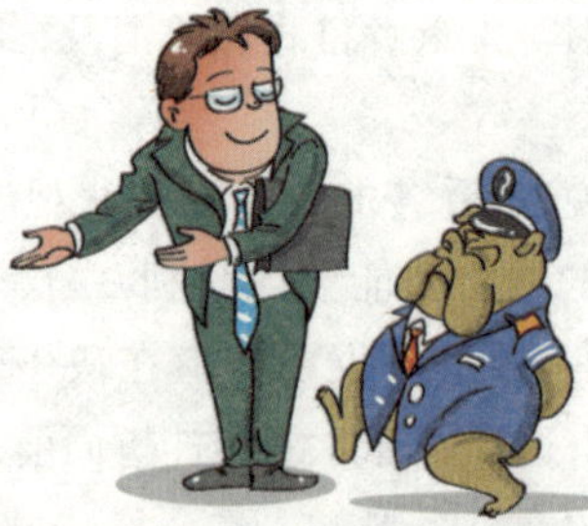

2 偶尔也要屈服。当你遇到重创时，浮躁、悲观是无济于事的。你不如冷静地承认发生的一切，放弃生活中已成为你负担的东西，终止不能实现的希望，并重新设计新的生活。大丈夫能屈能伸，只要不是原则问题，不必过分固执

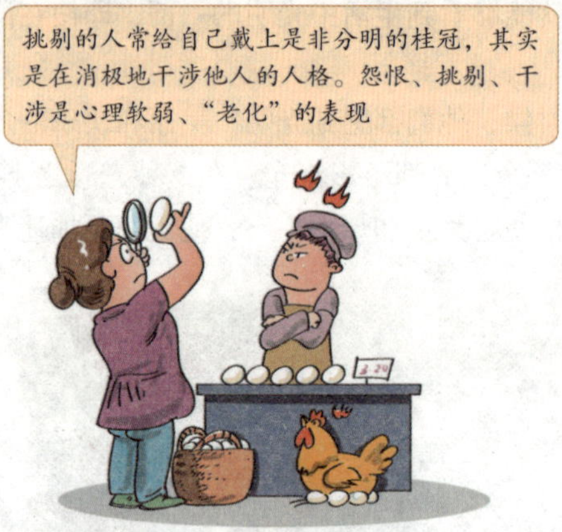
挑剔的人常给自己戴上是非分明的桂冠，其实是在消极地干涉他人的人格。怨恨、挑剔、干涉是心理软弱、“老化”的表现

3 不要过于挑剔。大凡乐观的人往往是“憨厚”的人，而愁容满面的人，又总是那些不够宽容的人。他们看不惯社会上的一切，希望人世间的一切都符合自己的理想模式，这才感到顺心

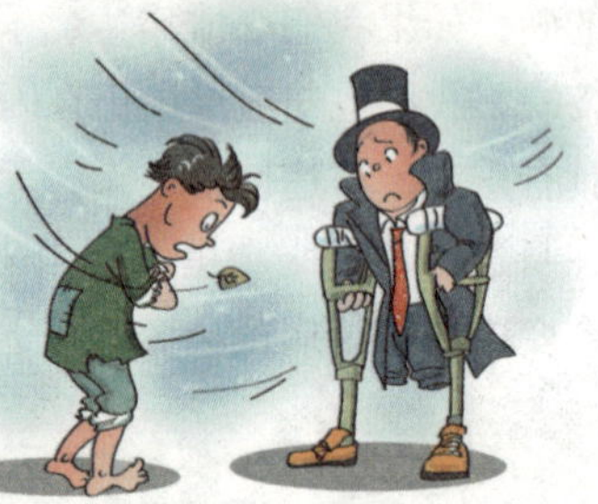

4 要意识到自己是幸福的。有些想不开的人，在烦恼袭来时，总觉得自己是天底下最不幸的人，谁都比自己强。其实，事情并不完全是这样，也许你在某方面是不幸的，在其他方面依然是很幸运的。如上帝把某人塑造成矮子，但却给他一个十分聪颖的大脑。请记住一句风趣的话：“我一直为自己没有鞋而感到不幸，直到遇到一个没有双足的人。”生活就是这样捉弄人，但又充满着幽默，想到这些，你也许会感到轻松和愉快

摒弃逃避的借口

最大的错误是逃避

现实生活中，常有人以逃避来麻醉自己，以减轻痛苦。

有些人想出去旅行。有些人则努力地寻找快乐，去各种地方，做各种各样的事情，我们也可能会做一些好的工作。但是，在我们能够直面这些事情之前，我们一直是恐惧的，不快乐的。

任务没有完成、问题没有解决、挑战没有应付成功……就像旧账没有还一样，最终还是要回来还债，并且交还本息，而它的利息就是品尝自己因懦弱而种下的苦果。

一个人如果不能在重大的事情上接受生命的挑战，就不可能有平和，不可能有快

乐，同样，也不可能摆脱这些困扰。

生活中，我们常把明天作为今天逃避的心灵寄托，而明天一旦来临，你的逃避心理又在为另一个明日“起草稿”，这样的人生不失败又能如何？所以，从现在开始就停止你的抱怨、拖延、逃避吧，因为抱怨会赶走机遇，拖延会颓废生命，逃避会让你永远守着今天而看不到明天。

有人说，一个人在心理状况糟糕的时候，不是走向逃避和崩溃就是走向担当和希望，有些人之所以一再地不如意，根本原因就在于他们选择了逃避。

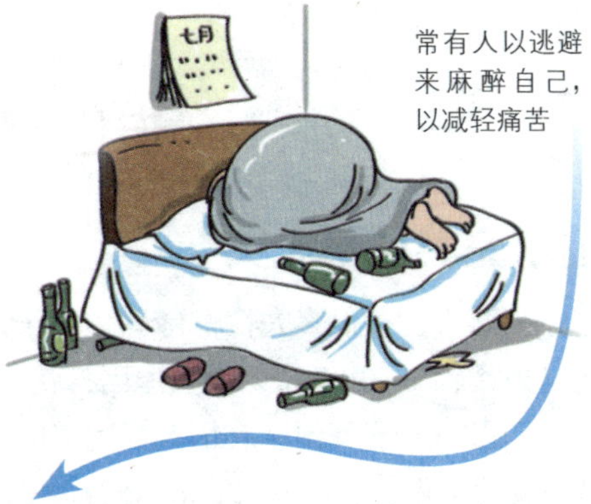

如果我们能够善待自己，接纳自己，并不断克服自身的缺陷，克服逃避的心理，那么我们就能拥有更为美好的人生

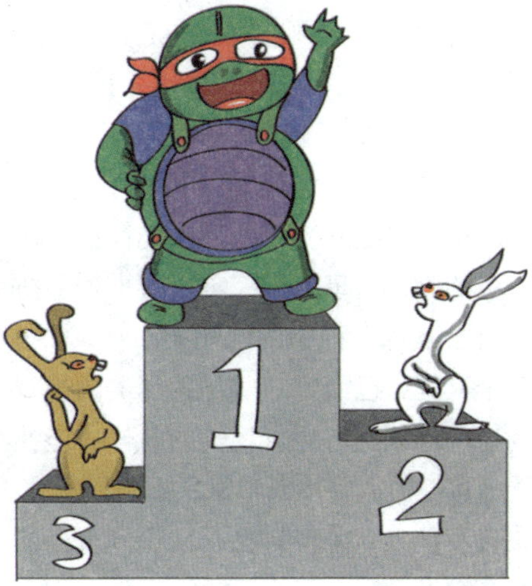

承担责任，永不逃避

一个懦弱的人，必须培养和树立起自己的责任心，才有可能勇敢地承担责任，才可能去做自己想做的事，否则，他会畏首畏尾，永远走不出黑暗。不论遇到什么问题，哪怕是面临失败，也不要灰心丧气，要勇敢地正视它，以积极的态度寻找应变的方法。一旦问题解决了，自信心自然就会为之增加了。

无论是生活中还是工作中，敢于承担责任是一种永远不会褪色的光荣，而同时，不敢承担责任的人，是没有立足于社会和发展自我的机会的。

任何一个人，朋友也好，爱人也好，老板也好，都无一不喜欢与敢于承担责任的人相处、共事和生活。然而，生活中却常常有推卸责任的事情发生。

现实生活中，有人为了躲避痛苦，而选择逃避问题，逃避责任。其实，成长就是要经历过无数挫折与失败，能够忍受痛苦，承担责任的人，生活才能平平安安，顺顺利利。

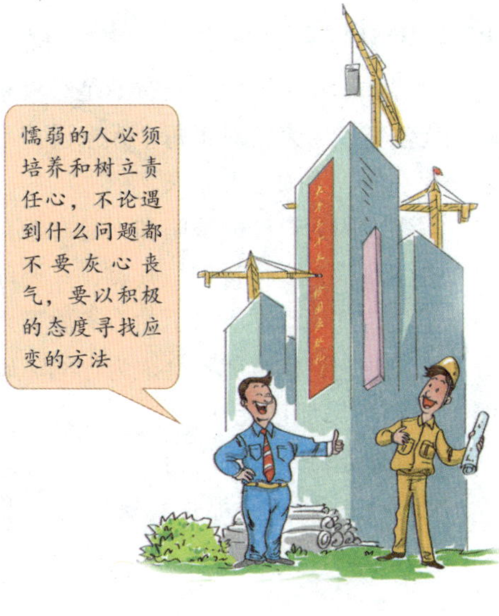

走出完美的误区

追求完美反不完美

生活中，有很多人忙忙碌碌一辈子，可是到最后却一事无成。究其原因，就在于他们做事非要等到所有情况都完美时，才肯动手去做，然而人间的事情没有一件是绝对完美的。所以，这些人也只有在等待完美中耗尽他永远无法完美的一生。

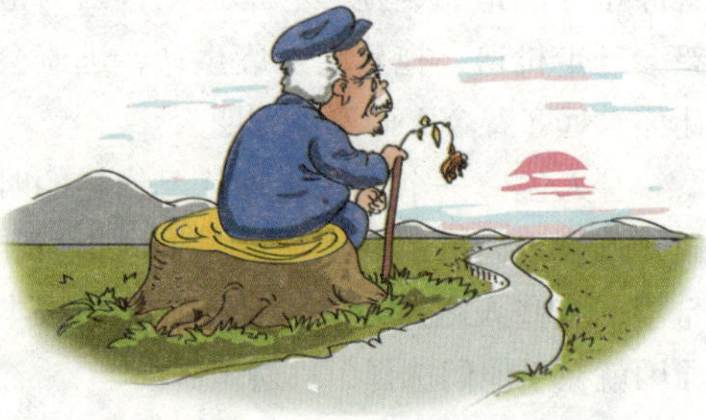

做事非要等到所有情况都完美时，才肯动手去做，就会在等待完美中耗尽永远无法完美的一生

终身都在寻找一位最完美的伴侣，寻找一份完美的工作，寻找一种完美的生活，然后日子就在这种寻找中如白驹过隙般流走了，完美是一座心中的宝塔，你可以在内心中向往它、塑造它、赞美它，但你切不可把它当作一种现实存在，这样只会使你陷入无法自拔的矛盾之中。

的确，事事追求完美，万事皆要拼命做好，表面上确实是一件好事，但它却会使你自己陷入一种生活的瘫痪。从某种程度上来讲，等待尽善尽美实际上是一种惰性。一个人为自己制定一些尽善尽美的规划，本身就已经意味着不会去尝试任何事情，因为这些规划只有尽善尽美的时候才能执行，没有尽善尽美，当然就不去执行。人不可能完美，但需要不断追求，不断接近完美。在追求过程中，人们需要走出完美的误区，去善待他人，善待自己，认识到自己的长处与短处，不走极端，从而获得轻松快乐的每一天。

世事本不完美，人生当有不足

世界并不完美，人生当有不足。没有遗憾的过去无法链接未来。对于每个人来讲，不完美是客观存在的，无须怨天尤人。

很多人因为自己的缺陷和不足自怨自艾，从而丧失了自信，变得自卑。其实，只要你把“缺陷、不足”这块堵在心口上的石头放下来，别过分地去关注它，它也就不会成为你的障碍。假如能善于利用你那已无法改变的缺陷、不足，那么，你仍然是一个有价值的人。

世界上一切完美都是有缺憾的，正视这一点，正是直面人生的开始。

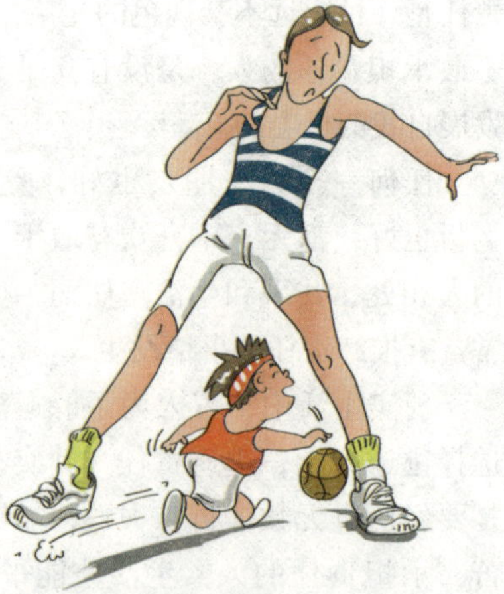

缺陷和不足是人人都有的，你要用自己特有的形象装点这个丰富多彩的世界

抛弃完美，不再等待

世界上根本没有一条完全准备好了的旅途。等你全部准备好了，恐怕事情本身已经没有任何意义。

心理学研究证明，试图达到完美境界的人与他们可能获得成功的机会，恰恰成反比。追求完美给人带来莫大的焦虑、沮丧和压抑。事情刚开始，他们在担心着失败，生怕干得不够漂亮而辗转不安，这就妨碍了他们全力以赴去取得成功。而一旦遭到失败，他们就会异常灰心，想尽快从失败的境遇中逃避开去。他们没有从失败中获取任何教训，而只是想方设法让自己避免尴尬的场面。

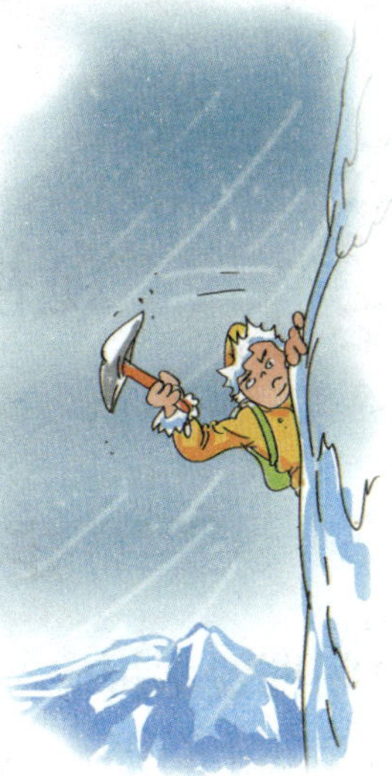
人要想永远立于不败之地，光有细致周全的计划是不够的，还必须敢于在一次又一次的挑战中战胜自己，这种挑战就包含战胜自己对完美的追求心

很显然，背负着如此沉重的精神包袱，不用说在事业上谋求成功，就是在自尊心、家庭问题、人际关系等方面，也不可能取得满意的效果。他们抱着一种不正确和不合逻辑的态度对待生活和工作，他们永远无法让自己感到满足，每天都是焦灼不安的。

如何从追求尽善尽美的诱惑中摆脱出来，心理学家认为：

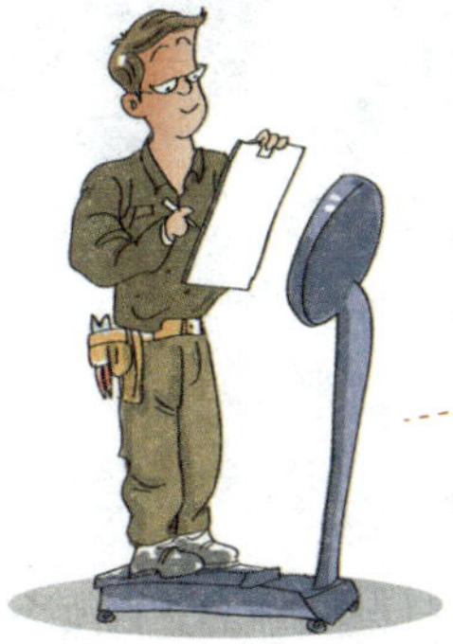

1 正确评估自己的潜能。对自己既不要估得太高，更不必过于自卑。有一分热发一分光。你如果事事要求完美，这种心理本身就成为你做事的障碍。不要在自己的短处上去与人竞争，而要在自己长处上培养起自尊、自豪和对自己的工作的兴趣

2 重新认识“失败”和“瑕疵”。一次乃至多次的失败并不能说明一个人价值的大小。仔细想一下，如果从不经历失败，我们能真正认识生活的真谛吗？我们也许一无所知，沾沾自喜于愚蠢的无知中。因为成功仅仅只能坚定期望的信念，而失败则给了我们独一无二的宝贵经验

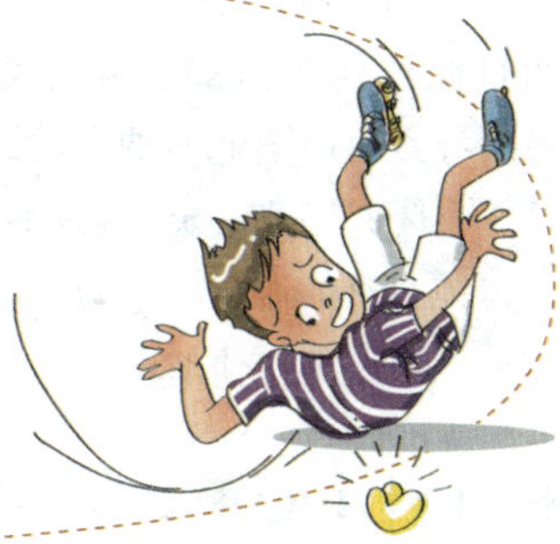

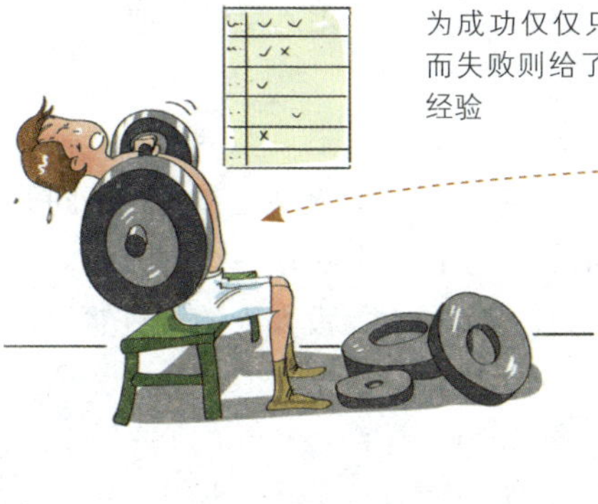

3 为自己确定一个短期的目标。寻找一件自己完全有能力做好的事，然后去把它做好。这样，你的心情就会轻松自然，办事也会较有信心，感到自己更有创造力和更有成效。实际上，你不追求出类拔萃，而只是希望表现良好时，你会出乎意料地取得最佳的成绩

第2章

窥视现代人的人格漏洞

走出自闭，沐浴群体阳光

自闭摧毁幸福

现代社会，交通、通信越来越发达，人们的生活的丰富多彩，而越来越多的人却声称内心孤独。孤独是一种思想上、情感上无以沟通，无倚无傍，无人理解与认同的感觉。这种感觉会让我们心情抑郁，情绪低沉，久而久之，人就会走向自闭。

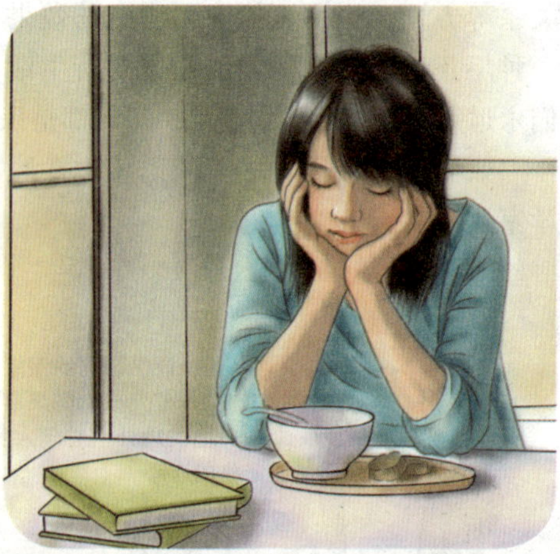

孤独会让我们心情抑郁，情绪低沉。久而久之，我们就会走向自闭

自闭的人往往深居简出，与世隔绝，最后干脆拒绝与人来往。他们或逃避现实，或孤身不嫁，或推卸义务，总之，他们要达到的结果就是将自己封闭起来。

自闭不仅让自己失去对生活的信心，而且做任何事情都心灰意懒，精神恍惚，最后导致自己不能容纳自己，走向极端。

自闭是阳光心灵开放的一剂毒药，是对自己融入群体的所有机会的封杀。自闭不仅毁掉自己的一生，也会让周围的朋友、亲人一起忧伤。总之，自闭会葬送一生的幸福。生活在现代快节奏的生活中，我们一定要走出自闭的牢笼，走入群体的海洋。

打开自闭心灵，寻找快乐的天堂

人是高级的感情动物，注定要在群体中生活，而组成群体的人又处在各种不同的阶层,具有各自的属性，适当时进行感情投资，有利于在社会上建立一个好人缘，只有人缘好，才能有一个好的形象，你的人际交往才能如鱼得水，没人缘的人自然会常常陷入进退两难的境地。

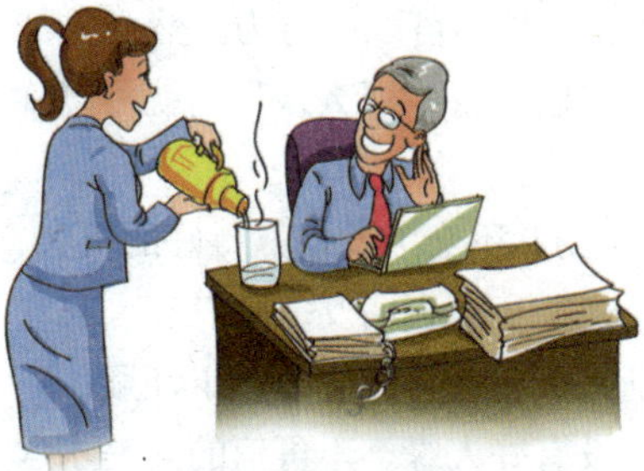

适当进行感情投资有利于建立好人缘

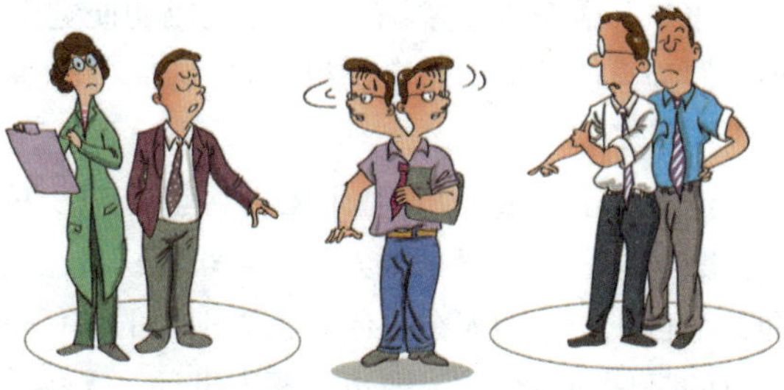

如果不能处理好人际关系，就犹如在雷区里穿行，举步维艰

懂得人情的聪明人，平时就很讲究感情投资，讲究人缘，其社会形象是常人不可比的，遇到困难很容易得到别人的支持和帮助。因此，这样的聪明者，交友能力都较一般人占有明显的优势。

赢得好人缘要有长远眼光，要在别人遇到困难时主动帮助，在别人有事时不计回报，“该出手时就出手”，日积月累，留下来的都是人缘。

现代人生活忙忙碌碌，没有时间进行过多的应酬，日子一长，许多原来牢靠的关系就会变得松懈，朋友之间逐渐互相淡漠。这是很可惜的。

就像西德尼·史密斯所说：“生命是由众多的友谊支撑起来的，爱和被爱中存在着最大的幸福。”一个人如果孤立无援，那他一生都会很难幸福；一个人如果不能处理好人际关系，就会犹如在雷区里穿行，举步维艰。“条条大路通罗马”，而八面玲珑的人可以在每条大路上任意驰骋。

握别自负，不学夜郎自大

盲目自负让你失去更多

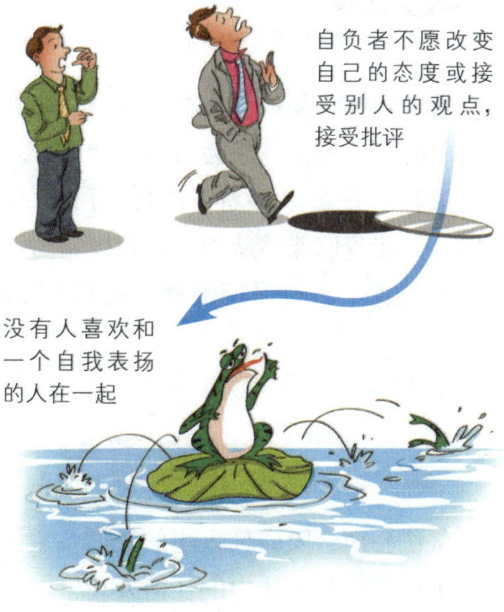

许多人总是把自负当成激励自己继续努力和赖以为生的精神动力，事实上，自负是一种精神与心灵上的盲目。

盲目的自负，会使人们看不到自己的不足，容易失败。所以，我们应该尽量减少这种盲目的自负。

要减少这种盲目的自负，就要对别人的批评虚心接受。自负者的致命弱点是不愿改变自己的态度或接受别人的观点，接受批评即是针对这一弱点提出的方法。它并不是让自负者完全服从于他人，只是要求他们能够接受别人的正确观点，通过接受别人的批评，改变过去固执己见、唯我独尊的形象。

比尔·盖茨曾说："有了一点儿成功便觉得了不起，是不可取的行为。然而，如果我们为自己的成功而自鸣得意时，有一个人来教训我们一番，那么，我们就可以称之为幸运了。"

谦逊基于力量，自负基于无能。夸耀自己和自我表扬并不会为我们赢得好的机会，只会断送我们的前程。因为一个喜欢标榜自己的人，往往会失去朋友——没有人喜欢和一个自我表扬的人在一起，失去别人的信任——别人不但对你的能力产生怀疑，更严重的是你的品德和灵魂也会遭人批评。无疑，一个没有好人缘、不可信的人是永远也不会与成功邂逅的。

谦虚永远有益

达·芬奇曾经说过："浅薄的知识使人骄傲，丰富的知识则使人谦逊，所以空心的禾穗高傲地举头向天，而充实的禾穗则低头向着大地，向着它们的母亲。"谦逊不仅是一种美德，还是你无往不胜的要诀，因为谦和、温恭的态度常常会使别人难以拒绝你的要求。这也是巨大收获的开头。正如亚里士多德所说："对上级谦恭是本分，对平辈谦逊是和善，对下级谦逊是高贵，对所有的人谦逊是安全。"

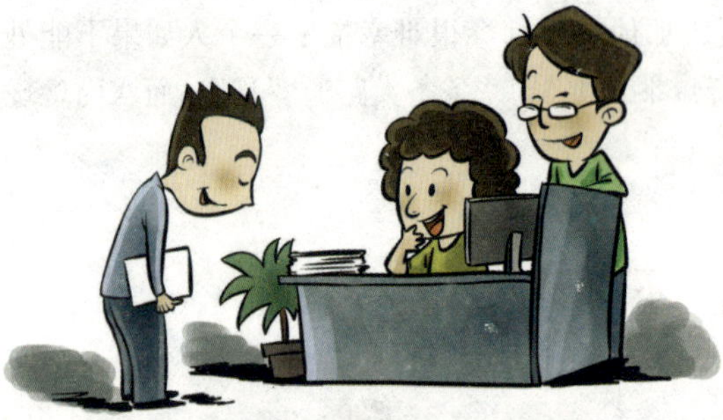

谦逊是美德，是你无往不胜的要诀

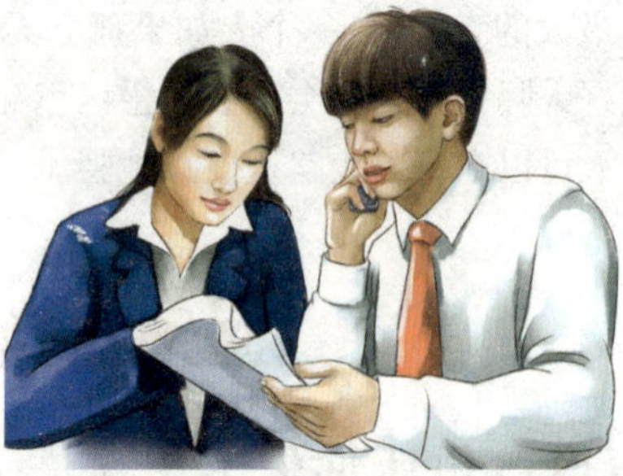

谦和、温恭的态度使人难以拒绝你的要求

谦逊就像跷跷板，你在这头，对方在那头。只要你谦逊地压低了自己这头，对方就高了起来，而这最终会为你打开成长之门。

只有保持谦逊，我们才可能有相互学习的机会，因为，谦逊使我们相互之间敞开心扉，并使我们能够从他人的角度看待事物；只有保持谦逊，我们才可能坦诚地与他人交换意见；只有保持谦逊，我们才可能避免犯下傲慢与褊狭的罪恶，并避免宗教争端。

鼓起勇气，与羞怯说再见

羞怯心理会阻碍你人生的发展，束缚你前进的脚步。所以，一定要从内心克服羞怯，勇敢地面对生活中的任何人和事。

羞怯为精神作茧

羞怯是一种难以描绘的情感屏障。是人人都能触及的精神茧壳。而人往往又在这种心理的网罗下，作茧自缚，所以，要破茧成蝶，就要打开束缚，勇敢地面对生活。

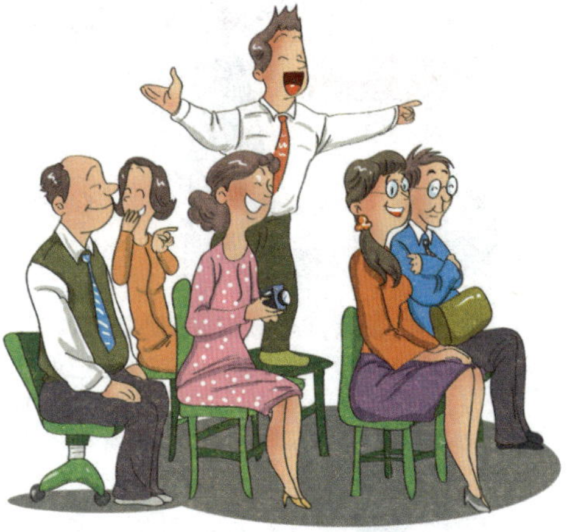

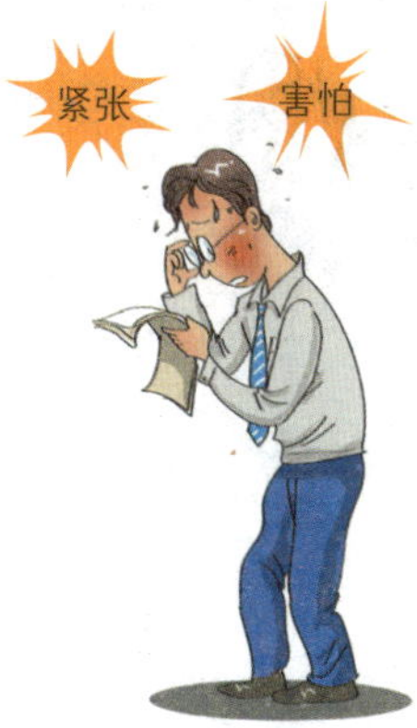

羞怯是一种痛苦。它是一个令人麻烦的东西，使我们变得懦弱、不安、不快。我们会感觉自己很愚蠢，像一只被观赏玩弄的动物一样。但是，害羞是可以克服的。当然，这不是一蹴而就的事情，否则我们就会发展到一个极端，这是更可怕的，尤其是对别人来说

心理学家认为，羞怯心理并不都是消极的，适度的羞怯心理是维护人们自尊自重的重要条件。有人调查表明，羞怯的人能体谅人，比较可靠，容易成为知心朋友，对爱情比较忠诚，能保持自己的贞操。女性适度的羞怯，可以使之更显得温柔和富有魅力。一个害羞的女大学生对潇洒的男子来说，吸引力可超过一个漂亮的交际花。当然，这里讲的是“适度”，如过于羞怯，那就有了心理障碍。

我们如何才能控制自己害羞的情绪呢？答案就是：不要再考虑自己，下定决心，勇敢地着手做自己不敢做的事情。

下定决心去做自己不敢于做的事情。当然，这样做最初是很困难的，但是，如果我们能够勇敢地面对我们感到害羞的事情，我们可以控制它。摆脱对自我的约束，即便不是最重要的艺术，也是人生的首要艺术。

六种技巧让你远离羞怯

现代社会，交际能力愈来愈显得重要，但相当一部分人有不同程度的羞怯心理，从而给交际带来了障碍。

成年人的害羞比例比青少年要小。但这并不是说随着年龄的增长，羞怯感会自动消失。必须采取一些克服它的办法才行。

先天羞怯的人通常需要进行某种松弛训练，如做深呼吸运动等。他们需要学会如何使自己镇静下来。无论是先天羞怯还是后天羞怯，都需要接受一些社交训练，如练习同陌生人交谈。害羞者可以从非常具体的目标做起：“某天我将向一个陌生人作自我介绍。”然后，就事先背诵或练习谈话内容，想好话题。

后天羞怯的人需要更实际地估价自己。如果他们注意一下其他人，就会发现自己并不是想象的那样糟。

从心理学的角度看，羞怯起因于许多事情，但克服羞怯的方法却只有一个，就是将羞怯表现在行为中。

1 做一些克服羞怯的运动。例如：将两脚平稳地站立，然后轻轻地把脚跟提起，坚持几秒钟后放下，每次反复做30下，每天这样做两三次，可以消除心神不定的感觉

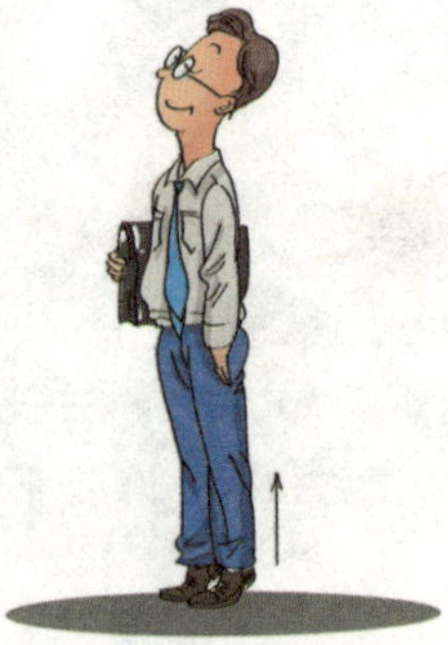

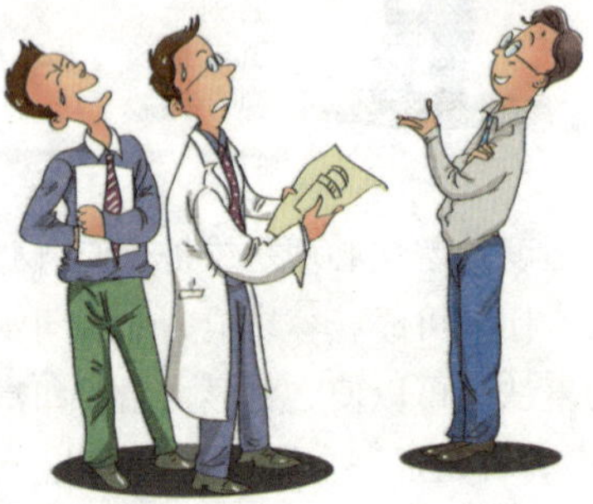

2 学会调侃。首先得培养乐观、开朗、合群的性格，注重语言技术训练和口头表达能力，还要去关注社会、洞察人生，做生活的有心人。“调侃”，对于害羞的人而言，是一味效果很不错的药剂

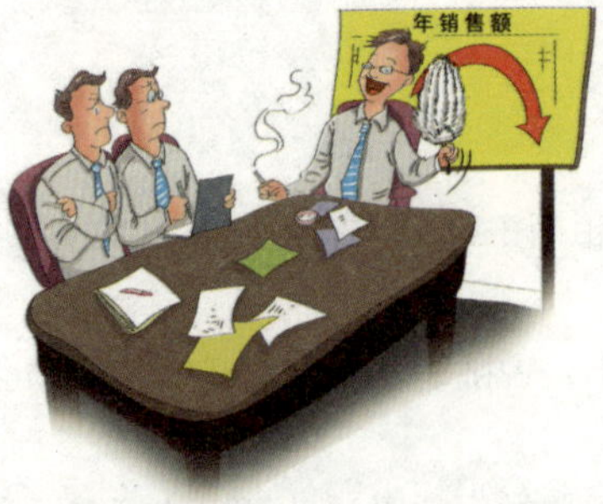

3 学会克制自己的忧虑情绪。凡事尽可能往好的方面想，多看积极的一面。平时注意培养自己的良好情绪和情感，相信大多数人是以信任和诚恳的态度来对待自己的，不要把自己置于不信任和不真诚的假定环境中

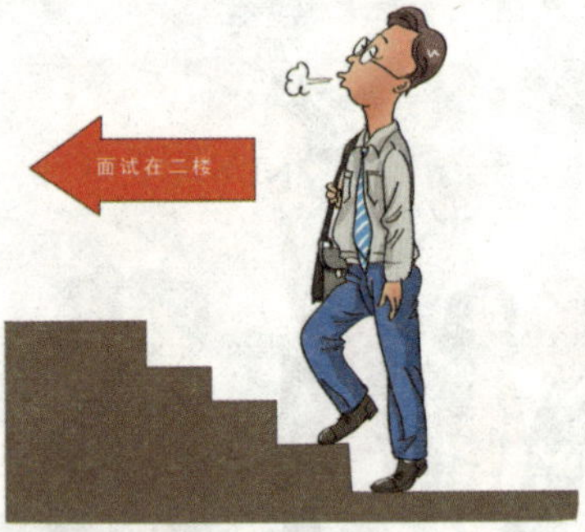

4 害羞使人呼吸急促。因此，要强迫自己做数次深长而有节奏的呼吸，这可以使一个人的紧张心情得以缓解，为建立自信心打下基础

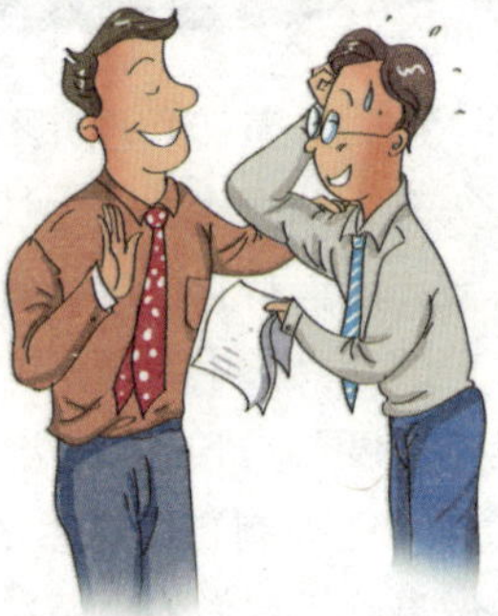

5 主动把你的不安告诉别人。诉说是一种释放，能让当事人心理上舒服一些，如果同时能获得他人的劝慰和帮助，当事人的信心和勇气也会随之大增

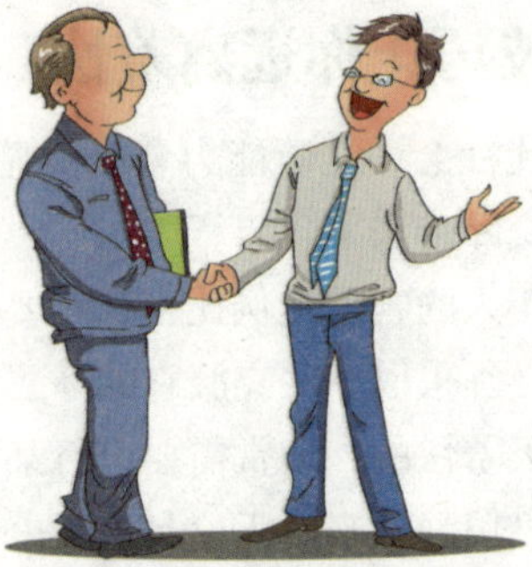

6 改变你的身体语言。最简单的改变方法就是SOFTEN——柔和身体语言，它往往能收到立竿见影的效果

第3章

掌握情绪的转换器

平和让你浇灭心中的愤怒

“气”是杀人不见血的刀

世间万事，危害健康最甚者，莫过于生气。

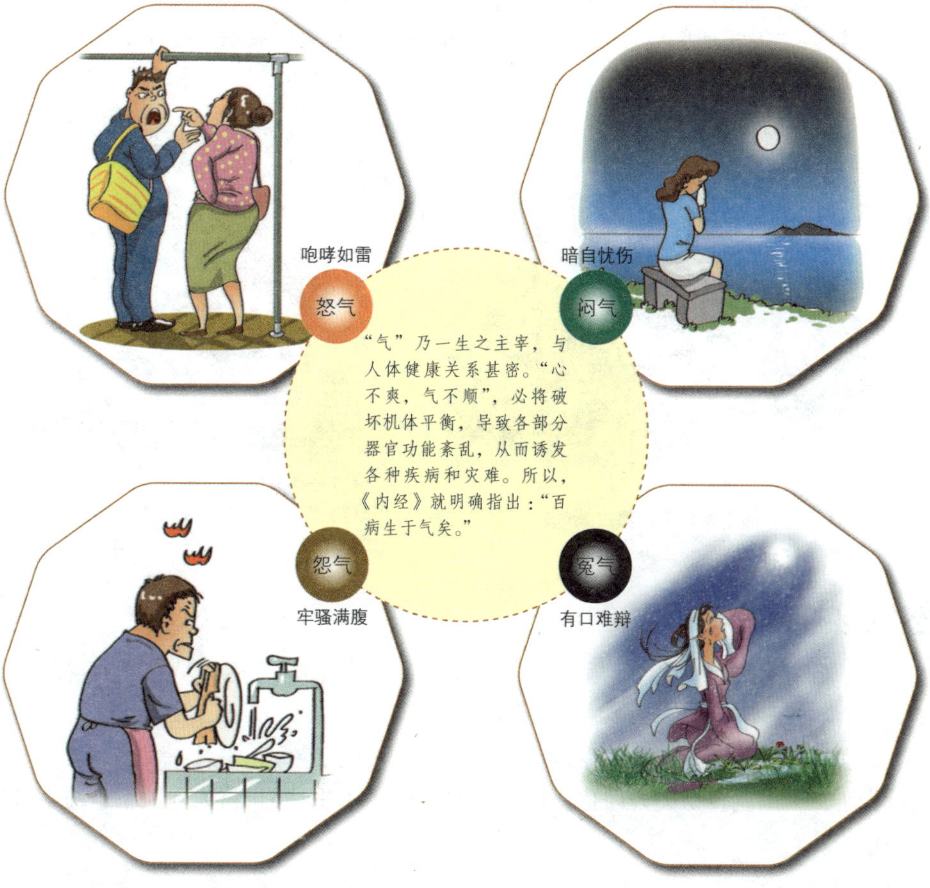
咆哮如雷
怒气
暗自忧伤
闷气
“气”乃一生之主宰，与人体健康关系甚密。“心不爽，气不顺”，必将破坏机体平衡，导致各部分器官功能紊乱，从而诱发各种疾病和灾难。所以，《内经》就明确指出：“百病生于气矣。”
怨气
牢骚满腹
冤气
有口难辩

何必为别人背沉重的包袱？何必为别人犯下的错误承担责任？其实，人只要肯换个想法，调整一下态度，或者移转一下视角，就能让自己有新的心境。我们只要肯稍作改变，就能抛开坏心情，迎接新的处境。

我们需要记住：“生气，是一种毒药！”我们不能让自己的情绪只停留在问题的表面，我们必须学习“转念”“少点儿怨，多点儿包容”“多洒香水、少吐苦水”，让负面的思绪远离，而用乐观的正面思绪来迎接人生。

不为小事愤怒

愤怒让人失去理智。做任何事情，我们都需要思路的高度清晰，但总有一些不顺利的事情甚至让人无法接受的事情发生。这时候，愤怒会不期而至，而愤怒恰恰是冷静思考的天敌。

事实上，多数让我们产生急躁情绪进而发怒的事情只是一些不足挂齿的小事。

让我们以平和的心境来对待生活中繁杂的事情吧！小心别伤害了自己，健康才是生活的本钱。有了无法避免的怒气，学着适度地释放它，不要自我封闭，要学会适度宣泄，宣泄是一种排解负面情绪的有效方法。可以找朋友倾诉或是干脆痛快地哭一场。男人也可以哭，流泪不丢人。我们应宽解自己，少发脾气，快乐地过好每一天。

人常说：“生气是拿别人的错误来惩罚自己。”在怒火中放纵，无异于燃烧自己有限的生命。人生苦短，值得我们用心去品尝的东西实在太多，耗费时间和精力去生气，可以算是真正的愚行。

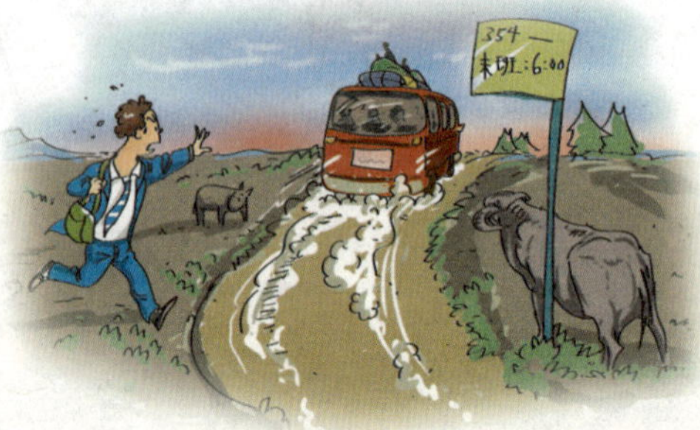

做任何事情，我们都需要思路的高度清晰，愤怒是冷静思考的天敌

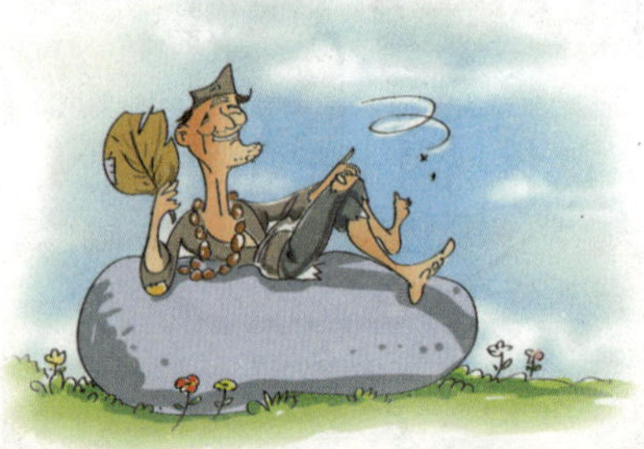

人生多一点儿豁达，多一点儿宽容，多一点儿感悟，多一点儿理性，愤怒的情绪便会像高僧手中的那杯水，倒地化为虚无

怒气这样消解

“风平而后浪静，浪静而后水清，水清而后游鱼可数”，这就是怒气消解的至高境界。

制怒的智慧，首先来自于冷静。冷静提供了思考的空间，头脑一发热，思考的空间就少了，人也就容易失去理智，意气用事，无端动怒，结果将人际关系带往不可追悔的地步。

有个幽默故事，讲的是英国约翰·哈尔丹教授。哈尔丹与友人进行一场讨论，最后出现了可预见的转折。朋友叹口气说："再讨论下去也没有用。我知道你接着要说什么，你接着要干的事我也知道。"这位著名的科学家一听，一屁股坐到地板上，向后翻了两个跟头，才又坐回到椅子上。"对啊，"他微笑着说，"那就证明了你并非总是对的！"

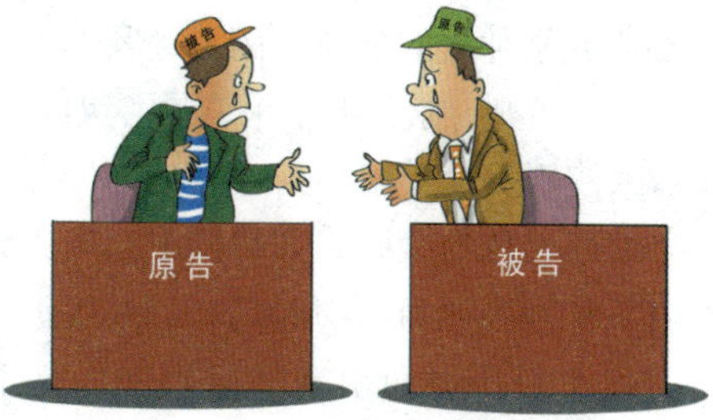

在怒火中烧时，"逆向性思维"有助于我们冷静下来。一定要劝自己回头想想自己为什么与人发生冲突，是不是自己太冲动？这样，头脑就会较为冷静，较为理智，看问题就会比较乐观，从而避免做出过激的举动，或做后悔莫及的蠢事

小兰和丁梅是一对形影不离的好朋友。她们几乎每天都会煲上半个小时的电话粥，一有时间就一起去逛街、看电影、溜冰、跳舞，可是这一切自从小兰交了男朋友以后似乎就变了。其实，丁梅也理解小兰的生活变化，即使小兰有时答应和她一起出去却中途变卦，丁梅也并不以为然，毕竟自己已经不是她的生活重心了。可是，小兰一再不顾丁梅的感受，三番五次毫无诚意地许诺给丁梅各种各样的约会，最后却没有一次守约，事后还怪罪丁梅，说她不给她一点儿私人空间。丁梅当时非常愤怒，因为那些承诺并不是丁梅自己要求的，而是小兰主动提出的，那很可能是她在和男友吵架之后的一种宣泄，而一旦男友道歉，小兰又撇下丁梅，欢欢喜喜地去和男友约会。丁梅觉得自己被她利用了。她很想发火。但冷静下来之后，她又觉得和小兰的友谊异常珍贵，发火只能导致裂痕。最后丁梅开诚布公地和小兰做了交谈，小兰向她道了歉，她们又和好如初了。

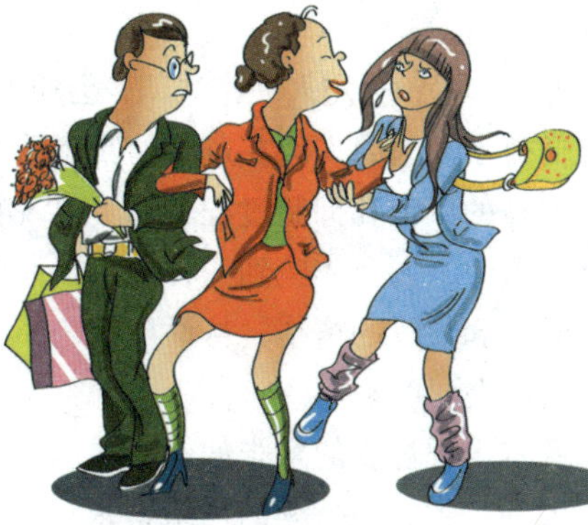

对方怒气冲冲，且情势变得越来越严重时，不妨试用一下"温和地回答"这个方法。控制住你的情绪，然后再心平气和地寻找解决问题的办法。这样做，你就能将你拥有的最重要的资源控制在你自己手里，而这资源便是你的心灵。通过练习，你就会发现，对于粗暴的言语温和地做出反应，其实是最好的防卫手段

放松，消融你的紧张

紧张情绪面面观

由于科学发展，交通工具日益发达，人们的生活水平也愈来愈高，人们也在平静的生活中过着超速的日子。许多忙碌的人因此不知不觉地损害了自己的身心健康，整个心灵都被日益繁重的学习或工作及生活撕碎！就一般人来说，整日坐于室内，活动量并不大，但是心灵却是分分秒秒高速地运转着，有些人甚至拖着疲惫的身体过着急

速运转的生活。在此种情况下，一旦发生恶性疲乏，势必造成精神上的崩溃。因此，我们必须降低走路的速度。否则，紧张的结果就是心灵的超负荷运转，最后致使不幸发生。

形形色色的紧张，如影随形，有人说紧张是一种由某种强大压力所引起的，因高度调动人体内部潜力以对付压力而出现的生理和心理上的应急变化。每个人在他的人生道路上都会遇到这种情况。一般来说，在重要的关键时刻，情绪的适度紧张不但不是坏事，而且还是必需的。

适度的紧张有益，但过度的紧张将会对人体产生抑制作用。

过度紧张，会使人动作失调，会使人行为紊乱，会降低效率。因为人们在过度的紧张情绪下，会出现脑神经的兴奋和抑制过程失调，出现暂时性的不平衡。这时，人会体验到一种难以自制的心慌、不安、激动和烦躁的情绪，从而出现一系列的行为紊乱、动作失调现象。

偶尔出现过度的紧张如能及时调整，不会对人造成大的危害，但持续的情绪紧张状态对人体特别有害。有人把持续的情绪紧张称为体内的“定时炸弹”。因此，长期、高度的情绪紧张，对人体是十分有害的。

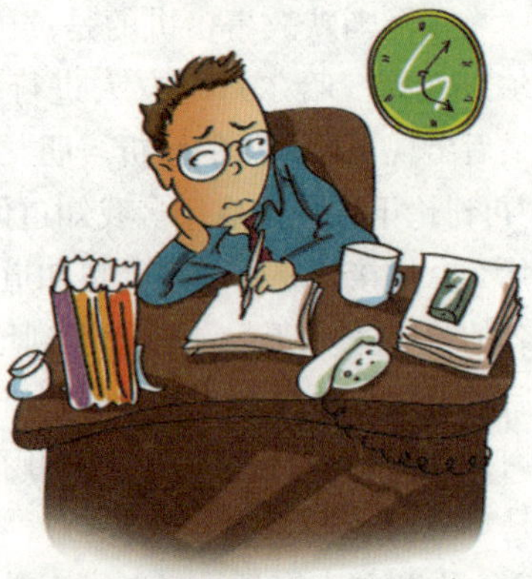

整日坐于室内，活动量虽不大，但心灵却是分分秒秒高速地运转着，有些人甚至拖着疲惫的身体过着急速运转的生活，紧张的结果就是心灵的超负荷运转，最终将导致不幸发生

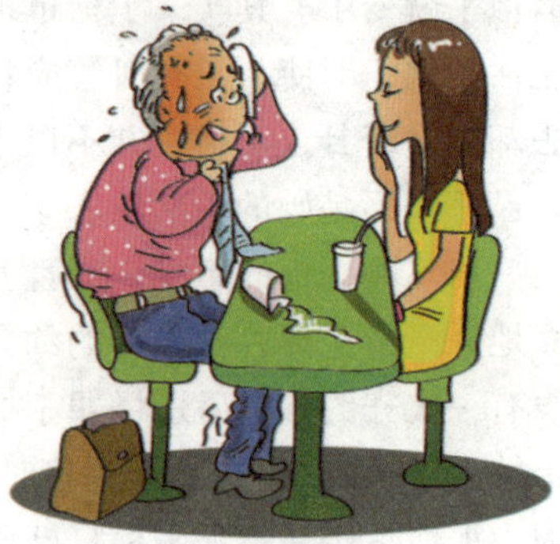

过度紧张，会使人心慌、不安、激动和烦躁，从而出现一系列的行为紊乱、动作失调现象

消除紧张，掌握人生的平衡

一块发条永远上得十足的表不会走得太久；一辆马力经常加到极限的车不会用得太久；一根绷得过紧的琴弦易断；一个心情日夜紧张的人则易病。所以，善用表的人永不把发条上得过足；善驶车的人永不把车开得过快；善操琴的人永不把琴弦绷得过紧；善养生的人永不使心情日夜紧张。

紧张是一种习惯，放松也是一种习惯。坏习惯可以改正，好习惯可以慢慢养成。

那么，你怎么放松自己呢？是从大脑开始，还是从神经开始？都不是，你应该从肌肉开始放松。为了说得具体一点儿，我们假定由眼睛开始，先把

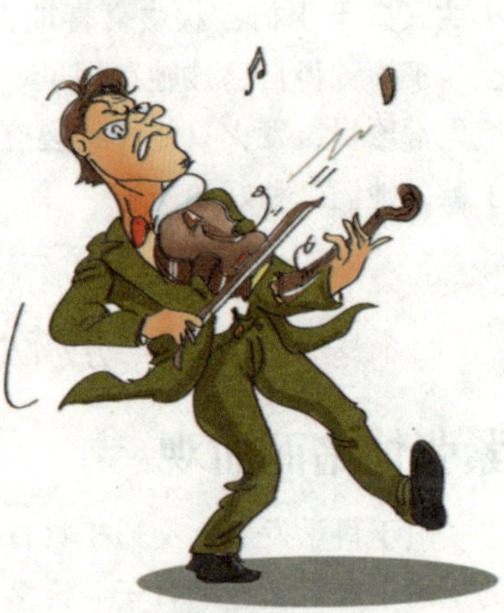

一根绷得过紧的琴弦易断；一个心情日夜紧张的人则易病

这一段文字读完，然后向后靠，闭上眼睛静静地对你的眼睛说："放松，放松，不皱眉头，不皱眉头，放松，放松……"你不停地慢慢地重复约一分钟……

人生需要消除紧张，就像一只松松的旧袜，有了些许的从容。下面介绍几种消除紧张情绪的妙计，希望对还在紧张的人们能够有所裨益。

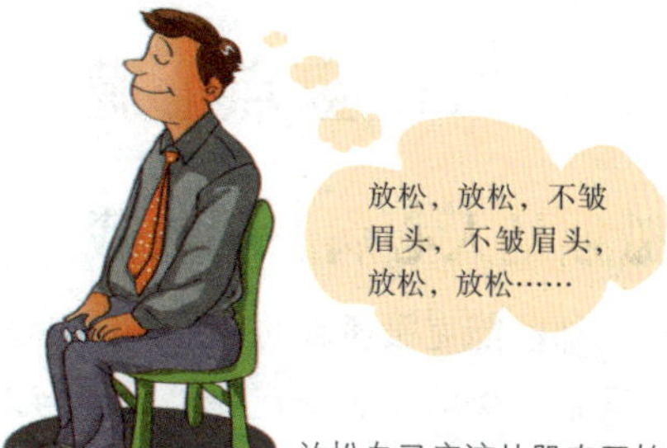

放松自己应该从肌肉开始

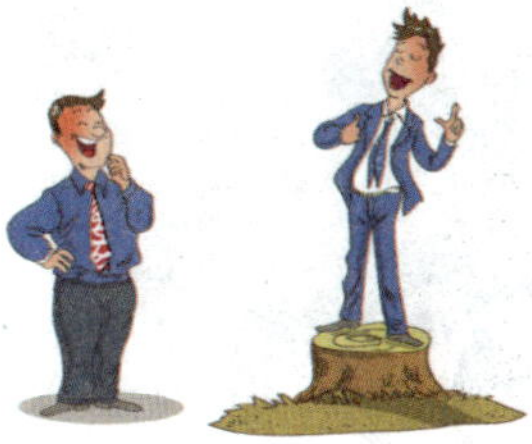

1 畅所欲言。当有什么事烦扰你的时候，应该说出来，不要存在心里。把你的烦恼向值得你信赖的、头脑冷静的人，比如你的父亲或母亲、丈夫或妻子、挚友、老师、学校辅导员等等倾诉

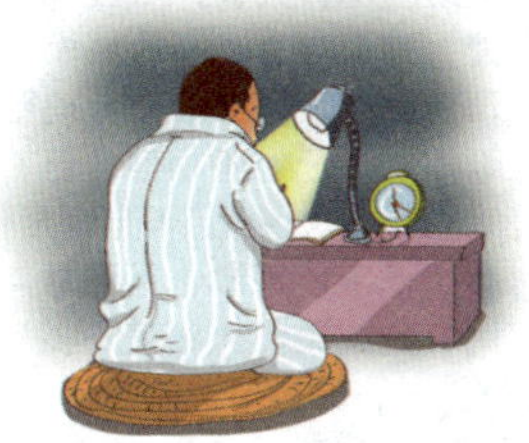

4 每天晚上再做一次总的反省。想想看："我感觉有多累？如果我觉得累，那不是因为劳心的缘故，而是我工作的方法不对。"丹尼尔·乔塞林说过："我不以自己疲累的程度去衡量工作绩效，而用不累的程度去衡量。"他说："一到晚上觉得特别累或容易发脾气，我就知道当天工作的质量不佳。"如果全世界的商人都懂得这个道理，那么，因过度紧张所引起的高血压死亡率就会在一夜之间下降，我们的精神病院和疗养院也不会人满为患了

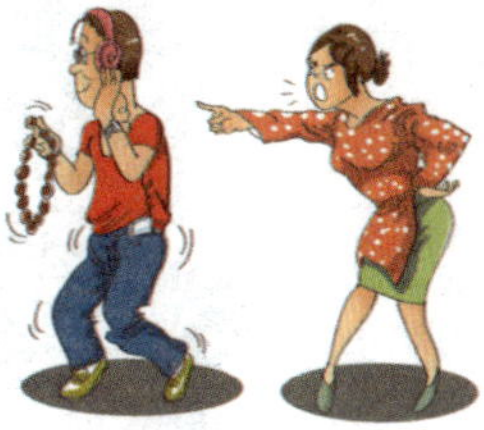

2 暂时避开。当事情不顺利时，你暂时避开一下，去看看电影或看一本书。或做做游戏，或去随便走走，改变环境，这一切能使你感到松弛。强迫自己"保持原来的情况，忍受下去"，无非是做自我惩罚。当你的情绪趋于平静，而且你和其他相关的人均处于良好的状态可以解决问题时，你再回来，着手解决你的问题

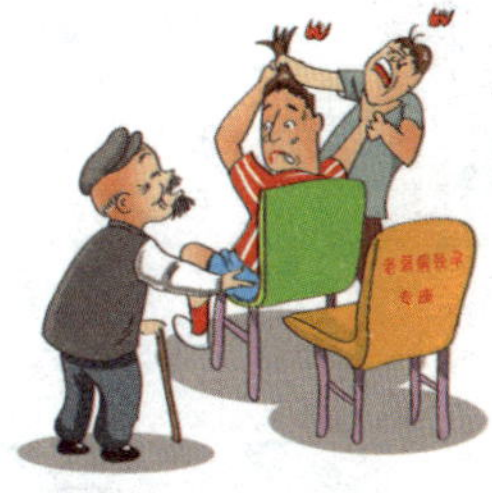

5 谦让。如果你发现自己经常与人争吵，就要考虑自己是否过分主观或固执。要知道，这类争吵将对周围的亲人，特别对孩子的行为会带来不良的影响。你可以坚持自己正确的东西，静静地去做，给自己留有余地，因为你也可能是错误的。即使你是绝对正确的，你也可按照自己的方式稍做谦让。你这样做了以后通常会发觉别人也会这样做的

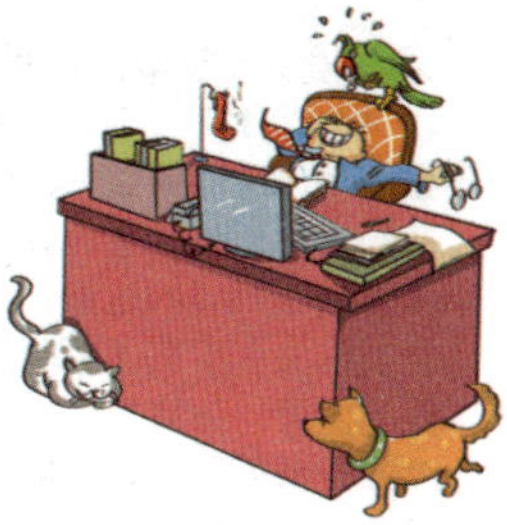

3 随时保持轻松，让身体像只旧袜子一样松弛。我在办公桌上就放着一只褐色的袜子，好随时提醒自己。如果找不到袜子，猫也可以。你见过睡在阳光底下的猫吗？它全身软绵绵的，就像泡湿的报纸。懂得一点儿瑜伽术的人也说过，要想精通"松弛术"，就要学学懒猫。我从未见过疲倦的猫，或精神崩溃，因无法入眠、忧虑、胃溃疡而大受折磨的猫

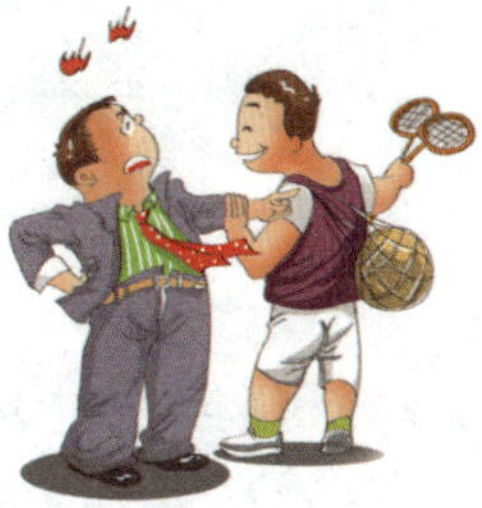

6 改掉乱发脾气的习惯。当你感到想要骂某个人时，你应该尽量克制一会儿，把它拖到明天，同时用抑制下来的精力去做一些有意义的事情。例如做一些诸如园艺、清洁、木工之类的工作，或者是打一场球或散一散步，以平息怒气

盘点心藏，清除孤独中的尘埃

孤独是人心病态的收藏

那些能克服孤寂的人，一定是生活在怀特博士所说的“勇气的氛围”里的人。无论我们走到哪里，一定要培养出与人们亲密的情谊关系。就好像燃烧的煤油灯一样，火焰虽小，却仍能产生出光亮和温暖来。

1 身处人群之中，但内心世界却处于与生活格格不入而造成的“无形”的孤独之中。这种孤独对人的伤害是十分严重的。一个长期被孤独感笼罩的人，精神受到长时间的压抑，不仅会导致自己的心理失去平衡，影响自己的智力和才能的发挥，还会引起人的心理上、思想上的一系列变化，造成思想低沉、精神萎靡，失去事业的进取心和生活信心

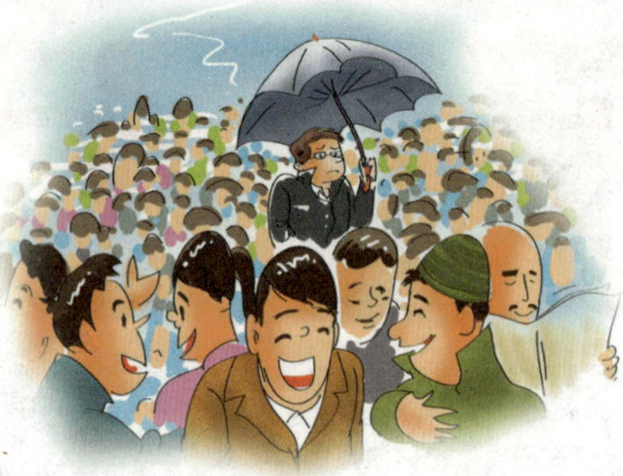

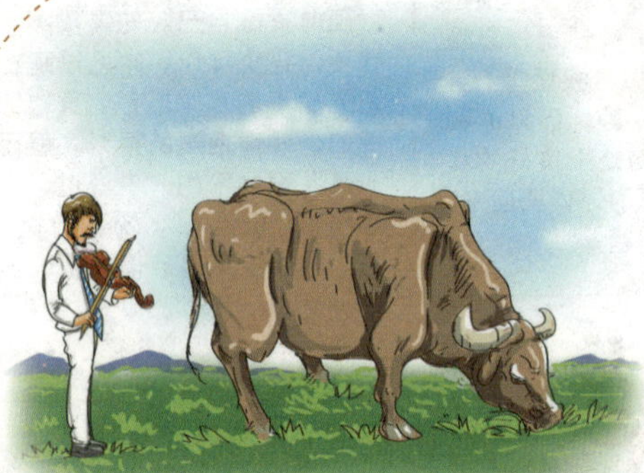

2 大多有孤独感的人，并不是自己情愿离群索居、孤身独守的。他们有的是在坎坷难行的人生路上遇到了伤人肺腑的痛苦，因而或嗟叹人生艰难，埋怨命运刻薄，或痛恨世态炎凉，咒骂人心虚伪；有的是感到自己怀才不遇，知音难觅，得不到别人的理解，因而也不愿去理解别人，不如独处一隅洁身自好；也有的是自己看不起自己，不相信自己，在人群中徒见别人风流潇洒、知识渊博，因而自惭形秽，悲观自己才貌平庸，才智低下，不敢也不愿意与人交往……境遇各有不同，其结果都大致差不多：把自己置身于孤独的控制之下，陷入无边的伤感之中

3 许多孤独的人之所以会如此，是因为他们不了解爱和友谊并不是从天而降的礼物。一个人要想得到他人的欢迎，或被人接纳，一定要付出许多努力和代价。要想让别人喜欢我们，的确需要尽点心力。情爱、友谊或快乐的时光，都不是一纸契约所能规定的。让我们面对现实。无论是丈夫死了，还是太太过世，活着的人都有权利再快乐地活下去。但是，他们必须了解：幸福不能靠别人来布施，而要自己去赢取别人对你的需求和喜爱

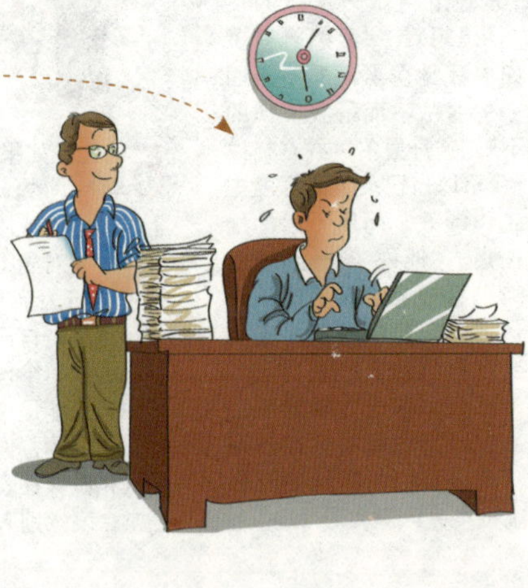

帮助孤独的人，你将不再孤独

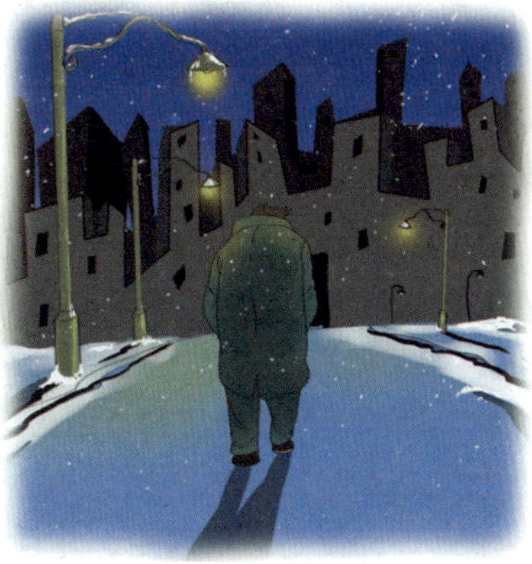
阒无人迹的寂寞

“孤独，孤独，彻底的孤独；孤身一人，在苍茫、辽阔的大海上。”你曾经体验过诗人柯勒律治所描绘的这种孤独吗？你是否目睹过冬季海滩上空无一人的荒凉景象，或者感到过凌晨五点钟大街上阒无人迹的寂寞况味？这种外界的荒凉、寂寞是否也触动了你内心的凄清与孤独？被称作“孤独”的东西到底是什么？是简简单单的“孤身一人”吗？不，正像一位作家所说的：“心灵在稠人广众之中就不会感到孤独了吗？”而另一方面，一个人孤身独处，他就不能感到仍与相爱的人没有分离了吗？孤独的感受与孤身独处并不是一回事儿。“孤独”是用来描绘一个人的精神状态的。这是一种精神贫乏的处境，而这种处境是可以改变的。精神的贫乏不能通过获取来求得改善，它必须通过给予才能够治愈。

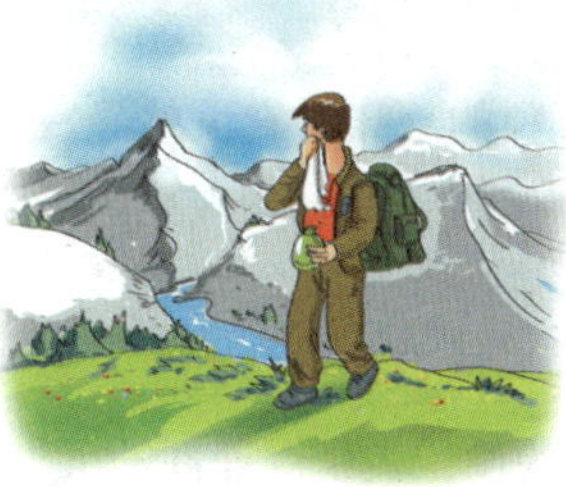

要想摆脱孤独感的折磨，就像身处一个无人的山谷，只有自己主动向外走，才能离开这片荒凉之境。同样，要获得丰富深刻的人际感情，你也需要走出自己的小天地，愿意和别人交往。其实，人生来就是一种社会性的动物，单靠自己个人的力量生活在这世界上显然是不够的。在现代社会，人与人之间需要展开广泛深入的合作，才能共同完成一件事，所以学会交往和合作是非常重要的生存之道。而且，人只有在交往中，才能体会到各种情感体验所带来的愉悦。所以，交往是人生非常重要的课程，需要你努力用心地去学习和实践。最终你一定会发现，你的投入越多，获得的回报也越大，幸福感也越强烈

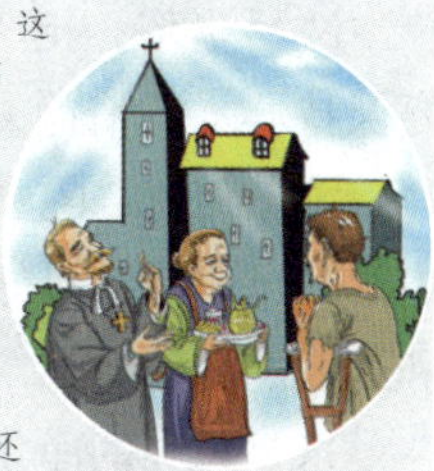

小镇上有个女人叫泰娜，她的丈夫是一位牧师，这个家庭在美国密西西比州南部的小城中具有很高的威望。能够到这所小木屋来探望牧师和他的夫人，在当地确实是很大的荣耀。当有敲门声响起时，泰娜匆匆忙忙赶出去，用拥抱、接吻和热情的话语将客人迎进门。牧师总是穿着一身黑色的传统教士服，脖子上系着浆洗过的白色硬领，脸上现出笑容道：“我的主保佑你，进来吧！”不管来访者是至近的亲戚、市长，还是身无立锥之地的乞丐，他们都是热情的接待

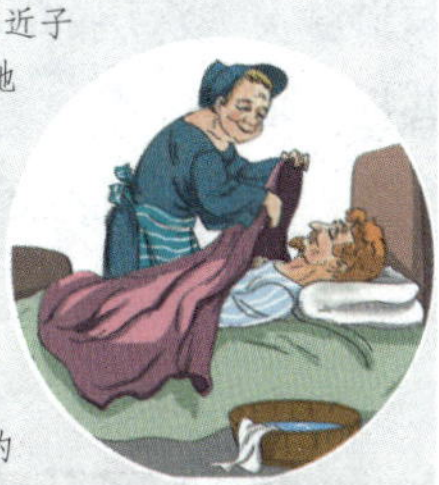

后来，泰娜的丈夫过世了，她就搬到另一个州靠近子女的港口城市住下来。她并没有被孤独吞噬，她还像15年前一样保持着早起的习惯，黎明前即起身，仔细地打扮一番，穿上斗篷，披上面巾，步行走到教堂。她开始擦拭牧师在礼拜仪式上要用到的各种器具。她喜欢干这种教堂杂役做的事情。在做完这些事之后，她走出教堂，到医院去拜访和照看所有孤独的病友。然后，她去看望那些不能出门的单身老人和病人，把她的欢乐与善良带给那些需要她的人们

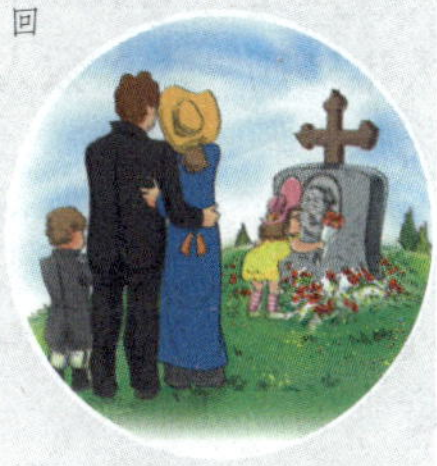

泰娜过世那天，她像往常一样去教堂做了杂务。回到家，把洗过的衣服从晾绳上收下来，将披巾搭在沙发背上。人们发现她时，她正坐在她最喜欢的客厅沙发上，合上两眼，嘴唇上带着温柔、甜蜜的笑容。那块面纱还盖在脸上。人们说，在这位非同寻常的夫人面前度过几个小时，就会比听任何布道或讲座所获的教益还要多。对于泰娜来说，孤独是一种需要照看和扫除的病痛；她把自己生命的每一分钟都用于给他人带去欢乐

有人说，世界上最大的贫穷与孤独在富豪们中间。的确，心灵的荒漠急需人们用爱的营养去浇灌。

所以，如果你不想让自己孤独，就要牢记：

幸福并不是靠别人来布施的，要自己去赢取别人对你的需求和喜爱。

人生要懂得享受孤独

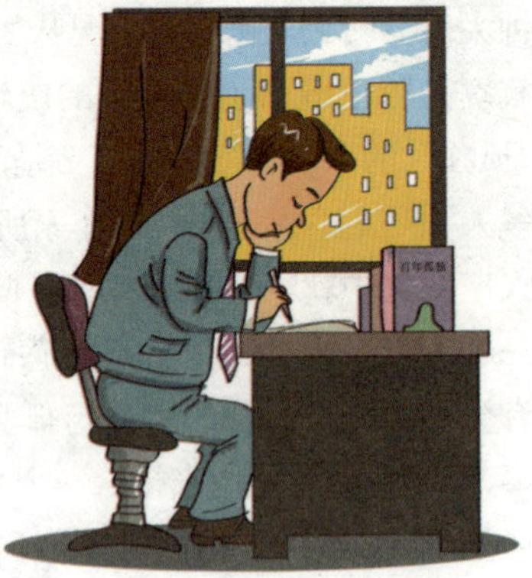

要保持心灵的清静，学会享受孤独，细心品味孤独的滋味，保持一种洞若观火的清明和远观的睿智

波澜万丈的生活激荡人心，令人心驰神往，但在人生的河流中，更多的则是平静。你总要学会一个人慢慢地享受人生。总会有那么一个时刻，你是孤独无助的，但不要害怕，因为这本身就是人生给你的最高馈赠，正如罗曼·罗兰所说："世上只有一个真理，便是忠实人生，并且爱它。"那么，当孤独来临时，去体味它，享受它，在欣赏完夏花的绚烂之后，不妨沉下心来，品读秋叶的静美。

布雷斯巴斯达曾经说过："所有人类的不幸，都是起始于无法一个人安静地坐在房间里。"

洗尽尘俗，褪去铅华，在这喧嚣的尘世之中，要保持心灵的清静，必须学会享受孤独。你不妨轻轻地关上门窗，隔去外界的喧闹，一个人独处，细心品味孤独的滋味。它虽然静寂无声，却可以让你更好地透视生活，在人生的大起大落面前，保持一种洞若观火的清明和远观的睿智。

这是孤独的净化，它让人感动，让人真实又美丽，它是一种心境，氤氲出一种清幽与秀逸，营造出一种形胜独处的自得和孤高，去获得心灵的愉悦，获得理性的沉思，与潜藏灵魂深层的思想交流，找到某种攀升的信念，去换取内心的宁静、博大致远的菩提梵境。

摆脱抑郁的束缚

抑郁带给了你什么

人在一生中的不同时期，会拥有不同的心态。怀有不同的心态，就会拥有不同的人生经历。大多数人都可能或轻或重地陷入抑郁。抑郁是一种很复杂的情绪，是痛苦、愤怒、焦虑、悲哀、自责、羞愧、冷漠等情绪复合的结果。它是一种广泛的负情绪，又是一种特殊的正常情绪；抑郁的程度超过了正常界限，就会有患抑郁症的风险，而抑郁症是一种病态心理。由于每个人的心理素质不同，抑郁本身也会有时间长短、程度强弱之分。

1 对于有抑郁心态的人，所有怜悯都不能穿透那堵把自己和世人隔开的墙壁。在这封闭的墙内，不仅拒绝别人哪怕是极微小的帮助，而且还用各种方式来惩罚自己。在抑郁这座牢狱里，拥有抑郁心态的人同时充当了双重角色：受难的囚犯和残酷的罪人。正是“隔离”这种特殊的心理屏障，把抑郁感和通常的不愉快感区别了开来。尽管在抑郁的牢狱里你是孤独的，但抑郁也不单纯是孤独感。它还是一种隔离，这种隔离改变了你对周围环境的正常感觉

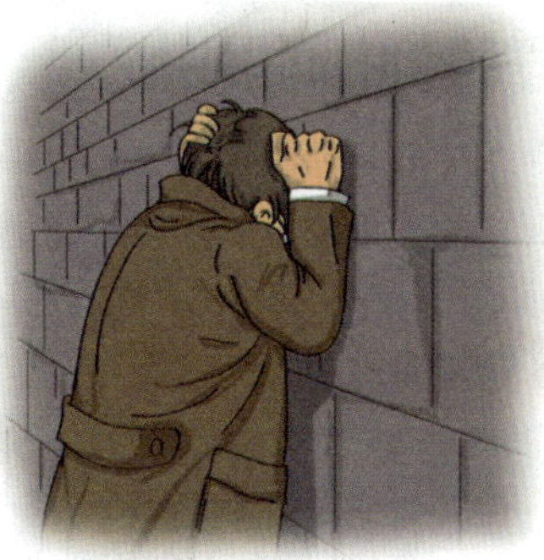

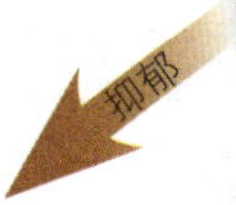

林肯在抑郁症期间说了一段撼人心扉的话

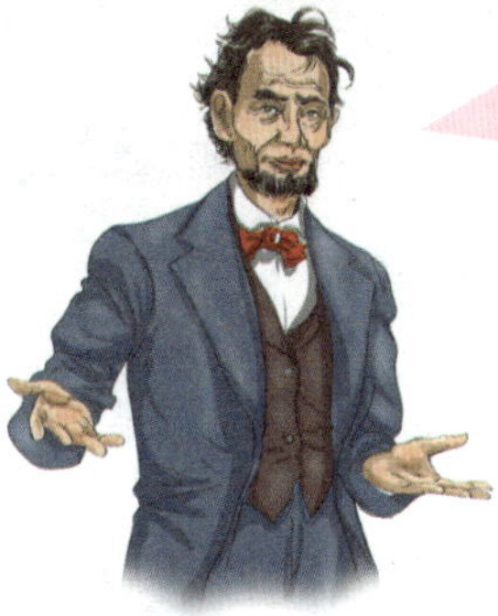

现在，我成了世上最可怜的人。如果我个人的感受能平均分配到世界上每个家庭中，那么，这个世上将不再会有一张笑脸，我不知道自己能否好起来，我现在这样真是很无奈。对我来说，或者死去，或者好起来，别无他路

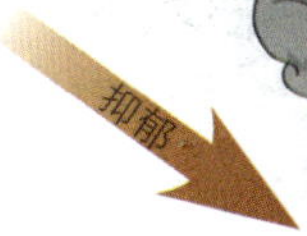

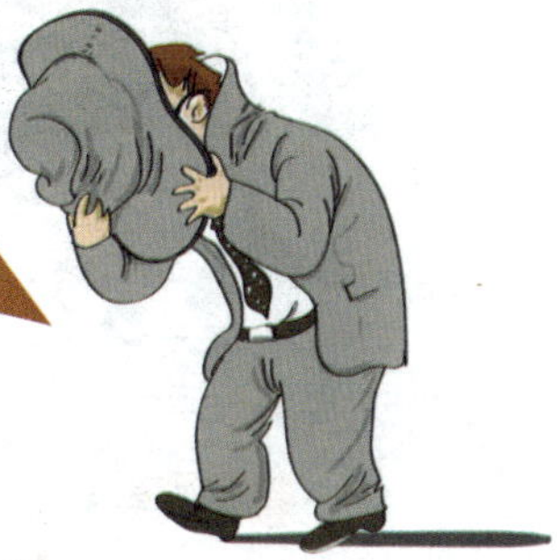

2 亚伯拉罕·林肯，作为美国第 16 任总统，也未能幸免于抑郁症的折磨。并且，这种绝望困扰了他一生。虽然林肯能够预见自己的未来，知道自己会成为最受世人景仰的总统之一，但这丝毫不能减少他的抑郁。抑郁症是如此之顽固，甚至可以毫无阻拦地闯入人们的生活，无论这个人拥有怎样的成就、社会地位、教育水平、财富、宗教信仰或文化。任何人都有患上抑郁症的可能性

3 心态抑郁者的人生态度通常很消极，正是由于抑郁使人丧失了自尊与自信，总是自我责备、自我贬低。他们无论对环境对自我，都不能积极地对待，对环境压力总是被动地接受而不能积极地控制，更谈不上改造，对自我也总感到难以主宰而随波逐流，于是在人生征程上没有理想与期待，只有失望与沮丧。总感到茫然无主，陷入深重的失落感而难以自拔，对一切都难以适应，只能退缩回避

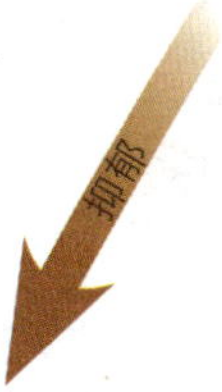

4 常常有人，当生活环境发生重大变化而呈现出巨大反差时，当人生之旅中出现一些变故、遇到一些挫折时，或者仅仅是环境不如意时，往往精神不振又心神不定，百无聊赖而焦躁不安，不思茶饭，更无心工作，甚至不想生活，整个儿跌入消极颓丧中

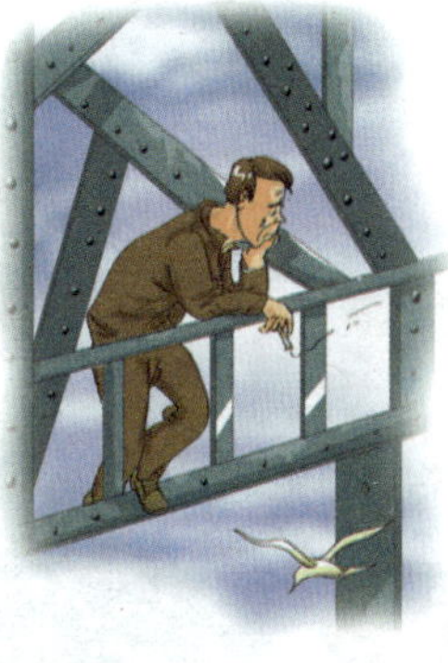

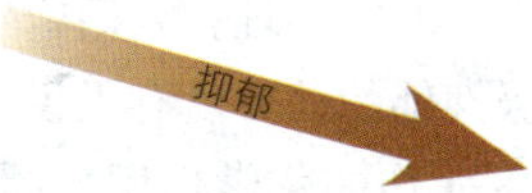

5 人在受到挫折的时候，往往产生沮丧的心理，但沮丧只是一时的情绪失落。抑郁则不同，虽然抑郁也是一种情绪。专家告诉我们，在我们的生活中，充满了大大小小的挫折和失败，常常我们最梦寐以求的东西，它再也不存在了，常常我们最心爱的人，再也不能回到我们身边。每当这些时刻来临的时候，我们都会体验到悲伤、痛苦，甚至绝望。通常，由这些现实事件引起的抑郁和悲伤，是正常的、短暂的，有的甚至有利于个体的成长。但是，有些人的抑郁症状并没有十分明确、合理的外部诱因；另外一些人，虽然在他们的生活中发生了一些负面生活事件，但是，他们的抑郁症状持续得很久，超过了一般人对这些事件的情绪反应，而且抑郁症状日趋恶化，严重地影响了工作、生活和学习。如果是这样，那很可能，他们患了抑郁症

摆脱抑郁的困扰

抑郁是禁锢人心灵的枷锁，让人们不能在现实的世界中调适自我，只能渐渐退缩到他的小天地里，来逃避抑郁。

抑郁症的主要表现

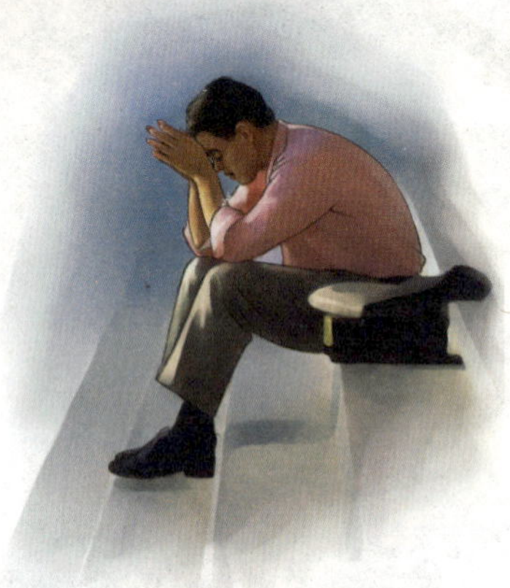

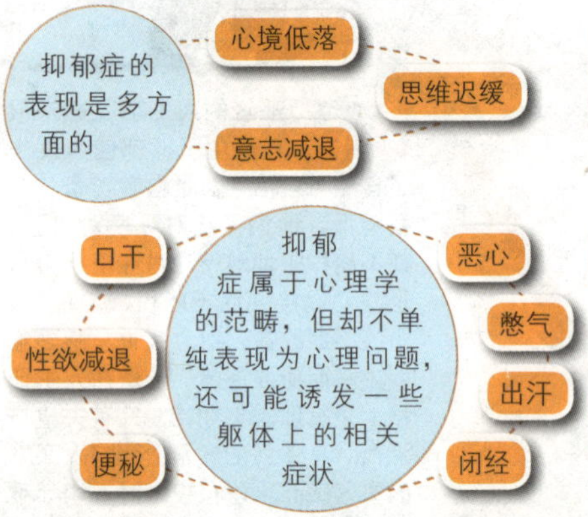

- 常常不由自主地感到空虚，为一些小事感到苦闷、愁眉不展
- 觉得生活没有价值和意义，对周围的一切都失去兴趣，整天无精打采
- 非常懒散，不修边幅，随遇而安，不思进取
- 长时间地失眠，尤其以早醒为特征，醒后难以再次入睡
- 经常惴惴不安，莫名其妙地感到心慌
- 思维反应变得迟钝，遇事难以决断，行动也变得迟缓
- 敏感而多疑，总是怀疑自己有大病，虽然不断进行各种检查，但仍难排除其疑虑
- 经常感到头痛，记忆力下降，总是感觉自己什么也记不住
- 脾气古怪，常常因为他人一句不经意的话而生气，感觉周围的人都在和他作对
- 总是感到自卑，对自己所做的错事耿耿于怀，经常内疚自责，对未来没有自信
- 食欲不振，或者暴饮暴食，经常出现恶心、腹胀、腹泻或胃痛等状况，但是检查时又没有明显的症状
- 经常感到疲劳，精力不足，做事力不从心
- 变得冷酷无情，不愿意和他人交往，酷爱一个人的空间，甚至自己的父母都难以与其进行交流，害怕他人会伤害自己
- 对性生活失去兴趣，甚至会厌恶，觉得很恶心
- 常常有自杀的念头，认为自杀是一种解脱

为了使我们的生活永远充满阳光，为了使我们有一个健康向上的心理，人们曾费尽心思地寻找着克服抑郁的药方。有人说，哭泣可以使脑部引发悲伤的化学作用变缓和，哭泣有时的确可让人停止悲伤，但也可能使你继续执着于悲伤的理由。

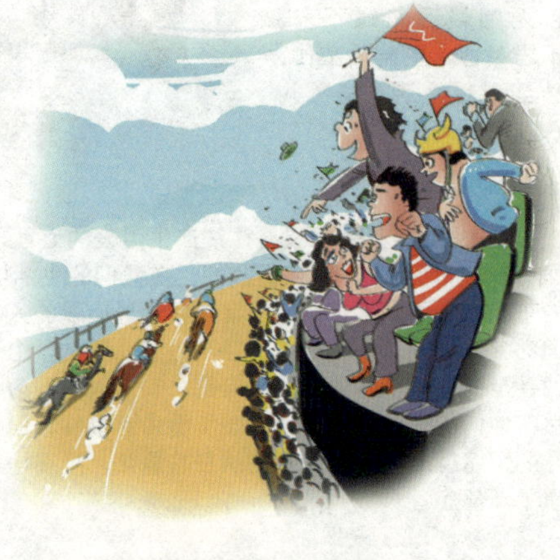

温兹洛夫指出，最有效的是从事可振奋情绪的活动，观看让人振奋的运动比赛、看喜剧电影、阅读让人精神振奋的书。不过，值得注意的是：有些活动本身就会让人沮丧。研究发现，长时间看电视通常会陷入情绪低潮

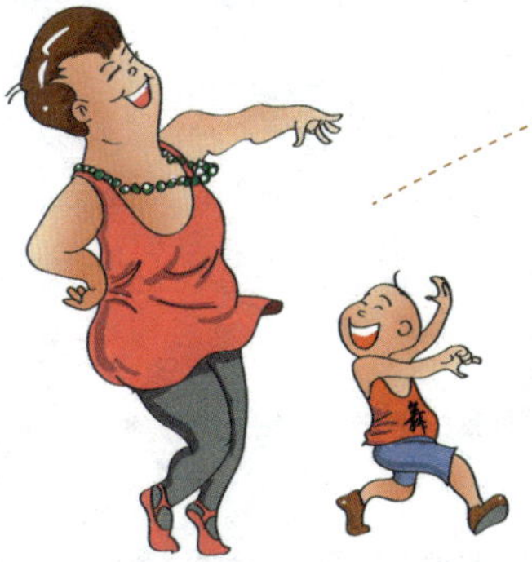

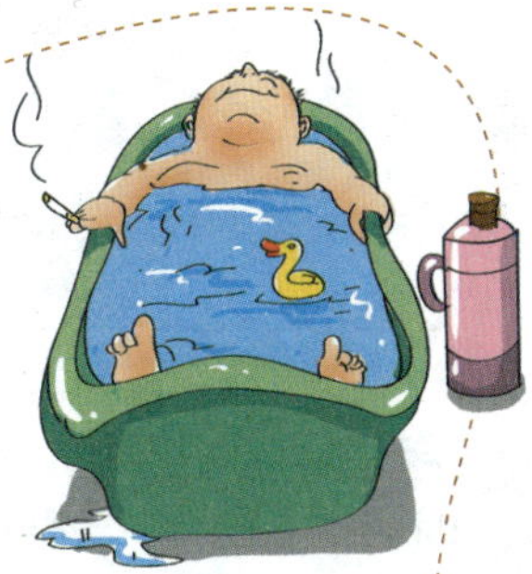

2 善待自己或享受生活也是常见的抗抑郁药方，具体的方法包括泡热水澡、吃顿美食、听音乐等。送礼物给自己尤其是女性是常用的方式。大采购或只是逛逛街也很普遍。研究发现，女性利用吃东西治疗悲伤的比率是男性的3倍，男性诉诸饮酒的比率则是女性的5倍

1 科学家发现，有氧舞蹈是摆脱轻微抑郁或其他负面情绪的最佳方式之一。不过这也要看对象，效果最大的是平常不太运动的懒骨头。至于每天运动的人，效果最大的时期大概是他们刚开始养成运动习惯的时期。事实上，这种人的心态变化与一般人恰恰相反，不运动时反而心情容易低潮。运动之所以能改变心情，是因为运动能改变与心情息息相关的生理状态

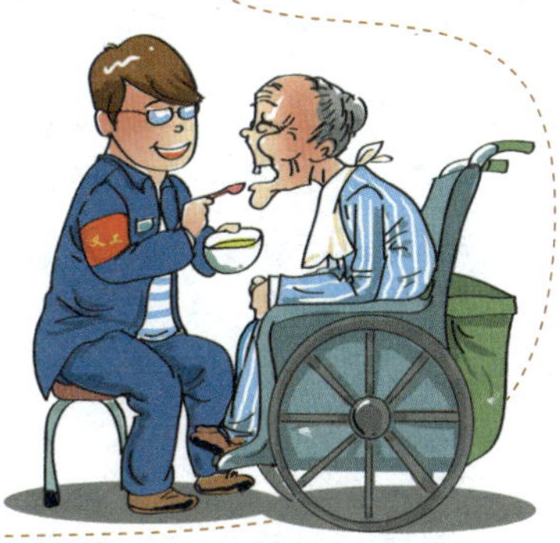

3 另一个提升心情的良方是助人，抑郁的人低沉不振的主因是不断想到自己及不快的事，设身处地同情别人的痛苦自可达到转移注意力的目的。研究发现，担任义工是很好的方法。然而，这也是最少被采用的方法

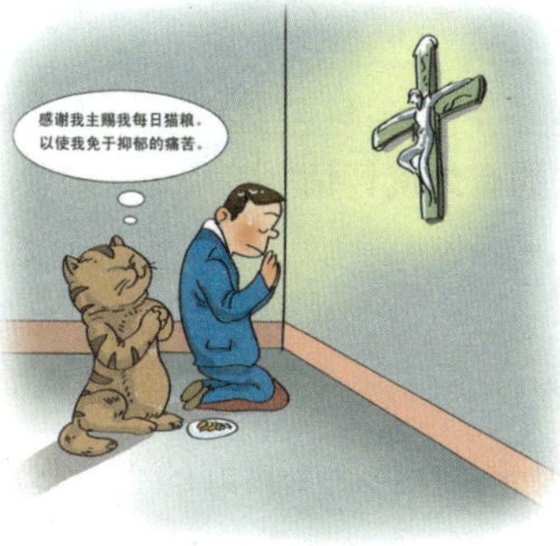
感谢我主赐我每日猫粮。
以使我免于抑郁的痛苦。

4 最后一种方式是从超凡的力量中寻求慰藉，有宗教信仰的人可借助祈祷改变任何情绪，尤其是抑郁

摆脱焦虑的绳索

焦虑随处可见

在如今这个快节奏的社会里，升学就业、职位升降、事业发展、恋爱婚姻、名誉地位，种种事情使人们承受着巨大的心理压力，形形色色的焦虑不胜枚举，充斥人们的生活。它们像细菌一样侵蚀人们的灵魂和机体，妨碍人们的正常生活，影响人们的身心健康。所以，走向生活，应该从拒绝焦虑开始。

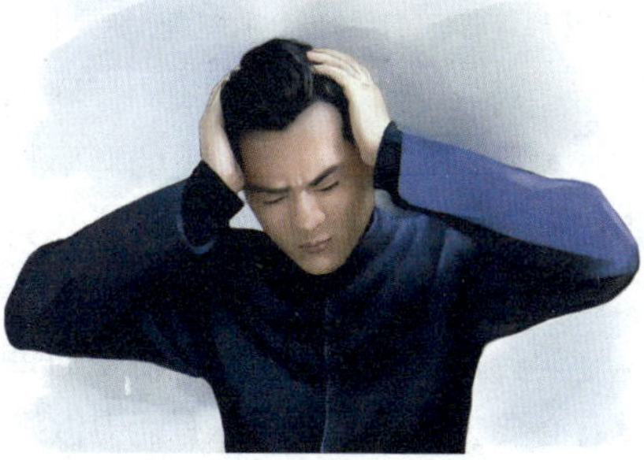

以下步骤可以帮助你勇敢面对焦虑：

第一步：评估

我怕什么？(或是我焦虑什么？)

我为什么怕？(或是我为什么会焦虑？)

要对这些做直截了当的探索，越具体越好，最好拿出纸笔来，清楚地写下来，问题才会明朗，仅用头脑想是不够的

第二步：理解

纵然我所怕的事情真的发生了，或是最坏的结果发生了，是否真的是那么可怕？

他人是不是也有过类似的遭遇？他们是不是就完蛋了？

如果真的发生了，我就无法再活下去了吗？

评估及理解是很重要的消除焦虑的两大步骤，因为只有面对可能发生的最坏后果，我们才能从容地面对现在。有句话说："人死不过如此，就算砍头也不过碗大的疤，20年后又是一条好汉。"连死都不怕了，还焦虑什么呢？人需要看破看透，才能放得下，只有放下欲念，才有自信

第三步：再次评估现在的情况

现在的真正问题是什么？（例如担心高考失败的真正问题是什么？可能数学不好，所以会担心高考失败。）

问题的起因是什么？（数学不好的原因是什么？是数学的某一部分不好？还是数学基础不好？）

解决的办法有哪些？(再加强数学学习、请家教……)

我决定用哪种办法？(请家教)

什么时候开始？(明天就开始)

第四步：方法的有效度评估

目的是了解此方法有没有帮助，若没有，立刻改变

超越焦虑，把握人生

专家指出，这种病是心理原因所致。因此，保持一个良好的心态非常重要。

战胜焦虑的方法

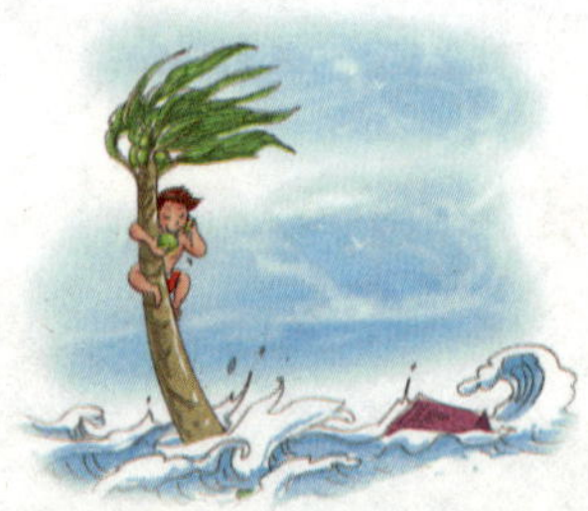

1
客观冷静地分析评估你所处的境遇。确定和估计一下可能发生的最糟糕的结果是什么

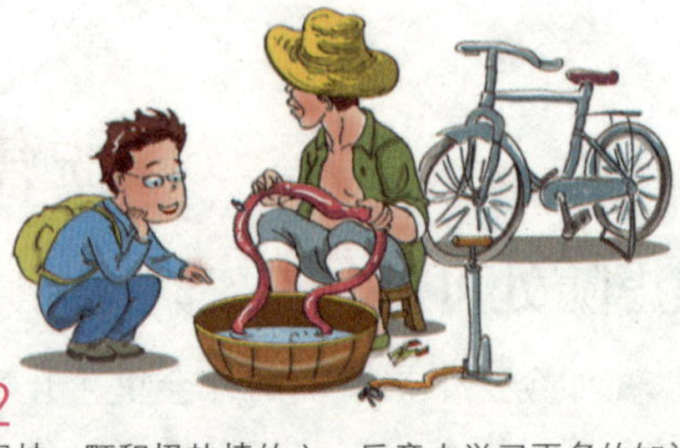

2
保持一颗积极热情的心，乐意去学习更多的知识和技巧，丰富你的头脑和人生

大灾大祸在你身上发生的概率其实微乎其微，人们总是习惯花很多时间和精力去担忧也许永远也不会发生的事。其实这真是杞人忧天，没有必要的。如果你能冷静接受你所遭遇的每一件事，你就没有必要去焦虑。

学会去承受发生在你生活中的每一件事。这是达到心境平和的唯一方法。你真的没有必要去焦虑，因为你有能力做好任何事。

第 4 章

突破意志障碍，享受快乐人生

扔掉拐杖，不要依赖

都是依赖惹的祸

有些人经常持有的一个最大谬见，就是以为他们永远会从别人不断的帮助中获益。力量是每一个志存高远者的目标，而依靠他人只会导致懦弱。力量是自发的，不依赖于他人。坐在健身房里让别人替我们练习，我们是无法增强自己肌肉的力量的。没有什么比依靠他人更能破坏独立自主的了。如果你依靠他人，你将永远坚强不起来，也不会有独创力。要么抛开身边的“拐杖”独立自主，要么埋葬雄心壮志，一辈子老老实实做个普通人。

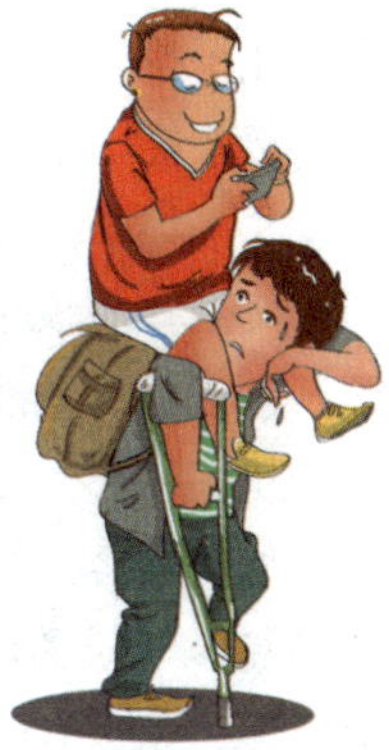

有一种人，总是存在极强的依靠心理。依靠拐杖走路，尤其是依靠别人的拐杖走路

“在这个世界上，最坚强的人是孤独的，只靠自己站着的人。”这是挪威著名戏剧家易卜生对于人所做出的一个断言。穿越世纪的风尘，这句话依然掷地有声，因为它揭示了一个亘古不变的真理：你的命运只藏在你自己的胸里，你就是主宰一切的上帝。

用自己的脚走路

生活中最大的危险，就是依赖他人来保障自己。“让你依赖，让你靠”，就如同伊甸园的蛇，总在你准备赤膊努力一番时引诱你。它会对你说：“不用了，你根本不需要。看看，这么多的金钱，这么多好玩、好吃的东西，你享受都来不及呢……”这些话，足以抹杀一个人意欲前进的雄心和勇气，阻止一个人利用自身的资本去换取成功的快乐，让你日复一日地原地踏步，止水一般停滞不前，以至于你到了垂暮之年，终日为一生无为悔恨不已。

而且，这种错误的心理，还会剥夺一个人本身具有的独立的权利，使其依赖成性，靠拐杖而不想自己一个人走；有依赖，就不会想独立，其结果是给自己的未来挖下失败的陷阱。

美国总统约翰·肯尼迪的父亲从小就注意对儿子独立性格和精神状态的培养。有一次他赶着马车带儿子出去游玩。在一个拐弯处，马车猛地把小肯尼迪甩了出去。当马车停住时，儿子以为父亲会下来把他扶起来，但父亲却坐在车上悠闲地掏出烟吸起来。父亲与儿子展开了如下对话：

严父的爱

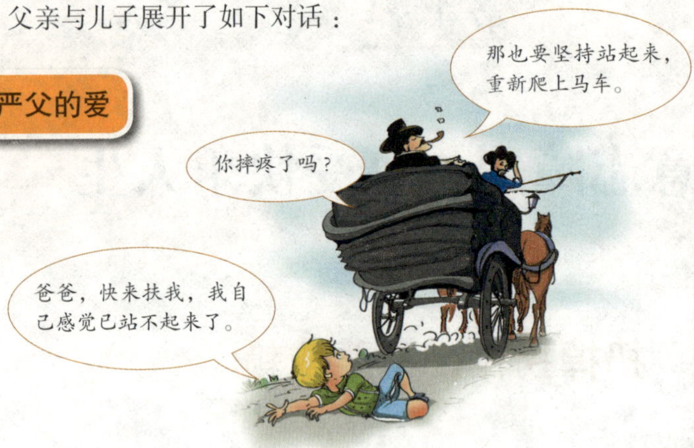
爸爸，快来扶我，我自己感觉已站不起来了。
你摔疼了吗？
那也要坚持站起来，重新爬上马车。

父亲果真是不心疼儿子，不在乎儿子的安全吗？答案是否定的。父亲之所以这样做，是在培养孩子自立能力，培养他的自信。这个世界上，就是最亲近的父母也不能成为一个人生活道路上永远的依靠，真正可以依靠的，唯有自己

儿子挣扎着自己站了起来，摇摇晃晃地走近马车，艰难地爬了上来。

父亲摇动着鞭子问："你知道为什么让你这么做吗？"

儿子摇了摇头。

父亲接着说："人生就是这样，跌倒，爬起来，奔跑，再跌倒，再爬起来，再奔跑。在任何时候都要全靠自己，没人会去扶你的。"

从那时起，父亲就更加注重对儿子的培养，如经常带着他参加一些大的社交活动，教他如何向客人打招呼、道别，与不同身份的客人应该怎样交谈，如何展示自己的精神风貌、气质和风度，如何坚定自己的信仰，等等。有人问他："你每天要做的事情那么多，怎么有耐心教孩子做这些鸡毛蒜皮的小事？"

谁料约翰·肯尼迪的父亲一语惊人："我是在训练他做总统。"

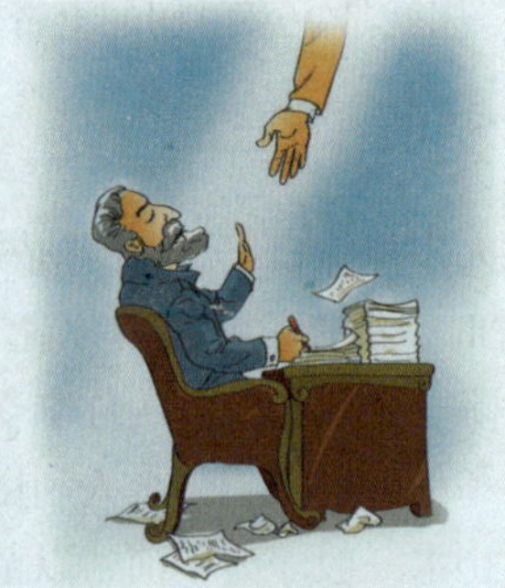

雨果曾经写道："我宁愿靠自己的力量打开我的前途，而不愿求有力者的垂青。"只要一个人是活着的，他的前途就永远取决于自己，成功与失败，都只系于自己身上。而依赖作为对生命的一种束缚，是一种寄生状态。英国历史学家弗劳德说："一棵树如果要结出果实，必须先在土壤里扎下根。同样，一个人首先需要学会依靠自己、尊重自己，不接受他人的施舍，不等待命运的馈赠。只有在这样的基础上，才可能做出成就。"将希望寄托于他人的帮助，便会形成惰性，失去独立思考和行动的能力；将希望寄托于某种强大的外力上，意志力就会被无情地吞噬掉

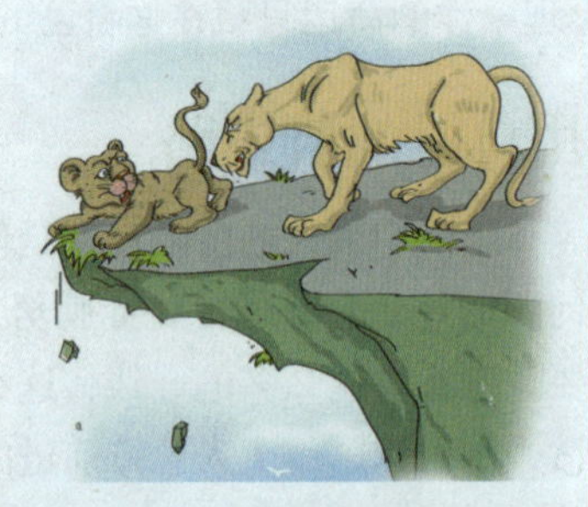

为了训练小狮子的自强自立，母狮子故意将它推到深谷，使其在困境中挣扎求生。在残酷的现实面前，小狮子挣扎着一步一步从深谷之中走了出来。它体会到了"不依靠别人，只能凭借自己的力量前进"，它逐渐成熟了

其实，人生的风风雨雨，只有靠自己去体会，去感受，任何人都不能为你提供永远的庇荫。你应该掌握前进的方向，把握住目标，让目标似灯塔般在高远处闪光；你应该独立思考，有自己的主见，懂得自己解决问题。你不应相信有什么救世主，不该信奉什么神仙或皇帝。你的品格，你的作为，你所有的一切都是你自己行为的产物，并不能靠其他什么东西来改变。

"在这个世界上，最坚强的人是孤独的，只靠自己站着的人。"这样的人即使濒临绝望，也依然能认清自己和世界，进而改变自己的所有本质，超越自身和一切的痛苦，进入真正自主的世界。赤橙黄绿青蓝紫，谁都应该有自己的一片天地和特有的亮丽色彩（用自己的脚走路）。你应该果断地、毫不顾忌地向世人宣告并展示你的能力、你的风采、你的气度、你的才智。在生活道路上，必须善于做出抉择，不要总是踩着别人的脚步走，不要总是听凭他人摆布，而要勇敢地驾驭自己的命运，调控自己的情感，做自己的主宰，做命运的主人

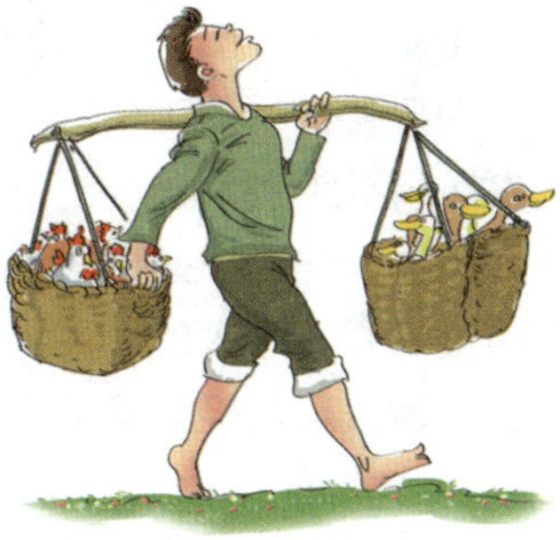

懒惰是人心的腐化剂

慵懒是人性的劣根

在这个社会上，不论什么人，要想做成一件事，都必须抗击来自人性中慵懒的缺点，使外界的逼迫变为内心的自觉。

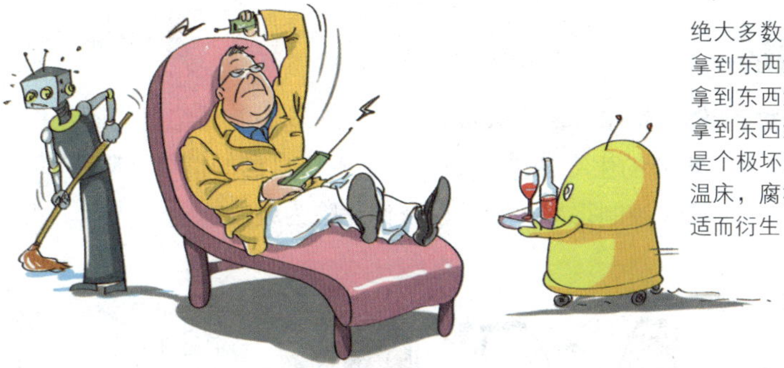

绝大多数的人都喜欢舒适，能站着拿到东西绝对不会跳起来，能坐着拿到东西绝对不会站起来，能躺着拿到东西绝对不会坐起来。舒适又是个极坏的东西，它是滋生慵懒的温床，腐朽、堕落等劣根大多因舒适而衍生

慵懒是人的一种劣根性，为了做成某件事，必须与它抗争，超越这种劣根性的钳制。但是这种抗衡和超越不容易是心甘情愿的，一开始总要由一些外力来强制，进而才能逐渐内化为恒定的精神和行为习惯。

一旦养成恒定的勤劳习惯，往往就会拥有一份稳定的愉快心情。因为只要我们专注，意念与行为协调归一，所以恶劣的情绪便没有潜入的机会，更没有盘踞的空间。一个进入了勤劳状态的人，心灵中不会有长久驻足的慵懒。所以，克服慵懒最直接、最有效的方法就是使自己忙碌起来。

业精于勤荒于嬉

《颜氏家训》说："天下事以难而废者十之一，以惰而废者十之九。"

"业精于勤荒于嬉。"产生惰性的原因就是试图逃避困难的事。图安逸，怕艰苦，积习成性。人一旦长期躲避艰辛的工作，就会形成习惯，而习惯就会发展成不良性格倾向。

比尔·盖茨说："懒惰、好逸恶劳乃是万恶之源，懒惰会吞噬一个人的心灵，就像灰尘可以使铁生锈一样，懒惰可以轻而易举地毁掉一个人，乃至一个民族。"这给我们敲响了警惕之钟。

懒惰，从某种意义上讲就是一种堕落、具有毁灭性的东西，它就像一种精神腐蚀剂一样，慢慢地侵蚀着你。一旦背上了懒惰的包袱，生活将是为你掘下的坟墓。马歇尔·霍尔博士认为："没有什么比无所事事、懒惰、空虚无聊更为有害的了。"

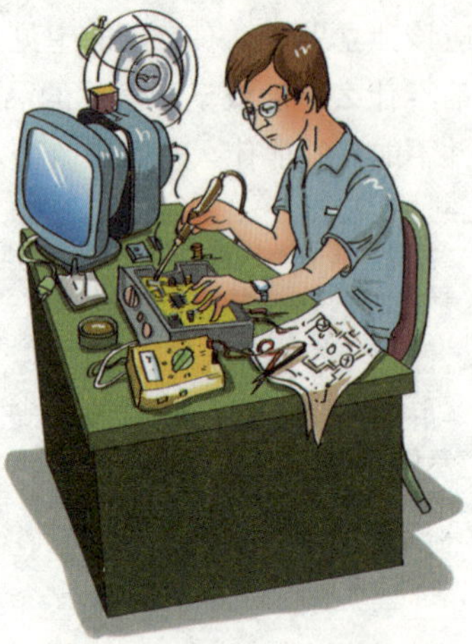

业精于勤而荒于"懒"。懒惰是学习的大敌，是工作的大敌，是生活的大敌。一个人的懒惰只是个人的不幸，一个民族的懒惰，则是整个民族的悲哀！我们需要我们每个人打起十二分的精神，艰苦创业，勤奋工作

冲动是厄运的导火索

冲动只会带来噩运

大多数成功者，都是能够把情绪控制得收放自如的人。这时，情绪已经不仅仅是一种感情的表达，更是一种重要的生存智慧。如果控制不住自己的情绪，随心所欲，就可能带来毁灭性的灾难。情绪控制得好，则可以帮你化险为夷。

现实生活中，许多人一旦侥幸得逞，就会变得盲目乐观，不顾及自己的真实处境，看不到自己面临的潜在的威胁，控制不住自己的情绪，任性妄为，结果往往引火烧身，给自己和朋友带来很多不必要的麻烦

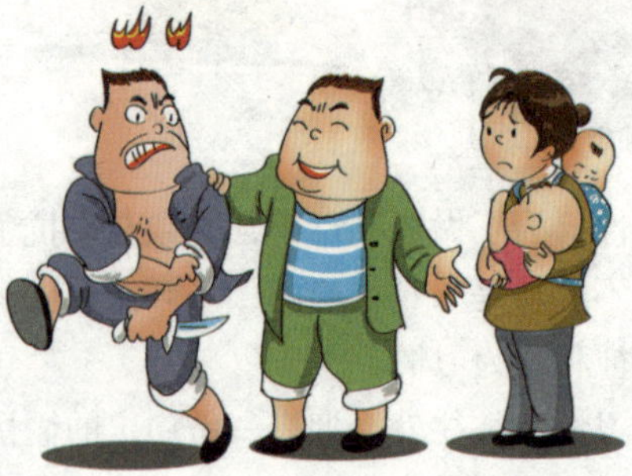

要学会控制自己的冲动。学会审时度势，千万不能放纵自己。每个人都有冲动的时候，尽管冲动是一种很难控制的情绪。但不管怎样，你一定要牢牢控制住它。否则一点儿细小的疏忽，可能贻害无穷

培根说："冲动，就像地雷，碰到任何东西都一同毁灭。"如果你不注意培养自己冷静理智、心平气和的性情，培养交往中必需的沉着，一旦碰到"导火线"就暴跳如雷，情绪失控，就会把你最好的人生全都炸掉，最后只会让自己陷入自戕的囹圄。

冷静安详修正果

许多人因缺少自我控制，不冷静沉着，情绪因为毫无节制而躁动不安，因不加控制而浮沉波动，因为焦虑和怀疑而饱受摧残。

只有冷静的人，才能够控制自己的情绪，才可以“终成正果”。

在生活中，人们总会遇到令人烦恼、愤恨甚至悲伤的事情。因此产生种种情绪，最终导致心身疾病的发生，此时你应该调节与控制自己的情绪，保持冷静安详的心境。下面几种方法你不妨试试：

1 意识调节。人的意识能够调节情绪的发生和强度，一般来说，思想修养水平较高的人，能更有效地调节自己的情绪，因为他们在遇到问题时，善于明理与宽容。理性的人善于自我调控控制情绪，从而达到松弛入静的效果，解除紧张和焦虑等不良情绪

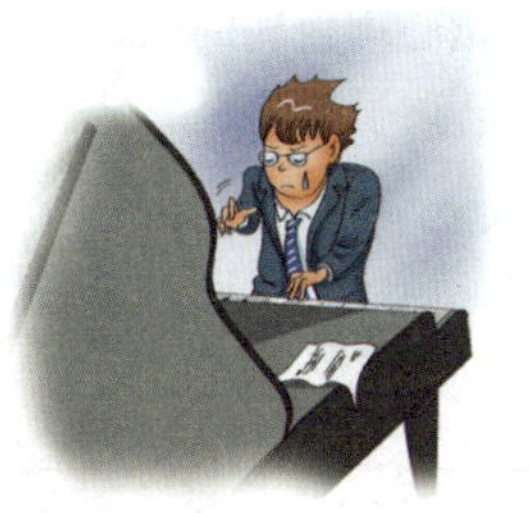

2 语言调节。语言是影响人的情绪体验与表现的强有力工具，通过语言可以引起或抑制情绪反应。林则徐在墙上挂有写着“制怒”二字的条幅，正是用语言来控制与调节情绪的例证

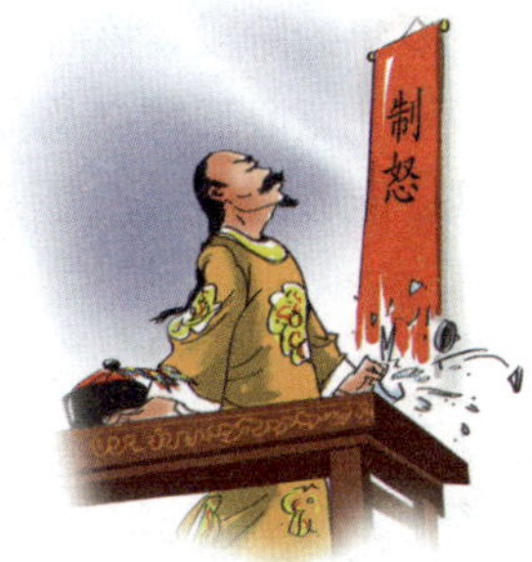

3 注意力转移。把注意力从自己的消极情绪上转移到其他方面上去。俄国文豪屠格涅夫劝告那些刚愎自用、喜欢争吵的人：在发言之前，应把舌头在嘴里转十个圈。这些劝导，对于缓和激情是非常有益的

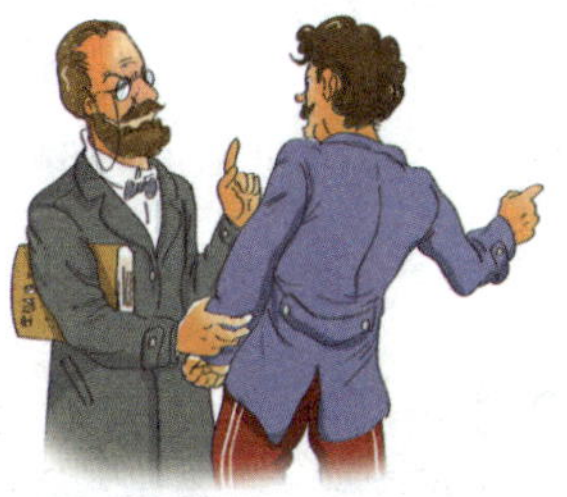

4 行动转移。此法是把情绪转化为行动的力量，即把怒气转变为从事科学、文化、学习、工作、艺术、体育的力量

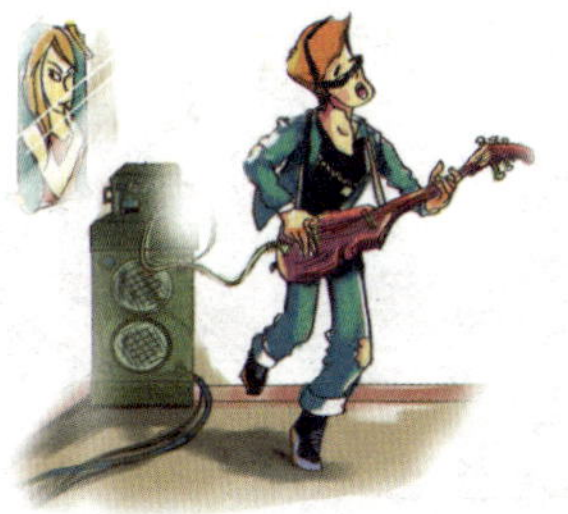

5 释放法。让愤怒者把有意见的、不公平的、义愤的事情坦率地说出来，以消怒气，或者面对着沙包、人头面像猛击几拳，可达到松弛神经功能的目的

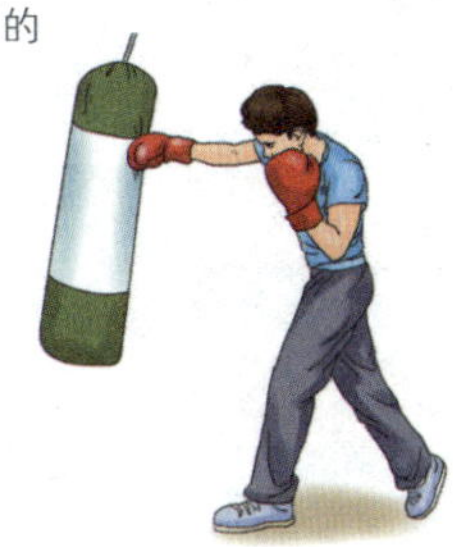

6 静观与内省。静观与内省是用反观自身的方式，发现自身存在的问题并消除不良情绪的一种自我调节方法

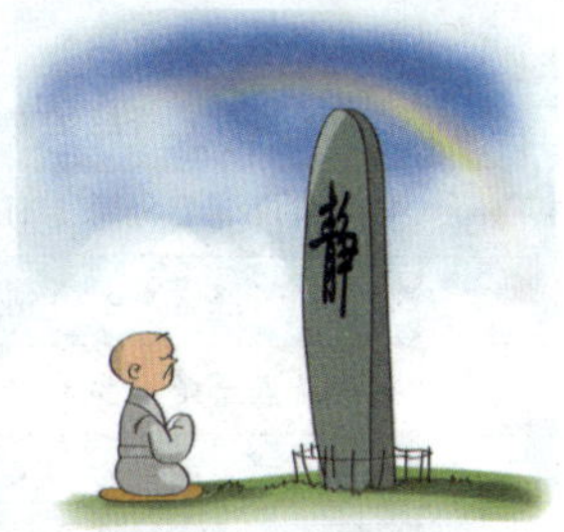

冷静安详是智慧美丽的珍宝，来自于长期耐心的自我控制；冷静是一种成熟的经历，来自于对事物规律不同寻常的了解。一个冷静的人不会在任何事情面前大惊小怪，而会在大风大浪中如岩石屹立于海岸一般，岿然不动。保持冷静，就会拥有处变不惊、泰然自若的人生。

第5章

不同人群的心理点金术

关注儿童的心理健康

儿童心理健康的测试

儿童时期是人生开始的一个重要年龄阶段，该时期的心理健康将在人生中有重要影响，所以，家长应尽可能地多了解儿童心理特点及有关儿童心理疾病的知识，以下就是一个关于儿童心理健康的测试，能够帮助家长更清楚自己孩子的健康情况。

测试：你的孩子心理是否健康

序号	问题	是	否
1	孩子能否轻易被逗笑		
2	孩子是否经常耍脾气		
3	孩子能否安静地躺下睡觉		
4	孩子是否总把家人激怒		
5	孩子是否挑食		
6	孩子的饭量是否稳定		
7	孩子吃饭时是否经常耍脾气		
8	孩子有没有要好的小朋友		
9	孩子是否经常失去自制力		
10	孩子是否总是需要看管		
11	孩子是否能做到夜间不尿床		
12	孩子是否有吸吮手指的习惯		
13	孩子是否经常抽噎、啜泣		
14	孩子能否安静地独自待一会儿		
15	孩子是否有恐惧心理		

评分分析：

以下选择加1分	
1	是
2	否
3	是
4	否
5	否
6	是
7	否
8	是
9	否
10	否
11	是
12	否
13	否
14	是
15	否

11～15分，心理状态较好

6～10分，心理状态正常

0～5分，心理状态较差

多动儿童的表现与调适

活泼好动是每个儿童的天性，但是日常生活中有些孩子不是简单的灵活好动，而是不分时间、不分地点地乱动乱跑，这些儿童就是患上了儿童多动症。多动症又叫注意缺陷障碍，是儿童常见的一种以注意力缺陷和活动过度为主要特征的一种综合征。其症状一般在学龄前出现。9 岁是儿童多动症的症状最突出的年龄。儿童多动症患病率为 3% ~ 5%，男孩儿多于女孩儿。

多动儿童主要表现

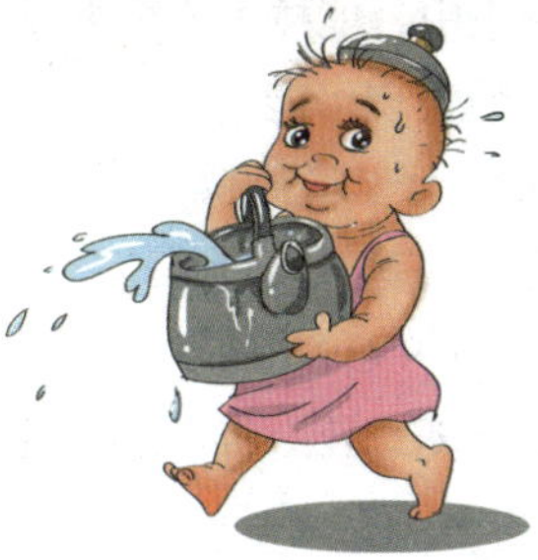

1 活动过度。这是多动症儿童的主要特征之一。这种现象在婴儿期就有所表现：好动、不安宁、爱哭、常兴奋尖叫、爱翻能看得见的东西

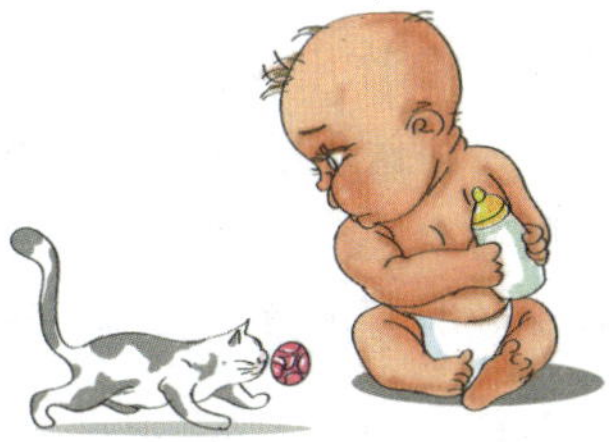

2 注意障碍。这是多动症儿童的另一个主要症状。与同龄儿童相比，患儿的注意力显得极不集中，极易受外界刺激的干扰而分散注意力

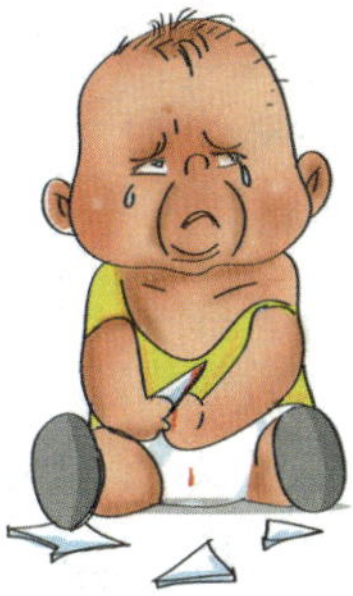

3 情绪不稳、冲动任性。患儿的自控力明显低于同龄儿童。行动不考虑后果，做事缺乏条理性，易激怒，爱发脾气，倔强，常为一些小事而哭喊吵闹，好冲动，不服约束，甚至突然做出一些伤害性的危险举动

4 学习困难。儿童多动症不等于儿童好动：多动症儿童的活动是杂乱的、无目的的，而好动的儿童其活动则是有目的的、有序的；多动症儿童是在各种活动中都会表现出多动、注意力不集中，而好动的儿童则只是在某一个活动场所或场合下有多动表现；多动症儿童的多动不分场合，一些举动难为人们所理解，而好动的儿童，即使特别淘气，其举动也不离奇，能为人们所理解；多动症儿童不能专注于某一项活动，没有什么活动内容能使他们静下来投入进去，而好动儿童对他们感兴趣的活动则能静下心来投入进去

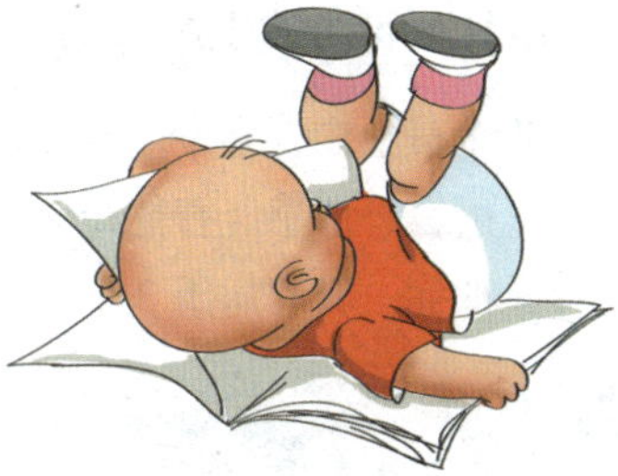

儿童多动的主要原因

生物化学因素：本病可能与中枢神经递质代谢缺陷有关：患儿尿 MHPGSO4 含量明显低于正常儿童；血小板单胺氧化酶（MAO）含量低。也因锌、锰缺乏，铅、镉过多所致

心理社会因素

遗传因素：多动症患儿的一级亲属中，在童年患有多动行为的较多见。母亲或双亲患多动症，其子女患同种病的危险性较高

神经心理学因素：本症可能是由于中枢神经系统成熟延迟，或是大脑皮质的觉醒不足而产生的

轻微脑损伤因素

以往人们认为，多动症是一种自限性疾病，即随年龄增长，症状会自然消失。但是专家们经过长期临床跟踪观察发现，仅有部分多动症患儿可以自愈，而多数患儿的症状可能会延续至成年。治与不治，早治与晚治，在疗效和愈后状况上有显著的差异。因此，目前医生一致的看法是：

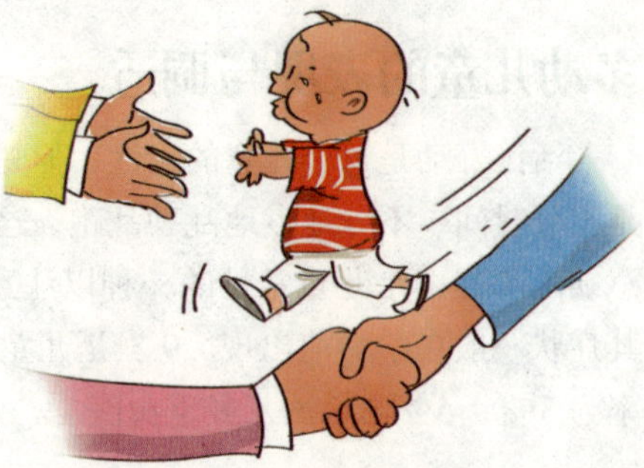
应该及早治疗多动症。要取得良好的疗效，家长、教师必须和医生互相配合

对多动症症状明显，严重影响到学习的患儿，应进行药物治疗。常用的药物有右苯丙胺、哌甲酯、米拉脱林等。患儿在用药1 ~ 2周后，一般会表现得安静，不再怎么好动，注意力较集中，能按大人的要求行动，易于管理。当然，有的儿童在用药后不久，多动和激动的表现可能会加重，但继续用药后症状即可改善。这些药的副作用有食欲不佳、体重减轻、睡眠障碍，因此，家长不可以自行滥用，而应该在专科医生的密切观察下进行。傍晚时尽量不给孩子吃药，以免孩子晚上不能入睡；同时要遵从医嘱，根据儿童行为的改善情况逐渐减量或停药。当使用中枢兴奋剂治疗无效时，可改用其他药物治疗，如三环类抗抑郁药或小剂量氟哌啶醇等治疗。

药物不能代替教育，只能为教育提供良好的条件。家长和教师不能歧视多动症患儿，更不能损伤其自尊心。对患儿良好的行为应给予及时的表扬和鼓励。同样，对患儿的打架伤人等攻击性行为、破坏公物等破坏性行为以及说谎逃学等不端行为，不可以患病为理由进行袒护，而应像对待正常儿童一样坚决制止。

孤独儿童的表现与调适

儿童孤独症，多发生在婴幼儿期，是一种比较严重的儿童精神障碍。这种病涉及感知、语言、情感、智能等多种功能的损害。

孤独症一般起病于3岁以内，男孩儿多于女孩儿。主要表现有：

1. 孤独离群。患儿没有与人交往、交流的倾向和要求，对集体生活环境不适应。症状较轻者，看别的儿童玩而自己不参与；对周围发生的事情不闻不问，漠不关心，甚至当别人喊他时，也不理不睬

2. 情感冷淡。患儿对人缺乏相应的情感体验，常常是毫无面部表情

3. 缺乏社会交往的技巧，整日不言不语，只顾自己玩

4. 言语障碍。大多数患儿言语发育迟缓，平常话很少，显得很安静。有的即使会说，也不愿说，常常是用手势来表达自己的愿望和要求，以致让人误以为是聋哑儿，严重的几乎终生不语

5. 脑部智力大多低于正常人，只有20%的患儿智商高于正常人或与正常人相当

6. 对某些物件，如一只杯子、一块砖，表示出特殊兴趣，甚至产生依恋，而对亲人却不产生依恋

此外，有的患儿还可能有感知障碍，对视、听、触等多种感觉迟钝或过敏。有的

存在认知障碍，智力低下，抽象思维能力很差，少数患儿可能伴有癫痫发作。孤独症患儿对疼痛、冷热也不太敏感，不爱交朋友，宁肯独自一人，很少有笑容。

儿童孤独症目前尚无十分系统的治疗方法，但可以从以下几个方面入手防治：

1 别把孩子过分封闭于一味学习的小圈内。城市居住的现代化使许多人搬进了高楼，而一户一门的高楼容易给孩子造成封闭的环境。因此，应允许或鼓励孩子从高楼走下来到庭院中，与邻居或附近小朋友玩耍、交往，建立友谊

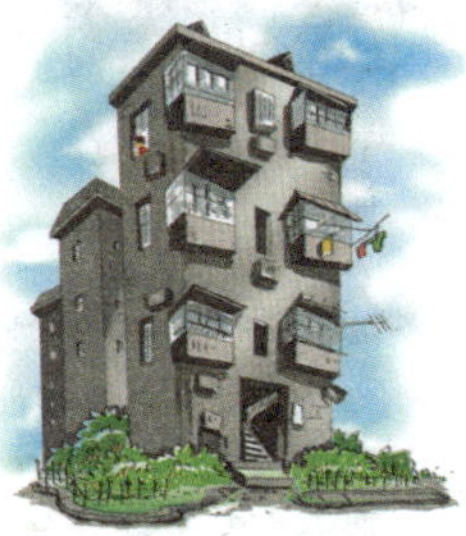

2 注重情商培育。情商即社会适应的综合能力。孩子仅仅学习成绩优良是不够的，还须懂得接受别人，并让人接受自己。这也是爱的基本含义。在培育孩子良好品德的同时，要教导孩子形成好的性情和情感

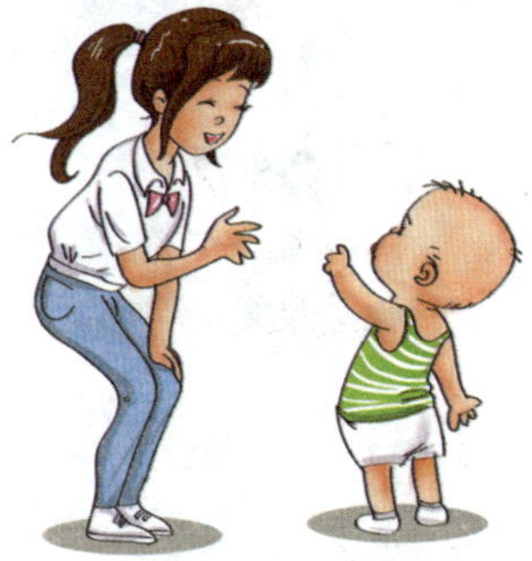

3 尽量让孩子参加集体活动。集体活动包括邻居小朋友相邀的游戏、做作业，包括学校、班级统一组织的文体活动，包括祝贺同学生日、欢送老师等。从集体活动中培育孩子的性格，从集体活动中体验友谊、智慧和温暖

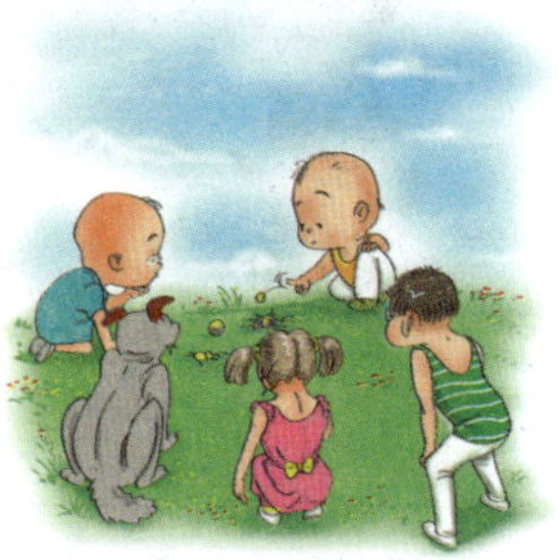

4 为孩子的交友创造条件。不仅要允许孩子走下高楼、走出家门，也应允许把小朋友请进家门。为孩子提供交朋友的机会，教给他们交朋友的艺术、方法和技巧

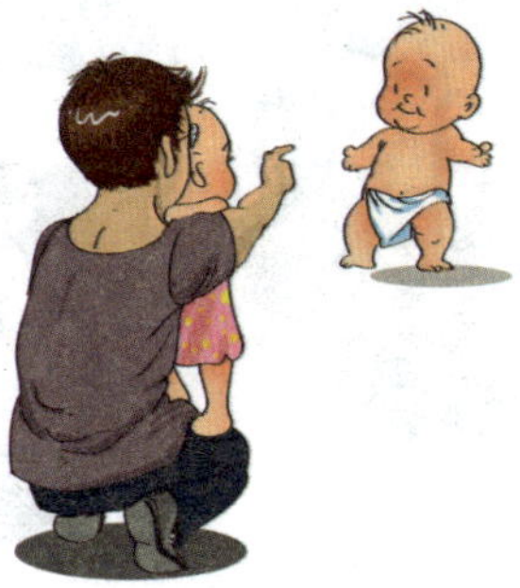

5 培育孩子的自立能力，切忌父母事事包办。让孩子学会自己的事情自己做，可以有意让孩子碰碰钉子，尝尝苦头，以磨炼孩子的意志力

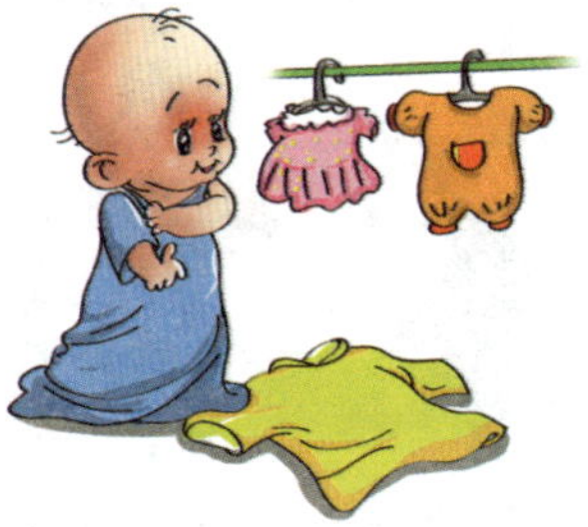

健康心理迎接青春期的朝阳

青少年心理健康有标准

青少年期是人生的黄金阶段，是个体从儿童、青少年期，过渡到成年，逐步走向成熟的中间阶段。从年龄上看，一般指 18 ~ 35 岁，甚至到 40 岁的时期。青少年期是个体发育、发展的最宝贵、最富特色的时期，然而这个时期却同时又是人生的“暴风雨时期”“危险期”。在这时期，生理上要经历一个逐渐发育成熟、稳定的过程，而生理变化则是心理变化的物质基础。随着生理的变化及社会环境的影响、教育的作用，在心理发展上就产生了许多不同的特点。青少年期是个体从心理尚未完全成熟而逐渐走向成熟的时期，在心理发展方面是错综复杂的。

人的健康心理活动是十分复杂的，是气质、情感、思想、性格、能力的综合体现。各国各学派有不同的青少年心理健康标准，我国通行的青少年心理健康标准如下：

1 情绪稳定，能承受一定压力，能不断调节自我心理平衡。健康人有丰富的思想感情，在强大的刺激面前，能镇静从容，不会因为过度兴奋而忘乎所以，也不会因突然的悲伤事件而一蹶不振

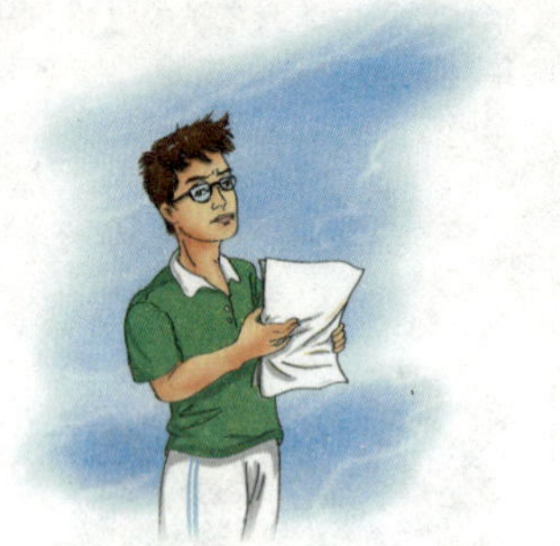

2 能正确认识自己的人总以为自己是了解自己的。其实真正客观地认识自己，包括自己的长处和弱点，并不容易。心理健康者不目空一切，也不自卑、自苦、自惑，更不会自毁

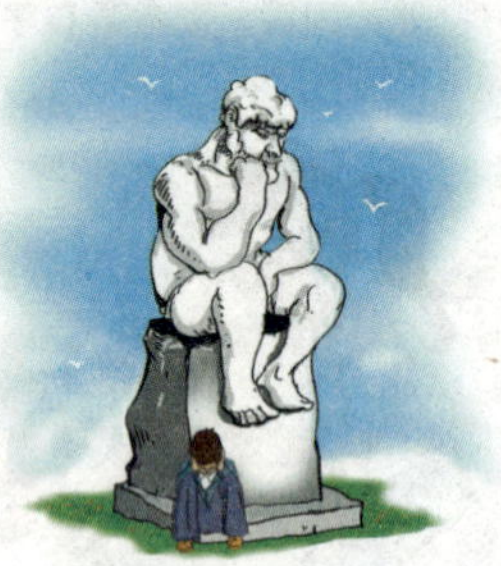

3 能面对现实。不管现实对自己是否有利，都勇敢面对，不逃避，不超越

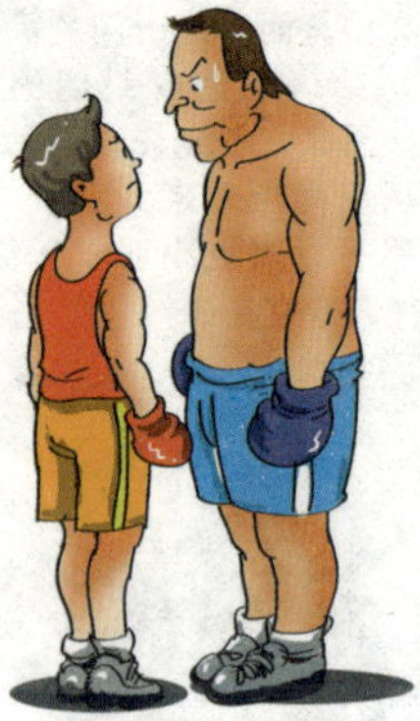

4 具有爱和被爱的能力。有感情，爱祖国，爱他人，爱事业，也爱家庭，爱父母，爱配偶，爱子女及朋友，并接受他们的爱

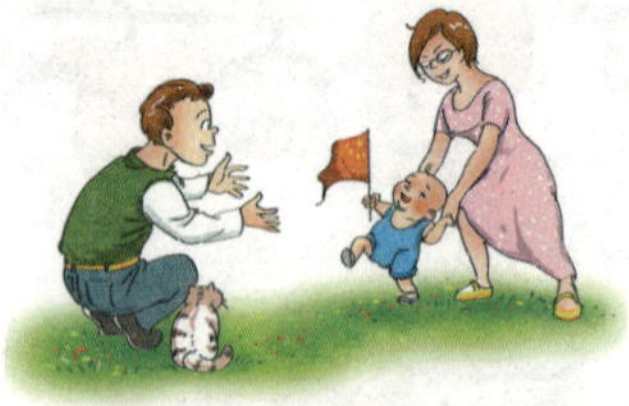

5 具有一定的组织能力。能在复杂的人际关系中，从容自若，应付自如，不亢不卑

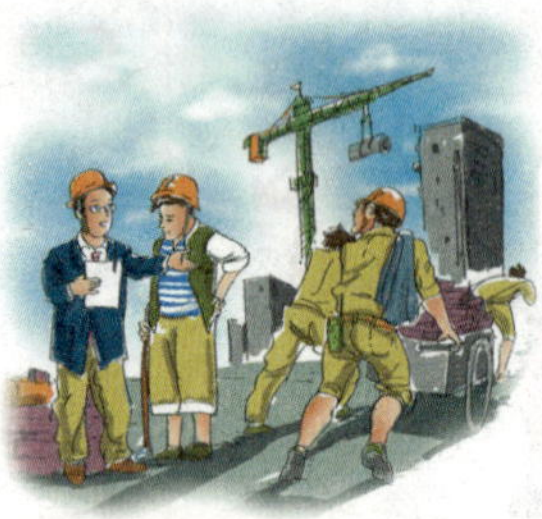

6 有独立性。不依赖于他人，办事凭理智，有独立见解，并能听取合理建议。在必要时，能做出重大决策，而且乐于承担责任

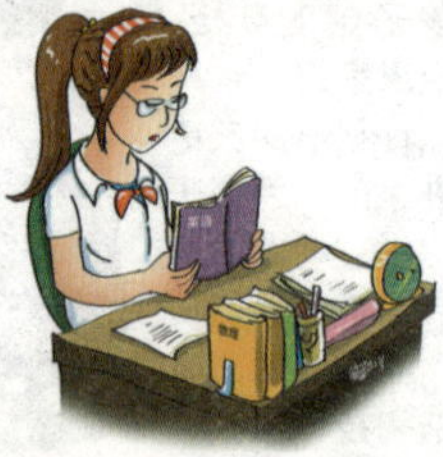

7 有计划性。做事有计划性，有长远打算。青年学生拟定学习计划、制定奋斗目标、树立远大理想就是良好心理素质的体现

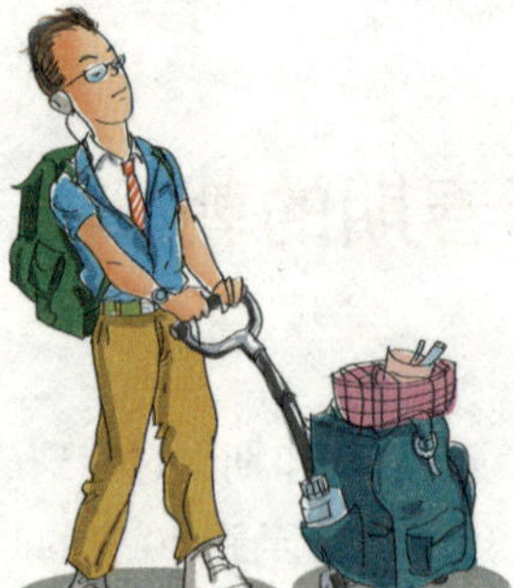

8 有自我控制能力。用自己的意志努力服从理智，自觉支配自己去实现预期目标，这是心理成熟的最高标志

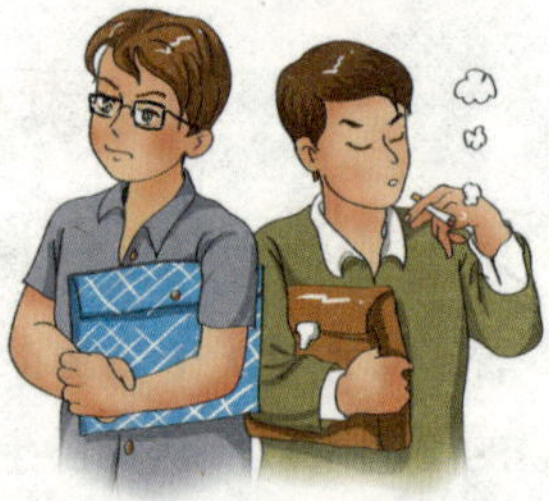

青少年心理健康的误区

青少年正处于确定人生观的时期，然而也处于心理误区容易产生的危险时期。为了使青少年更健康地成长，我们一起识别一下以下几个青少年容易陷入的心理误区。

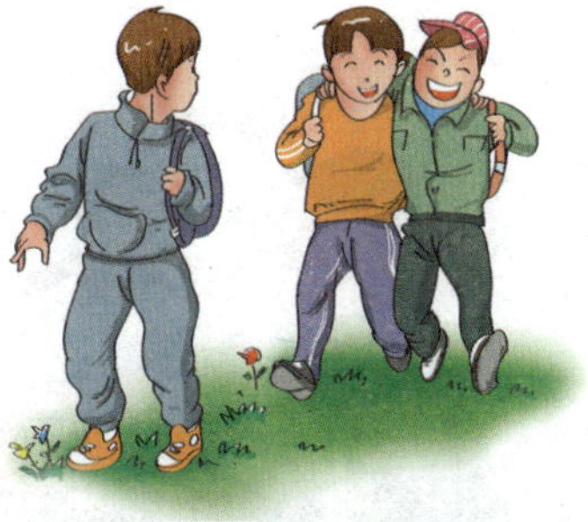

1 惧怕交往。有些青少年每天独来独往，不敢与同学交往，不敢住集体宿舍，即使在自己家里也敢偷偷照镜子，心中十分痛苦

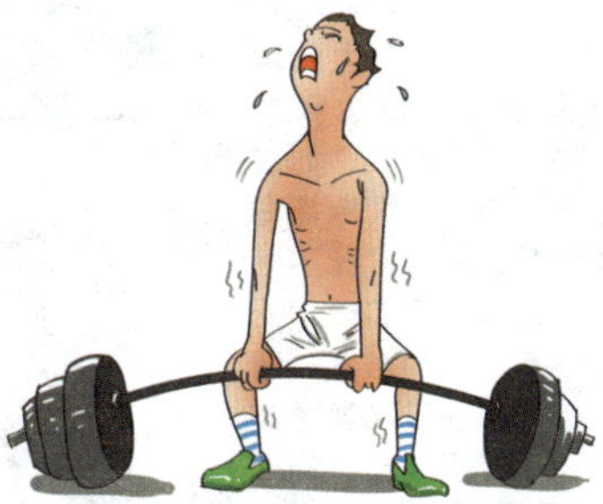

2 自我要求过高。有些青少年总是故意给自己制定一个较高的目标，以为只有这样才能更好地激发出自身的潜能，激发出更大的干劲儿。他们明知目标不能实现，但仍然坚持那个目标，以为只有这样才能有突出的表现

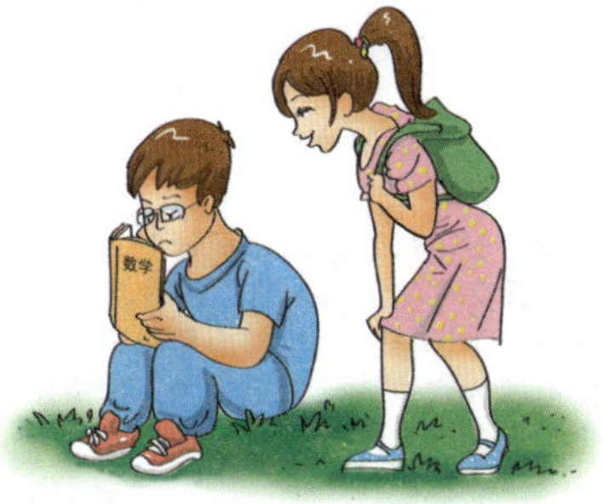

3 排斥异性。有些青少年学习非常认真，为了不让自己的学习受到干扰，坚决不交异性朋友，以为如果结交异性朋友会产生严重的负面影响，使自己的学习变得一塌糊涂

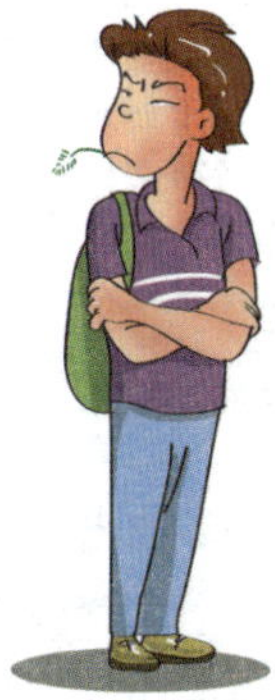

4 狭隘。有些青少年总觉得别人在和自己作对。对一个问题的看法，自己提出了意见，而别人提出不同的看法，虽然心里认为他说的也有道理，但却还是觉得那是在故意挑你的毛病

积极培养自己的进取心，也能有助于走出这种心理误区。一个不断进取、奋发拼搏的人是不会害怕别人的负面评价的。同时，积极的进取还能帮你学习更多的知识，让你更有自信，更能够容纳。即使是面对最尖锐的批评，也能坦然接受。

青少年大多涉世不深，阅历较浅，如果缺乏正确的疏导，则容易产生是非观念上的模糊心理。加之有的家长或教师采的教育方式不当，致使青少年产生种种逆反心理，他们往往是非不分，与正确的教育指导思想背道而驰，甚至误入歧途。

对青少年不良心理的研究及对其的防治的实施应得到社会的重视，亟待加强。青少年本身亦应加强自身政治素质、心理素质的培养，拿出勇气和毅力来克服和摆脱上述不良心理，力求使自己成为国家和人民有用之才。

青春期的心理综合调适

青少年是世界的未来，是人类的希望。但青少年正处于个体发育的特殊阶段，处于一个充满着错综复杂的心理矛盾的阶段，如果这些矛盾处理不当，往往会导致后果严重的心理问题，威胁其身心健康。

首先，青少年必须时时注意心理保健，让身心健康发展。

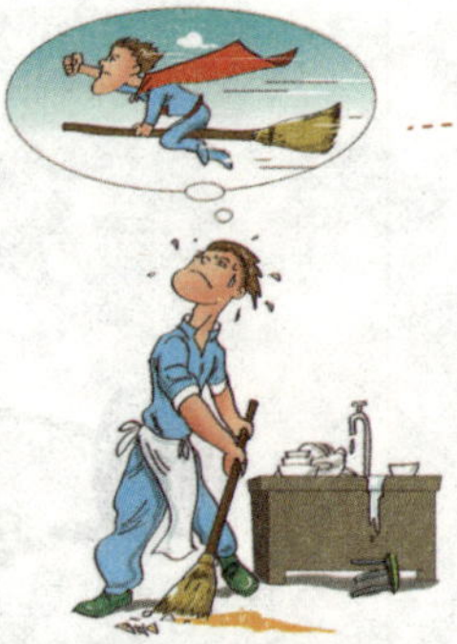

1 正视理想和现实的矛盾。青少年大多有远大的理想，对未来充满幻想和希望，对一些具体事情，如求学、谋职、恋爱、婚姻等方面，常会对自己“设计”一番，然而最终能否实现却受到诸多现实条件的限制。因此，青少年必须正视理想与现实的矛盾，提高自己的心理素质和社会适应能力

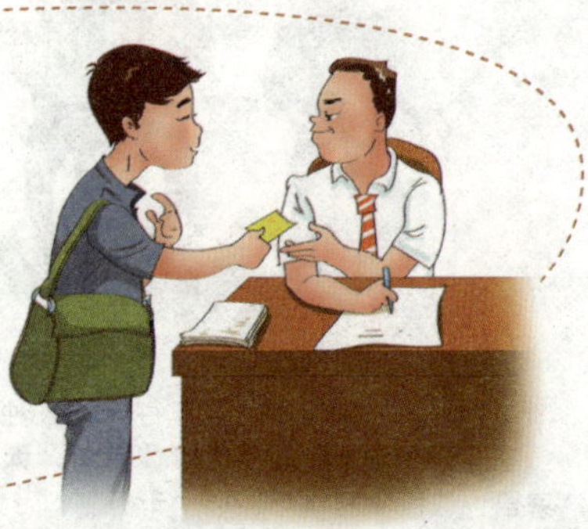

2 学习人际交往。人际交往是人与人之间传递信息、沟通思想和交流情感等的联系过程。法国作家罗曼·罗兰说过：“有了朋友，生命才会显示出它全部的价值。智慧、友爱，是照亮我们黑夜的唯一光亮。”可见，友谊在人生中的分量不轻。确实如此，良好的人际关系和正常的人际交往能消除人的孤独感，缓解心理压力，振奋精神，培养其自尊心和自信心，提高社会价值感，增进社会适应能力，形成乐观豁达的人生观念，实现个性的全面健康发展

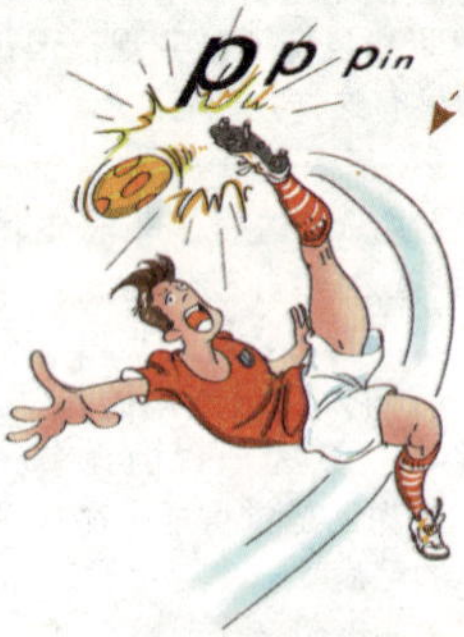

3 丰富业余生活。青少年平日里学习、工作紧张，其间难免要遇上不顺心、不如意的事情。排解这些心理压力的一个重要法宝，就是过好业余生活，让生活变得充实而有意义

要抽出足够的时间来进行体育锻炼，最好能根据自己的身体状况和客观条件制订出一个体育锻炼的计划，务必拥有一个健康强壮的身体。要知道，身体是从事一切活动的本钱，也是心理健康的一个物质基础。

其实，要解决青少年性心理发展过程中的困扰及问题，就要使青少年掌握性知识，端正性态度，加强性道德培养。而要实现这三个目标，必须从家庭、社会、学校及青少年自身的性教育着手。

困扰问题

1 从家庭角度来讲，父母是青少年性教育的启蒙者。父母应该用科学的态度回答子女提出的性困惑，正确处理性游戏，忌用无耻下流的字眼。和谐良好的家庭环境，能增强青少年的自制力和责任感，并减少外出寻求刺激，防止性犯罪

2 就社会而言，一要加强法制，净化大众传媒；二要宣传普及科学的性知识，提倡正确的性观念

3 学校途径，包括开展性教育课程、作性健康教育报告、设立专门的咨询室解答青少年性心理发展时期的困惑

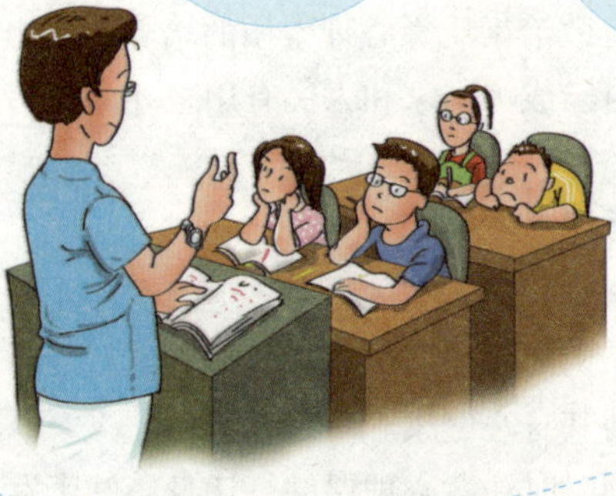

4 青少年自身应增强自我的约束能力，不要刻意地压抑，也不要单纯地仿效，学会注意力的转移和升华

积极心理面对中年的蓝天

中年人心理发展的特征

中年人尝遍人间的喜怒哀乐，生活态度比较稳定，但随之而来的倾向是封闭自己，局限于小家庭的束缚和自以为是的孤独。中年人形成人生差异的最明显的年龄段，举目四望，到处是出国的、发财的、升官的，相比之下，那些生活平平的中年人顿生自惭形秽，最易产生内疚和自卑感，使交际范围变窄，人生必然走向灰暗。所以，中年人一定要提高自我保健意识，防患于未然。这就需要了解中年人的心理发展历程。中年人的心理发展一般经历以下过程。

1 心理发展日趋成熟。一般说来，人到30岁已成家生儿育女，生活方式初步定型，思想也安定下来，故称而立之年。人到40岁，知识增多，见识日广，遇事冷静而理性，故称不惑之年。至50岁，经验更丰富，学识愈深广，处事更加稳重妥善，故称知天命之年

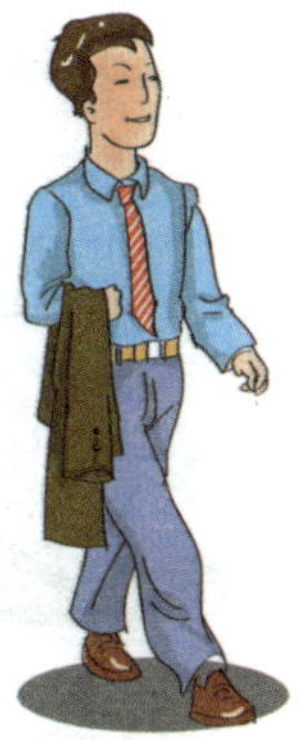

2 智力的持续增长和体力的逐渐衰减。随着心理上的机能随年龄的增加而上进，中年人智力发展到最佳状态，能进行逻辑思维和做出理智的判断，具有独立解决问题的能力。中年人在心理能力的继续发展和成熟过程中，常会有生理功能的逐步渐减。智力的继续增长和体力的逐渐衰减会给中年人带来一系列矛盾，使其产生心有余而力不足的感觉

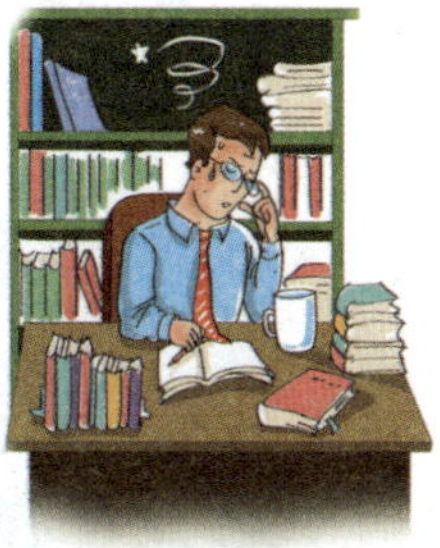

3 中年期是创业的黄金时期，也是身心负担最沉重的时期。人到中年，诸事劳形，万事累心，身心负担极重，让中年人不胜压力。人到中年，常有家庭不幸、人事纷争，如家庭中的生老病死、婚嫁丧娶令人忧恐苦怒，人际间结怨之积虑郁怒等，往往都会引起中年人的心理波澜，有害健康

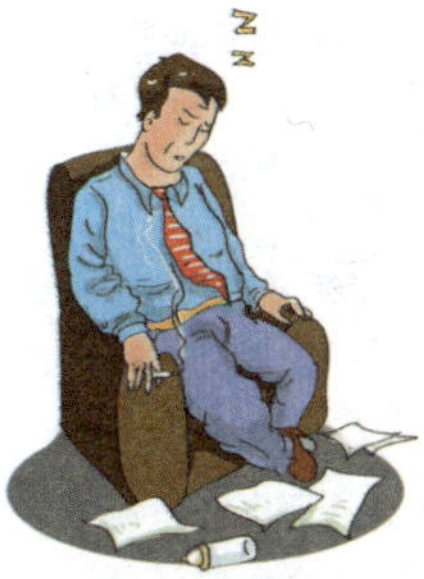

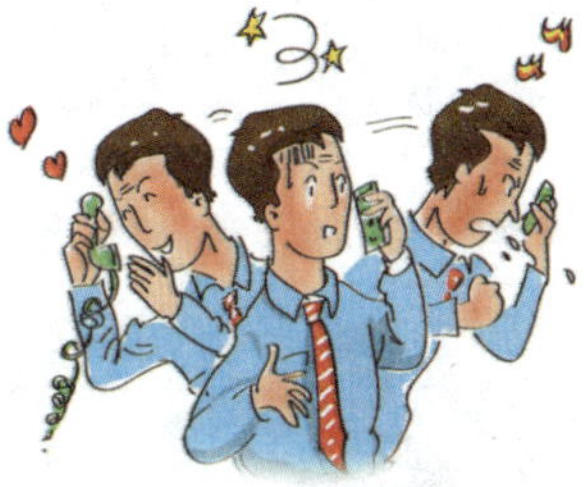

4 面临着社会义务与角色的转换。人到中年，社会地位的演变、角色的转换要求做出的适应与调整似乎，要比因年龄增长、躯体变化而要求的更困难。若处理不当，难免引起冲突和危机

走出中年灰色的天空

进入中年期的男性容易产生一种与更年期病症不完全相同的综合征。其特征是性格和心理发生突变，感到焦躁不安、郁郁寡欢，缺乏决断，而自己却否认有任何毛病。这就是“灰色”心理病。

要摆脱“灰色”心理，走出灰色的天空，以下的几条可供参考：

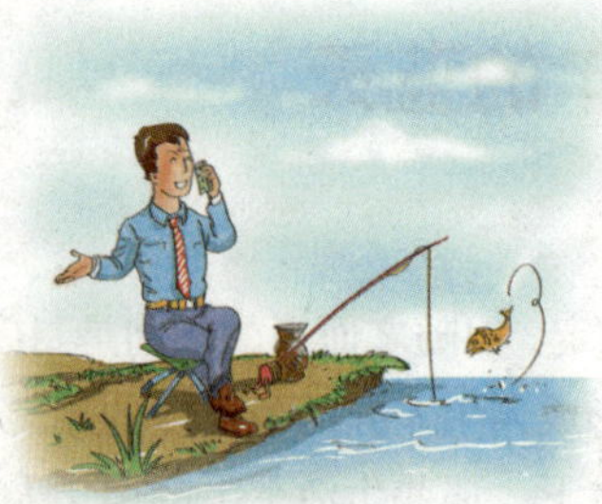

1 中年时期是人生的黄金时代，工作积累了丰富的经验，知识面也得到了拓展，是实现理想抱负的好时期，然而自身条件的成熟，不能忽视客观条件的影响。面对现实，通过努力能实现的事情，绝不气馁，没有条件的要等待时机，这样遇到挫折也就能保持平衡的心态

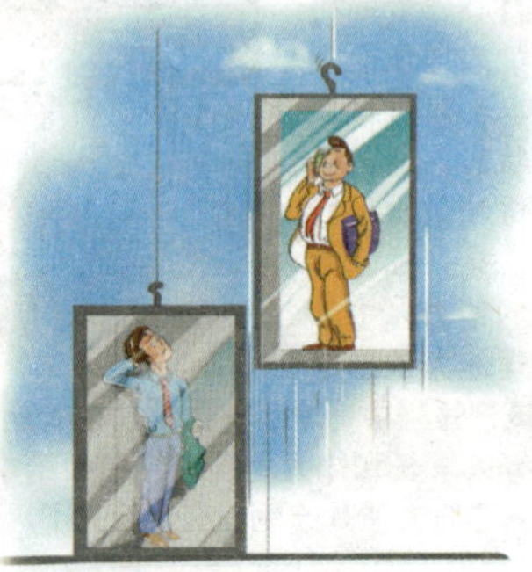

2 中年时期是同龄人社会地位升迁、经济收入悬殊较大的时期。面对同龄人成为上司或时代骄子，应以豁达的心态面对；正确认识到别人的长处及机遇，避免产生嫉妒和自卑。无须让叹天忧己的情绪困扰自己

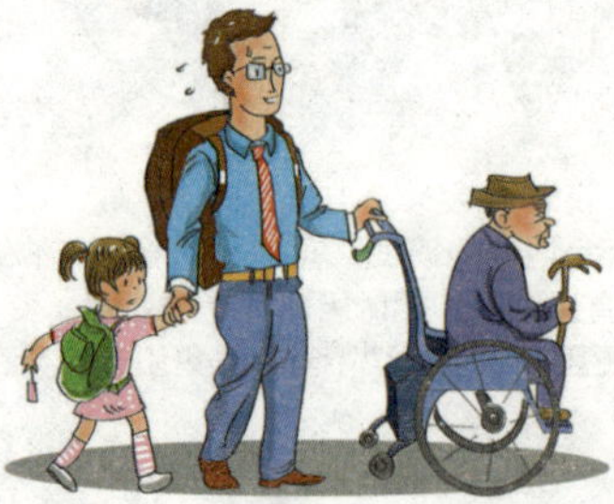

3 在家庭里中年人处于老年人和孩子之间，存在年龄和时代造成的心理差，需要多交流、多了解、相互信任、相互尊重、缩短心理差距，以拥有融洽的家庭气氛

4 中年人在单位是顶梁柱，工作丝毫不能松懈；回到家中既要照顾年老体弱的父母，又不能放松对孩子的教育引导；还有日复一日的繁杂家务。应统筹安排，劳逸结合，不要忽视娱乐活动。娱乐既是一种积极的休息方式，而且能消除疲劳，维持良好的心境

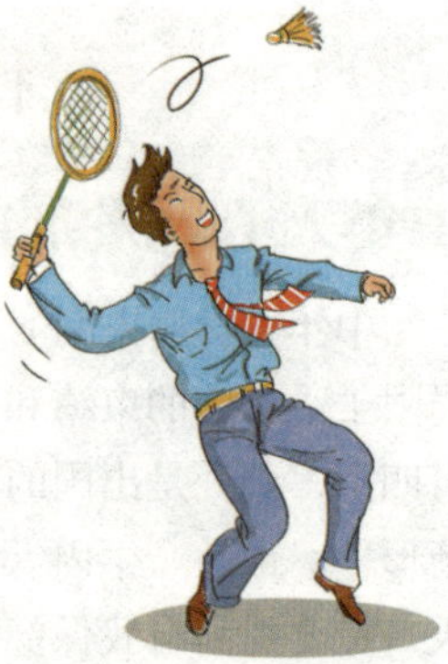

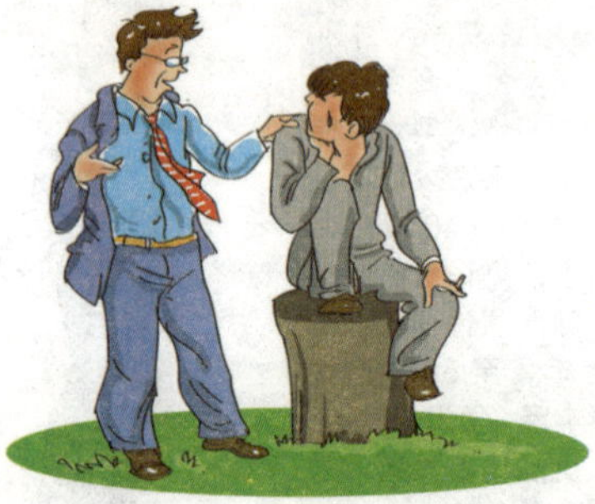

5 在中年人身上的致病因素中，社会因素对心理的刺激居于重要地位。因此，中年人在复杂的工作与生活环境中，应培养开阔的胸怀，养成不计较小事，即使对重大事件也能保持克制力的良好心理。平时，遇到不顺心的事情，即使是重大的人生挫折，也应学会尽快从不良情绪中解脱出来，保持一种稳定而乐观的情绪

6 健全的心理适应能力是建立在良好的人际关系基础上的。要学会与人相处，客观看待自己的优缺点，要注意不断增进对周围人的了解。记住，只有多交流、多了解、多信任、多尊重，才能缩短彼此间的心灵距离，才能减少和避免各种不愉快事情的发生

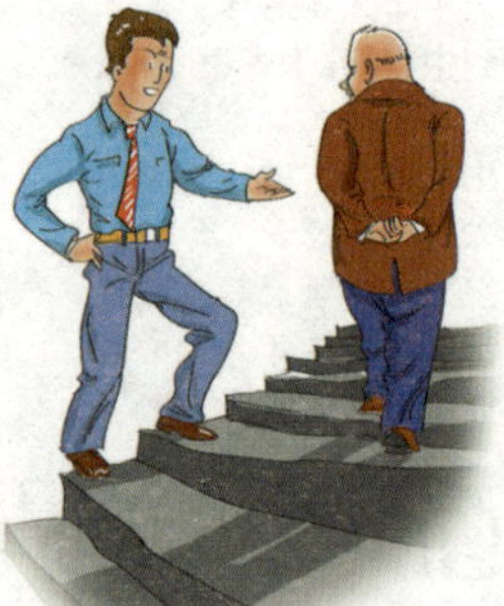

通过注意以上 6 条，中年人一定能够走出灰暗的天空，拥抱明媚心情。

乐观心理面对老年的无奈

老年心理健康的准则

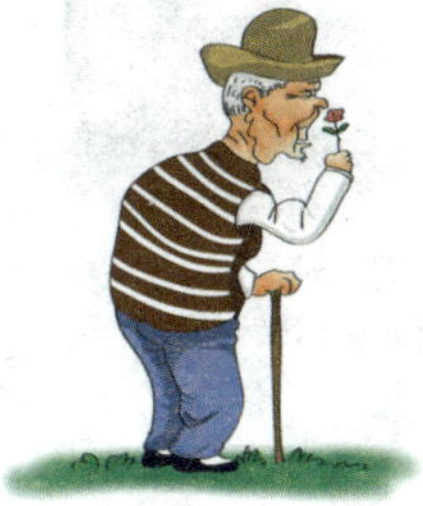

1 有正常的感觉和知觉，有正常的思维，有良好的记忆。分析问题时条理清楚，回答问题时对答自如，有比较丰富的想象力，并善于用想象力为自己设计一个愉快的奋斗目标

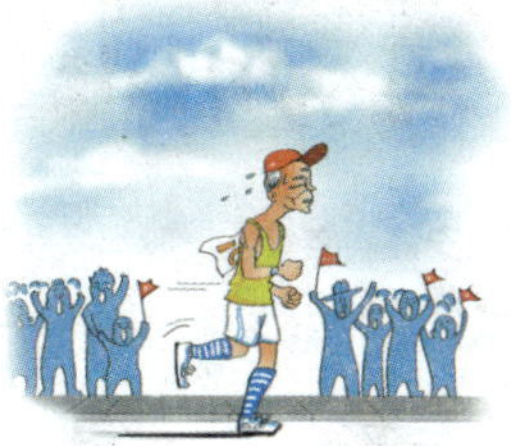

2 有健全的人格。情绪稳定，意志坚强。积极的情绪多于消极的情绪，能够正确评价自己和外界的事物，能够控制自己的行为，办事较少盲目性和冲动性。意志力坚强

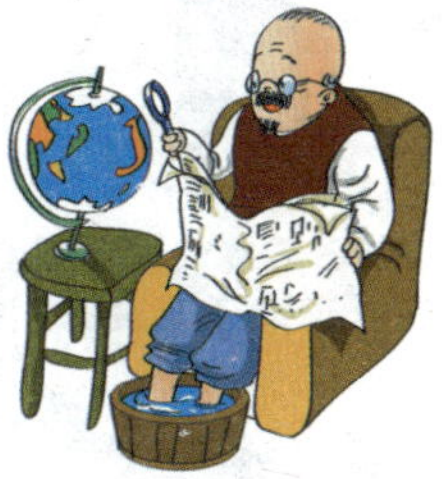

3 与外界环境保持接触。老年人退休在家空闲无事常常产生抑郁或焦虑情绪。如今的老年活动中心、老年文化活动站以及老年大学为老年人与外界环境接触提供了条件

4 具有一定的学习能力。在现代社会中，要适应新的生活方式，就必须不断学习。学习可以锻炼老年人的记忆和思维能力，对于预防脑功能减退和老年痴呆有益

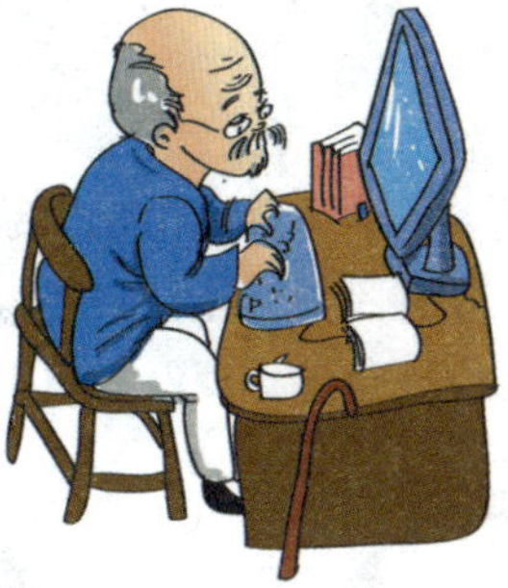

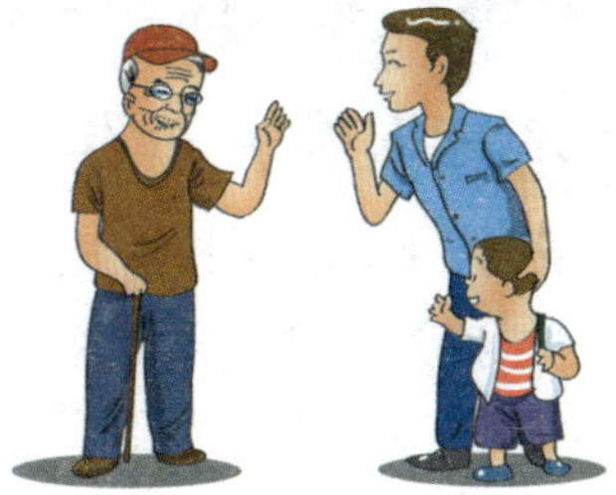

5 有良好的人际关系。乐于帮助他人，也乐于接受他人的帮助。家庭和睦，能得到家人发自内心的理解和尊重

老年人心理健康的九种需求

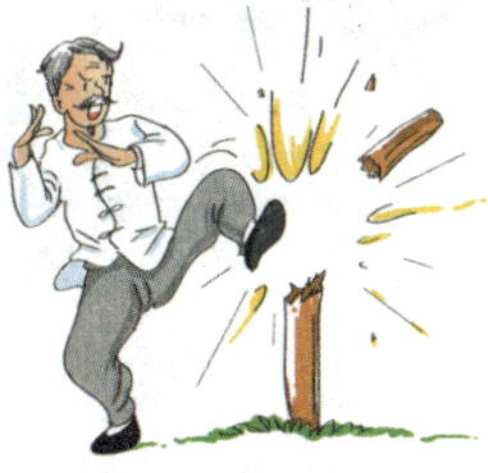

1 健康。恐惧是老年人普遍存在的一种心理状态。人到老年，常有恐老、怕病、惧死的心理，老年人应注意调整好心理状态，保持健康乐观的心境

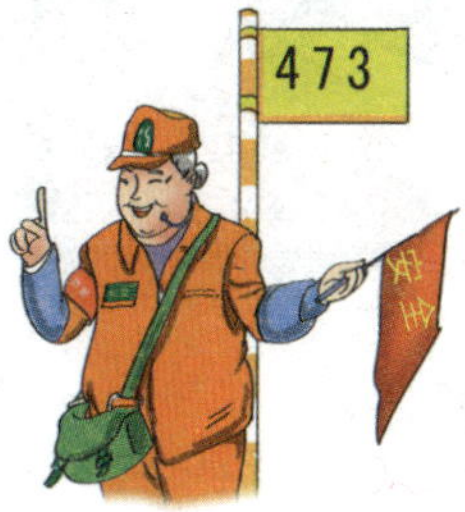

2 工作。离退休、病休的老年人多数尚有工作能力和学习要求，骤然间离开工作岗位肯定会产生许多想法，要给他们工作和学习的机会

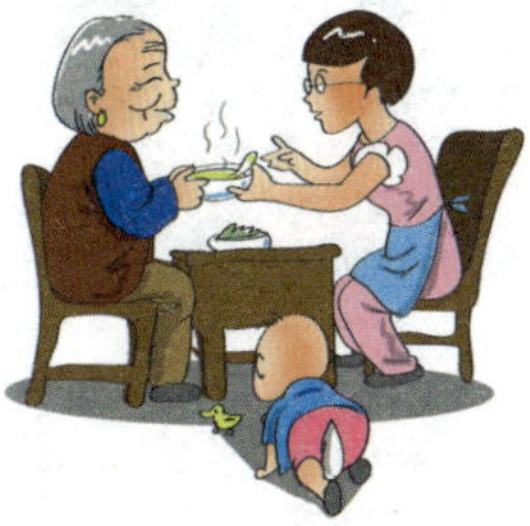

3 关爱。人到老年，会感到孤独，希望得到社会的关心、单位的照顾、子女的孝顺、朋友的往来、老伴的体贴，使他们感到老有所依、老有所靠

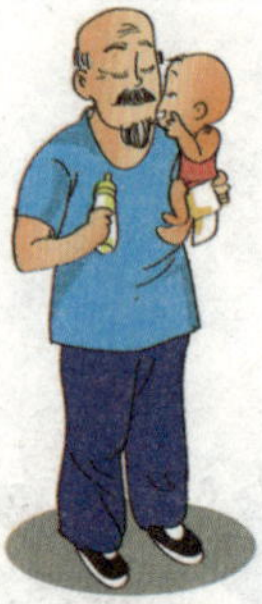

4 和睦。和睦的家庭环境会让老年人感到温暖和幸福

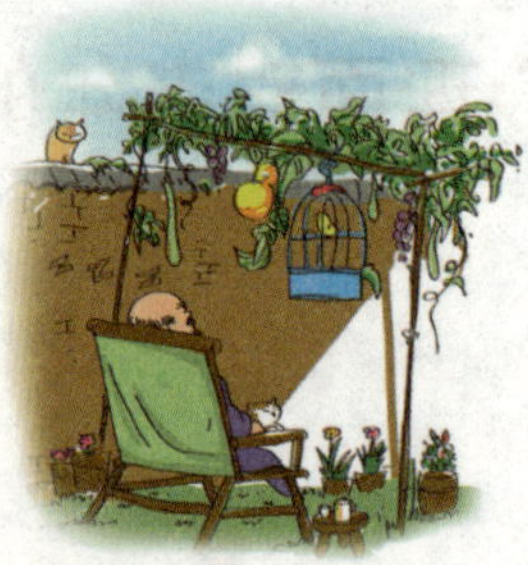

5 安静。老年人一般都喜欢安静，怕吵怕乱。

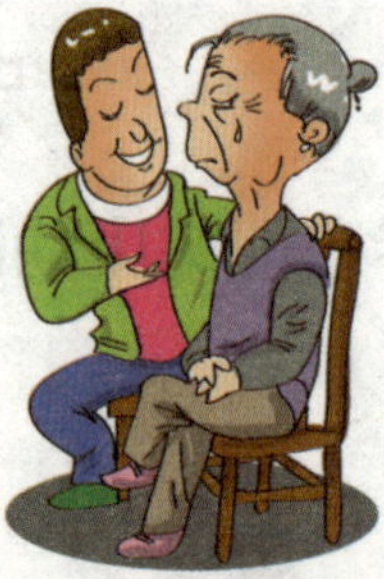

6 坦诚。对老年人要以诚相待，说话切忌转弯抹角

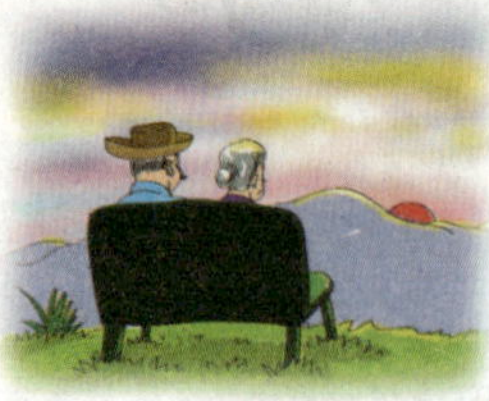

7 求偶。子女应该支持丧偶老年人的求偶需求

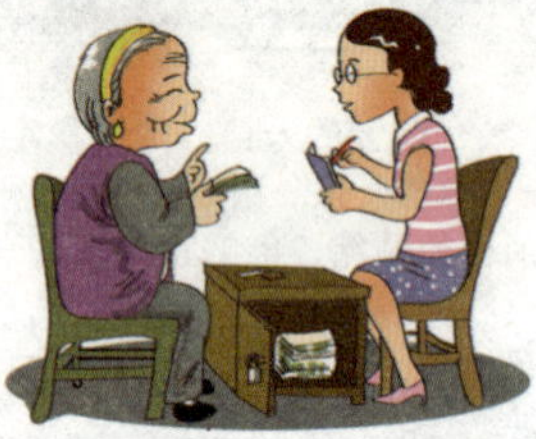

8 支配。老年人需要有家庭地位和一定支配权

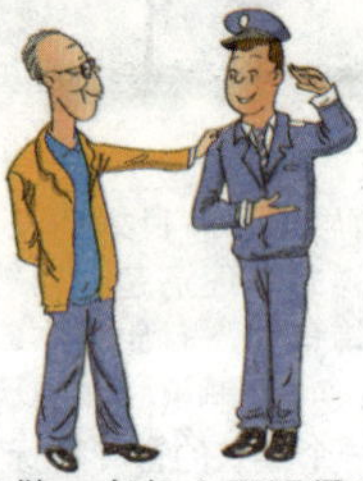

9 尊敬。老年人需要得到尊重，否则会引起抑郁和消沉

老年人心理保健五要点

人到老年生理功能开始衰退，会出现视力、听力下降，记忆力减退，行动迟缓等变化。这些生理变化往往导致老人焦虑不安，精神不振，生活兴趣低下，使老年生活质量大大下降。要克服这些心理障碍，老年人应该掌握心理保健的 5 个要点：

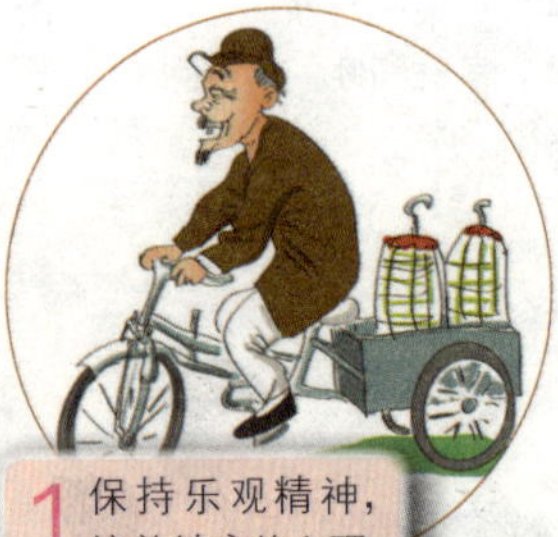

1 保持乐观精神，培养健康的心理

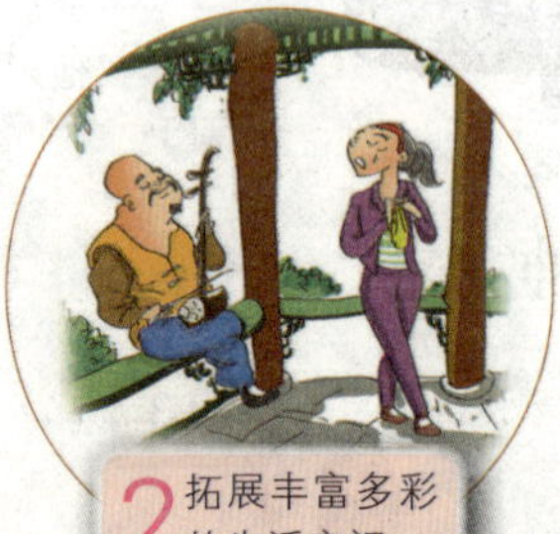

2 拓展丰富多彩的生活空间

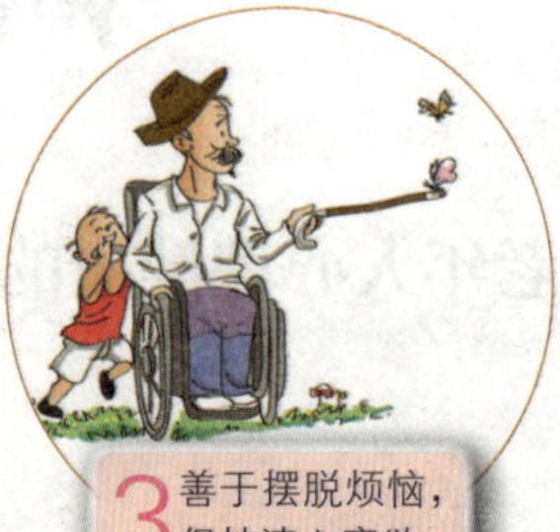

3 善于摆脱烦恼，保持清心寡欲

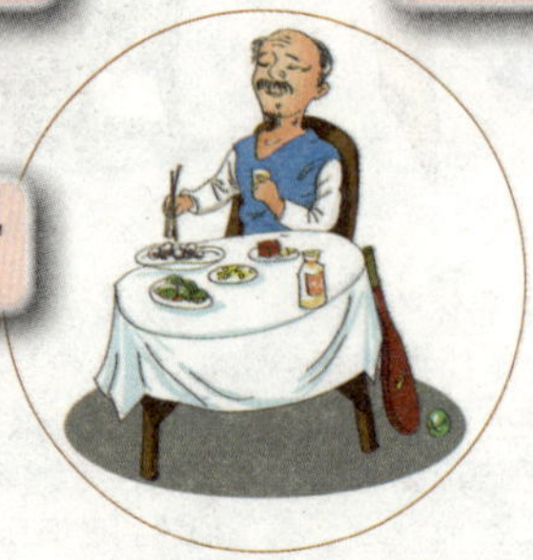

4 注意饮食营养，加强体育锻炼

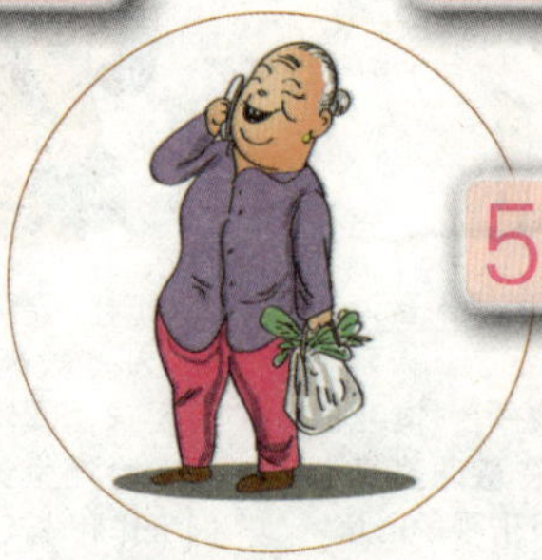

5 重视人际关系和心理交流

自己是最好的家庭医生

下篇

第1章

心脏和循环系统

心血管系统

心脏和循环系统也就是心血管系统，协助供给人体氧气以及其他溶解在血液中的养分。系统中最关键的驱动器官便是心脏。它虽然构造简单，但却非常重要。每一次心脏的搏动都会运载充分的氧气和养分，通过繁杂的输送管(血管)将养分输送到身体各个器官。血液在血管中流动，构成身体的循环系统。

促进血液循环

为了使血液流向正确的方向，心脏中的瓣膜促使血液只能朝一个方向流动。心脏僧帽瓣位于左心房和左心室之间，三尖瓣位于右心房和右心室之间。这些瓣膜的存在能防止血液在受到心室挤压时回流至心房。另外一对瓣膜分隔心室与动脉，防止心室暂停挤压血液时，血液从动脉倒流回心室。主动脉瓣膜位于左心室和体动脉(人体最大的动脉)之间，肺瓣膜位于右心室和肺动脉之间。

医生检查我们的心脏时，会听到熟悉的“咚——嗒”声，这个声音就是两对瓣膜开合时发出的声音。如果瓣膜开合紊乱，那么血液会汹涌地流动(就像水往下流的情况一样)此时会产生多余的声音，人们通常称之为心脏杂音。

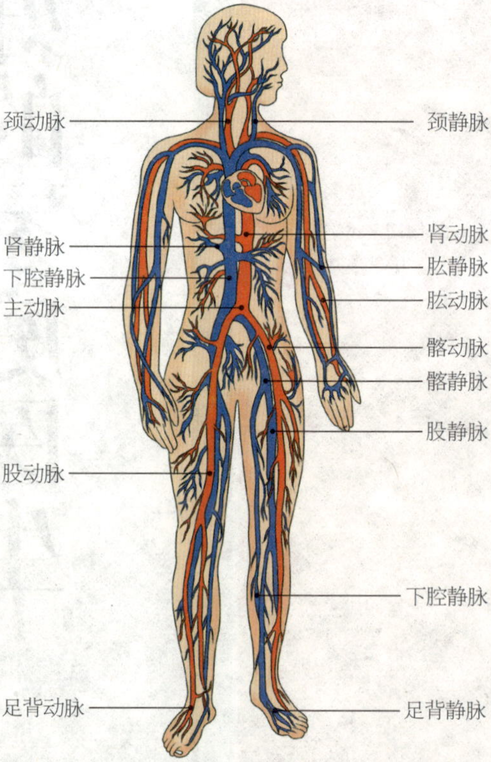

对比心脏两边的结构，循环系统由独立的两个系统组成——一是为全身系统提供血液的体循环系统，二是为肺部提供血液的肺循环系统。系统循环从心脏的左部开始，运载着血液流向身体各部位，最终回到心脏的左部，等待心室运动，挤压血液流向身体其他部位

血管系统

血管分为5种——大动脉、微动脉、毛细血管、小静脉和静脉。大动脉和微动脉运送血液至毛细血管，为全身组织提供营养，而小静脉和静脉则将血液运送回心脏。动脉血压较高，因为动脉管壁比较厚，弹性强，能适应心脏收缩时射出血液的压力；而血液流回静脉时，血压则偏低。静脉血管有瓣膜，产生开合，防止血液在流回心脏时出现倒流现象。

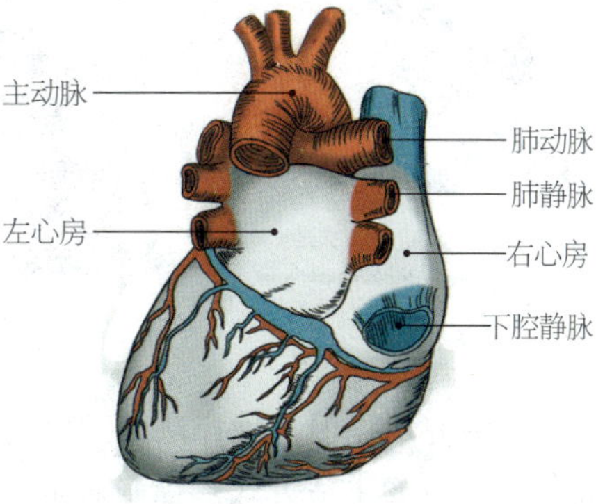

心脏血管系统

高血压

长期血压偏高，我们称为高血压，能损伤动脉以及身体其他器官，如肾和心脏。这种潜伏的疾病是诱发心脏病和中风的主要因素，事实上，高血压的人得中风的概率是正常人的6倍，心脏病发作的概率也比正常人高出3倍。高血压有以下3种类型：

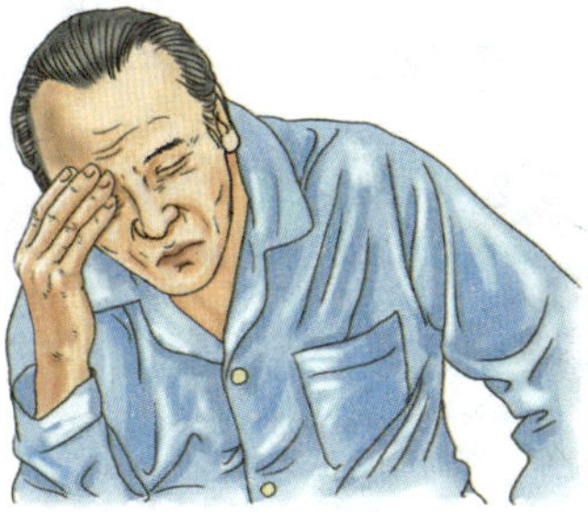

■原发性高血压——患有高血压的病人中，十有八九所患的都是这种类型的高血压。病理原因不明确，危险系数很高

■恶性高血压——这种类型的高血压会上升到非常危险的程度，发作时通常需要立即送往医院

■继发性高血压—高血压患者中，大约有10%的人会患由高血压引发的其他疾病，比如肾病、罕见的内分泌紊乱、心脏瓣膜问题或者药物诱发的其他疾病

医生通常认为普通人的血压值高于20.0 / 12.6千帕(150/95毫米汞柱)，糖尿病人高于17.3 / 10.6千帕(130/80毫米汞柱)时为高血压。但是，人的血压值并不稳定，所以连续测量3次之后，血压值均偏高才能确诊为高血压

危险因素

高血压是家族遗传病，但是医生认为另一些因素也能够引发高血压。这些因素与患心脏病的因素非常相似。

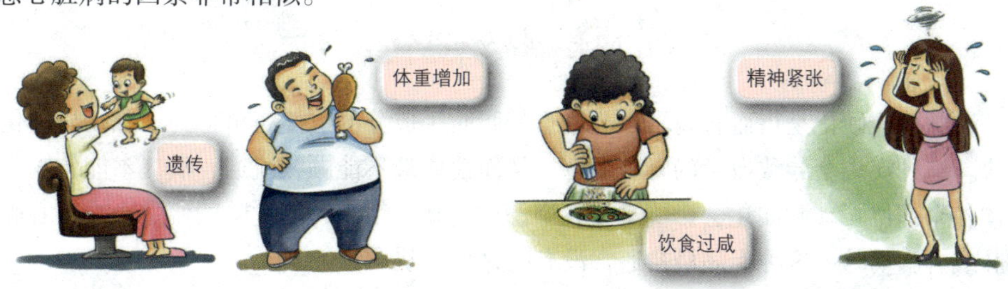

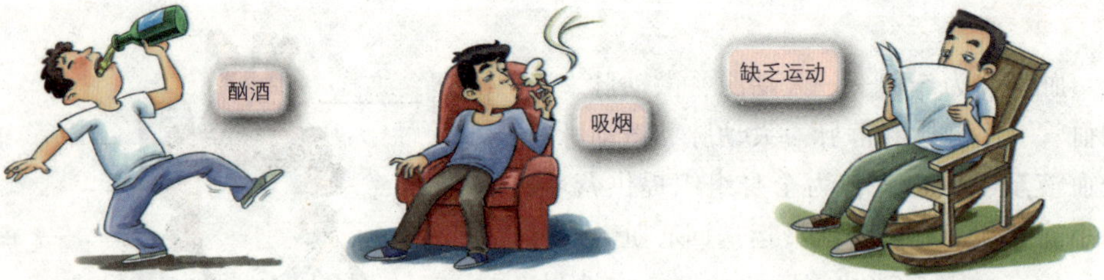

治疗

通常并不提倡药物疗法，医生也会建议你通过改变生活方式来控制血压。生活方式的改变包括减肥（如果你超重）、减少饮酒量、减少盐分的吸收、进行有规律的运动，最重要的是要戒烟。某些医生会建议病人使用功能反馈疗法，通过功能反馈疗法，人体能够随意地达到放松的状态。

如果尝试这些方法均以失败告终，那么，建议你采用药物治疗，药物治疗需要长期坚持。市面上有许多治疗高血压的药物，较为普通的几种为：

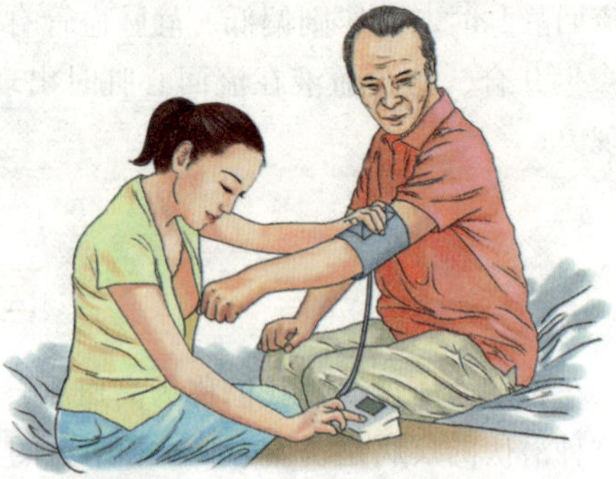

专业的器械能够将你的心率、肌肉张力以及心理紧张程度通过信息反馈给你；你会不断地收到这些信息，直到你找到放松的方式。这样，你就能学会控制自己的身体反应，从而控制血压

虽然血管紧张素转化酶抑制剂对于患有糖尿病的高血压患者非常有效，但是大多医生都选用目的噻嗪类利尿剂或者 β 受体附滞剂进行首轮治疗。很多治疗高血压的药物都会产生副作用，会让患者厌倦服药

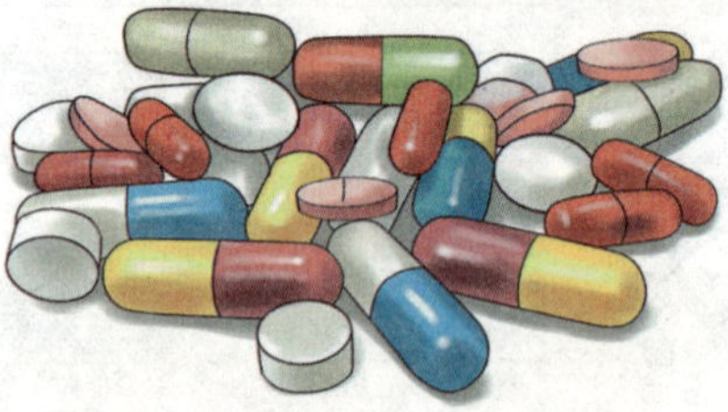

- 目的噻嗪类利尿剂
- β 受体阻滞剂
- 血管紧张素转化酶抑制剂
- 钙通道阻滞剂
- α 受体阻滞剂

病人要时刻记住，按时吃药能够大大降低心脏病以及中风的发病率。对于患有糖尿病的病人来说，这一点尤为重要，因为这些病人更易受高血压的影响。

高血压患者同时服用两种或两种以上的药非常正常。可以试着搭配几种一起服用，找出最有效的搭配方法，长期服用。

动脉粥样硬化

动脉粥样硬化是指血管内堆积起厚重的脂肪等成分的沉淀，可称为动脉粥样硬化斑块。这种疾病会导致血管的管腔变窄，从而使血液不能顺畅流通，氧气不能传输到身体各个部位。动脉硬化会影响身体各个部位的动脉组织，最危险的便是影响到心脏动脉或者脑动脉。这种疾病最初通常没有明显的症状。

动脉粥样硬化是如何产生的

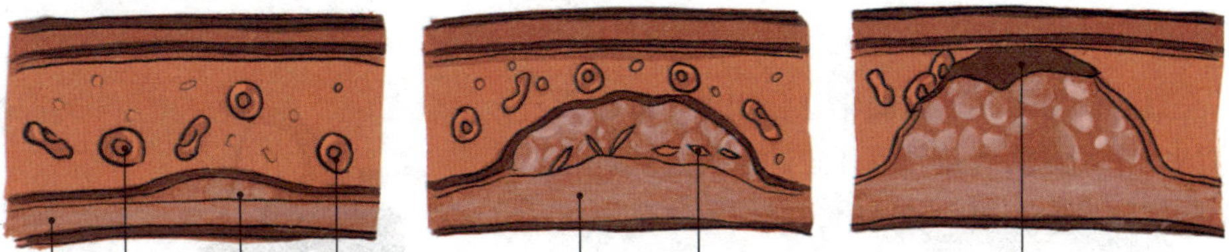

1. 潜在的动脉硬化过程在人一出生时便存在。任何小的堆积物、斑块，特别是脂肪，都可称为动脉硬化斑块。它们在血管壁内侧形成
2. 年复一年，堆积物累积在血管内，阻碍血液流动。如果腿部的动脉受到阻塞，血液流通不顺畅，就会导致行走时腿部疼痛，称为跛足
3. 斑块累积后会破裂，破裂物会在血管内表面形成凝块，这些凝块和斑块会永久性地阻塞血管，吸收血管组织急需的氧气

危险因素：身体各个部位的动脉都可能发生动脉硬化，且影响极大，具体有以下几种：引发心脏病（冠状动脉很容易堵塞）、引发中风、导致身体组织因血液循环动能减弱而坏死

预防

医生通常会告诉你引发动脉硬化的危险因素，建议你改变生活方式进行防范。你需要做胆固醇测试，化验室会对你的血液样本进行分析。医生需要对你进行“血脂普查”，检测项目包括高密度脂蛋白值(HDL)和低密度脂蛋白值(LDL)。通过了解高密度脂蛋白的值，能够防范动脉疾病。

通过食用新鲜的水果和蔬菜，减少摄入全脂牛奶、乳酪、鸡蛋以及红肉，能够将胆固醇指数维持在较低的水平。胆固醇指数较高的人需要服用降低胆固醇的药物，并且结合低脂肪的饮食。最近的研究表明，这些药物可能会形成引发心脏病的因素。

不可防范因素

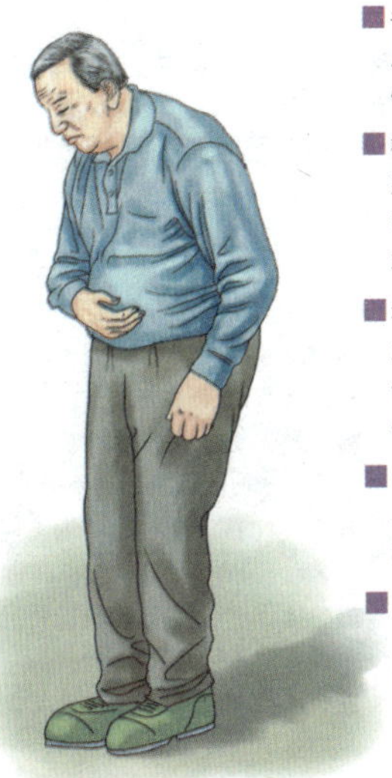

- 年龄——年纪越大，患这种疾病的可能性就越高
- 种族——研究表明，某些种族患有动脉粥样硬化的可能性较大
- 遗传基因——遗传对于心血管系统的健康起到很大的作用
- 性别——通常男性患动脉硬化的风险高于女性
- 糖尿病——糖尿病患者患动脉硬化的可能性非常高

可防范因素

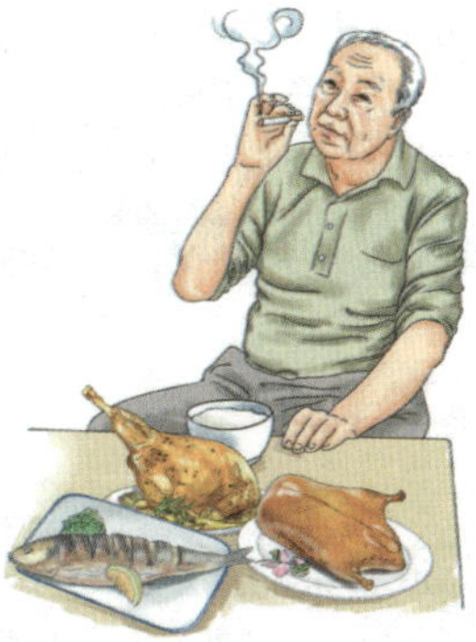

- 吸烟——吸烟会助长动脉斑块在动脉中形成
- 高血压——高血压会增加动脉硬化的可能性
- 高血胆固醇——最近的研究表明，高血胆固醇会增加患动脉硬化的概率
- 肥胖——超重或者肥胖往往会引发心血管疾病以及动脉硬化
- 懒惰——有规律的运动能够大大降低患动脉硬化的可能性

动脉硬化最早的症状可能会在青少年时期，甚至可能在儿童期就表露出来，越早控制可防范因素就越好

冠心病

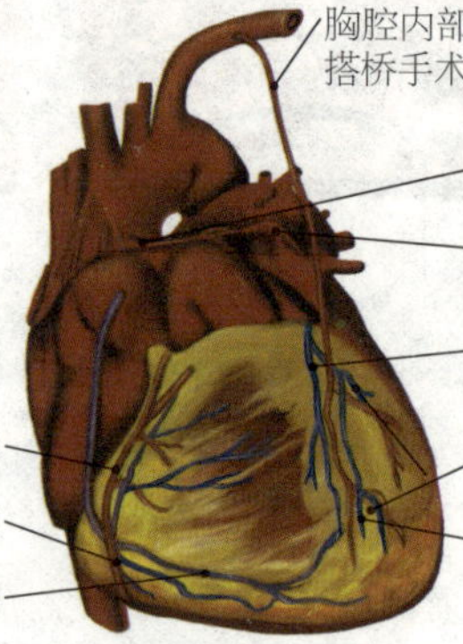

心脏的冠状动脉

冠心病与冠状动脉硬化息息相关。以往西方国家中，这两者是导致死亡的主要疾病。当动脉硬化发生在冠状动脉时，我们称之为冠状动脉粥样硬化性心脏病或者冠心病。有一个或者两个冠状动脉受到动脉硬化斑块的阻塞，连接着冠状动脉的其他组织得不到血液的供应，心肌就会因为缺乏氧气而坏死。和动脉硬化一样，我们需要了解引发心脏病的各种危险因素，从而将危险降到最低。冠心病也是在不知不觉中形成的，首次表露的症状可能是胸闷、气短。越早进行心脏检查越好，让医生对你的心脏进行一次彻底的检查非常重要。

不可防范因素

- 遗传基因——心脏病通常由家族遗传
- 性别——据统计，65岁以下的女性患冠心病的概率小于男性，雌激素的分泌能够有效地帮助女性防范冠心病
- 种族——一些种族患冠心病的概率偏高
- 年龄——总的来说，年长的人患有冠心病的情况较为普遍
- 糖尿病——糖尿病患者患冠心病和中风的概率较高

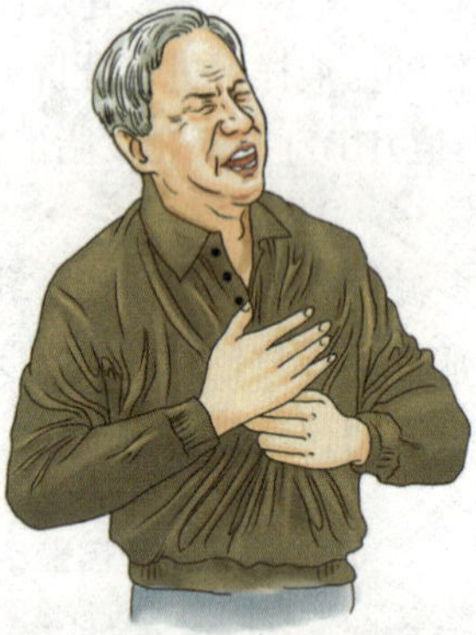

可防范因素

- 吸烟——导致死亡的冠状动脉疾病中有大约30%～40%是由吸烟引起的
- 高血压——高血压患者患冠心病的概率比正常的人要高出3倍
- 高胆固醇——医生现在已经能够证明，高胆固醇和冠心病之间存在着很大的关系
- 肥胖——超重的人心脏非常不健康，他们患有冠心病的概率比体重正常的人要高出3倍
- 运动——有规律的体育运动能够降低患冠心病的濒率

危险因素：我们能够意识到很多引发冠心病的危险因素，这些因素和引发动脉硬化的因素有所相似。为了了解潜在的危险因素，医生会问及相关问题，比如你的健康状况、饮食、运动习惯、是否吸烟等，同时还将进行血液化验。一些因素可以防范，而另一些因素则不可防范，所以控制可防范因素极为重要

就医的步骤

治疗冠心病最好的方法是加速清除动脉阻塞物，只有这样才能降低对心脏造成永久损坏的可能性。

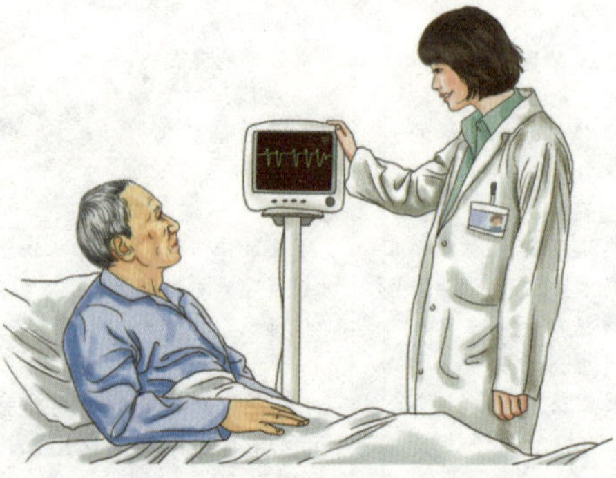
冠心病发作时要立刻就医

- 到达医院后，立即进行心电图测试以及血液检查
- 护理人员或医生会让你服用阿司匹林来防止阻塞进一步恶化
- 用氧气面罩为病人供氧也能够减少对心脏的伤害
- 吗啡或者其他药性较强的麻醉药可以用来减轻病痛
- 医生会使用药物来清除堵塞血管的斑块或者进行绕道手术

日常护理

恢复后的第一步是对心脏好好保健，使其能够应付日常生活。所以，在医院休养的一周时间里，你不能仅仅躺在床上休养，要在理疗师或者护士的帮助下做一些锻炼。要明确引起冠心病的危险因素，并改变错误的生活方式，防止冠心病再次发作。

很多人在冠心病发作之后都能完全康复，这要依靠有良好组织性的康复治疗。积极的思想对于康复来说也非常重要，在经历如此可怕的冠心病发作之后，难免会产生消沉的想法——很多人就是担心冠心病再次发作而感到紧张。研究表明，积极的态度能够加速康复，恢复正常的生活状态。

心绞痛

心绞痛是指由于冠状动脉粥样硬化导致冠状动脉供血不足，心肌暂时缺血与低氧引起的以心前区疼痛为主要症状的一组综合征。血液流经心脏再流到冠状动脉，动脉硬化所产生的脂肪斑块会阻塞血管 (我们称之为冠心病)。在人体处于静息状态时，心脏的血液是足够营养自身的，但当人体运动时 (心率能够从每分钟约 75 次增快到每分钟约 190 次) 心肌就得不到充分的血液供应了，心脏也就容易受到伤害了。这就是心绞痛在运动时最为严重，当停止运动或者休息时能够得到缓解的原因。

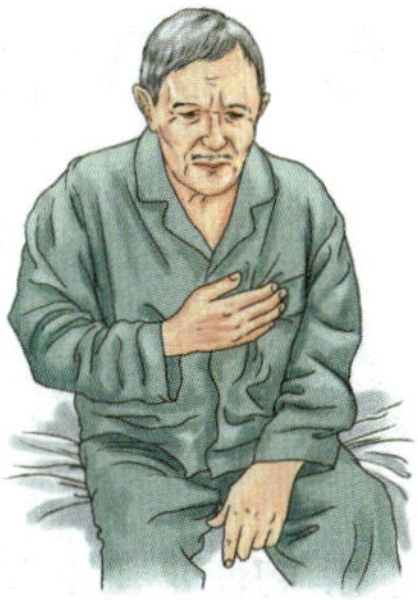

心绞痛的根源是心肌疼痛

心绞痛治疗

通过药物治疗，心绞痛可以得到很好的控制，较普遍的治疗心绞痛的药物如下：

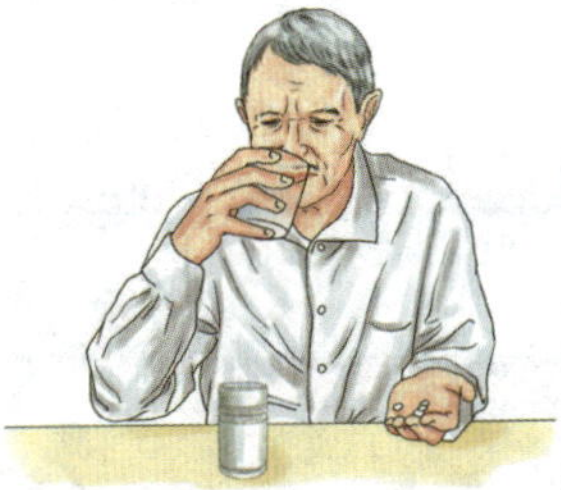

- 硝酸盐类药物——这类药物有速效喷雾以及药片等类型。患者在心绞痛发作时将药片含在舌头下，能够起到减轻病痛的作用
- β 受体阻滞剂——这种类型的药物能够减少心脏的工作量，减轻病痛并且逐渐减慢心绞痛病情恶化的速度
- 钙通道阻滞剂——这种类型的药物能够减少心脏的工作量，减缓病痛

最有效的疗法是每日服用小剂量的阿司匹林，防止动脉硬化斑块在心脏动脉中形成

生活细节

一旦确诊患有心绞痛，医生会对你患其他心脏疾病的危险因素进行评定，他会建议你改变生活方式，比如让你戒烟或者采取低脂的饮食方式。

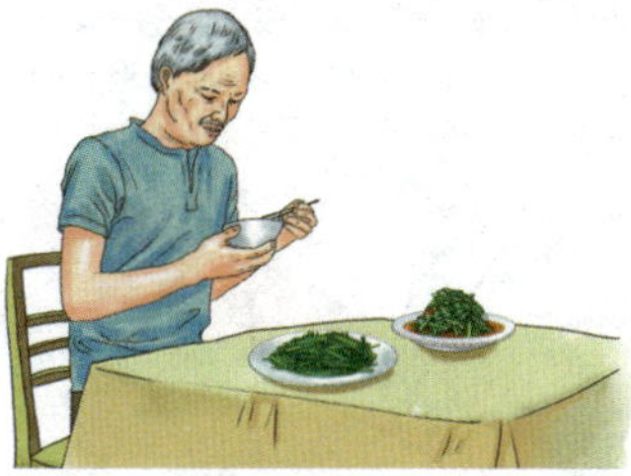

饮食清淡，避免摄入过多的盐分和脂肪

手术疗法

一旦动脉硬化斑块堵住冠状动脉或者使其变窄，通常可以使用两种介入方式恢复血液流通，使其顺畅地流入心脏。介入方式的选择取决于动脉阻塞的程度，不管是哪一种手术，都存在一定的风险。

■心脏支架具有疏通动脉血管的作用。治疗时，医生先将极细的导管通过血管伸到动脉狭窄的部位；然后将动脉支架撑在已被扩张的动脉狭窄处。退出所有的导管后，动脉支架就留在了已经被扩张的动脉狭窄处

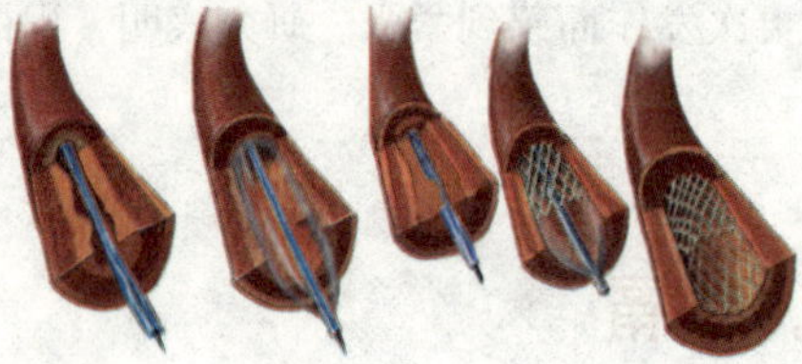

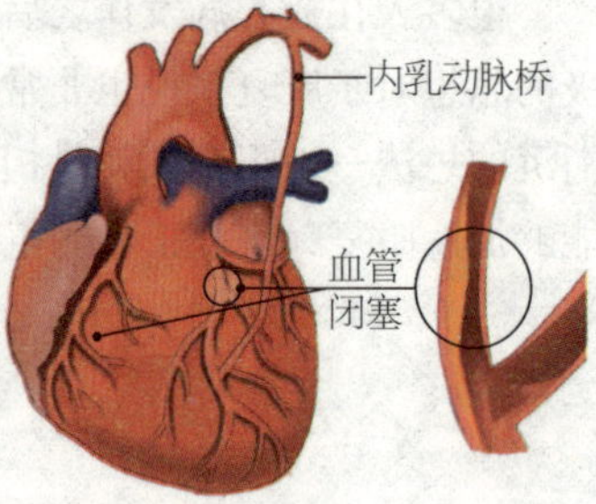

■搭桥手术——动脉血管完全堵塞或者变得非常狭窄，则需要搭建新的血管使血液循环流畅。绕道手术有两种选择，医生可以使用胸腔中已有的动脉，也可以将患者腿部的血管移植到心脏中。有时，病人有2条、3条或者4条血管存在堵塞情况。在这种情况下，手术被称为双重、三重或者四重搭建

血栓形成和栓塞

凝血是很重要的生理机理，但当血液无缘无故凝结在一起时，就非常危险了。血栓指的便是在血管中生成血块或栓子，并阻塞血液循环，可在全身任何一条动脉或静脉中出现。如果血块在深部血管、腿或动脉血管形成，将会非常严重，需立即诊断并治疗。给大脑、肺部和心脏供血的动脉发生阻塞的话，常常会造成致命的后果。

血栓的形成

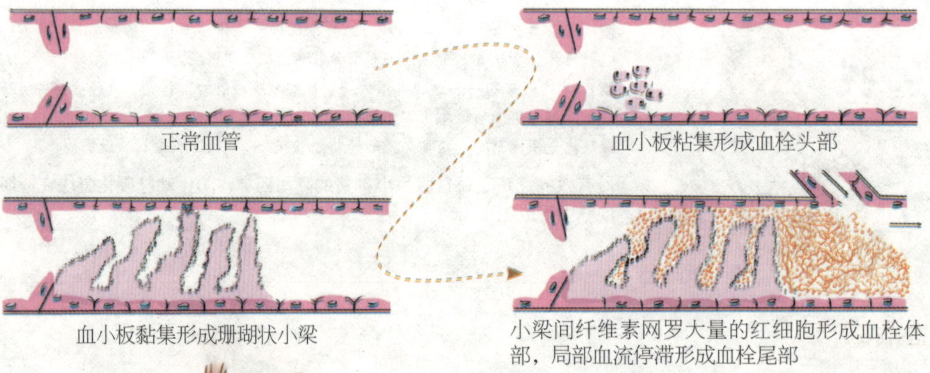

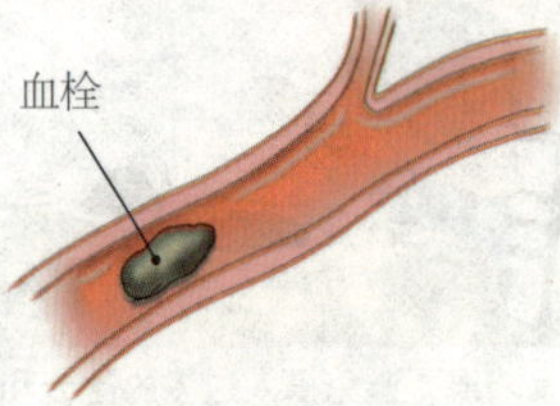

危险因素：造成血管栓塞的因素有很多，常见的有以下几种：

- ■家族史
- ■肥胖症
- ■吸烟
- ■脱水
- ■缺乏运动，如远途旅行，或手术恢复阶段坐的时间过长
- ■药物作用，如避孕药
- ■手术因素

诊断与治疗

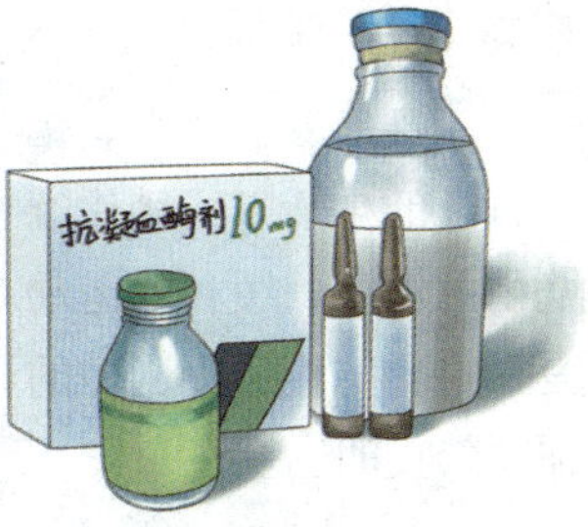

稀释血液的抗凝剂

医生如果怀疑你深部血管有血栓，就会安排你做超声波或多普勒超声波扫描。这种检查可以帮助医生判断血液流通情况，并确定血管有否被阻塞及阻塞程度如何。

医生会建议处在血栓的高风险期的你买一双专门的防护袜，用于改善腿部的血液循环，还会给你用一种稀释血液的抗凝剂，防止新血块的形成和旧血块的增大。

心力衰竭

心力衰竭并不表示心脏停止工作了。心力衰竭指的是心脏已经丧失了将血液高效地送到身体的各个部位的能力。这会导致身体各个部位不能够获取含有足够的氧气的血液。

病因

任何能够影响心脏供血能力的心脏紊乱都有可能引发心力衰竭。有 70% ~ 80% 的心力衰竭病例都是由心脏病（如先天性心脏病、扩张型心肌病）造成对心肌的损坏而导致的。高血压是心力衰竭的另一个较为常见的病因：心脏长期在压力较大的情况下运输血液，最终会因为负担过重而伤及心肌组织。瓣膜关闭不全或狭窄也是导致心力衰竭的病因。此外，贫血症、肥胖症、甲状腺功能亢进等也可能引发心力衰竭，但这种情况比较少见。

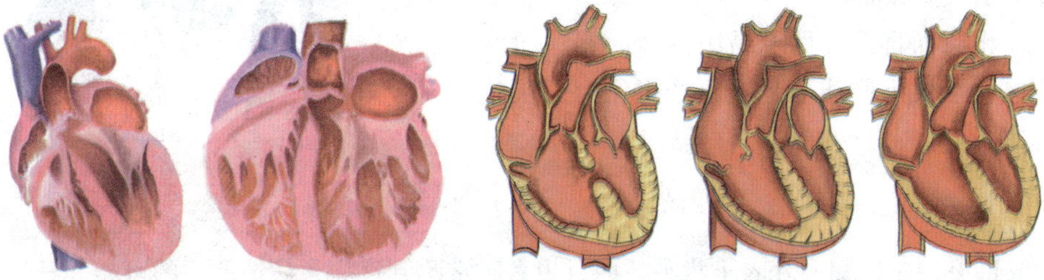
心力衰竭会使心脏的一部分或整个心脏受到影响。最初，心脏衰竭只会影响心脏的一个部分，随着时间的推移，整个心脏都会发生衰竭

诊断

医生在诊断病情时，会向你询问有关症状，并且进行彻底的检查，他会进行如下几个项目的检查：

- 心电图——这个检查可用来测试心电反应能力
- 胸透——这个检查可用来检测心脏体积大小，以及肺部有否出现水肿
- 超声心动图——这个检查能够观察心脏内部的结构以及功能运作

改变生活方式

一旦确诊了心力衰竭，医生就会劝导你对自己的生活方式稍作改变，这样有利于你病情的恢复。缓和的运动对病情有好处，但是一定要防止过于剧烈的运动，吸烟是绝对需要禁止的。

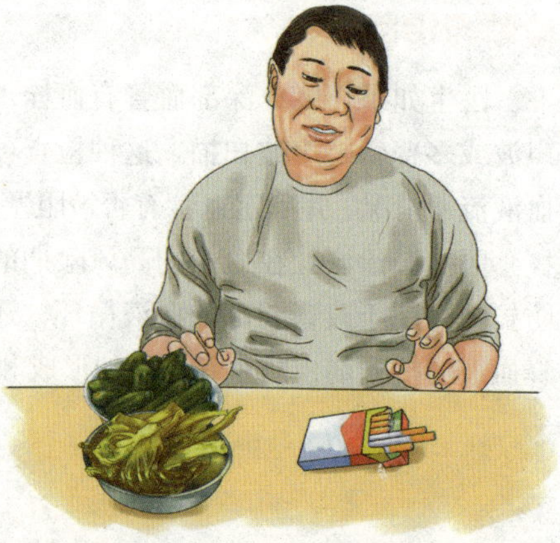

避免过于肥胖以免对心脏造成不必要的负担，防止进食过咸的食品

治疗

心力衰竭是进行性疾病。及时的药物治疗非常重要，能够延长患者的生命，并提高其生活质量。心力衰竭不能治愈，但是可以控制，医生通常会给你开利尿剂和血管紧张素转换酶抑制剂。药物治疗法通常能够有效地控制心力衰竭的病情，提高患者的生活质量。不过，心力衰竭是进行性疾病，随着时间的推移，病情会逐渐变得严重。

静脉曲张

静脉曲张是一种较常见的家族遗传病，是指下肢皮静脉扭曲扩张。静脉曲张时，皮静脉或深静脉的静脉瓣会发生病变，使血液能够从深静脉向皮静脉逆流，从而使小静脉瘀血。站立会恶化病情，但不会引发静脉曲张。

相对而言，女性更易患静脉曲张。如果体重较大，就会对下肢浅静脉血管产生压力，从而导致静脉曲张。

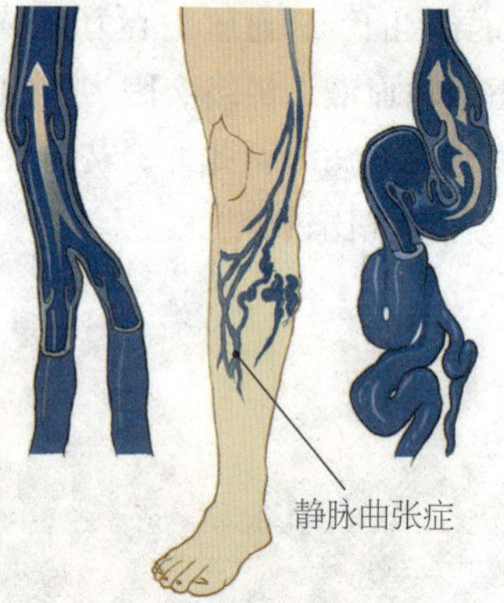

治疗

静脉曲张使腿部外表不雅观，而且患者时常感到疼痛，病情严重的可能会导致溃疡，可以进行手术治疗。一些人做静脉曲张手术便是为了改变不雅的外观。

有以下 4 种基本的治疗方法：

- 症状较轻的患者穿有弹性的袜子可改善病情
- 发生疼痛的静脉可实施硬化剂注入疗法，但该疗法会产生副作用
- 结扎浅静脉，防止血液流向表面静脉
- 最后的方法是完全切除静脉。在静脉的上端和下端各做一个切口，切除静脉

此外，在日常生活中，应防止过久站立。适当运动（如散步）保持腿部血液循环顺畅、环境允许时尽量将腿抬高以及减肥等措施都对缓解静脉曲张有所帮助。

第2章

消化系统

消化过程

消化系统包括消化道以及相关的一些器官，比如肝、胰(腺)、胆囊。消化道分为几个部分，各个部分都有自己特殊的功能。消化系统的功能是为身体提供能量以及身体生长、修复所需的养分并且排泄残留物。身体只有吸收了糖分、脂肪以及蛋白质，才能更好地运作。人体内有一种特殊的蛋白质(酶)，可以将摄入的食物分解成细小的成分，供身体各个部位吸收和利用。

消化的过程从口腔开始，牙齿和肌肉发达的舌头混合唾液，对食物进行粉碎，磨碎的食物被混合成糊状准备进入食管而后进入肠胃。

食物如何被吸收

十二指肠的一部分与胆囊相连，胆囊产生的胆汁能够分解脂肪，胰腺则能分泌酶，并中和胃酸的碱性物质。胆汁和碱性物质与成为糊状后的食物混合，消化继续在小肠中进行，但是小肠的主要功能则是吸收——大约有80%的食物分子被小肠壁吸收。小肠壁覆盖着极为微小的、手指状的绒毛，增加了小肠壁的表面面积，便于吸收食物分子，从而使养分进入血液

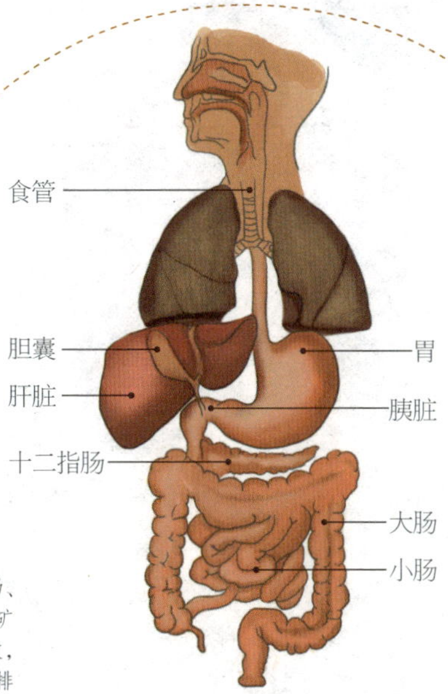

进入胃部

食物在食管中通过食管肌肉的压缩和舒张(称之为蠕动)后，离开狭长的食管进入胃部。在食管的下部有一排括约肌，食物进入胃部时，括约肌会打开，让食物进入，食物通过食管时没有太大的改变

良好的消化环境

胃部有很多能蠕动的肌肉层，通过有灭菌作用的胃酸和功能繁杂的酶的共同作用，对食物进行磨碎、搅拌以及混合。胃是一个J形的袋状物，它的功能就像一个有盖的水槽——它能够储存食物，然后让食物一点点通过消化道——一部分小肠。另一种肌肉——幽门括约肌能够控制食物进入小肠的最前端的十二指肠

大肠

身体里有成千上万种病菌，大部分病菌都生存在大肠中。有益的细菌能够吸收经过大肠的食物，将它们转化成维生素并且帮助身体分解胆色素，保留有益的细菌

大肠的运作

大肠主要由3个部分组成：盲肠、结肠以及直肠。水、维生素、矿物质都在经过大肠壁时被吸收，食物通过大肠时逐渐被集结成排泄物，这一过程从盲肠开始。食物经过脱水、吸收后完成了消化过程，最终留在直肠等待排泄。肛门括约肌能控制排泄物的排出

消化系统

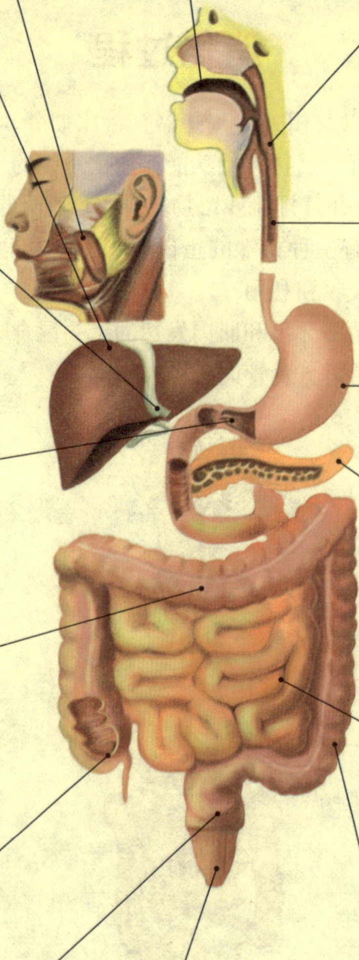

唾液腺

神奇的唾液含有淀粉素，对食物能起到润滑作用，能够分解复杂的糖分组织

肝脏

肝脏能够分泌出一种绿色、稀薄的汁液，帮助身体分解脂肪，也能够对来自肠胃的营养成分进行分解和排毒

门静脉

门静脉将营养丰富的血液从小肠引导于肝脏。在肝脏中，血液经过消毒，输送到身体其他器官以供使用

胆囊

胆囊体积较小，呈梨状，储存肝脏分泌的绿色胆汁（能够储存约70毫升）

十二指肠

十二指肠是小肠最前的部位，大约有25厘米长。来自胆囊的胆汁和来自胰腺的酶在此与食物混合碾磨

盲肠

盲肠是大肠中最大的一段，它的内下部连接着阑尾

直肠

直肠是一个储存排泄物的肌肉袋，敏感的脊部能感觉出身体要排泄液体还是气体

口腔

消化的第一个步骤从这里开始，牙齿、舌头和唾液共同合作才能将食物分解，舌头将食物推向喉咙（咽头），准备吞咽

肛管

消化道的最后一段，长有括约肌，确保肛门关闭，只有当你需要排泄时，肛门才能打开

喉咙（咽头和喉）

在喉咙里，下垂喉头盖是呼吸系统的大门，在食物下咽时能盖住喉头，确保食物进入消化道而不是呼吸道。食物如果错进到呼吸道，会被咳出来，重新进入消化道

食道

食物在这个长达25厘米的食道里受到挤压，最终进入胃部

胃部

胃就像一个袋形的肌肉，胃部有胃腺，能够分泌消化酶，胃腺同时还能分泌盐酸，为消化提供酶并且杀死细菌

胰腺

这个体积较大的胰体能够分泌出消化酶和碳酸氢钠。碳酸氢钠可以中和胃部分泌的胃酸，酶则穿过胰腺流向十二指肠

空肠和回肠

小肠最下端最长的一段即为空肠和回肠，大约有48厘米。营养物质在这里得到吸收，进入血液中

结肠

结肠是大肠的主要部位，长约1.5米，对消化后的食物进行挤压，并且吸收水分

消化功能紊乱

消化系统通常能够正常地消化吸收食物——但是如果你摄入了不干净的食物、饮料、药物或其他有毒物质，消化系统也会做出反应。一些消化紊乱的症状比如呕吐、痢疾是身体对有毒物质的快速反应——让这些物质尽快排出体外。另外一些症状如便秘、腹胀则可能是由于长期摄食不当所致的消化系统工作效率减弱的结果。消化不良则很有可能是因为饮食方式出现了问题，最终妨碍了消化。

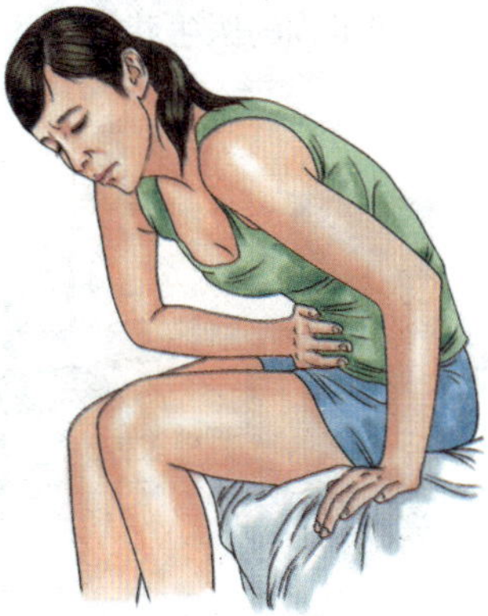
消化紊乱导致下腹部的疼痛能够引发癌症

消化紊乱症状持续的时间虽然较短，但也能发展到严重的程度，严重的需要就医。比如，下腹部的疼痛能够引发癌症。

我们很难判断引起消化紊乱的原因。比如，消化性溃疡和胃癌发生时疼痛的部位都位于下腹部。因此，如果病情持续几天以上，或者病情非常严重，就应该及时就医并且进行正确的检查。

症状

很多人都经历过呕吐、痢疾、下腹疼痛、便秘、胃气胀以及腹胀，很多消化紊乱的症状都很常见，主要有以下几种：

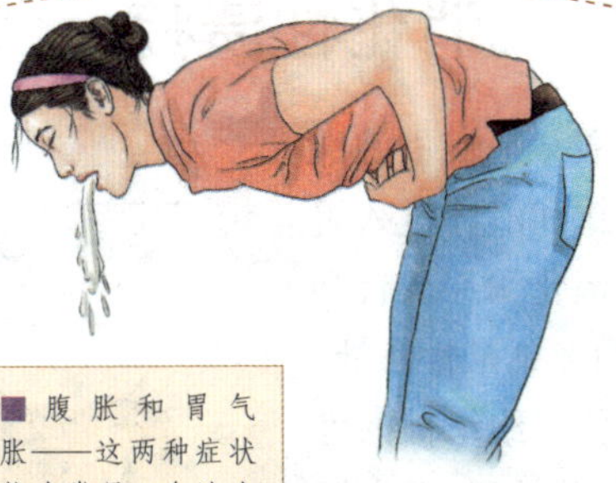

■血液——不管是吐还是拉，血液的表象都不会正常。轻微的疾病，比如痔或者肛裂，便能引起血液的变化

■下腹疼痛——引起下腹疼痛的原因多种多样，可以是过量饮食、月经疼痛，也可能是其他严重的消化紊乱

■便秘和痢疾——如果排泄方式突然发生改变，且改变持续很长的时间，就表明消化系统可能出现了问题

■腹胀和胃气胀——这两种症状较为常见，会让人感到不舒服，甚至疼痛，但是通常并不会引发严重的疾病

■体重变轻——任何原因不清的体重减轻都需要进行检查。

■呕吐——和消化疾病相关的许多疾病都会引发呕吐。如果呕吐持续较久，或者呕吐物中有血，要及时就医

■里急后重（感觉急需大小便而无法顺利排出的现象）也是疾病的一种征兆，所以及时就医才是明智的

■食欲降低——随着年龄的增长，食欲会降低，但是突然失去食欲则是疾病的征兆，需要及时就医

检查

医生在询问你一系列与健康相关的问题以及具体的症状后，会对你的直肠进行检查，他会用戴有手套的手指进行检查。这可能会让人觉得难为情或者不舒服，但是只

有这样，医生才能为你做全面的检查。一些严重的消化系统疾病需要尽快就医，你应该诚实地向你的医生讲明所有的症状，不要怕尴尬。

进一步检查

如果你的医生建议你做进一步检查，那么你就需要到医院做如下的检查：

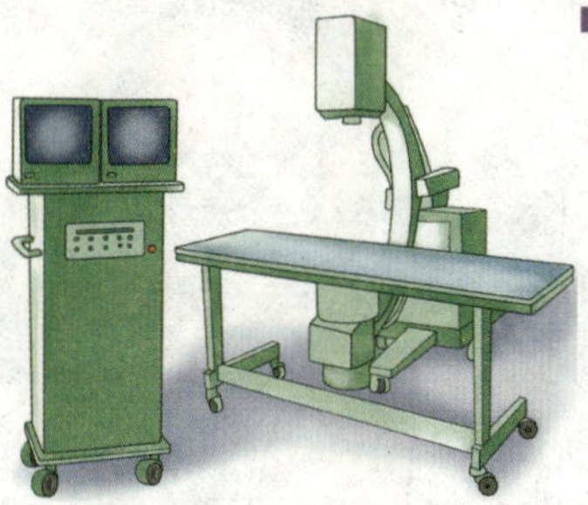

■X线造影术——X线检查消化道疾病非常奏效，特别是结合一些介质能使得出现问题的小肠在X线片上呈现出白色。硫酸钡被较普遍地应用于检查，通常在照X线前，病人可以服用和水混合的钡（称为钡餐），也可能由医生将钡注射到直肠（钡灌肠）。通过钡的作用，医生能够清楚地看到X线片中小肠的任何问题，从而诊断潜在问题

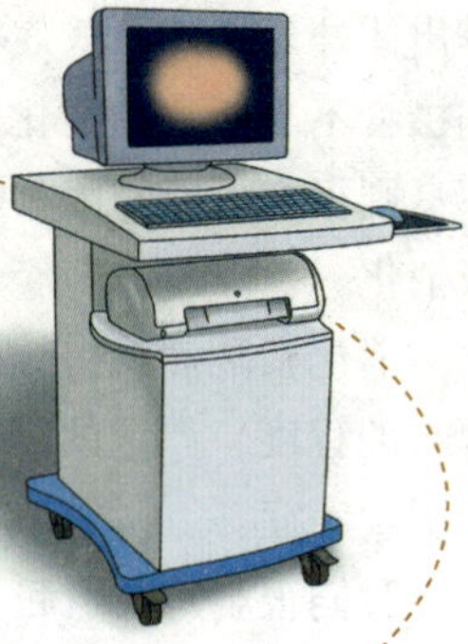

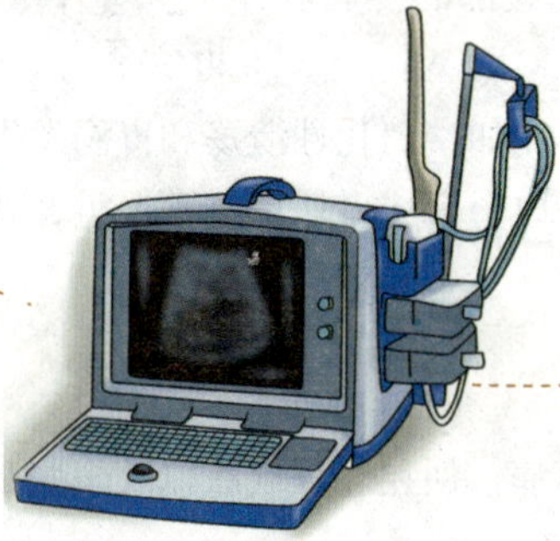

■超声波扫描——消化系统中比较结实的器官，比如肝脏，如果要检查，则大多采用超声波扫描的方法检查

■内窥镜检查法——这种检查方式是指通过一种灵活的内窥镜来全面检查消化道。这种内窥镜能够从嘴巴进入直肠，也可以从肛门处进入直肠。如此一来，医生对消化道的任何一处都能进行全面的检查。一种小仪器可以随着内窥镜进入直肠提取组织样本，也可以通过某种附带的小仪器直接治疗，不用另做手术

消化性溃疡

胃酸的主要成分是盐酸，是最强的酸性物质，能够杀死随着食物和液体进入胃内的有害物质并激活胃内消化酶原。胃和十二指肠自身能够抵抗胃分泌的酸性黏液。所谓溃疡，就是指某些部位或组织被酸性物质侵蚀。消化性溃疡发生在十二指肠（十二指肠溃疡）和胃（胃溃疡）中。所幸的是，这样的病例90%都能得到成功治愈。

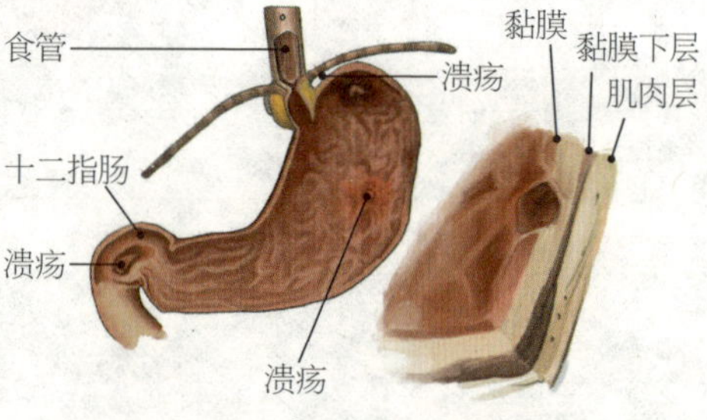

胃溃疡

十二指肠溃疡的发病率大概是胃溃疡的3倍之多，年龄为20 ~ 45岁的人容易受十二指肠溃疡的影响；而年龄大于50岁的人则容易患胃溃疡。

症状

很多得了溃疡的患者没有明显的症状——一些人可能只是感到轻微的不舒服，所

以便忽视了检查。但是，溃疡会引起严重的上腹疼痛。十二指肠溃疡发作时，如果没有摄入食物，则疼痛更为严重；摄入食物后疼痛可能有所缓解，但是继而又会复发。胃溃疡疼痛在摄入食物后，反而会变得尤为严重。这种疼痛与胃癌发作时的疼痛非常相似，所以及时检查非常重要。

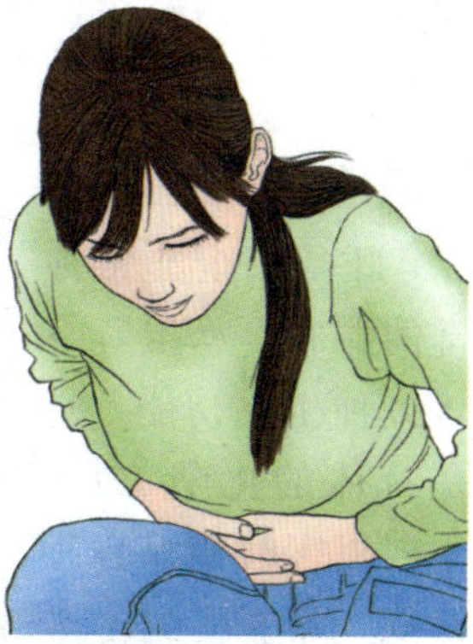
摄入食物后，胃溃疡疼痛变得尤为严重

病因

大部分消化性溃疡都是因为受螺旋杆菌感染而产生的。人们生活在不卫生的环境下特别容易发生这样的感染。其他可能引发消化性溃疡的因素还包括：

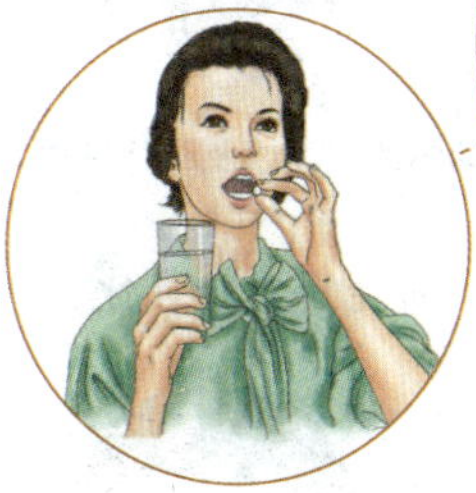
长期服用阿司匹林或者非甾体抗炎药

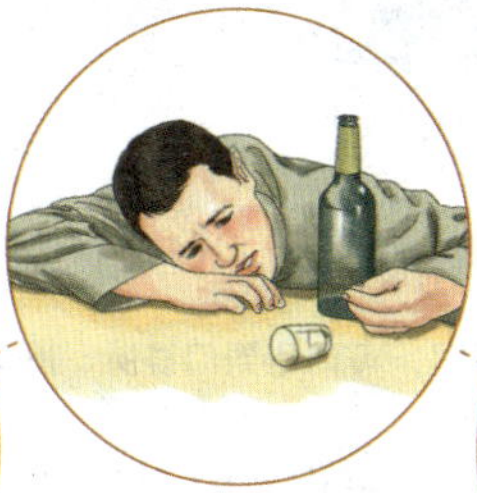
过量饮酒或者摄入过量的咖啡因

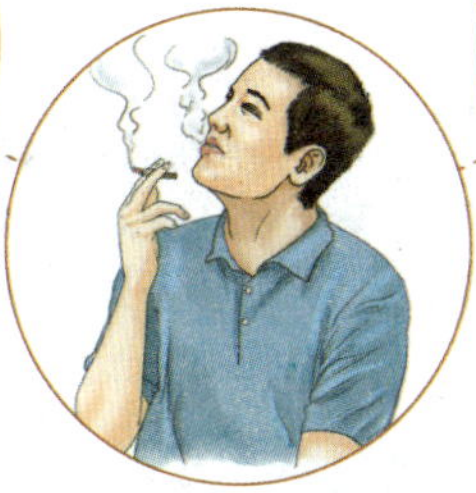
吸烟

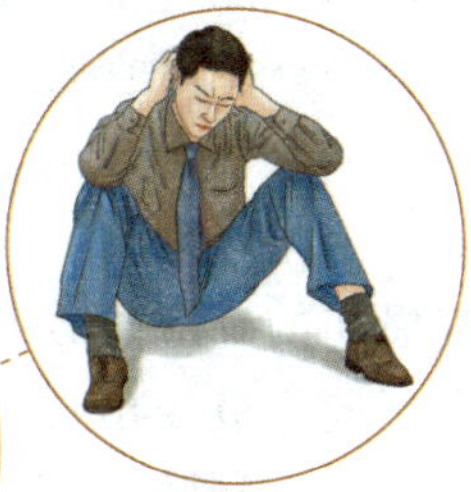
压力也是导致消化不良的因素之一，因为压力过大会促进胃酸的分泌

诊断

医生在听取你对症状的描述后，会建议你做进一步检查。检查包括血液检查，检测你的身体里是否含有抵抗细菌的抗体。医生同时还会建议你做内窥镜检查，获取溃疡的切片样本，切片样本会送往实验室进行分析，检测螺旋杆菌含量的指数，看是否有患胃癌的可能性。如果内窥镜检查还不够准确，那么可以进行尿液检查，来检测螺旋杆菌含量的指数。

治疗

意识到螺旋杆菌是导致溃疡的主要原因后，我们就有了直接的治疗方法。要消除螺旋杆菌，需要服用两种抗生素药和质子泵抑制剂。持续服用 7 天，并且配合 6 个星期的酸拮抗剂药物帮助恢复受损的部位。如果存在螺旋杆菌减少的情况，大约 90% 的溃疡通过第 1 个疗程的治疗都能康复。第 2 疗程的治疗通常能够治愈溃疡。

由于服用阿司匹林或者非甾体抗炎药等药物而产生的溃疡，在停止服用药物后通常能够痊愈。但是，对于患有骨关节炎的人来说，服用抗生素类药物也非常重要。医生会让患者服用抗生素药来防止胃和十二指肠发生溃疡。

为了防止溃疡复发，医生会建议你改变生活习惯，比如减少高压力的工作、戒烟或者少喝酒。

肝功能紊乱

肝是一个非常神奇的器官，承担着身体多种生化功能。它是身体的化学工厂，受到损害时能够自我修复。除非受到了严重的损伤，否则它的运作和功能都不会受到影响。一旦它丧失了功能，就会产生严重的后果。大多数肝脏损伤的反应过程基本不同：最先出现黄疸，然后肝脏发生炎症（称之为肝炎）。炎症如果持续时间较长，则会变为肝硬化。

肝脏

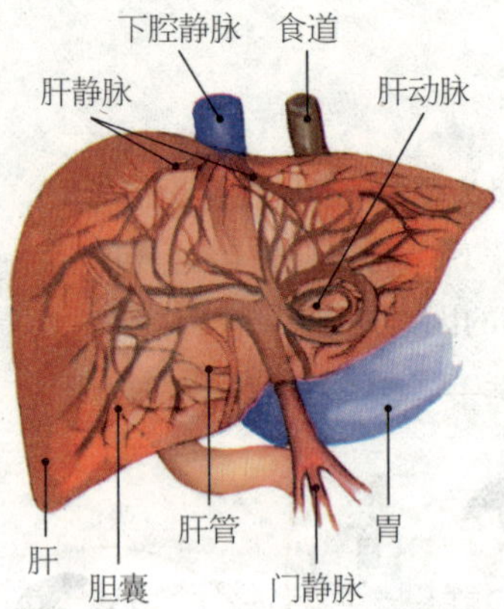

肝脏是一个具有消化功能的器官，血液从大动脉流经肝脏，通过肝动脉完成整个过程，然后流向肝静脉，最终回到中心静脉（下腔静脉）。营养丰富的血液从小肠流向肝脏（通过门静脉），肝脏也能分泌汁液，储存在胆囊。当消化过程需要胆汁时，胆汁就会通过胆囊以及胆汁输送管，被输送到十二指肠

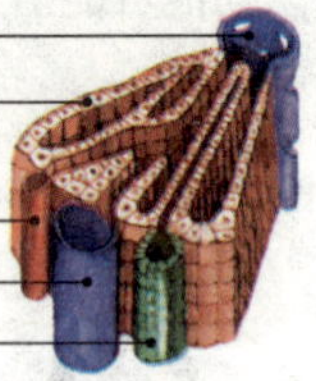

以上是肝脏的部分截图，可以看到门静脉、肝动脉的支流以及胆汁导管

肝炎

肝炎就是指肝脏受到感染，通常由病毒、细菌或寄生虫引起。肝炎分为A、B、C、D、E 5种类型，这5种肝炎都有共性，但传播的方式不同，对患者的长期影响也不同。A型肝炎是最普遍的肝炎类型，紧接着是B型肝炎。

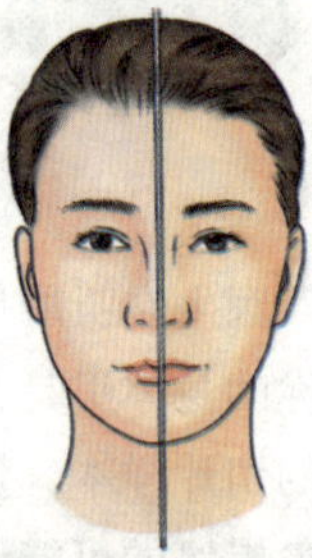

急性黄疸型肝炎，是由肝炎病毒引起的一种急性消化道传染病

酒能引发肝脏疾病

引发肝脏疾病的一个主要原因是过量饮酒，过量饮酒能够破坏身体各个组织器官。

肝脏能够快速地分解血液中的酒精，但是过量的酒精会对肝细胞造成损伤和破坏。

这种器官损坏的过程会持续好多年，即使是酒瘾很大的人也会经历几年的时间，如果停止过量饮酒，肝脏在某些程度上能够恢复一些。经常过量饮酒的人比偶尔过量饮酒的人的肝脏更容易损坏，这种现象在男性中较为普遍。

医生可以通过患者的病史和肝功能血液检查来诊断病人是否患有肝脏疾病，治疗的唯一方法便是停止饮酒。

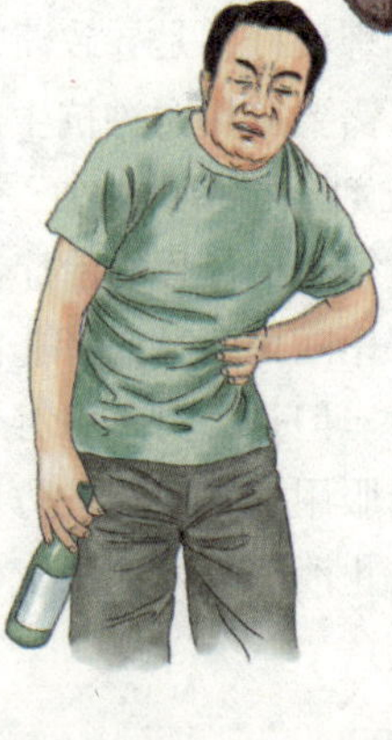
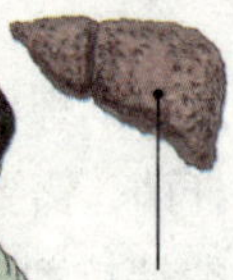

饮酒过度会引发肝炎，然后是肝硬化，最后演变成肝衰竭或者肝坏死

食管癌

这是世界上常见的 8 种癌症中的一种。在伊朗食管癌的发生率较高。这是因为他们食用的面粉中含有硅酸盐成分。引发食道癌的主要因素是吸烟以及喝酒。

食管癌的主要症状是食物难以下咽，起初是固体的食物难以下咽，渐渐地，下咽流质食物也会疼痛。通常是癌细胞发生了扩散才会出现疼痛的现象。

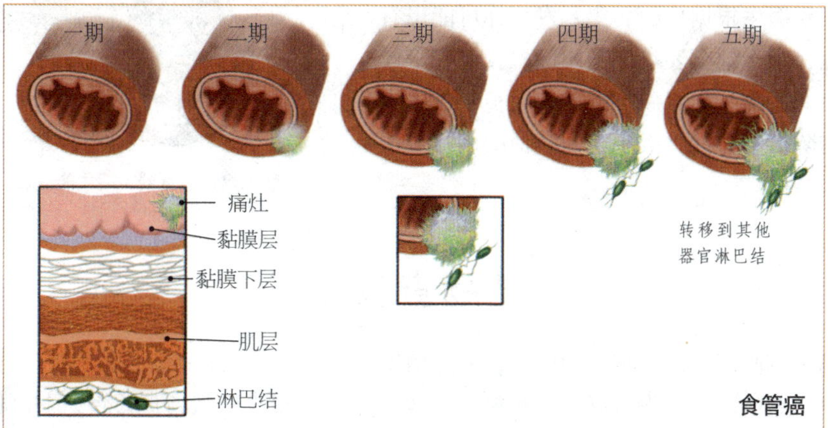

食管癌

诊断和治疗

医生在询问和检查后，会建议患者做内窥镜检查或者 X 线造影检查来确定是否患有癌症。治疗食管癌的唯一方法便是手术，但是这种癌症的扩散能力很强，确诊后即使是手术，也不一定能达到预期的效果。化疗和放射能够控制病情的发展，其他的一些治疗方法可以使食管处于扩张状态，只有这样患者才能维持饮食。

阑尾炎

阑尾位于大肠第一部分末端的盲肠处，阑尾发生炎症后如果不给予治疗，会危及生命。引发阑尾炎的原因不明。

如果医生诊断出你患有阑尾炎，你需要马上入院进行治疗。你可能需要做阑尾切除术将阑尾切除。

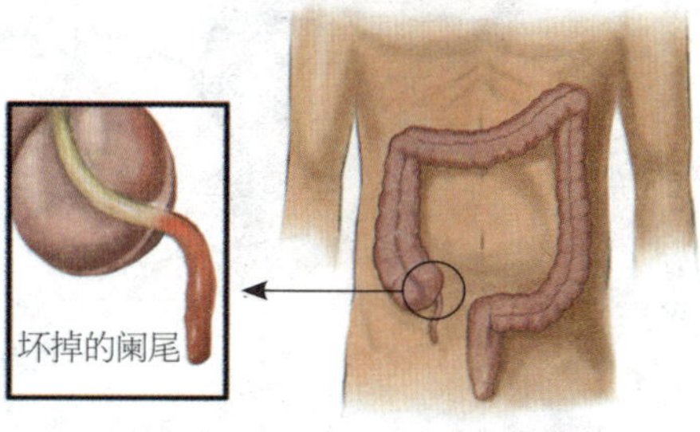

阑尾是消化系统中一个退化的器官

阑尾炎的早期症状与很多疾病的症状相似，所以可以避免不必要的手术。在手术前，医生需要观察病人几个小时，如果病情恶化，那么阑尾就需要切除，如果病人病情好转，手术就没有必要了。

胰腺癌

胰腺癌是比较少见的癌症，症状直到晚期才能显现。胰腺癌诱因不明，但是初步推断与患者的饮食，尤其是高脂、低纤维的饮食相关。吸烟也是导致胰腺癌的原因之一。

如果医生根据你的病史，发现你可能患有胰腺癌，那么他会要求你做腹部检查以确定体内是否有肿瘤。胰腺癌扩散的速度很快，手术完全切除肿瘤可能性极小，而其他的治疗方法则效果甚微。

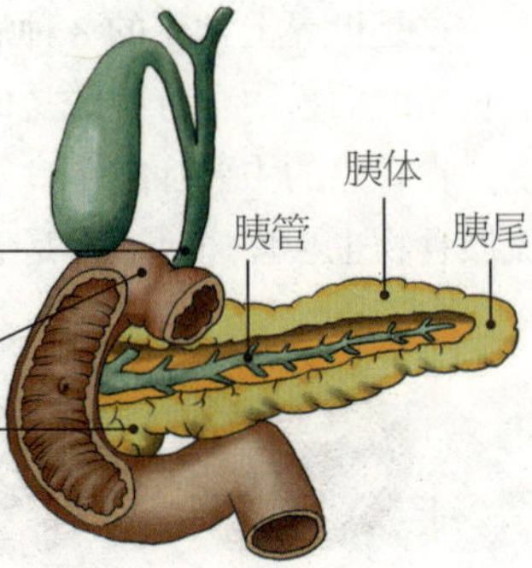

胰腺癌症状直到晚期才能显现

结肠直肠癌

结肠直肠癌是比较常见的癌症，但是到现在为止，关于结肠和直肠为什么这么容易受癌细胞的攻击还没有确切的解释。40岁以下的人很少患结肠直肠癌，但是随着年龄的增长发病率有所升高，特别是60岁以上的患者较为常见。大多数跟大肠有关的癌症都发生在结肠的末端（乙状结肠处）或者直肠，所以结肠直肠的检查极为重要。虽然结肠直肠癌可以成为家族遗传病，但是90%的患者的发病原因并不是家族遗传。

医学研究对引发结肠直肠癌的原因做了定义，这些原因包括：

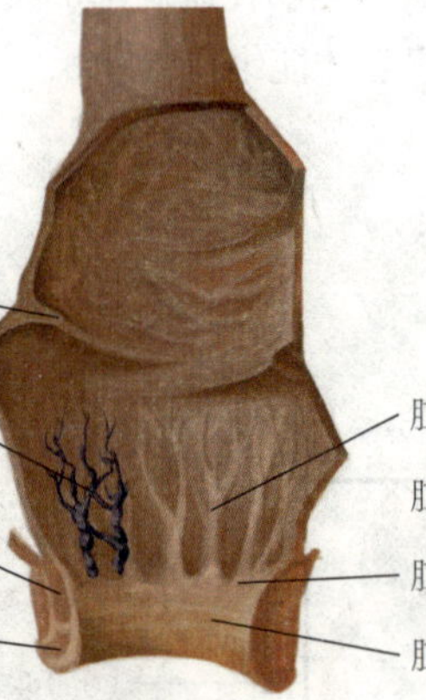

- 饮食——经常摄入动物脂肪而且食物中缺乏高纤维物质容易引发结肠直肠癌。这种疾病在食物中含有高纤维的国家较为罕见
- 溃疡性结肠炎——患有这种肠道感染性疾病的人更容易患上结肠直肠癌
- 大肠息肉遗传病——这种遗传病会引起大肠内部生长出肉球，称为息肉。这种息肉会引发癌症，此病患者需要经常做切片检查，检查大肠的健康状况
- 基因——DNA中的基因改变引发结肠直肠癌这一理论现在已经得到证实。正常的器官组织转变成癌细胞要经过一系列的过程，其中一些演变便是由遗传引起的，所以有家族病史的人比较容易患上此病。医学专家现在正在寻找到底哪个基因变化引发结肠直肠癌的可能性最大。阿司匹林和其他一些抗消炎的药物能够防止结肠直肠癌的发生

治疗

如果结肠直肠癌得到了确诊，那么唯一的治疗方法就是将长有肿癌的部位切除。如果癌细胞在因肠壁上，约有90%的患者能够在5年后恢复健康。如果癌细胞已经扩散到了淋巴结，特别是肝脏部位的淋巴结，生存的概率就大大降低了。

第3章

内分泌系统

内分泌腺

激素由位于身体不同部位的许多内分泌腺所产生，主要的激素由这些专门的腺体分泌，然后随着血液传输到发生作用的特定部位，例如肾上腺产生肾上腺素，影响心脏、大脑、血管、肌肉、肠和呼吸系统。身体里产生激素的主要腺体是脑垂体、甲状腺、甲状旁腺、肾上腺、胰腺、卵巢和睾丸。

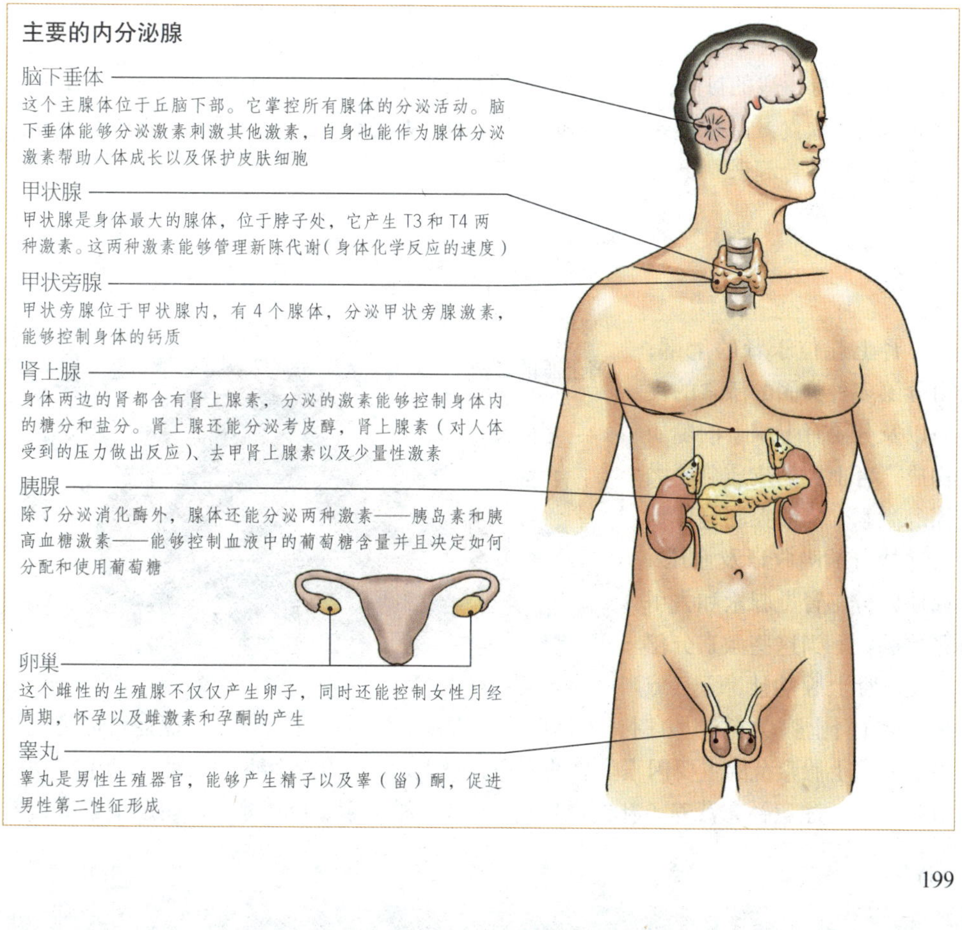

糖尿病

糖尿病是高血糖综合征的一种通俗说法。由于缺少胰岛素或者不具备降低血糖的能力，糖尿病会使人体内的血糖浓度日渐升高。目前，糖尿病已经成为一种非常普遍的疾病，全世界约有3000万人受它的影响，并且在发展中国家的发病率不断升高。在过去，糖尿病患者从外表上看相当虚弱，但是现在随着改良胰岛素的出现和其他药物对这种疾病的控制，糖尿病患者也能够拥有相对正常和健康的生活。

类型

糖尿病分为两种类型，也就是通常说的Ⅰ型糖尿病和Ⅱ型糖尿病。

Ⅰ型糖尿病	在这种类型的糖尿病中，胰脏停止分泌胰岛素或者只分泌极少的胰岛素。这种情况一般发生在儿童和青年人身上，这些病人通常十分瘦弱，并可能出现多尿、易渴和体重下降等病状
Ⅱ型糖尿病	当胰脏分泌正常量或者过多的胰岛素，但身体对此毫无感觉或者有所抵抗时，Ⅱ型糖尿病就会随之发生。Ⅱ型糖尿病更加普遍，各个种族群体中的老年人都容易受到它的影响。Ⅱ型糖尿病人一般超重、多尿并且容易口渴，还会出现全身疲倦乏力的症状

治疗

所有治疗手段的目的都是将葡萄糖浓度保持在一个正常的范围内，避免过高或是过低。改变饮食习惯并终身保持是非常必要的，如果有需要，还可以和胰岛素注射或者药物治疗结合起来。

肾上腺紊乱

肾上腺的结构

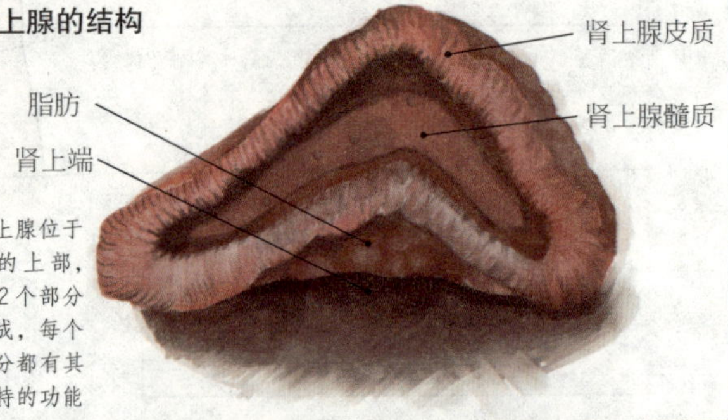

肾上腺位于肾的上部，由2个部分构成，每个部分都有其独特的功能

肾上腺位于肾的上部，由分泌多种类固醇激素的皮质以及分泌肾上腺素的髓质构成。肾上腺的皮质分泌类固醇激素，能够控制身体糖分、盐分的吸收以及血压；髓质则分泌肾上腺素和去甲肾上腺素。当这些激素分泌不足（肾上腺功能减退）或者过多（肾上腺功能亢进）时，人体都会出现疾病。腺瘤并非真正的癌症，但是通常是引发肾上腺紊乱的主要因素。总的来说，肾上腺紊乱比较罕见。要维持肾上腺功能良好，需要注意补充营养（补充维生素D、B族维生素、维生素C、胡萝卜素等营养

素），避免神经紧张，避免使用酒精、咖啡因、烟草，避免脂肪、油炸食物等。

脑垂体功能紊乱

脑垂体通常也称“主腺体”。它位于大脑基部，可以分泌多种激素。这些激素中有的可以促使其他器官分泌它们自己的激素，有的则直接对身体产生影响。非癌瘤(腺瘤)可以改变腺体所产生的激素的量，脑垂体功能紊乱的许多情况就是由这种非癌瘤所引起的。最常见的腺瘤可以分泌生长素、促肾上腺皮质激素以及催乳素。

垂体功能减退

脑垂体功能减退可能会对一种或多种由脑垂体所分泌的激素产生影响。这可能由以下原因引起：

- 非癌肿瘤
- 诸如脑膜炎之类的传染病
- 创伤，例如头盖骨骨折
- 外科手术

最容易受脑垂体功能减退所影响的垂体激素是生长素，它可以控制成长速度。据医生推断，如果一个孩子缺乏生长素，那么他的成长速度就会变得很慢。全方位地注射生长素则会使孩子恢复正常成长速度。

脑垂体的结构

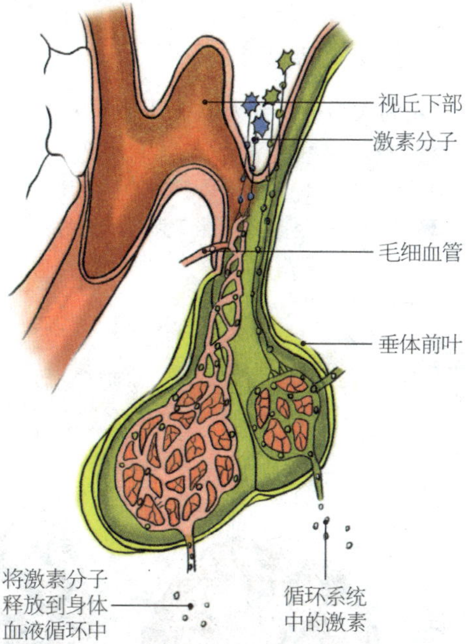

脑垂体有2部分（前叶和后叶）。脑垂体通过神经纤维杆和血管与视丘下部相连，激素从前叶流出，后叶负责处理遗留的激素

催乳素瘤

垂体瘤会引起催乳素的过量分泌。催乳素可以促进乳房发育以及乳汁的分泌(妇女分泌乳汁)，并且有助于调节性功能，如果过量分泌则会引起妇女的月经不调以及生殖能力的降低。

肢端肥大症/巨人症

生长素的过量分泌会导致巨人症，对成年人来说则是肢端肥大症。这种由垂体瘤过量分泌的激素会引起身体的某些部分(通常是舌头、脸、手以及脚)变大。这种变化比较缓慢，而且不是很明显。如果医生怀疑一个人得了肢端肥大症，他们就会拿患者以前的照片来和现在的状况进行对比。患有巨人症的人一般能长到2米多高。

第 4 章

神经系统

大脑和神经网

脑的基本组成部分

人的大脑可以分为以下 3 部分：

- 大脑——由左半球和右半球构成
- 脑干——连接脑半球和脊髓。它控制身体的自动功能，比如心跳和呼吸
- 小脑——较大、平滑而且是树状的，位于脑干背后，控制和管理自身的行为

大脑的结构

大脑分为两个半球——左半球和右半球——两半球由神经纤维相连

这个神经网称为胼胝体。每个半球还要分为 4 个区域，称为脑叶

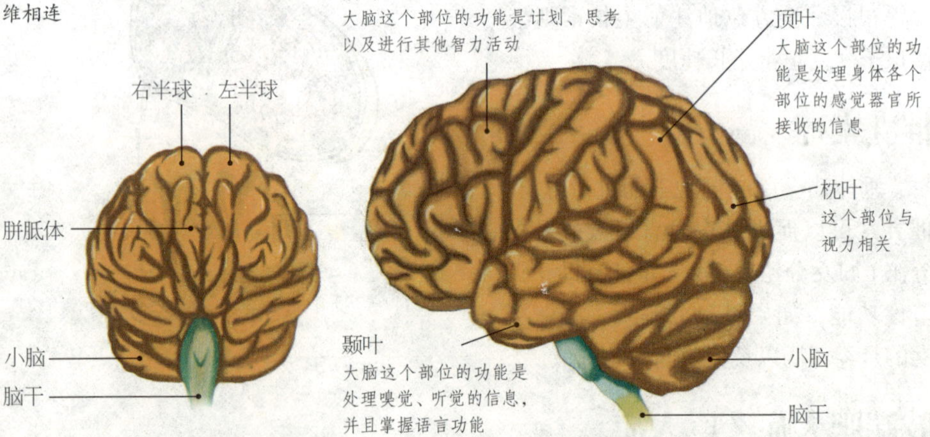

从正面看　　从侧面看

基本结构

大脑由大约 1000 亿个神经细胞或神经元构成。人们看到的，感觉到的、想到的和做的每件事情都依赖它们彼此交流的能力。

大脑是身体的控制中心，身体的其他部分为大脑提供氧气及营养，从而在支持大

脑运作方面起着重要作用。大脑通过数十亿个互相连接的神经细胞以及将数据转化为信号的“神经传递素”进行运作。稳定的神经传递素的量，维持着大脑中的化学平衡。一旦这个平衡被破坏，就可能出现一系列特殊的心理变化，诸如情绪起伏或抑郁等。

神经系统由以下两部分构成：

- 中枢神经系统——脑和脊髓
- 周围神经系统——身体各处的所有其他神经

神经元的不同功能有以下几种：

- 运动神经元——接受大脑传达的指令，引起肌肉收缩
- 感觉神经元——将身体感觉到的信息，比如疼痛或触摸传达到大脑
- 中间神经元——连接各个神经元。

神经元的构造

所有类型的神经元都由细胞体构成，长长的“尾巴”叫轴突，细胞体的分叉叫树突

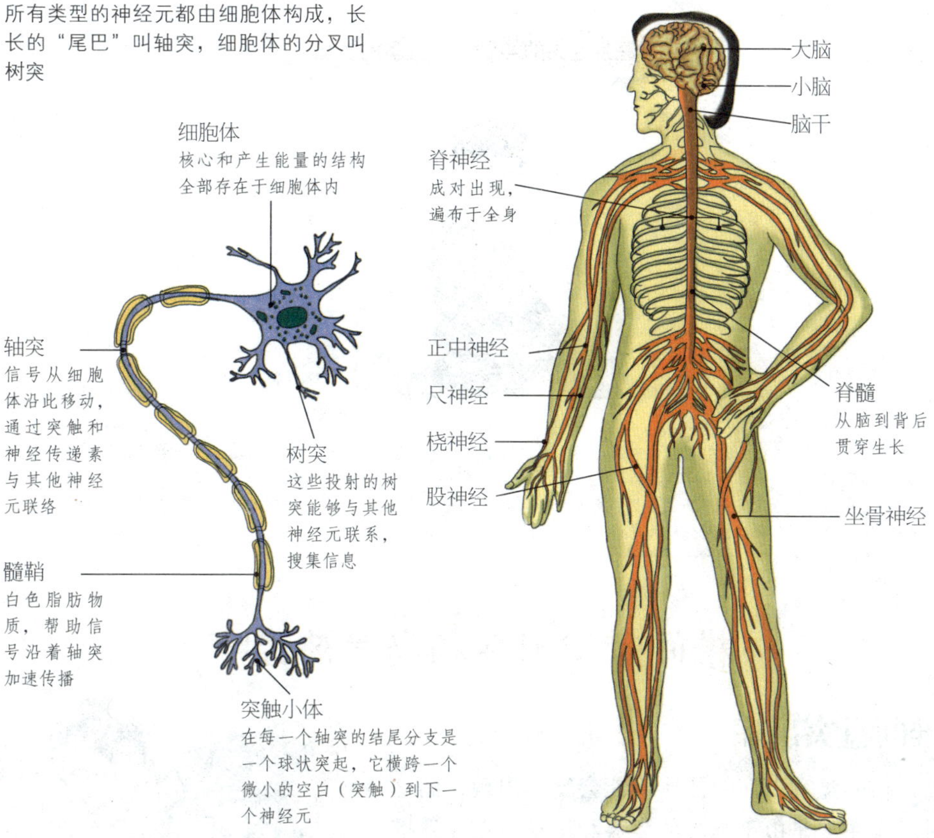

快速跟踪信号

神经由成束的神经细胞或神经元组成。它们在身体的特定位置以及脑和脊髓之间传递信息。这种信息作为电信号沿着神经元轴突的纵向通过树突的分枝移动。信息在神经元之间传递，横跨一个称为突触的空白处，并且以神经传递素的形式传输。

头痛及偏头痛

头痛一般主要集中在后脑、前额和眼球后部，而且会从轻微疼痛发展成突然而剧烈的疼痛。不过，头痛很少由致命的原因引起。绝大多数的头痛本质上并不严重，尽管很难解释和治疗。

头痛可能还会伴随一些发热病症，如流感。头痛还是感冒和窦炎的常见症状。过量饮酒也会导致次日早晨的头痛。

引起头痛的原因中有一些是比较严重且很少见的，包括大脑肿瘤导致的一侧或两侧太阳穴搏动性疼痛。其他类似情况包括脑膜炎和蛛网膜下隙出血。如果你在“认识严重的头痛”一栏列出的附加症状中发现任何符合你情况的，建议你尽快咨询医生。

医生定义的 4 种不同类型的头痛

■紧张性头痛。目前最常见的一种头痛。这类头痛的疼痛感会相当强烈，医生认为这是由头皮和颈部肌肉痉挛引起的。它通常使人感到前额紧绷，又往往会向后蔓延到颈部。虽然不会呕吐，但时常伴随轻微的恶心。它通常只延续几小时，但有时会持续较长时间。这类头痛一般多见于女性

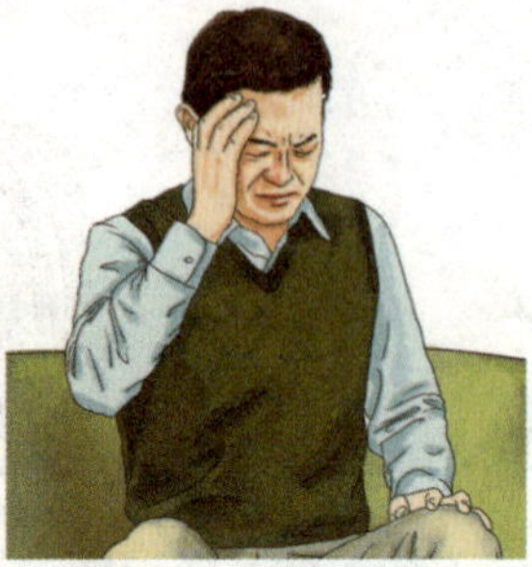

■偏头痛。这种严重的头痛会使人异常虚弱。每年，全世界有成千上万的人忍受着偏头痛的折磨

■药物诱发性头痛。听起来似乎不太可能，但止痛药确实可以导致头痛。研究表明，长期定时服用止痛药来抑制头痛会逐步引发类似紧张性头痛的疼痛

■丛集性头痛。这种少见的情况让人很难理解。通常，绝大多数的患者为男性，他们常常因为一侧眼球的剧烈疼痛而在半夜醒来。这样的疼痛一般会持续 15 ~ 30 分钟。这类头痛会趋向于一种固定模式，即每天发作 1 ~ 4 次。这种疼痛对止痛药和治疗偏头痛药物都极具抵抗力。只有用于精神病治疗的药物——碳酸锂，或吸氧才对消除这种头痛有一定帮助。吸烟和饮酒则会增加患病风险

椎间盘突出症和坐骨神经痛

椎间盘突出症

椎间盘突出症的征兆可能会突然出现，而这种情况主要是由于不当的姿势和运动习惯导致椎间盘的长期变化而产生的。由于脊椎内循环不良和长期使人感到疲惫的坐姿造成的压力，柔软而有弹性的椎间盘会流失水分，从而容易受损。这些影响使椎间盘变得脆弱，通常相当轻微的压力比如弯腰捡东西都会导致椎间盘损伤。

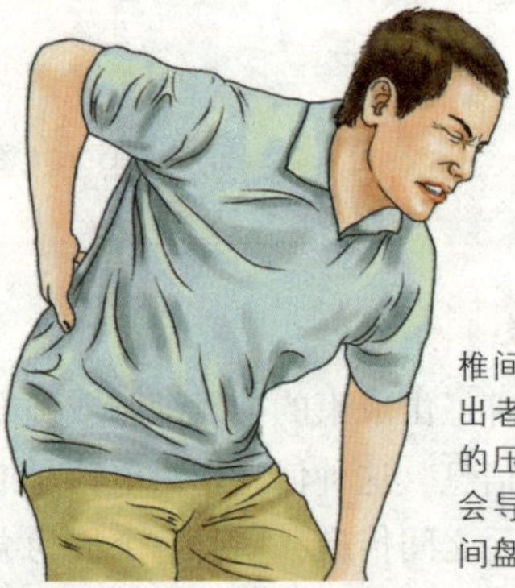

椎间盘突出者轻微的压力都会导致椎间盘损伤

治疗

大多数的椎间盘突出或脱垂在休息几星期或轻松的行动之后会有所好转，保持舒适的状态对疼痛缓解很重要。很多患者发现理疗法很有帮助。

如果疼痛没有缓解或者感到虚弱麻木，做背部核磁共振扫描会显示脱垂有多大，做一个手术来移除受影响的椎间盘，释放神经压力是必要的。

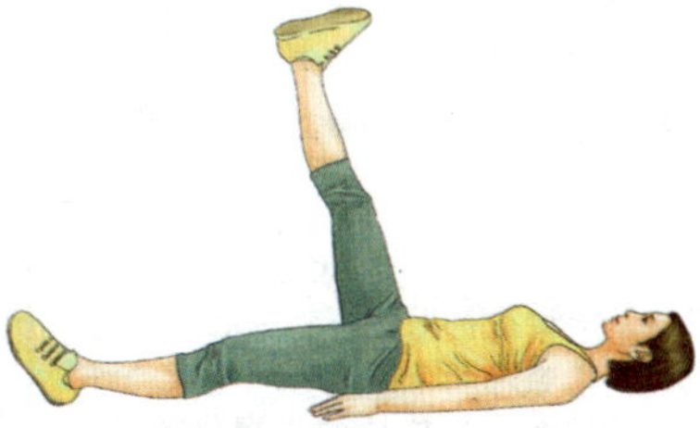

椎间盘突出的一个典型症状是当你躺下来试着把一条腿朝上伸直的时候你会感到疼痛。当然你必须就医进行全面体检

坐骨神经痛

这种疼痛产生于坐骨神经通路及其分布区内的任何地方，由下背至臀部沿大腿后侧、小腿外侧向远端放射。这种疼痛可能由弯腰扭背导致，并且咳嗽、喷嚏常会使疼痛加重，腿部会有虚弱麻木感。

坐骨神经

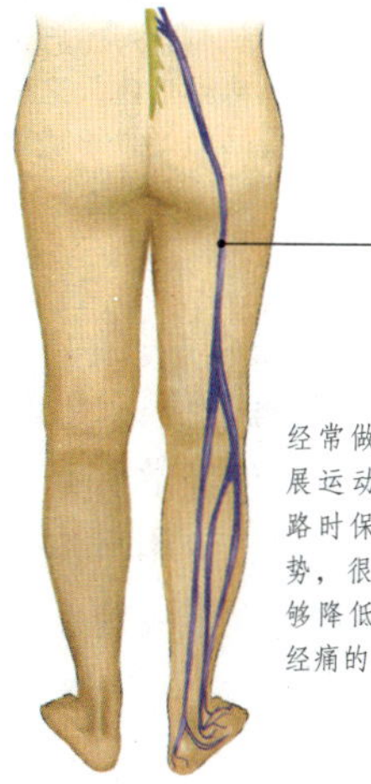

经常做有节拍的伸展运动，以及在走路时保持正确的姿势，很大程度上能够降低患上坐骨神经痛的概率

病因

大多数情况下，坐骨神经痛主要由椎间盘突出症引起，其他原因包括脊椎骨质的严重退化。极少情况下，次生骨的肿瘤会压迫脊髓神经，影响腿、膀胱及肠的神经。

治疗

长期持续的坐骨神经痛应由医生来诊断。如果你身患坐骨神经痛并有排尿排便障碍，应立即看医生。你可能需要动手术，从脊骨中移除一个椎间盘以防止造成大腿麻痹。

在少数严重的病例中，潜在情况被排除后，休息和止痛药是仅剩的措施。

脊骨损伤

脊骨神经的损伤通常是由创伤引起的，例如摔跤和车祸等。如果撞击比较严重，脊椎骨韧带也许会因受损严重而无法补救。脊椎骨颈部和下背部分，是最有可能受伤的部位。严重的脊椎受伤非常可怕，因为从受伤处开始往下，身体的肌肉和感觉功能都会丧失。较常见且不太严重的脊椎损伤是颈椎过度屈伸损伤，主要由交通事故引起。

椎间盘位于椎骨之间。椎间盘由一个坚韧的纤维环及髓核所构成，在椎骨活动时，椎间盘起到垫衬和减震的作用。椎间盘突出症也称椎间盘膨出或椎间盘脱垂症，当纤维环破裂时，中央的柔软物质被挤出外层，压在椎间盘挤出部分的神经上面而导致疼痛。椎间盘突出往往会导致坐骨神经痛——即在臀部和大腿部感到严重的神经痛。

脊骨神经

脊神经
脊神经可以使人行动，它的损伤会造成非常严重的后果

颈椎骨最上部分脊骨的损伤是能直接致命的，因为管理呼吸的神经会麻痹。第四块颈椎损伤的话，呼吸可以正常进行，因为通向横膈膜的神经没有受到任何影响。颈部脊骨韧带受损会造成瘫痪（四肢瘫痪）。

脊骨受伤的人也会有膀胱和胸腔受感染的可能，从而会对脚后跟和臀部产生压力而导致疼痛，这是由于长时间固定不动的姿势和缺乏疼痛的感知能力

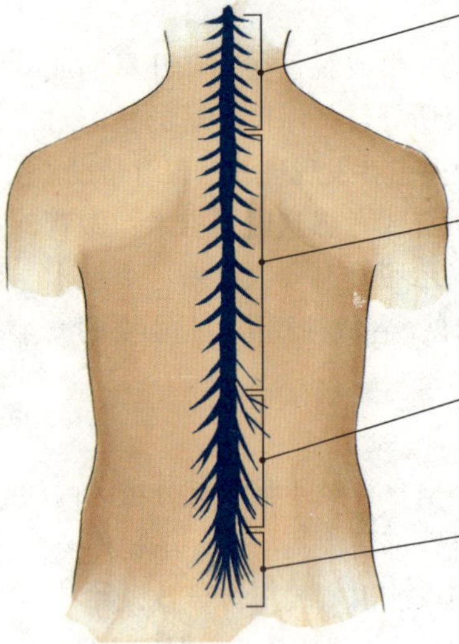

颈椎过度屈伸损伤

当颈部很快而且极大幅度地向前或向后弯曲时，脊骨会受到损伤，这是非常常见的现象。这种损伤经常发生在路面交通事故中，尤其是车从后方被撞而引起的颈部损伤。这种影响会持续相当长的时间，并且会使人衰弱。这是一种经常出现的情况，颈部的疼痛也许会在事故发生之后的一两天才会出现。

治疗

大多数人在事故中是由于车从后方被撞而引起颈部损伤的，通常只需要简单地卧床休息，用镇痛剂来减轻疼痛和不适。一些非固醇药物和消炎药物，例如布洛芬就非常有效。曾经有过颈部问题或者症状在两周后没有任何缓解的病人应及时就医，医生会建议他们转向物理疗法。

帕金森病

帕金森病是一种常见的神经系统疾病，诱发这种疾病的主要原因是大脑区域部分控制运动的神经细胞退化，受影响的大脑区域不再产生足够的多巴胺。多巴胺是一种化学神经传递素，和另一种神经传递素乙酰胆碱共同作用，调整和控制人体肌肉。这种化学物质的失衡就是造成典型的帕金森病的主要原因。

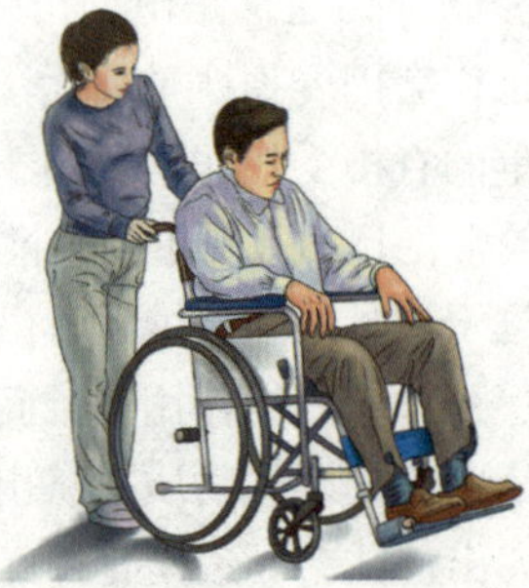

帕金森病的典型症状为震颤和僵硬，行动能力逐渐减弱，最终患者对日常简单的工作都难以完成。大多数帕金森患者会有抑郁和痴呆

治疗

帕金森病通常通过药物治疗，最常见的药物为左旋多巴和抗胆碱药，它们能够转换大脑中的多巴胺或者储存多巴胺的成分。

维持日常的行动能力对患有帕金森病的人来说最为重要，患者应该尝试一些缓和的运动，包括伸展运动如由专业人士教授的瑜伽。大多数人能够从物理治疗中获益，重获行动能力。休息对于患者来说也非常重要，过度疲劳会使病情恶化。此外，帕金森患者通常还会出现抑郁的现象，所以要注意帮助患者调节情绪。

虽然帕金森病降低了患者的生活质量，但是通过专业的治疗，患者能够恢复一定的生活自理能力，大多数患者在确诊之后还可以生活很多年。

破坏发生的部位

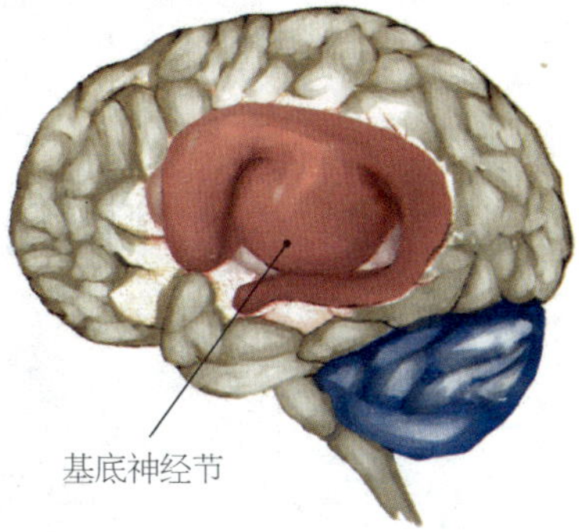

受帕金森病影响的大脑区域为基底神经节，正是大脑的这个部位控制着人们的行动能力

癫痫症

癫痫发作是由于大脑的部分神经细胞产生难以控制的电信号。癫痫是很常见的疾病，发达国家中大约有2%的人受癫痫的影响。癫痫的发作可以分为2种情况——全面性发作和部分性发作：

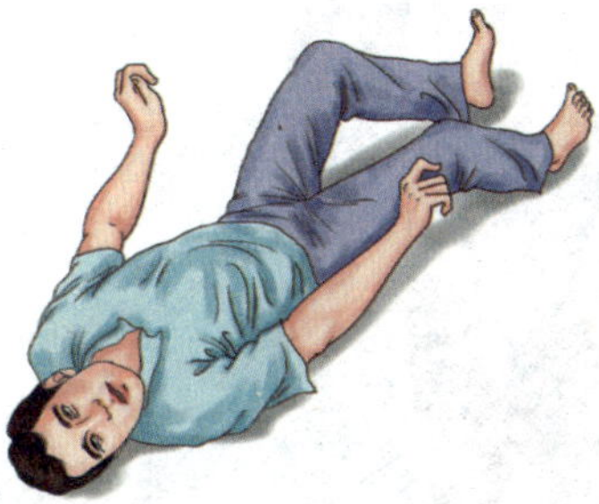

全面性发作最为常见，还可以分为2种情况——强直阵挛发作和失神发作。强直阵挛发作会有模糊的征兆（预兆），随后会突然出现刚性抽筋，摔倒在地，时常伴有哭喊

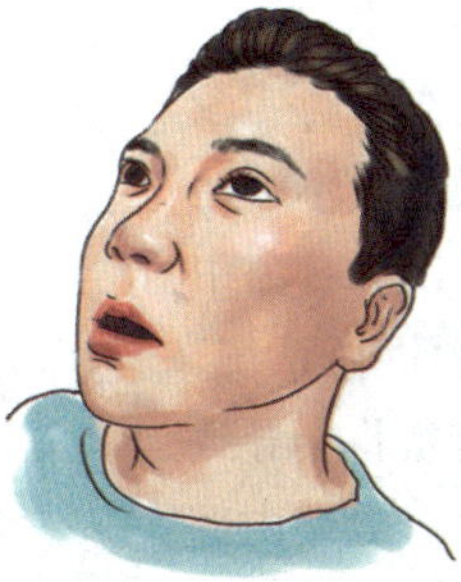

部分性发作并不常见，这种癫痫的发作只限于大脑的一侧。患者可能会两眼发直，持续几分钟，也许会产生幻觉、嗅觉方面的失常，或者部分身体难以控制

诊断和治疗

癫痫可以通过检查脑电波而确诊，这种检查的结果称为脑电图。有时也会进行大脑扫描的检查，这种检查可以发现大脑的任何引发癫痫的异常，比如脑瘤。

长期服用抗惊厥类药物可以控制癫痫的发作。各人的用药剂量都不同，医生需要花一定的时间找出病人最合适的用量。大多数患者通过服用药物控制病情后，很少或者不会再次出现癫痫发作的情况。

第5章

骨骼、肌肉系统

骨骼、肌肉系统

肌肉与骨骼系统由骨骼、关节以及使身体活动的肌肉组成。人出生时大约有350块骨，其中一些随着生长融合在一起。成人通常有206块骨。人体最大的骨是大腿骨，最小的是耳镫骨。骨随着肌肉和韧带的运动而运动，从而产生一系列的动作，包括准确的微小的动作以及高强度的动作。

骨是会成长的，不断地生长和改变着。因为骨骼中有广泛和复杂的供血系统，所以重要骨的骨折将会导致大量的血液流失。骨骼内部由网状的胶原质组成。这些胶原质是一种蛋白质，是身体的重要组成部分。

大多数骨由软骨发展而成，当孩子还在子宫中时，软骨开始变硬而成骨，这个过程称为骨化，人的骨架约在30岁时才会完全成形。

人体骨骼与肌肉

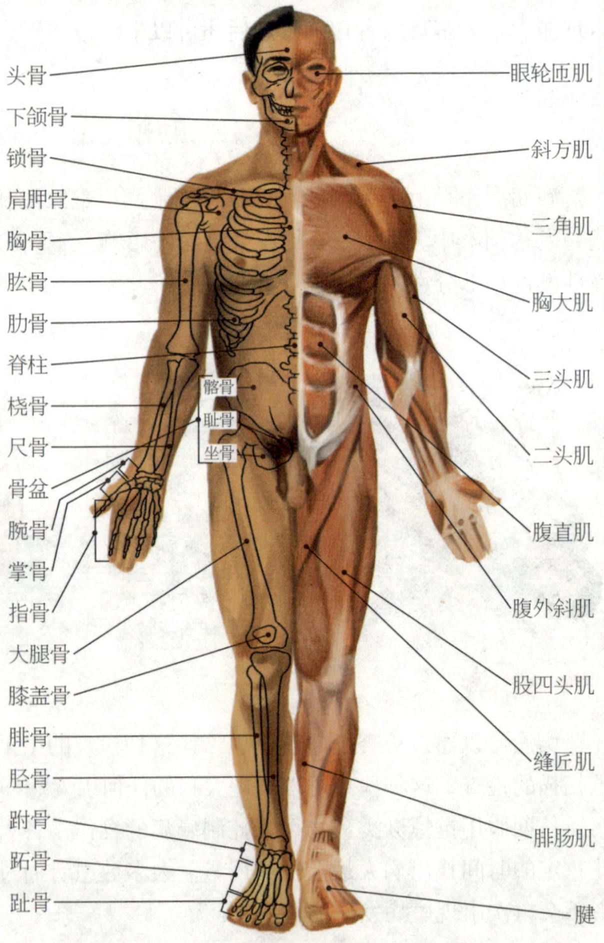

骨的功能

骨骼为身体提供支持，并且和肌肉共同作用，使身体可以活动。除此之外，骨还有其他的功能：

- 一些骨头保护着身体的重要器官。头骨像大脑的盔甲。骨盆保护腹部器官免受伤害。肋骨的运动能协助呼吸过程，并保护胸部器官，比如心和肺
- 耳骨帮助听声音。声音从外界通过耳道传入耳内到达大脑，耳骨起扩音器的作用
- 扁骨，比如扁胛骨、胸骨，内部的骨髓可以产生一些血细胞

肌肉的力量

人体有640块骨骼肌，它们的重量大约为体重的一半儿。肌肉覆盖在骨架上，从而使身体有了形状。骨骼肌跨越2块骨头之间的关节连接2块骨头。肌肉由肌肉纤维组成，纤维可长达30厘米，但是比一根头发还要细。肌肉有3种类型：

- 骨骼肌——是身体数量最多的肌肉，可以移动身体。骨骼肌是自由肌。它们不会自己收缩，只有在大脑神经冲动的刺激下才会收缩，从而牵拉骨骼移动。骨骼只能拉，不能推，而且是成对地工作的
- 平滑肌——处于身体的凹陷器官比如消化道中，任务包括推进食物前进
- 心肌——构成了不停跳动的心脏泵

关节

关节是2块或者多块骨的连接处。一些关节是固定的，比如头骨；其他的如脊椎骨之间的软骨关节则很难活动。其实，身体的大多数关节是滑液关节，可以自由活动。和滑液关节接触处的骨末端由一层薄的软骨覆盖，以防止骨之间的互相摩擦。骨末端是一层薄的起润滑作用的流体，称为滑液，可以自由移动。韧带是一种强大的纤维带，在关节处扣住骨头，并且阻止它们分开

骨质疏松症

骨质疏松症是骨组织中钙流失的一种常见疾病。它意味着骨很脆弱并且易于折断。人一生中，骨头会因老化而失去功能，然后重新成骨，这个过程促进了骨的生长和修复。刚进入成人期的人，形成新骨的速度比骨老化的速度快；进入中年期后，骨老化的过程加速，而重建过程速度减慢，于是骨开始变得疏松，不再坚固。

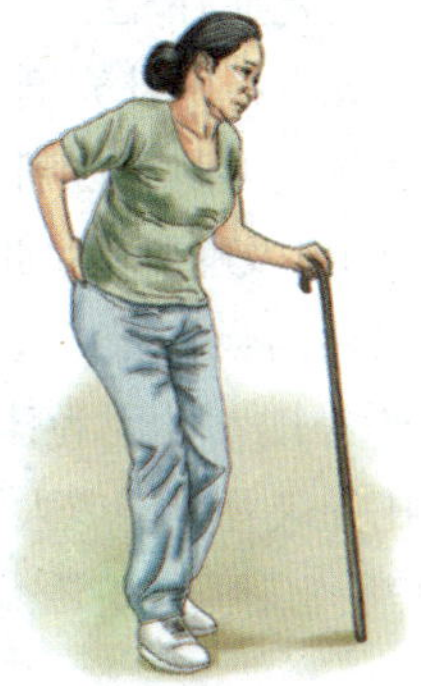

骨质疏松性骨折如粉碎性骨折、脊柱压缩性骨折以及股骨骨折都是导致老年女性残疾的主要原因，甚至会威胁生命

骨质疏松症困扰着约5%的人，并且对于女性的威胁是男性的4倍。这可能是女性的雌激素水平在更年期后下降引起的——这种情况通常会导致严重的骨质疏松症。很多人直到骨折才意识到自己患有骨质疏松症。骨折比较常见的发生部位是手腕和臀部。

高危人群

因年龄问题导致的骨质疏松症具有个体差异。一般情况下病情总是在15 ~ 20年内逐渐发展形成的。绝经后骨质疏松症的发展只需要10年左右，尤其是那些较早绝经的女性。其他风险因素包括：

- 体重过低
- 吸烟
- 饮酒过量
- 长期进行皮质类固醇药物治疗
- 缺少锻炼
- 甲状腺活动频繁
- 骨质疏松症家族史
- 风湿性关节炎
- 慢性肾衰

治疗

理疗医生将建议你做锻炼来帮助重建骨骼。如果骨折是由骨质疏松症引起的，那么你将接受如下治疗：

- 激素替代疗法，它可以缓解女性患者的病情
- 钙片和一种特殊药物结合使用，可以促进骨骼吸收更多的钙
- 维生素 D 补充剂也有一定的效果，但是必须在血液检查的监控下使用

钙和骨健康

长期缺钙对骨质疏松症的发展有重要影响。研究表明，低钙摄入似乎与低骨细胞密度、高骨质流失速度和高骨折率有关。国际营养调查显示，许多人消耗的钙量，还不到用于建立和保持健康骨骼的钙用量的一半儿。钙来源主要包括：

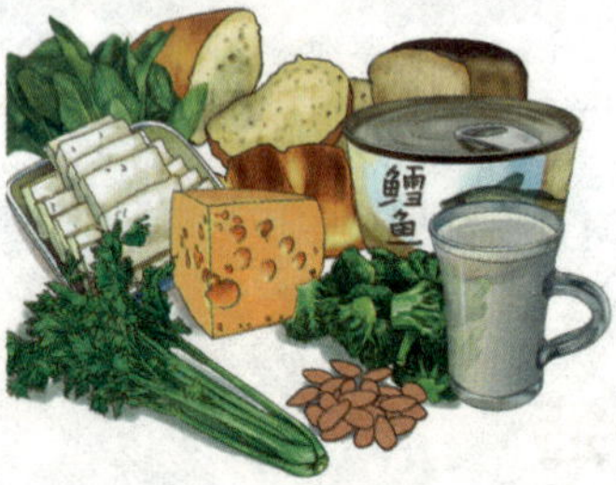

- 奶制品，比如低脂酸奶、牛奶和奶酪
- 深绿色的叶状蔬菜，比如花椰菜、豆瓣菜和菠菜
- 鱼刺，软并可食用的鱼罐头
- 豆腐
- 杏仁和芝麻
- 新鲜的芹菜
- 含钙食物如橘汁、谷类和面包

你所需要的钙质补充量取决于你每天从食物中获取的钙量，但是大多数人是不需要的。所以，在选择钙补充剂之前，请先咨询医生。

身体对钙的需要量会随着年龄的增长而改变。人体在儿童时期、青春期(骨骼生长快)、怀孕期以及哺乳期(此时母亲体内的钙会传递给孩子)需要的钙质相对较多。此后，身体对钙的吸收能力逐渐下降。维生素 D 在钙的吸收过程中扮演着重要角色，老年男性和绝经期女性因为体内的维生素 D 含量较低而需要额外补充钙；有慢性药物服用史，比如吸毒史的成人，体内钙的吸收会因此被削弱。

骨关节炎

骨关节炎是最常见的关节炎，由关节中骨末端的光滑软骨变薄和磨损所致，通常出现于髋关节和膝关节等主要的负重关节，而肩关节和脖子等非常灵活的关节也可能受到侵犯。医生曾经认为骨关节炎就是软骨被磨损所导致的。目前的理论认为，它是一种软骨本身的疾病，因此人们正在研究一种新的用于防止软骨受损的药物疗法。

如果关节受到了感染或者发生了骨折，或者创伤损坏了软骨垫，受到感染或损伤的地方就很有可能得关节炎。

膝骨关节炎

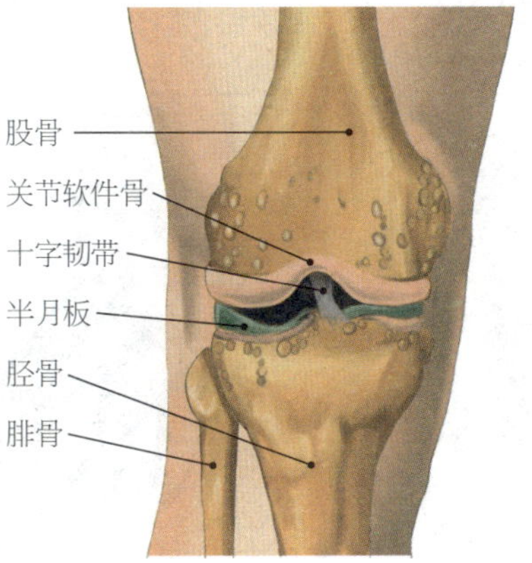

髋骨关节炎

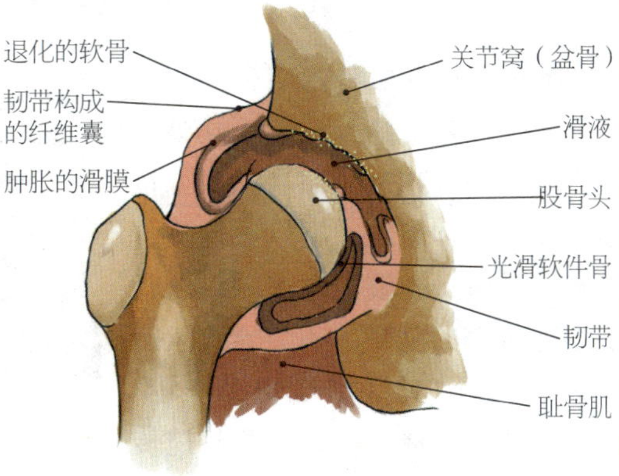

诊断

在年龄超过 55 岁的人群中，约 80%的人可能患有没有任何体征的骨关节炎。医生会了解患者的具体症状，可能会让病人做受累关节的 X 线检查，还可能会建议你做血液检查，以排除患其他类型的关节炎，比如风湿性关节炎的可能。

自我治疗

你可以采取一些缓解骨关节炎症状的简单措施：

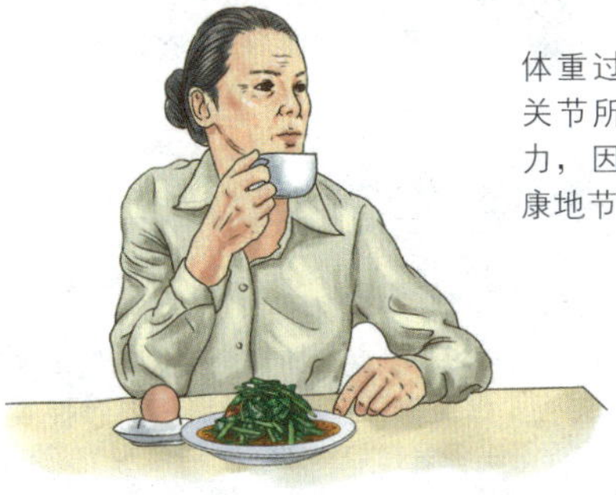

体重过高会增加关节所承受的压力，因此推荐健康地节食

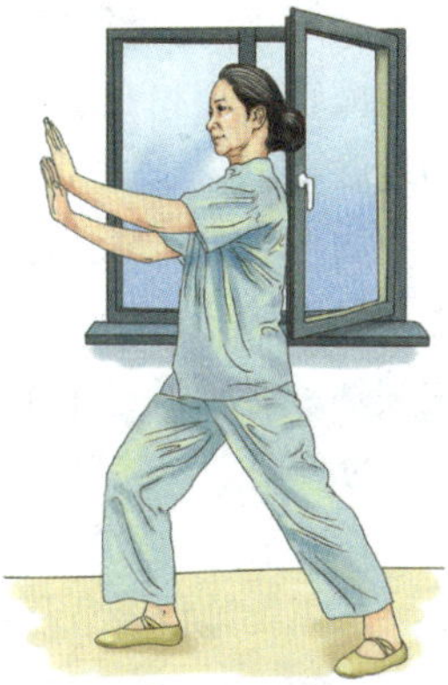

不太剧烈的运动，比如游泳、瑜伽和步行都有一定的作用。研究表明，运动可以使人心情愉悦并加速康复，有助于增加关节的柔韧性和灵活度，同时有助于缓解疼痛，提高心脏功能并促进血液循环，帮助你保持健康的体重，促进身体健康。这些措施如果能得到恰当的实施，对身体不会造成负面影响。运动量和运动类型的选择取决于受累关节的位置、关节的稳定性以及关节是否已经复位。一些医生建议病人尝试练太极，这种运动易学并且易于在家里锻炼。它的缓慢的、有节奏感的动作可以促进身体平衡和注意力的集中，这些都有助于降低老年人死亡的风险。运动中负重的动作有助于刺激骨的生长以及加强组织间的联系。研究显示，它还有助于降低血压、缓解疼痛

穿着合适的鞋可以在行走的时候增加足部的舒适感。另外。常规按摩也能缓解足部紧张。热水浴、冰袋或者热垫都可以缓解关节痛。

类风湿性关节炎

类风湿性关节炎是一种慢性的关节滑液组织炎症性疾病。它是一种自身免疫性疾病，即身体产生抗体来攻击自体组织。类风湿性关节炎发展缓慢，会破坏骨末端以及骨末端上覆盖的软骨，还会导致肌腱和韧带损伤，使关节变得不牢固，最终变形。这种病症具有家族遗传性，并且多见于年老女性。

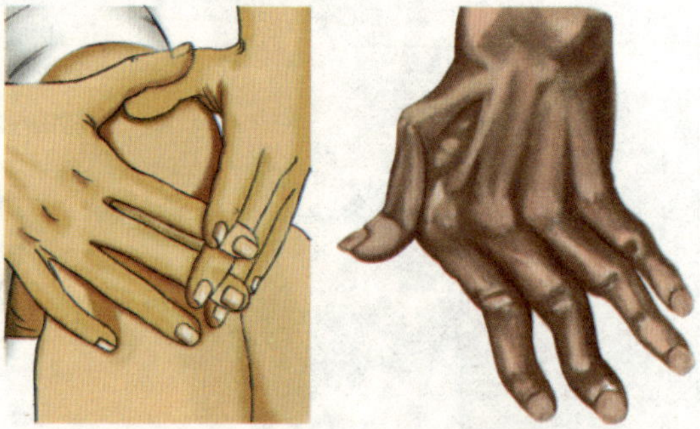

身体的任何关节都可能被类风湿性关节炎侵犯，其中手指关节、手腕关节、膝关节以及踝关节最容易受累。类风湿性关节炎最主要的特征是疼痛以及关节僵硬。多数患者自觉疼痛和关节僵硬在早晨比较严重，白天时会有所缓解。最后，严重的损伤会导致关节的特征性肿胀以及变形

类风湿性关节炎的一系列失调症状可由疾病、压力或者创伤引起，症状会不断变化，通常越来越重。

治疗

至今没有可以治愈类风湿性关节炎的方法，但是有些药物疗法非常有效。作用于自身免疫性疾病的药物是首选，不含类固醇的抗炎药可用于缓解关节疼痛和肿胀。这些药物能减轻炎症和变形的程度，并且减缓病情的发展。

如果关节疼痛比较剧烈，医生会把一种皮质类固醇药物注入关节；如果关节已经严重损坏，必须通过手术去除已萎缩(失去功能)的肌键来使关节恢复运动，或者除去发炎组织。有时，严重变形、无法运动和疼痛的关节需要施行关节复位术。

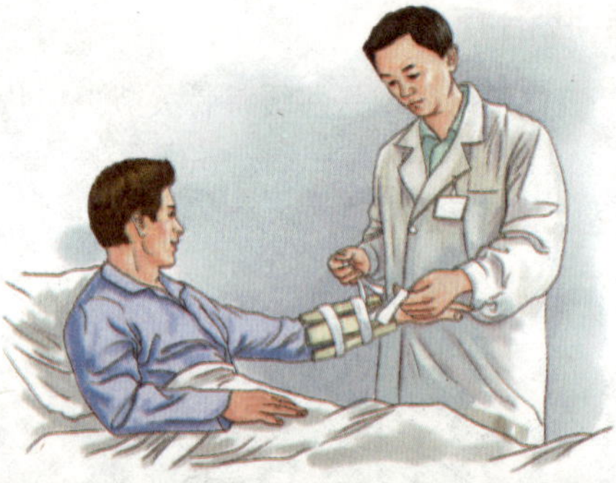

除了药物治疗以外，医生可能会建议你使用支架或者夹板支撑受累关节，以减缓变形过程。另外，理疗医生还会指导你进行一些常规的温和的锻炼，它们有助于在疾病消退期间改善关节及其凹陷处的症状

肩周炎

肩周炎是肩关节周围的一种慢性肌腱及滑液炎症。许多病人发病无明显原因。创伤可以导致此病。如果病人长时间不活动肩膀(比如中风后)，关节就会变得僵硬，持久疼痛，关节活动会受到严重限制，并且活动后还会加重。这种情况多见于40岁以上的人群，女性患者多于男性。糖尿病患者易患肩周炎。

肩膀处的球窝关节因为活动范围很大，易于受伤。发生在肩关节的任何外伤和损坏都可以导致肩周炎。

肩周炎患者肩关节周围的关节囊炎症导致了关节的活动空间减少。关节活动受限制的程度越来越重，关节处无论静止还是运动时都会出现严重疼痛。

肩周

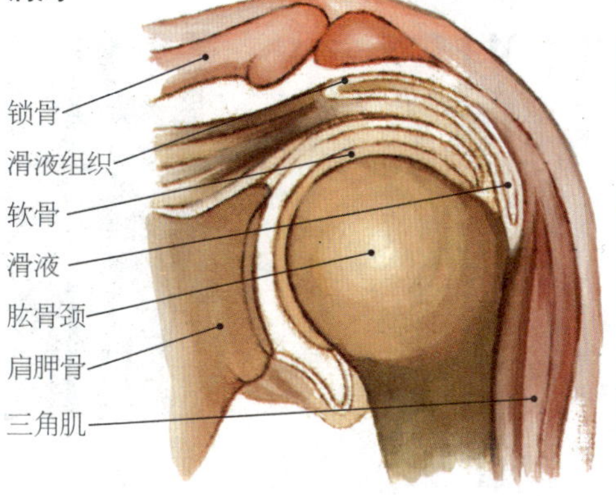

治疗

包括物理疗法和相关操作的治疗可以帮助缓解关节的僵硬程度，帮助提高关节的运动能力，由整骨疗法专家或者脊椎指压疗法专家实施。非固醇类抗炎药物可以用于解除疼痛和减轻炎症。医生会给你的关节注射皮质类固醇。这种疗法会迅速见效，帮你完全地解决问题。但是，对于严重的患者，注射疗法只能暂时缓解病情，仍然需要进一步的处理。

骨折

只要压力大到一定程度，任何骨都会发生骨折(破裂或断裂)。骨折多发生在骨的一些薄弱部位，并且最有可能发生在小孩儿和老人身上。小孩儿的骨比较软，骨容易从一端断裂——青枝骨折(不是突然断裂的那种)。老人尤其是老年女性，骨变得脆弱，甚至一点儿轻微伤害就可以导致骨骼粉碎。肿瘤引起的骨自发性骨折被称为病理性骨折。

主要的骨折有 2 种：单纯骨折(简单骨折)——断裂的骨不会刺破皮肤；开放骨折(复合骨折)——断裂的骨刺破皮肤。开放骨折因为损伤了神经和血管，并且有感染危险，是比较严重的。

通常情况下，创伤比如扭转运动以及坠落后的碰撞，都可能导致骨折。

如果人被绊倒，头向前倾，这种惯性的力量传播到前臂，就可能造成任何骨的破裂。手臂的骨折有以下几种：桡骨下端骨折、舟骨骨折、桡骨骨折、肱骨底端(肘上方)骨折、肱骨轴骨折、肱骨颈骨折。

其他常见的骨折还有踝部骨折、跟骨骨折、胫骨、股骨近膝处的骨折、脊椎骨粉碎性或压榨性骨折、骨盆骨折、股骨颈骨折、外侧踝骨折、第五跖骨根部骨折。

手臂上的骨

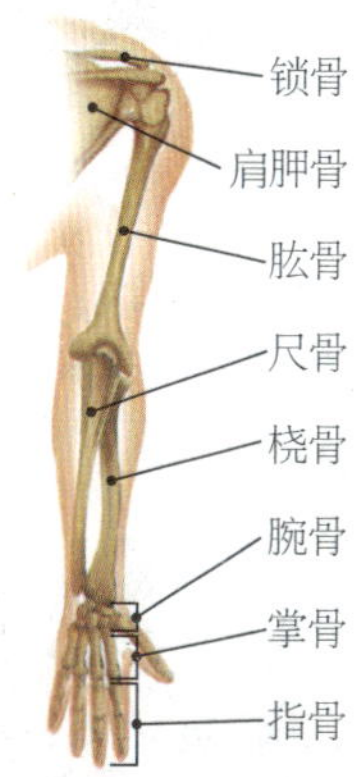

桡骨青枝骨折

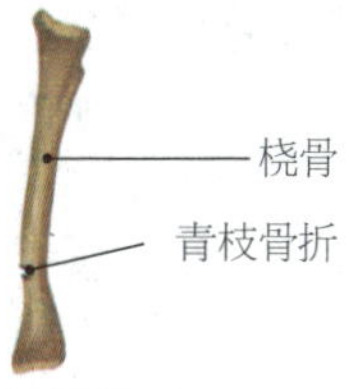

骨折是如何愈合的

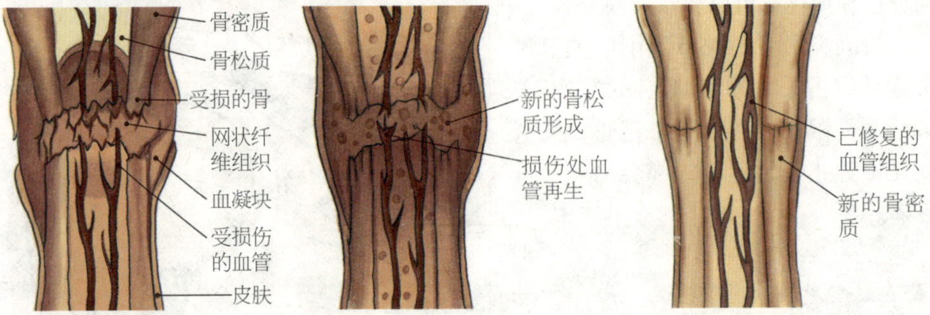

受损伤的骨有很强的自我修复能力。它们需要被简单固定——这有利于断面的结合。首先，受损的血管愈合并形成一种网状的纤维组织

愈合的第二阶段，产生新的骨松质（也就是骨痂），进行暂时修复。受损的血管组织在骨痂周围再生，保证血液流经骨内

随后数月及数年，这种暂时的修复逐渐被骨密质取代。所有轻微的变形都被新骨覆盖。最终，此处原先骨折的痕迹很难发现

治疗

骨折可以治愈，并且多数只需要进行简单治疗。治疗方法如下：

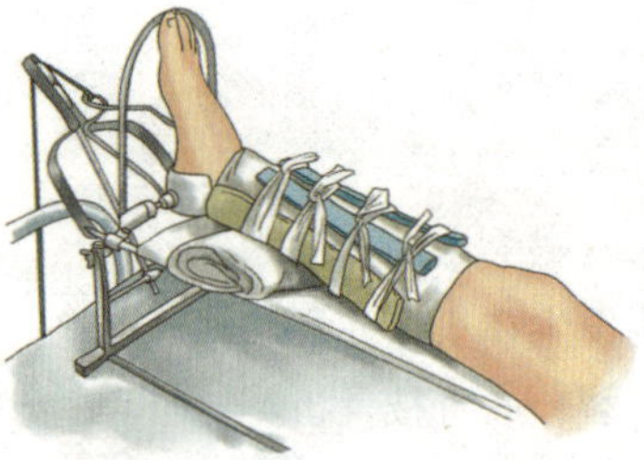

- 固定——多数骨折需要通过固定来减轻疼痛，可以用石膏或者牵引疗法。牵引是指在卧床期间，用滑轮和重物把肢体固定在适当位置
- 复位——有时医生会麻醉病人，重新排列其骨骼
- 固定——一些骨折需要手术进行固定，用金属针或金属盘在皮下固定骨骼。金属针通过金属支架控制定位，穿过皮肤直达骨头。肢体被固定后可以正常使用一段时间。骨折愈合后先实施麻醉，然后将针和支架取出

对于所有类型的骨折，要恢复到原先的正常状态，休息十分重要。另外，物理疗法可以强化被脆化的关节和肌肉。

膝关节损伤

膝关节是身体最大的关节。该关节处于股骨与胫骨相接处。其上是膝盖骨，可以保护膝关节。膝关节是枢纽关节，需要承受重负和持续的压力，容易弯出膝平面而受损。膝关节损伤很常见，在坚硬的人行道上慢跑就可能造成膝盖受压、软骨受损。

膝盖损伤疼痛非常严重，可用冰袋或抗炎药物治疗。可以采用特殊锻炼强化损伤部位周围的肌肉，锻炼之后的休息也相当重要。一个受损关节会对其他关节造成压力。对损伤的评估以及矫正性治疗很重要。

膝关节

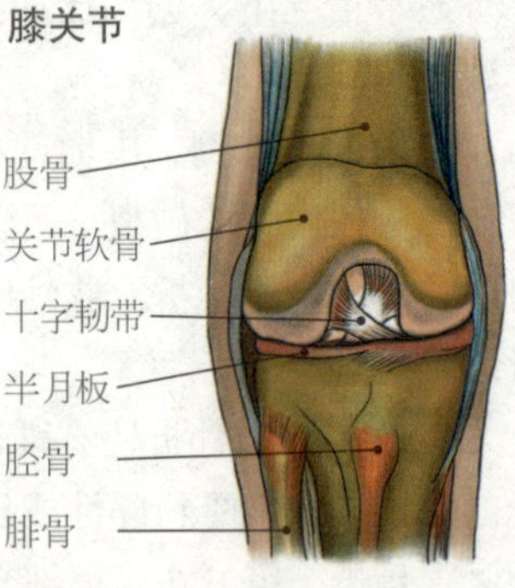

肌腱和肌肉损伤

肌腱是连接肌肉和骨骼的坚韧的纤维带，可能被撕裂或突然断裂，特别是在进行剧烈运动时。肌腱还可以被切断，比如在用刀时的意外情况中。肌腱也容易发炎，这种炎症叫作腱炎，通常和腱鞘炎（腱鞘指肌腱周围包围的组织鞘）有关。

腱炎的最普遍症状是运动引起的腱鞘炎，表现为疼痛、肿胀、关节僵硬以及受损区域的活动障碍。皮肤会发红，关节活动时可能会有轻微的爆裂声，医学上称为捻发音。

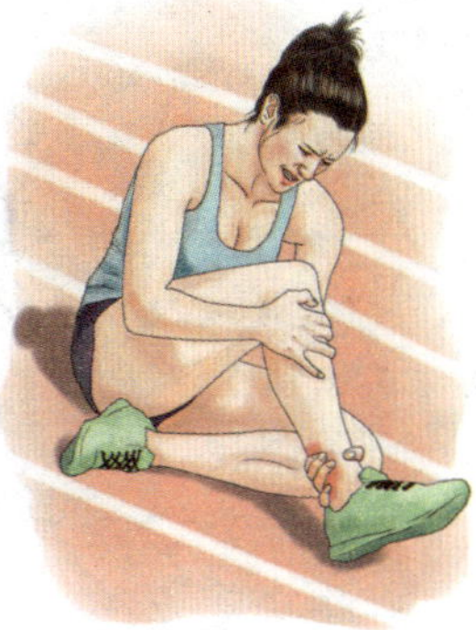

肌肉的过度变形以及撕裂可以导致不同程度的伤害，尤其多见于运动员

常见的腱损伤

- 跟腱断裂——跟腱连接小腿肌肉和足跟，在压力下会断裂，尤其是在中年人做非常规运动时。腱损伤会导致小腿下部和足跟的严重疼痛。可以通过手术修复肌腱，也可以用石膏固定6周来进行治疗。无论使用哪种方法，都需要辅以理疗来帮助恢复肌腱的灵活性
- 槌状指——如果手指末端突然弯曲，有可能是因为用来拉伸手指的肌腱从骨处断裂了。用夹板固定6周，手指就可以完全康复
- 肌腱切断——手被锐器所伤的话，很容易导致肌腱受损。及时进行手术治疗有助于保留肌腱功能

腱炎

所有的腱炎都需要静养，如果用夹板固定，有些可以很快痊愈。物理疗法也很有帮助。注射非固醇抗炎药物或者皮质类固醇药物，能迅速缓解症状。

强直性脊柱炎

强直性脊柱炎可能表现为终生间歇性的背痛，也可能在椎骨、外周关节或其他身体器官发生，是一种严重的慢性疾病，最终可致严重的关节僵硬、背部僵硬、关节丧失活动能力以及变形。

该病通常先见于青春期晚期和成人期早期人群，且会逐渐发展，短则数月，长则数年。重者椎骨之间开始融合，就则导致关节向上隆起，关节活动功能丧失。

临床通常使用非固醇类抗炎止痛药控制症状，结合物理疗法强化背部肌肉，阻止椎骨的硬化和变形。

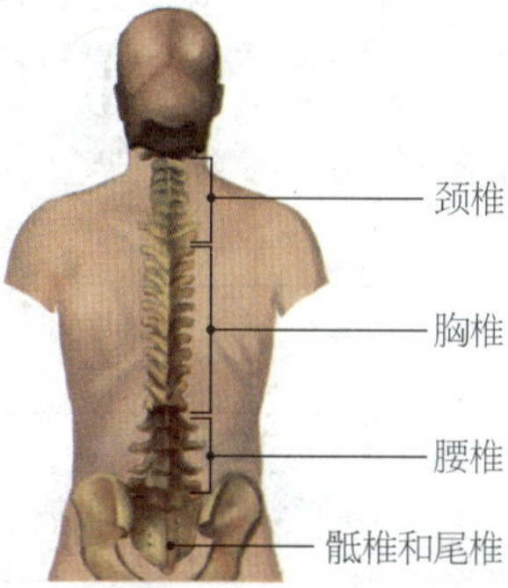

强直性脊柱炎可能在椎骨、外周关节或其他身体器官发生

第 6 章

呼吸系统

呼吸过程

身体的每个细胞都需要持续的氧气供应，同时需要排出主要的废弃物——二氧化碳。呼吸系统和血液循环系统配合工作，保证了身体的能量供应。吸入的空气中的氧气被运送到血液系统，血中的二氧化碳被释放到将要呼出的气体中。肺是由一些分支状的管组成的工作网络，这种逐级分支、越来越细的结构加大了肺的表面积，而表面积越大，越有利于氧气和二氧化碳的传输。

人每次吸入约 500 毫升空气，每分钟呼吸 12 ~ 15 次。空气沿呼吸道上部运动，从嘴或鼻子进入咽喉和气管。

从气管开始，空气沿着 1 ~ 2 条支气管（气道）下行，进入更小的分支——细支气管。细支气管末端是囊状结构，称为肺泡。肺泡是肺的最小的功能性单位，氧气和二氧化碳气体交换的过程就是在这里完成的。

肺如何工作

每个肺泡里都有一套细小的血管组织（毛细血管）。气体交换过程中，从空气中吸入的氧气，通过毛细血管扩散进入肺泡壁，同红细胞中的血红蛋白结合。这个过程使血液携带氧气，沿着循环系统，给为身体制造能量的新陈代谢提供动力。同时，新陈代谢的产物二氧化碳从血液进入肺泡，被排出体外

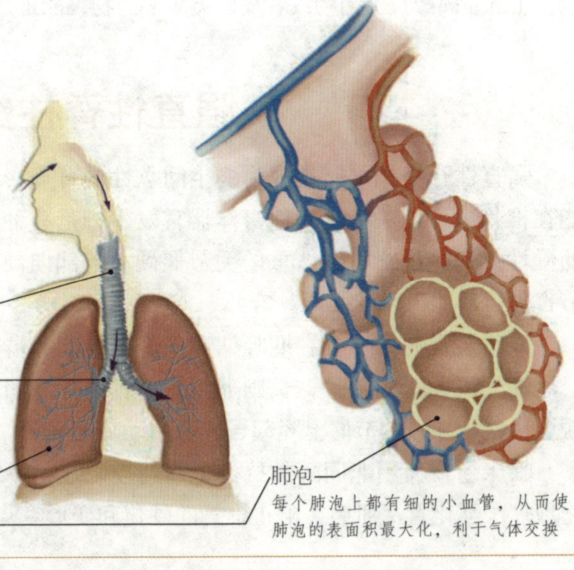

呼吸防御措施

呼吸道有许多方式保护自己不受炎症和异物的侵犯：

- 组织——呼吸道的上部和下部排列着保护性的组织。呼吸道上部的保护性组织集中在扁桃体周围，它们会在“敌人”到达肺之前消灭它们
- 黏液层——这种黏的、保护性的液体分布在气道上，吸附各种异物颗粒
- 纤毛——气道上的毛发状结构的突起，会把任何外来颗粒清扫干净，并驱逐出肺
- 咳嗽——由气道或肺内异物等刺激引起的反射，可将异物排出体外，以免伤害身体

哮喘

哮喘是指气道间歇性缩窄导致的呼吸困难。病情较轻的病人会遭受偶发性的气喘和气急，有些病人则可能每日都要经受会致残或危及生命的哮喘发作。在过去的20年里，人们对哮喘得到了广泛的认识，得到诊断的病例数目也增加了2倍——有可能是因为人们将轻微病症也归类为哮喘了。

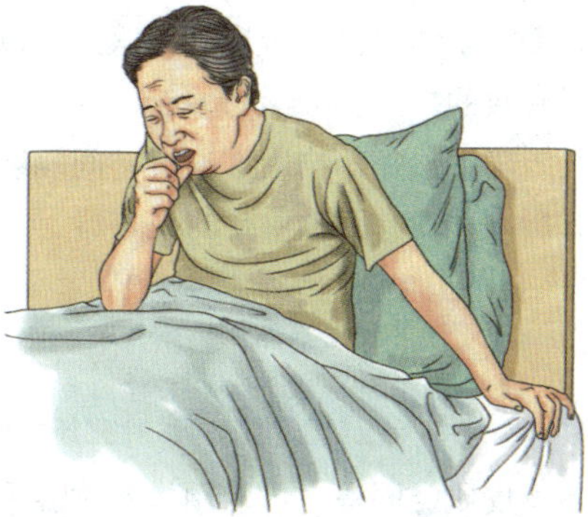

哮喘在任何年龄段都可能发作

哮喘在任何年龄段都可能发作，但普遍认为儿童时期更易患哮喘。哮喘通常与过敏症相关，引发过敏性哮喘的刺激物有——尘螨、花粉、霉菌以及动物的毛发，还有一些食物过敏也能引发哮喘。人在儿童时期所患过敏性哮喘通常会发展成湿疹或过敏性鼻炎。

诊断

一些患者患有偶发性气喘，然有些病人则会由于受刺激物的刺激产生频繁且严重的哮喘反应。对于医生来说，要诊断哮喘并不容易，最明湿的征兆就是在运动时和运动后气急或者深夜咳嗽。

诊断哮喘的检查包括肺量计检查和肺活量检查。这些检查监测你呼吸的频率和深度。此外，你还需要接受对不同物质过敏性反应的检测，以确定可能引起哮喘的刺激物。有时候，你还需要接受血液检查。

哮喘的起因

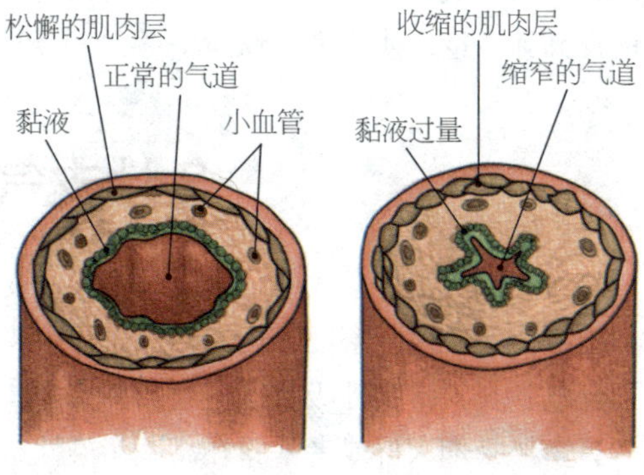

发生哮喘时，支气管中的肌肉紧缩，导致气道缩窄，同时，保护气道的黏液分泌过量，最终导致气道壁发炎

预防和治疗

到目前为止，还没有发现治愈哮喘的方法，但是可以通过药物治疗和避开诱发因素来防治哮喘，很多患有哮喘的病人都能正常地生活。另外，许多儿童时期的哮喘症状会随将年龄的增长而减弱，到20岁后甚至会消失。

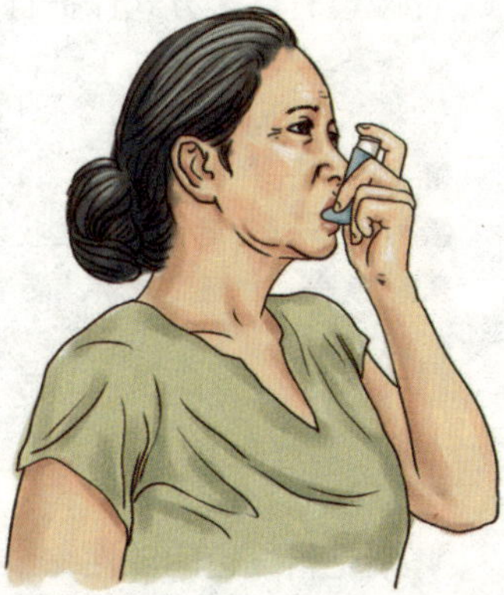

几乎所有的哮喘治疗药物都以喷雾的形式摄入，能使肺部直接吸收，药效持久。“间隔装置”能够使肺部更有效地吸收药物

医生常常会检查病人的症状。根据病情的严重情况，医生会要求你每天早、晚对自己肺活量峰值进行自我评估，对着峰值流量计呼气，监测每分钟你呼出的气体总量。将得出的这些数值绘制成一个图表，以帮助你了解自己有否准确地服药，以及哮喘是否得到了有效的控制。

哮喘治疗药物通常通过“间隔装置”以喷雾的形式摄入。现有两种主要的吸入器：

- 缓解型吸入器——这种吸入器通常为蓝色，内含药物为支气管扩张剂；这种药物能够使气道得到放松并且扩张气道，能暂时缓解病情
- 预防型吸入器——这种吸入器中的药物通常是低剂量皮质类固醇，呈棕色。按规定的时间每天服用2次，能够对肺部起到良好的保护作用，减少发炎和黏液过剩的情况

皮质类固醇也可以用作药物服用以缓解长期严重哮喘病人的严重病情。

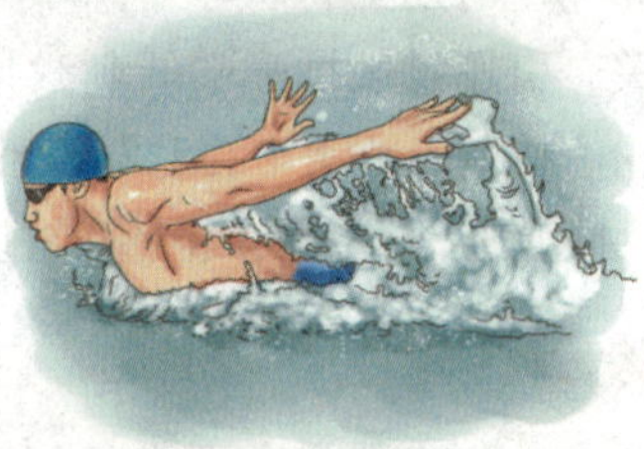

游泳对于哮喘病人来说是非常好的运动，练习瑜伽、学习放松的技巧能减少哮喘的发生

自我治疗

如果你患有哮喘，应该按时服药，防止哮喘发作；还要防范刺激物如烟雾、受过污染的空气或者冷空气，如果你对宠物敏感，最好不要养。吸烟会使病情恶化，所以最好不要吸烟。应该经常锻炼，因为锻炼能提高肺活量，使呼吸顺畅。

急性支气管炎

急性支气管炎是较大的气道的感染——支气管的短期感染。本病可由病毒感染导致，也可能是慢性阻塞性肺病的并发症，主要由细菌引起。

支气管炎常常是呼吸系统疾病的并发症，比如感冒的炎症从鼻蔓延到支气管，喉或者鼻窦。吸烟人群或者暴露在高度污染性空气中的人最容易得支气箭炎。慢性阻塞性肺病病人在冬天急性支气管炎可能会数次发作。感染所致的炎症会产生过量的黏液，黏液诱发咳嗽，咳嗽反射将黏液排出肺外。

如何处理

一个无其他疾病的健康成年患者会在大约1周内完全康复。这种疾病只需要简单治疗：多喝水、多休息以及服用非处方类止痛药，比如对乙酰氨基酚（扑热息痛）。如果你吸烟，那么立即戒掉。

非常严重的支气管炎患者需要使用抗生素来帮助恢复，更严重的话就需要住院治疗了。

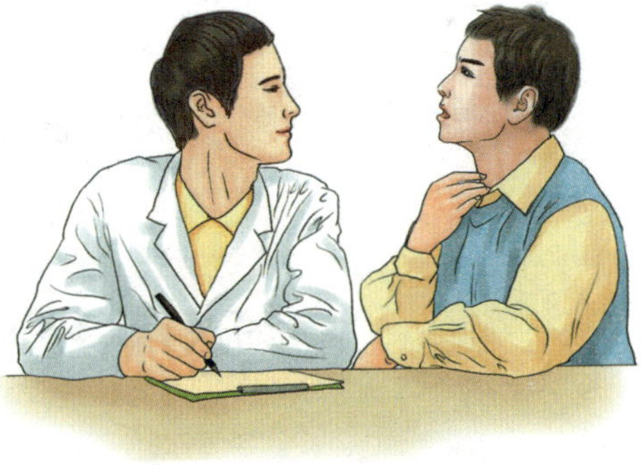
支气管炎两周多仍未康复，就要检查是否有别的疾病

肺炎

肺炎是由严重的胸腔感染导致肺部的肺泡发炎。氧气需要透过肺泡壁进入血液，因此肺炎对生命有潜在的威胁，特别是当两肺都受到感染时。肺炎是最常见的致命的医源性感染，尤其威胁老年人。多数情况下，用抗生素进行治疗可以使患者完全恢复健康。

诊断

医生会根据病史和胸部检查，来诊断你是否得了肺炎。你需要做X线和血液检查，也可以进行痰检来查明病因。

治疗

身体素质好的肺炎患者可以在家里接受抗生素治疗，可以用止痛药减轻发热的程度并控制疼痛，要多喝水。

孩子、老人以及肺炎病情迅速恶化的成人需要即刻送往医院接受静脉注射和抗生素治疗。有时，病人需要使用氧气面罩吸氧。肺炎患者也可以使用换气扇，保证空间内有足量的氧气。病人康复后即可停止使用。

愈后

通常病人数周就会恢复，儿童会非常迅速地完全康复。肺炎有很多并发症，比如胸膜会红肿发炎形成胸膜炎，严重的还会形成败血症。对于年老或者免疫力低下的患者，感染会深入肺深处从而导致肺衰竭。

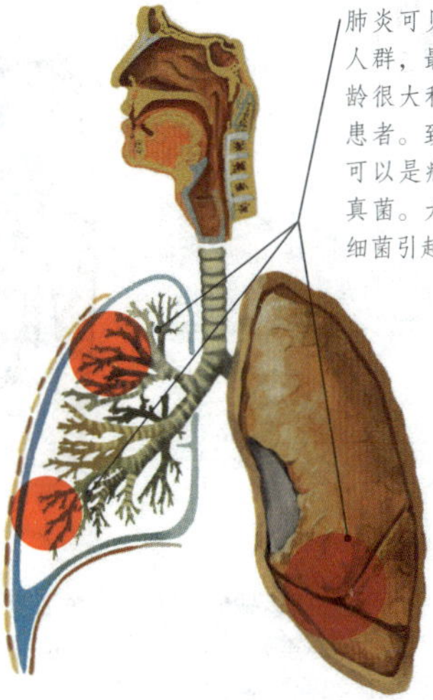
肺炎可见于任何年龄人群，最常见的是年龄很大和年龄很小的患者。致病的微生物可以是病毒、细菌和真菌。大多数肺炎是细菌引起的

第7章

泌尿与生殖系统

泌尿器官

泌尿系统是保持体内液体平衡和化学平衡的过滤系统。全身的细胞都参与化学反应，产生身体代谢的产物。这些产物被肾从血中滤过，以尿的形式排出体外。泌尿系统由一对肾，两个输尿管、一个膀胱和一条尿道构成。除了重要的排泄功能外，肾还可以产生控制红细胞生成和调节血压的激素。

肾是泌尿系统的主要器官，功能很多：

- 以尿的形式把血中的毒素和代谢产物排出体外
- 把有用的物质送回身体循环
- 调节体内的水平衡。身体脱水时，肾储存水。水分过多时，肾排泄水

肾的结构

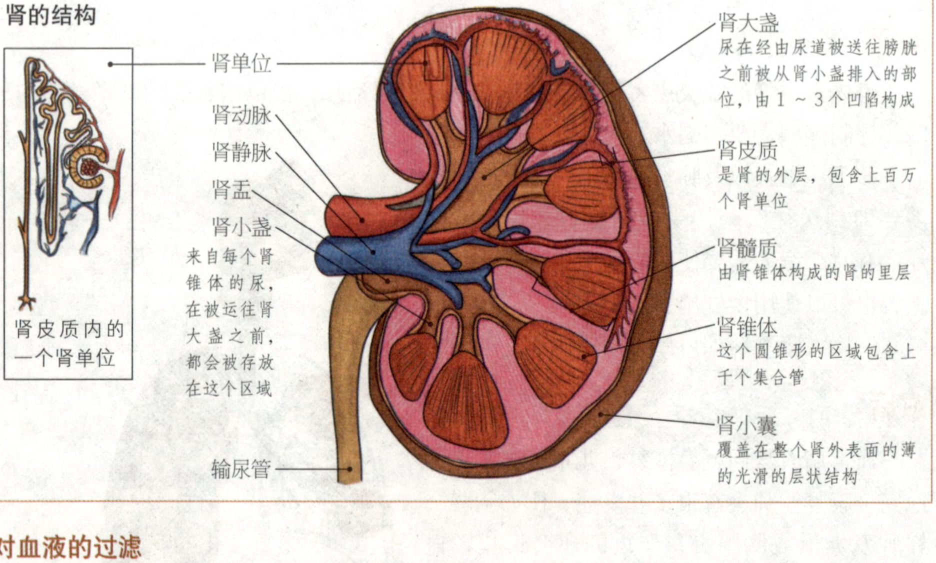

对血液的过滤

血液通过肾动脉被运输到两肾。这些血管起源于身体的主要动脉——主动脉，携带着从心脏泵出的约1/4的血液量。从这些动脉流过的血液途经一个复杂的过滤系统。这个系统的主要的单位是肾单位。肾单位由一个肾小球和肾小管构成

肾小球由微小的毛细血管组成，小分子颗粒透过这些毛细血管进入肾小球。血中只有液体在这里被过滤掉，红细胞不会被过滤掉。液体经过肾小球时，有用的物质如葡萄糖和钠等被重新吸收到血液中，而身体不要的物质如尿素等则被排出。

女性的泌尿系统

两性的泌尿系统，除了膀胱和尿道有一些结构上的不同外，其他部分都一样

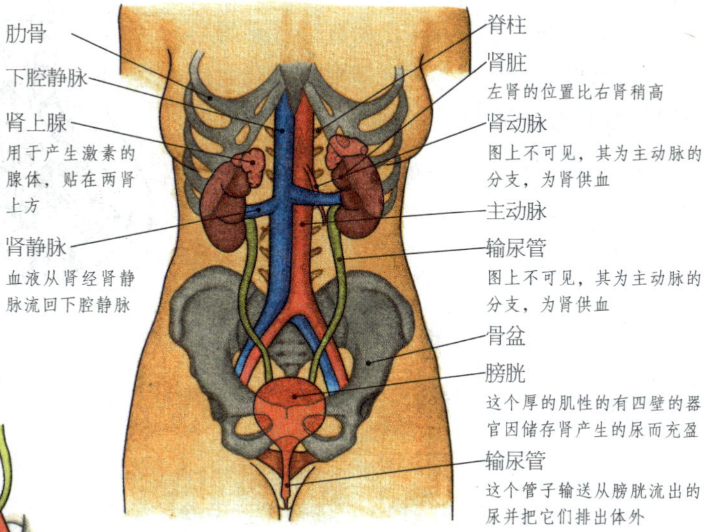

男性的泌尿系统

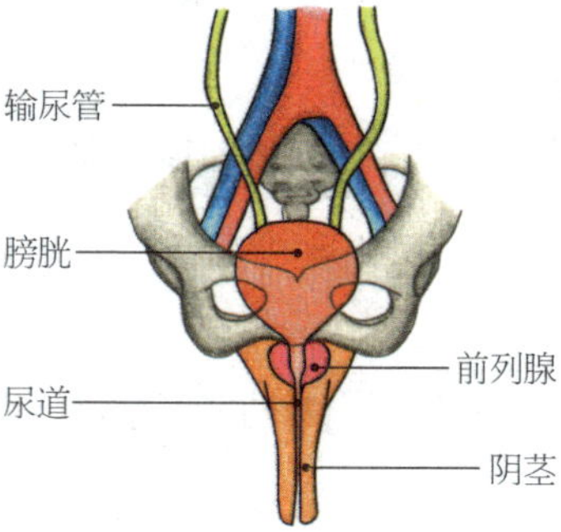

肾单位的结构

肾单位是身体过滤单元的一部分，就是通过肾单位，血进入了肾。通过这个过滤系统，有用的物质会被重新吸收到血液中，废产物则会变成尿，最终离开肾，进入输尿管

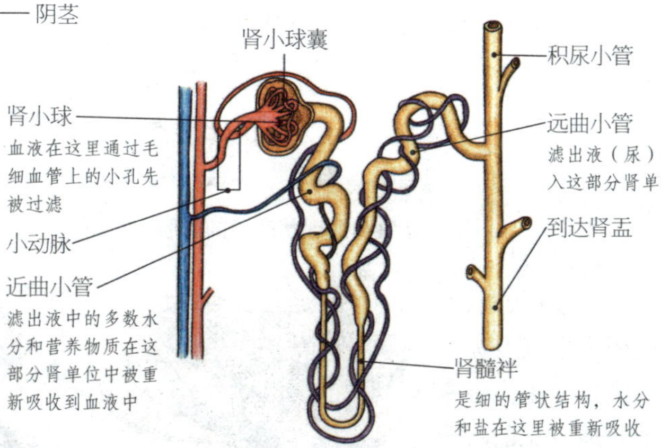

尿的排泄

到达小管末端的液体就是尿。从肾单位来的尿经由肾髓质的集合管到达储存区域，这个区域由肾盂供养。每个肾都连着输尿管。输尿管是肌性的管状结构，长约 30 厘米。输尿管把尿送到膀胱。膀胱是一个高度褶皱的肌性器官。膀胱膨胀时，褶皱扩展，表明已充满尿液，尿液在被排出之前储存于膀胱中。一个健康成人每天应排泄 0.5 ~ 2 升尿

肾衰竭

肾衰竭患者的肾不能完成从血中过滤代谢产物的任务，代谢产物和多余的液体积累在体内。肾衰竭可能突然发生（比如急性肾衰竭），但是多数情形下，衰竭的发展需要数月到数年的时间（慢性肾衰竭）。肾衰竭的等级和程度取决于个体肾衰的原因。

腹膜导管

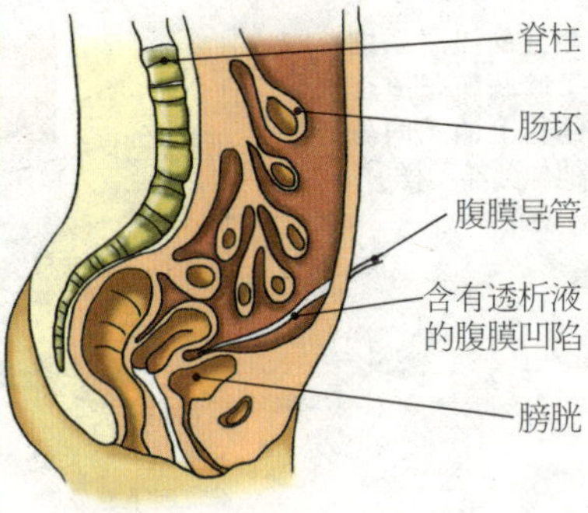

腹膜透析把腹膜（腹部凹陷处的双层组织）作为一个过滤器，血液透过腹膜组织被过滤。尿素可以透过腹膜组织，而蛋白质不能透过

病因

慢性肾衰竭是逐渐发展而成的，数月后可见临床症状。此病可由任何慢性的削弱肾功能的肾疾病、高血压、糖尿病、长期的泌尿系统阻塞（如前列腺肥大）导致。

诊断

医生可能会要求你做尿检，可能还需要做静脉尿路造影术、超声波扫描、细胞检查以及活组织切片等检查。

治疗

慢性肾衰竭发展缓慢，去除致病因素可以缓解病情的发展。当肾功能发生进行性恶化时，患者需要考虑肾透析或者肾移植。

尿失禁

尿失禁主要有4种类型——张力性尿失禁、紧迫性尿失禁、溢出性尿失禁以及完全性尿失禁。张力性尿失禁是最常见的一种，用力、咳嗽、打喷嚏或者大笑时都有少量尿排出；紧迫性尿失禁是由膀胱的自发性收缩造成的，膀

健康和病理状态下的膀胱

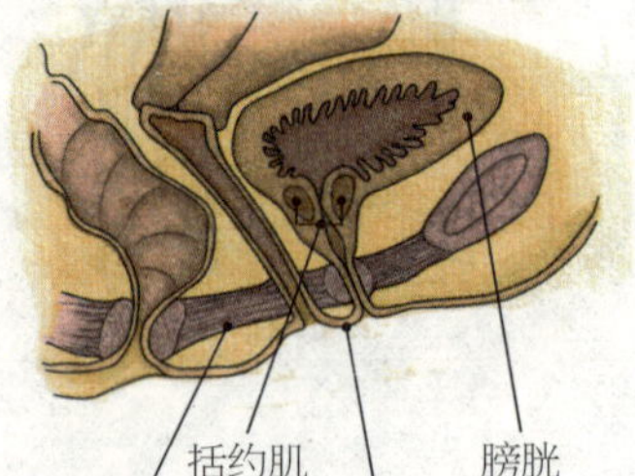

健康的膀胱有坚固的盆底和强大的括约肌

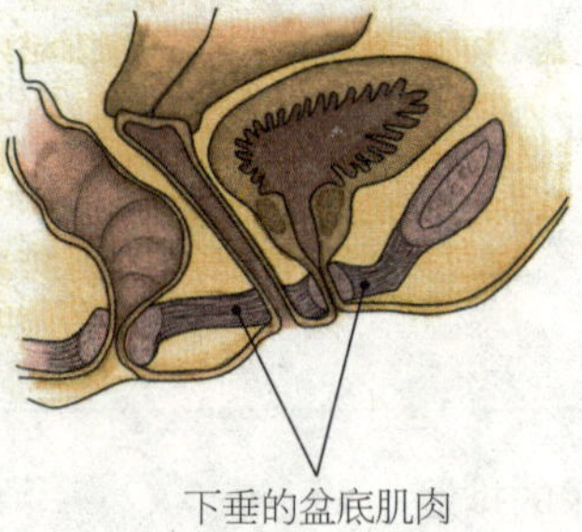

这张图显示了下垂的盆底肌肉，这意味着膀胱下降，会导致膀胱肌肉失去控制力

胱会在没有尿意的情况下突然大量排尿；溢出性尿失禁是由膀胱无法自主排空而引起的持续的尿淋漓；完全性尿失禁指因膀胱的排空功能完全丧失而导致的尿失禁。

病因

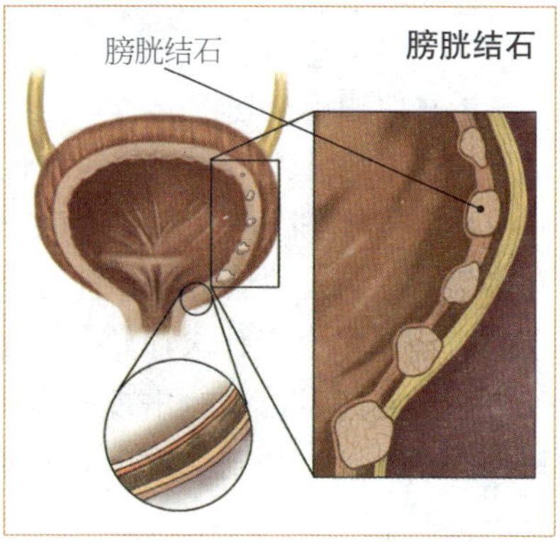

膀胱功能部分或完全的丧失是令人十分烦恼的事。尿失禁随着人年龄的增加变得越来越普遍，多见于女性患者，可由以下原因导致：

- 任何影响膀胱颈肌肉的情形，比如过重的体力劳动和分娩
- 尿道和盆底肌肉张力减弱，通常发生在怀孕期间、产后以及绝经期后，也可能由妇科病导致，比如子宫脱垂
- 膀胱口阻塞
- 由反复发生的感染、神经系统疾病或者焦虑引起的过度的膀胱兴奋
- 糖尿病、脊髓损伤引起的神经控制方面的问题以及中风或痴呆引起的大脑功能方面的问题

应对方法

有很多种处理尿失禁的方法。盆底锻炼有助于解决膀胱肌肉的问题，理疗或者外科手术都有助于膀胱恢复应有的控制力。绝经后的女性可以用激素替代疗法治疗，也可以用导尿管（一根细长的管子）排空膀胱。

乳房胀痛和乳房肿块

很多女性会发现月经期、青春期和孕期乳房会胀痛，在月经之前的那段时间最明显。青春期到绝经期这一阶段，女性乳房组织的柔韧性会随着性激素量的改变而发生变化。如果乳房出现了持续性的疼痛或者不正常的肿块和疼痛，你该向医生咨询。

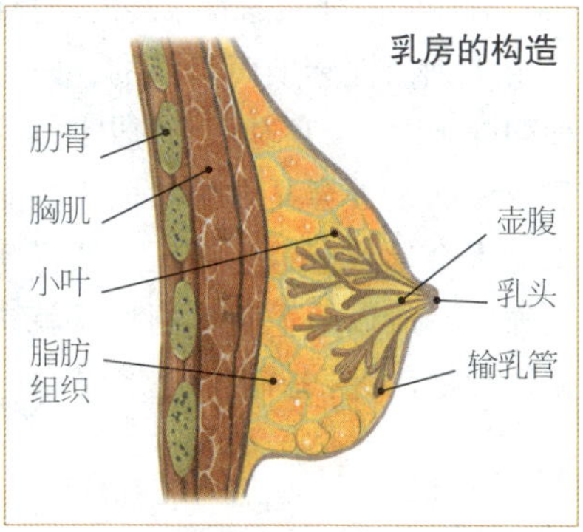

乳房的肿块常常伴随着周期性的疼痛。使用激素替代疗法的女性可能会出现乳房持续性疼痛，更年期女性的疼痛症状会减弱。一些简单的自助方法可以帮你减轻胀痛：

- 每晚使用樱草花精油
- 做放松练习

诊断

当发生以下状况的时候你就应该做更具体的检查了：

- 乳房出现持续的胀痛，且不是在月经期
- 肿块出现在某些特殊的部位
- 出现明显的肿块可能是纤维瘤或者癌前期的表象

子宫肌瘤

子宫肌瘤不是恶性的瘤。是由肌肉组织构成的，在子宫壁内生长。大约1/3的女性会在生育前后的几年内长子宫肌瘤。35~55岁的女性长子宫肌瘤的几率很高。病人的症状随着肌瘤的长大而逐渐变化。小的肌瘤基本上没什么症状，但是有些可以长到柚子大小。有时可以同时出现肌瘤，会引起经期的延长和经期疼痛。长到一定尺寸的肌瘤会导致不孕或流产。

肌瘤出现的部位

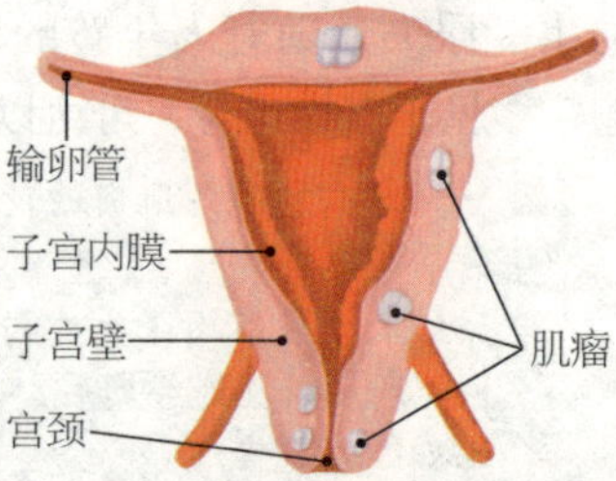

肌瘤长在子宫壁内，由形成子宫内壁的那些肌肉组织构成。肌瘤可能只有一个，也可能多个同时出现

治疗

小的肌瘤一般没有什么症状，可以不用处理，让它留在体内。子宫肌瘤如果长大，就会引起很多问题，可能需要用到如下方法：

- 子宫镜检查——长在子宫壁内的小肌瘤可以在进行子宫镜检查时被除去。子宫镜是个小的望远镜，可以伸入子宫，医生通过它就可以看见下腹内肌肿块的生长的位置，从而准确地将其取出
- 腹部的外科手术——医生会在病人的腹部开一个切口，从这里进刀把大的肌瘤从子宫内取出
- 子宫切除术——如果肌瘤切除手术的难度和风险比较大，那么通常会采用子宫切除术

前列腺肥大

男性的前列腺随着年龄的增长而变得肥大（也可能由于细菌性感染而引发的，医生把这种情况称为前列腺肥大），50岁以上的男性为前列腺肥大高发人群。疾病是否会显现症状取决于肥大的程度。前列腺肥大会导致尿道受挤压，使得膀胱不能完全地排泄尿液，所以一个明显的症状就是尿频。避免摄入流体食物有利于控制症状。

前列腺的位置

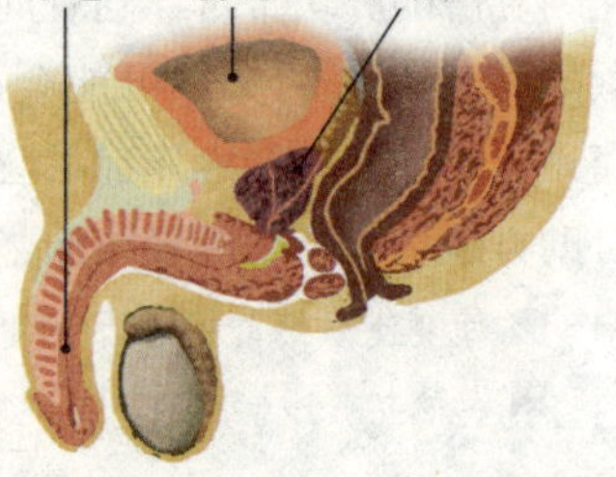

前列腺如同栗子般大小，位于男性膀胱基部，被尿道包围。前列腺产生的分泌物会和精子一起被喷射出去

外科手术治疗

当症状日益恶化、药物没有办法控制病情时，可以采用许多种外科手术治疗，主要包括：

- 部分性经尿道前列腺切除术——手术嵌入镜通过尿道到达前列腺，由其顶端的受热金属丝切除部分前列腺组织。一次手术只能切除小部分前列腺，需要重复手术
- 全前列腺切除术——当前列腺肿大过度时，就需要全部摘除。这可能导致不育和阳痿

第 8 章

血液及免疫系统

血液和淋巴的作用

血液是身体内部的运输介质，在身体内持续循环流动，为身体组织运输氧气和其他养分，同时帮助身体清除二氧化碳和其他废物。重要的化学物质比如激素或者溶解在血液中的其他的矿物质在其中流动，使身体内环境处于健康的状态。淋巴系统相当重要，它能够帮助身体组织排出多余的液体，对于身体防范外界细菌入侵的主要组织——免疫系统来说，淋巴系统也非常重要。

定义

血液是流动的细胞的混合物，其中包含血浆。大多数红细胞在骨髓中形成，一些白细胞则在脾和胸腺中形成。

约 90% 的血浆是液体，溶解于水的物质在血浆中溶解，被运输到各个器官或组织。

血液怎样通过凝结使伤口愈合

血液凝结的过程非常巧妙，血凝块和血小板可以堵住血管上的洞。

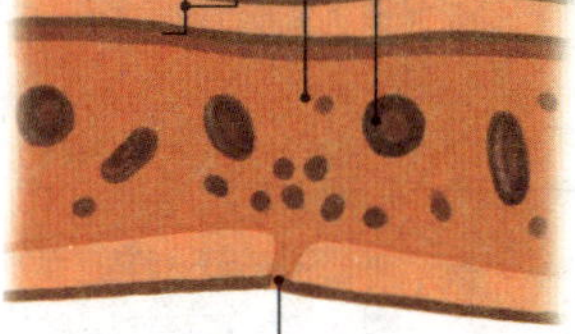

当血管受损时，血管自行收缩以减少血的外溢量。附近的血小板变得黏稠并且聚集在一起，堵塞破损部位

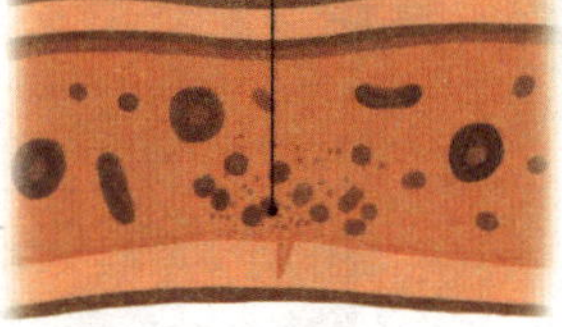

受到损伤的组织释放化学物质，使血小板结合，从而激发凝结的链状反应。每一个步骤都是下一个步骤的开始，凝结过程逐渐深入

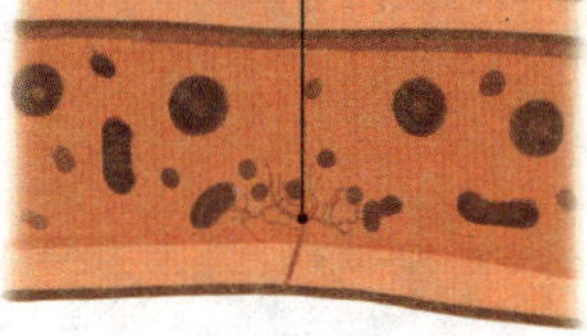

内含有已溶解蛋白质的血浆称为纤维素原。凝结因子促使纤维素原聚集沉积成纤维蛋白。纤维蛋白会凝聚血细胞，形成塞子堵塞创口

能溶解于血浆的物质有：

- 食物中的营养物质——食物消化后的产物葡萄糖、脂肪，在血液中循环，为身体提供能量
- 废弃物——包括二氧化碳和尿素
- 激素——这些化学成分进入血液后伴随血液循环到达目的地
- 蛋白质——蛋白质包括凝血因子和抗体

淋巴系统

淋巴系统由和血管相联系的数个结与其他器官和组织构成一个整体网络。淋巴系统的功能之一就是利用白细胞来对付感染，还可以把已经被排进淋巴管的液体送入血液。淋巴结内有一定浓度的白细胞，身体中主要的淋巴结聚集在脖颈、腋下和腹股沟

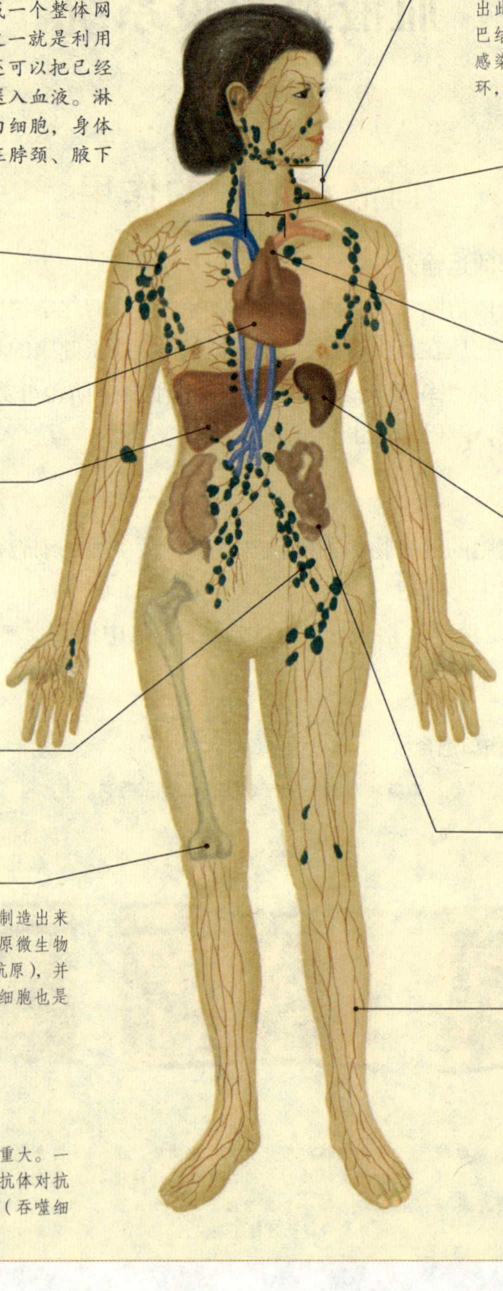

腋窝淋巴管

所有过滤从胳膊和胸腔来的淋巴液的淋巴结都集中在这里

心脏

肝脏

肝脏像个筛子，可以筛掉通过消化道进入身体内的各种毒素。肝脏还可以产生一些化学物质，这些化学物质由血液携带到达全身，可以破坏进入体内的异物

腹股沟淋巴结

这个大的淋巴结过滤来自腿和骨盆的淋巴液

骨髓

抗体就是在这里被白细胞制造出来的。它能对付在侵略性病原微生物表面的异物蛋白（也就是抗原），并摧毁它们（注意一下，红细胞也是被骨髓制造出来的）

白细胞

白细胞在免疫系统中意义重大。一些（淋巴细胞）可以产生抗体对抗异物的入侵，另外的一些（吞噬细胞）可以攻击细菌

颈淋巴结

当身体受到感染时，很容易摸出此处的淋巴结是肿大的。淋巴结的肿大说明身体正在对抗感染。咽喉部有一个保护性的环，构成了扁桃体和淋巴组织

锁骨下静脉淋巴结

来自全身各处的淋巴液通过这个淋巴结被送进心脏，进入血液

胸腺

胸腺能产生一种天然的T淋巴细胞，可以抗病毒和寄生虫

脾脏

脾脏是个较大的易损坏的器官，位于肋骨的左下侧，可以制造不同类型的淋巴细胞。脾脏内有很多可以产生抗体的白细胞。切除了脾脏的人需要通过疫苗和抗生素来保护自身不受病菌的侵害

肠

此处的淋巴组织处于消化道当中，相对比较暴露，易于受到细菌的攻击

淋巴管

淋巴管是淋巴循环所需要的管道腔隙性结构，经过全身的组织到达淋巴腔隙并在那里聚集成为大的管道，这就是淋巴管

贫血症

贫血症是指血液中所含的红细胞过少，导致可以运输氧气的血红蛋白过少从而造成的一类疾病。贫血症可以根据红细胞的大小和外观来进行分类，常见的类型有溶血性贫血、巨幼细胞贫血、小细胞性贫血。它们具有相似的症状，如容易疲劳、虚弱等。患有其他疾病（比如咽喉炎）的人，同时贫血的话，会更容易发病。所以，血液供应足够的氧的能力对于健康的身体来说是必不可少的。

血红蛋白的结构

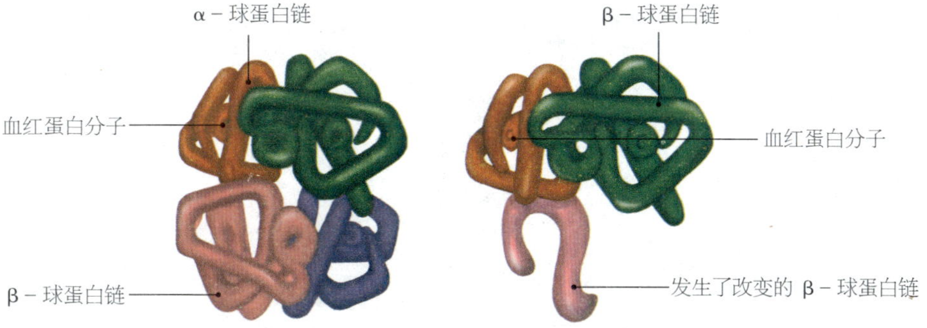

正常的血红蛋白由两个 α－球蛋白链和两个 β－球蛋白链组成，每个蛋白链围绕着一个血红蛋白分子

β 型地中海贫血症患者多因血红蛋白出现异样而引发疾病

急性白血病

白血病是白细胞的癌症，非常罕见。急性白血病一般有两类：一类是急性淋巴细胞白血病，与淋巴细胞有关且主要在儿童身上发生；另一种是急性髓细胞白血病，影响原粒细胞，多发于成人。急性白血病通常很快恶化，而慢性白血病则发展缓慢。患急性白血病的人需要定期输血与血小板。若只用化疗，无法治愈该病，可以考虑骨髓移植。

治疗

针对急性白血病的一般性治疗方法有两种，具体是：

- 输血与输血小板
- 静脉注射抗生素快速治疗感染

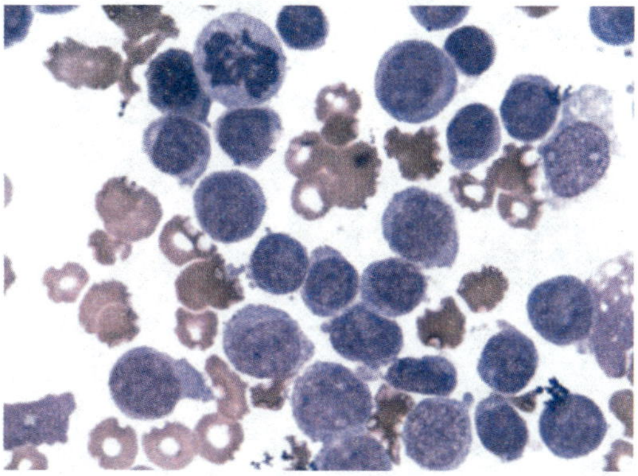

急性白血病在显微镜下的表现